浙江省"十一五"重点教材建设项目
高等院校药学与制药工程专业规划教材

Clinical Pharmacology and Pharmacotherapeutics

临床药理学与药物治疗学

● 主　编　周红宇　陈醒言
● 副主编　胡国新　张丽慧

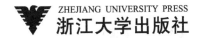ZHEJIANG UNIVERSITY PRESS
浙江大学出版社

图书在版编目（CIP）数据

临床药理学与药物治疗学 / 周红宇,陈醒言主编. —杭州：浙江大学出版社，2010.6(2019.1重印)
ISBN 978-7-308-07611-1

Ⅰ.①临… Ⅱ.①周… ②陈… Ⅲ.①临床医学:药理学 ②药物疗法 Ⅳ.①R969②R453

中国版本图书馆 CIP 数据核字（2010）第 095028 号

临床药理学与药物治疗学

周红宇　陈醒言　主编

丛书策划	阮海潮　樊晓燕
责任编辑	阮海潮
封面设计	俞亚彤
出版发行	浙江大学出版社
	（杭州市天目山路 148 号　邮政编码 310007）
	（网址:http://www.zjupress.com)
排　　版	杭州大漠照排印刷有限公司
印　　刷	浙江省良渚印刷厂
开　　本	787mm×1092mm　1/16
印　　张	22.75
字　　数	568 千
版 印 次	2010 年 6 月第 1 版　2019 年 1 月第 7 次印刷
书　　号	ISBN 978-7-308-07611-1
定　　价	46.00 元

《临床药理学与药物治疗学》编委会名单

前　言

　　临床药理学以人体为对象,研究药物与机体的相互作用。药物治疗学则针对疾病的病因和临床发展过程,选择和使用药物,对病人实施个体化治疗。临床药理学与药物治疗学的有机结合,构成了一门广泛交叉的综合性学科,即通过研究药物与人体之间相互作用的规律,运用药理学、基础医学、临床医学等领域的基础知识,指导新药的临床研究和疾病临床治疗实践中的合理用药。因此,在医药专业的本科生或硕士研究生完成基础药理学的学习后开设临床药理学与药物治疗学课程,以及在临床医师的继续教育中开展临床药理学与药物治疗学培训,均具有十分重要的意义。为适应上述教学的需要,我们在 2005 年出版的《临床药理学与治疗学》的基础上做了较大的改动,重新出版《临床药理学与药物治疗学》。

　　本教材共 27 章,第 1~8 章为总论部分,主要介绍与临床药理学及药物治疗相关的基本概念和基本理论,包括新药临床研究、临床药代动力学与给药方案、药物不良反应与药源性疾病、药物相互作用、特殊人群的临床用药、疾病对临床用药的影响等。第 9~27 章为各论部分,按系统编排,以疾病为纲,着重介绍应如何根据疾病的病理机制和药物的药理学特点正确地选择和使用药物。重版后的教材在内容和格式上兼具临床药理学与临床药物治疗学的特点,注重在药理学特点的基础上加强对临床用药的指导。但需要指出的是,本书中的药物治疗方案是基于编委们目前的认识水平写成的,必然具有一定的局限性,不能将其视同法定的规范性方案,在涉及具体药物的用法用量时,还应参考有关专著和工具书。

　　本教材的编写和出版得到浙江省"十一五"重点教材建设项目的资助,同时也得到有关领导和同事的大力支持,并参考引用了国内外一些相关的书籍和文献,在此表示衷心的感谢。限于编者水平,书中的缺点和错误在所难免,恳请同行专家及读者批评指正。

编　者

2010 年 5 月

目　　录

第 1 章

临床药理学与药物治疗学概论

重点内容

1. 临床药理学的发展概况。
2. 临床药理学研究内容。
3. 临床药理学的学科任务。
4. 临床药理学与药物治疗学。

临床药理学(clinical pharmacology)是一门主要以人体为对象,研究药物与机体(包括人体和病原体)相互作用关系和规律的学科。药物对机体的作用称为药物效应动力学(简称药效学),包括药物作用机制、量效关系、治疗作用和不良反应;机体对药物的作用称为药物代谢动力学(简称药动学),表现为机体对药物的处置,包括药物的体内过程、体内药物浓度动态变化规律、病原体对药物的耐药性等方面。临床药理学既是药理学的一个分支,也是药理学研究中的最后综合阶段,同时亦是临床医学的一个分支。临床药理学涉及基础医学、临床医学和药学等研究领域,是一门具有广泛学科交叉特点的桥梁学科。在学习和应用临床药理学知识时,应当注意基础与临床、医学与药学知识的融会贯通,这样才能真正掌握这门学科的知识和技能。

1.1 临床药理学的发展概况

临床药理学的历史并不长。"临床药理学"这一概念的提出,大约始于 20 世纪 30 年代。美国 Harry Gold 教授于 1937 年发表《黄嘌呤类化合物对心绞痛的治疗价值》一文,在药品临床试验中引入试验设计的概念,及"双盲法"、"安慰剂"等重要方法,使药品临床观察从经验式走向科学的道路。1947 年 Harry Gold 因其在临床药理学学科建设中的贡献,而被授予美国科学院院士称号。1954 年美国 John Hopkins 大学正式设置临床药理研究室,并开设临床药理学专业课程。随后工业发达国家如北欧多国医药院校相继成立临床药理研究机构,开设专业课程,临床药理学专业进入了创建阶段。

20 世纪 70 年代,在国际药理学学术会议上,开始增设临床药理学专业学术会议。1975 年在第六届国际药理学学术会议(赫尔辛基)期间,国际药理学联合会(IUPHAR)内正式成立临床药理学会。此后由这一国际学术组织负责定期举行国际临床药理学与治疗学(CPT)学术会议。美国、欧洲、日本等国相继出版临床药理学期刊和专著,临床药理学专业进入成熟发展阶段。

我国的临床药理学在 20 世纪 70 年代末走上蓬勃发展的轨道。1979 年召开的全国临床药理学专题讨论会,标志着我国开始在全国范围内开展临床药理学研究。1980 年卫生部在北京医学院建立了第一个临床药理研究所。1982 年成立了全国性临床药理学术组织。现在,临床药理学各领域的分支都逐步建立和完善,有了专业学会和学术刊物;研究队伍也日趋强大,以新药临床试验为推动力,促进了各专业领域的临床药理研究;医学院校都开设了临床药理学课程。

国家对药物及临床药理学研究的管理也逐步纳入法制化轨道。1983 年 10 月,卫生部在全国范围内确定了第一批临床药理基地;1985 年 7 月,国家颁布了《中华人民共和国药品管理法》;1985 年 6 月,卫生部成立了第一届药品审评委员会并规定了其任务;1989 年 1 月,国务院颁布了《中华人民共和国药品管理法实施办法》;1993 年 7 月卫生部药政局颁发了中药和西药的《新药临床研究指导原则》;1998 年 3 月,国家药品监督管理局(原卫生部药政局)颁发了《药品临床试验管理规范》;1998 年 6 月,国家颁布了《中华人民共和国执业医师法》;1999 年 4 月,国家药品监督管理局颁发了新的《新药审批办法》。这些法律和法规对临床药理学有关问题作出了规定,使临床药理学研究有法可依,有章可循。

1.2　临床药理学的研究内容

1.2.1　药效学研究

药效学研究旨在研究药物对人体(包括老、幼、正常人与患者)生理与生化功能的影响和临床效应,以及药物的作用原理。药物的有效性是评价药物的最重要依据,临床研究主要内容之一是考核药物的疗效。与动物实验不同,临床评价药物有效性是在人体进行,应当采用对人体安全的方法。评价药效的指标大致有:① 客观指标,如血压、心率、尿量、呼吸动力学参数、各种血液生化指标、影像学指标等,这类指标较为可靠,应尽可能采用;② 临床观察,包括医生诊察和患者主诉、症状及体征。但是,有些临床观察指标往往受医生或患者主观因素的影响,因此,需要采用双盲法或按标准分等级等方法,保证疗效判定的客观准确。应当指出,许多因素影响药物临床疗效(见第三章),因此临床药物试验必须控制试验条件,尽可能使受试者的年龄、病情严重程度、病程长短、有无合并症以及试验药物的剂量、疗程、给药间隔、合用其他药物等条件一致,以免造成疗效参差不齐,影响得出正确结论。此外,对受试者的依从性也应有足够的重视,以保证临床试验顺利进行。

1.2.2　安全性研究

药物另一方面的影响是造成人体损害。因此,在研究药物疗效时应同时观察药物可能发生的不良反应,寻找避免或减少不良反应的途径和方法。对于药物临床试验中出现的不良事件,要仔细分析,区分与用药的关系,避免非药物因素对结果判断的影响。新药Ⅰ期临床试验主要目的就是在健康受试者中观察药物不良反应(耐受性);其他各期临床试验均应将安全性研究作为一项主要内容。

对于用药时出现的常见不良反应,相对比较容易研究。但是,有两种情况则相当困难:一是罕见不良反应,如发生率在 1/10000 或更低时,在一般的临床试验很难观察到,在Ⅳ期临床试验或上市后药物不良反应监测中才可能发现;二是潜伏期很长的不良反应,如药物引起子代生长发育的异常,这种情况往往难以从极为复杂的影响因素中确定为药物不良反应所致。为了做好药物安全性研究,需要临床医生在日常医疗活动中随时注意药物不良反应,并按规定及时上报;还要收集文献资料,了解各种药物不良反应的报道,便于发现或避免一些较易忽略的或罕见的不良反应。

1.2.3　药动学研究

药动学研究主要利用体内药物浓度分析技术和数学知识,定量观察药物体内过程特点,并根据药物浓度变化规律,预测用药后体内浓度及疗效,指导用药方案的制订和调整。

药动学研究在临床上的应用主要有以下几个方面:① 研究第一、二、三、四类化学药品新药的体内过程特点,Ⅰ期临床试验时在健康受试者中测定药动学参数(见第 2 章);② 研究第五类新药的生物等效性,对改变剂型、仿制药品等,可用相对生物利用度试验代替临床试验;③ 进行治疗药物监测(TDM),对于毒性大、血浆药物浓度个体差异大、疗效与血浆药物浓度依赖程度高等情况,通过监测药物血浆浓度并结合临床药效观察,指导临床制订或调整用药方案;④ 研究疾病对药物体内过程的影响;⑤ 研究药物相互作用、药物效应的个体差异等。

1.3　临床药理学的学科任务

1.3.1　新药研究与评价

新药研究与评价(new drug research and evaluation)是临床药理学研究的首要任务。在临床评价新药的过程中,其基本的要求是安全、有效及各项数据的可靠性,并应正确地应用合适的统计方法。

新药的临床药理学研究的主要内容是新药的临床试验,新药的临床试验应当在临床前动物实验中证实药物的有效性和安全性后,经国家食品与药品监督管理局批准,由研制单位在已确定的临床药理研究基地中选择临床试验负责单位和承担单位,进行临床试验或人体生物利用度研究;并要求新药的临床试验必须要遵循赫尔辛基宣言原则,依据国家颁发的《新药临床研究指导原则》、《药品临床试验管理规范》、《中华人民共和国执业医师法》及《新药审批办法》等规定,进行Ⅰ～Ⅳ期不同内容的临床研究,观察药品在人体的疗效和不良反应,做出适当的评价。

1.3.2　药物不良反应监测

药物不良反应(adverse drug reaction,ADR)所造成的药源性疾病是一个严重的社会问题。据世界卫生组织统计,世界每年死亡病例约有 5% 系药物不良反应所致。据测算我国因药物不良反应每年死亡人数约达 20 万左右。因此世界各国卫生管理部门都非常重视药物不良反应监测(adverse drug reaction sureillance),以便及早发现高反应率的药物,及时采取措施,加以控制或淘汰,保护人民用药安全,减少国家经济损失。由于新药临床应用前各种因素的制约,对其 ADR 谱的认识非常局限,必须通过药物上市后的监测,完成对一个新药的全面评价。但是,在某一医疗单位中个别患者出现药物不良反应,往往不能说明其危害程度和严重性,需要有大范围乃至全国范围的药物不良反应流行病学资料。为了解决这个问题,许多国家建立了本国或国际的药物不良反应上报制度。例如,英国就有黄卡制度,医生一旦发现药物不良反应,就应填写黄卡向英国医药安全委员会(The Committee on Safety of Medicines,CSM)报告,根据黄卡系统所获资料,经过计算机系统分析处理,可及时发现某一药物的不良反应。Inman 曾于 1972 年报道,从 CSM 收集到的药物不良反应报告中,黄卡提供的报告占收集到的报告总数的 78.7%,而医生来信报告与药厂提供的报告仅分别占总报告数的 9.6% 和 5.4%。

我国自 1989 年成立卫生部药品不良反应监察中心,进行药物不良反应监测。按照《药品不良反应监测管理办法》的规定,凡是有死亡的药物不良反应病例必须当天上报到省级药品不良反应监察中心,再由省级药品不良反应监察中心上报到国家药品不良反应中心,有严重、罕见、新型不良反应的须在 15 日内上报,一般的药物不良反应则要求在一个季度内上报并从各地汇总到国家药品不良反应监察中心。国家药品不良反应监察中心将有关报告上报 WHO 药物监测中心。

1.3.3　市场药物再评价

对已经上市的药物进行安全性或有效性评价性研究,最后向药政部门提出评价报告,统称为市场药物再评价(revaluation of marketing drugs)。市场药物的再评价工作一般分为两类:一类是根据上市药物存在的问题,如疗效欠佳或毒性较大,设计临床对比研究,也可以经过实验对比研究之后再进行临床对比验证。另一类是进行药物流行病学调查,对再评价品种的安全有效性进行评价。通常包括前瞻性对比与回顾性对比。根据调研结果进行评审,决定是否淘汰或限制使用。此外,药物再评价的结果也是遴选国家基本药物、非处方药物等的重要依据。

1.3.4　教学与培训

临床药理学研究单位还负有教学责任,对各类医药专业的学生和临床医生开设临床药理学课程,普及临床药理学知识。为了规范临床药理学研究,还应当对从事临床药理学研究的人员进行技术培训,使其掌握规范化试验程序,提高临床药理学研究质量。

1.4　临床药理学与药物治疗学

1.4.1　药物治疗学的基本概念

药物治疗学(pharmacotherapeutics)是研究药物治疗疾病的理论和方法的一门学科。药物从进入人体到发挥治疗作用的全过程可分为四个阶段:首先药物以不同制剂的方式,通过不同给药途径,被机体吸收后进入患者体内,这是生物药剂学阶段;进入体内的药物随血液分布到各脏器组织,到达病变部位,使该部位的药物浓度达到能起治疗作用的有效浓度并维持一定时间后消除,这个阶段即为药动学阶段;药物到达靶组织后,一般通过与组织细胞上受体结合,发挥药理作用,这个阶段为药效学阶段;药物通过其药理作用对病变部位或疾病的病理生理过程产生影响,从而转变为治疗作用,这最后的阶段就是药物治疗学阶段。

由此可见,要使药物发挥最后的治疗作用,必须使药物在以上四个阶段都达到要求。首先了解药物制剂的生物利用度,选择恰当的给药途径和方法,是医生在开处方时必须考虑的;其次应掌握药物的药动学特性和重要的药动学参数如血浆清除率 CL、肾清除率 CL_R、消除半衰期 $t_{1/2\beta}$、稳态血药浓度 C_{ss}、表观分布容积 V_d 等;然后,结合患者具体情况,选择能在病变部位达到有效浓度而又不致产生毒性作用、对疾病有针对性药理作用的药物进行治疗。因此要提高治疗效果,必须对疾病、机体与药物三者之间的相互关系做出恰当的分析与判断,不能仅凭临床经验对症下药,把药名与病名对号入座。而是根据患者具体情况,具体分析,根据病情需要,选择药物,制订治疗方案,即把公式化治疗改为个体化治疗。

1.4.2　临床药理学与药物治疗学的相互关系

临床药理学是把基础药理学与其他基础学科的理论与研究方法用于临床,指导临床用药的一门边缘学科。它把基础医学与临床医学紧密连接起来,并发展了在人体内研究药效学与药动学的研究方法,建立和发展了临床试验设计的科学方法以排除临床试验中的各种偏因,使药物在人体内的安全有效性得到确切评价,也为新药和常用治疗药物的临床研究提供了科学方法。药物治疗学则以疾病为纲,在阐述疾病的病因和发病机制、药物的作用和作用机制基础上,根据患者特定的病理、生理、心理状况和遗传特征,结合药物的经济学特点,阐明如何给患者选用合适的药物、合适的剂量、合适的用药时间和疗程,以期取得良好的治疗效果,避免不良药物反应和不良药物相互作用。可以这样认为,临床药理学为药物治疗学提供了理论基础与科学研究方法。后者利用这些方面的知识,研究影响药物产生疗效和不良反应的因素,并利用这些研究证据来指导合理地选择并正确地使用药物。临床医生一旦掌握了临床药理学知识,就会在药物治疗中获得更好的治疗效果。这些成功的实例,将不断补充和丰富临床药理学的内容。临床治疗中所遇到的新问题,则向临床药理学科提出了进一步研究的课题,要求探索出更好的治疗方案。两者之间这种互相依存、互相促进的辩证关系,其结果必然不断推动临床药理学与药物治疗学一起向前发展。

(陈醒言)

【复习思考题】

1. 临床药理学研究包括哪些基本内容?
2. 临床药理学研究有哪些方面的任务?

第2章

新药研究及新药临床试验设计

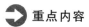 重点内容

1. 新药的基本概念。
2. 新药研究的基本过程。
3. 药物临床试验质量管理规范。
4. 新药的临床试验与评价。
5. 临床试验的基本原则。

2.1　新药的基本概念

　　1984年国家颁布、2001年修订的《中华人民共和国药品管理法》规定,药品的含义为：用于预防、治疗、诊断人的疾病,有目的地调节人的生理功能并规定有适应证或者功能主治、用法和用量的物质,包括中药材、中药饮片、中成药、化学原料药及其制剂、抗生素、生化药品、放射性药品、血清、疫苗、血液制品和诊断药品等。根据该法制定的《药品注册管理办法》(2005年2月发布施行),还规定新药申请,是指未曾在中国境内上市销售的药品的注册申请。已上市药品改变剂型、改变给药途径、增加新适应证的,按照新药申请管理。根据我国药物应用实际和新药管理要求,将新药分为中药及天然药物、化学药品和生物制品三大类,每一类又各分为若干类(表2-1)。

　　不同类别的新药在申报临床试验和生产时,需要提供的临床前和临床试验资料的要求也不同。

表 2-1　药品注册分类

	类别	研究内容	
中药、天然药物	1	未在国内上市销售的从植物、动物、矿物等物质中提取的有效成分及其制剂	注册分类 1～6 的品种为新药；注册分类 7、8 按新药申请程序申报
	2	新发现的药材及其制剂	
	3	新的中药材代用品	
	4	药材新的药用部位及其制剂	
	5	未在国内上市销售的从植物、动物、矿物等物质中提取的有效部位及其制剂	
	6	未在国内上市销售的中药、天然药物复方制剂	
	7	改变国内已上市销售中药、天然药物给药途径的制剂	
	8	改变国内已上市销售中药、天然药物剂型的制剂	
	9	仿制药	
化学药品	1	未在国内外上市销售的药品,包括：① 通过合成或者半合成的方法制得的原料药及其制剂；② 天然物质中提取或者通过发酵提取的新的有效单体及其制剂；③ 用拆分或者合成等方法制得的已知药物中的光学异构体及其制剂；④ 由已上市销售的多组分药物制备为较少组分的药物；⑤ 新的复方制剂；⑥ 已在国内上市销售的制剂增加国内外均未批准的新适应证	属注册分类 1 和 2 的,应当进行临床试验；属注册分类 3 和 4 的,应当进行人体药代动力学研究和至少 100 对随机对照临床试验
	2	改变给药途径且尚未在国内外上市销售的制剂	
	3	已在国外上市销售但尚未在国内上市销售的药品,包括：① 已在国外上市销售的制剂及其原料药,和(或)改变该制剂的剂型,但不改变给药途径的制剂；② 已在国外上市销售的复方制剂,和(或)改变该制剂的剂型,但不改变给药途径的制剂；③ 改变给药途径并已在国外上市销售的制剂；④ 国内上市销售的制剂增加已在国外批准的新适应证	
	4	改变已上市销售盐类药物的酸根、碱基(或者金属元素),但不改变其药理作用的原料药及其制剂	
	5	改变国内已上市销售药品的剂型,但不改变给药途径的制剂	
	6	已有国家药品标准的原料药或者制剂	

续　表

	类别	研究内容	
生物制品	1	未在国内外上市销售的生物制品	注册分类 1～12 的制品应当按新药要求进行临床试验；注册分类 13～15 的制品一般仅需进行Ⅲ期临床试验。对创新的缓控释制剂，应进行人体药代动力学的对比研究和临床试验
	2	单克隆抗体	
	3	基因治疗、体细胞治疗及其制品	
	4	变态反应原制品	
	5	由人的、动物的组织或者体液提取的，或者通过发酵制备的具有生物活性的多组分制品	
	6	由已上市销售生物制品组成新的复方制品	
	7	已在国外上市销售但尚未在国内上市销售的生物制品	
	8	含未经批准菌种制备的微生态制品	
	9	与已上市销售制品结构不完全相同且国内外均未上市销售的制品（包括氨基酸位点突变、缺失，因表达系统不同而产生、消除或者改变翻译后修饰，对产物进行化学修饰等）	
	10	与已上市销售制品制备方法不同的制品（例如采用不同表达体系、宿主细胞等）	
	11	首次采用 DNA 重组技术制备的制品（例如以重组技术替代合成技术、生物组织提取或者发酵技术等）	
	12	国内外尚未上市销售的由非注射途径改为注射途径给药，或者由局部用药改为全身给药的制品	
	13	改变已上市销售制品的剂型但不改变给药途径的生物制品	
	14	改变给药途径的生物制品（不包括上述 1～12 项）	
	15	已有国家药品标准的生物制品	

2.2　新药研究的基本过程

　　新药研究是一个多学科多环节的综合性研究过程，期间需要省（市、自治区）级药品监督管理部门和国家食品与药品监督管理局（SFDA）的申请临床试验和申请生产的审评程序，主要过程分述如下。

2.2.1　临床前研究

　　为了保证药品对人体的安全有效，新药用于人体试验前，必须确定该产品的有效性、安全性和质量可控性。

1. 药学研究

药物在申请临床研究和申请生产时,必须确认药物的化学结构及其理化特性;制订合理的生产工艺(中药制剂包括原药材的来源、加工及炮制);进行严格的质量管理和三废处理;合理制订制剂组分并确认其稳定性;制订并说明质量检测标准。新发现中药材还应包括来源、生态环境、栽培(养殖)技术、采收处理、加工炮制等研究。

2. 主要药效学研究

评价一个新药一般是从它与临床用途有关的主要药效作用入手,即从它预期用于临床预防、诊断和治疗目的的药理作用开始。药效应当用体内体外两种以上试验方法获得证明,其中一种必须是整体的正常动物或动物病理模型。动物模型和实验方法的选择应以其能否反映临床疾病的病理生理过程、药理作用本质为前提,尽量选择与人体反应接近的动物以及与人体发病机制相似的模型。

量效关系研究是药效学研究的中心环节,在机体所能接受的不同剂量下,观察药物作用规律,同时与阴性对照(或称空白对照)或阳性对照药物进行比较。一般而言,随着药量的增加药物作用增强,可用量效曲线表示,并可获得以下重要信息:① 当药物增加到一定剂量范围后,再加大剂量,效应并不成比例地增加,而可能出现毒性反应,称为最大效应,通常即为该药的最大耐受量;② 与已知同类药进行量效曲线比较,一般是比较产生同等效应所需剂量(即效价)的大小,而不是判断相同剂量所产生效应的强弱;③ 从该药最小有效剂量到最大耐受(最小中毒)剂量的范围,预测该药的安全度,也可用量效曲线斜率来表示。

3. 一般药理学研究

研究新药在主要药效作用以外的其他药理作用,可观察到有治疗价值的一些附加作用,也有助于了解新药的不良反应,特别是亚急性毒性试验中不易观察到的一些反应。观察指标应尽可能广泛些,至少应包括以下项目:① 神经系统,仔细观察给药后的动物活动情况和行为变化;② 心血管系统,观察给药后动物心率、心律、血压、心电图等有关变化;③ 呼吸系统,观察给药后动物呼吸频率和幅度的变化;④ 其他,根据不同药物的药理作用特点,再适当观察消化道、泌尿生殖、内分泌、免疫等其他系统的指标。

4. 药动学研究

药动学主要研究药物的吸收、生物利用度、体内分布、消除方式和速度。通过检测给药后不同时间的血药浓度,计算各项药动学参数;提供药物作用靶器官的浓度、分布特征、药物在体内保留时间和蓄积、药物生物转化及排泄器官及其速率等。这些资料为临床研究制订安全有效合理的给药方案提供科学依据。

5. 毒理学研究

毒理学研究的任务在于确认药物安全剂量范围,即剂量和不良反应之间的关系。包括药物毒性作用的靶器官和组织、毒性性质、毒性作用发展过程、毒性的可逆性、治疗安全范围等。一般要求至少选用两种敏感动物进行试验,所选用动物的药动学特点越接近人体,试验就越有价值。毒理学研究包括以下几个方面(表 2-2)。

表 2-2   临床前毒理学实验

研究内容		说　明
急性毒性试验	对两种动物分别以两种给药途径进行试验，计算半数致死量（LD_{50}）	也可同时计算治疗指数（LD_{50}/ED_{50}）
长期毒性试验	对两种动物分别以 3 种剂量给药数月或更长，试验时间长短依据临床用药时间而定	观察症状、体征、解剖学、血液学、生化学、组织学和电子显微镜检等变化，了解对药物毒性作用敏感的靶器官，以及毒性的可逆性
局部用药毒性试验	包括过敏、局部刺激、局部毒性等反应	观察用药后是否产生炎症、坏死、红斑、水肿、发热、疼痛等异常现象及其可逆性
对生殖的影响	研究药物对动物的交配行为、繁殖、分娩及子代先天缺陷的影响	评价药物对生育力的影响，致畸作用及对围生期、产后期、泌乳期的影响
致癌作用	用两种动物，试验两年或更长	进行血液学、组织学和解剖学研究，了解药物的致癌作用
致突变作用	研究药物对细菌和哺乳动物细胞的遗传学改变的作用	了解药物致突变作用
药物依赖试验	生理依赖性（观察停药后的戒断症状）、精神依赖性试验	化学结构与可致人体产生依赖性的化合物相似的药物，以及作用于中枢神经系统的药物应做此试验

2.2.2   申请临床研究

进行临床研究前，研制单位必须向省、直辖市、自治区药品监督管理部门提出申请，按不同类型新药的要求报送临床前有关研究资料。申请资料经省级药品监督管理部门组织药品评审专家组进行初审，并上报 SFDA 进行复审。为加快程序审评，第一类化学药品和中药新药、根据国家保密法已确定保密级的中药改变剂型或增加新的适应证的品种，可以直接向 SFDA 提出申请。新生物制品实行国家一级审批制度。

新药的临床研究经批准后，须在 SFDA 确定的药品临床药理基地中选择临床研究负责和承担单位，并经 SFDA 核准后进行临床研究，由研制单位免费提供药品（包括对照用药品）并承担临床研究所需的费用。被指定的负责临床研究的医院应组织制订研究计划，认真按《药物临床试验质量管理规范》（GCP）以及《新药临床研究指导原则》实施临床研究。未经批准的新药一律不准进行人体研究。

2.2.3   临床研究

新药的临床研究是新药研究的最关键步骤，包括临床试验与生物等效性试验。新药的临床试验分为 Ⅰ、Ⅱ、Ⅲ、Ⅳ期，临床试验的病例数应符合统计学要求，研究应当符合《药物临床试验质量管理规范》的有关规定。

1. Ⅰ 期临床试验

初步的临床药理学及人体安全性评价试验。观察人体对于新药的耐受程度和药物代谢动力学，为制订给药方案提供依据。

2. Ⅱ期临床试验

随机盲法对照临床试验。对新药有效性及安全性作出初步评价,推荐临床给药剂量。

3. Ⅲ期临床试验

扩大的多中心临床试验。应遵循随机对照原则,进一步评价有效性、安全性。

4. Ⅳ期临床试验

新药上市后监测。在广泛使用条件下考察疗效和不良反应(注意罕见不良反应)。

5. 生物等效性试验

此试验包括生物利用度比较试验(相对生物利用度)和随机对照试验。

2.2.4　申请生产和试生产

新药一般在完成Ⅲ期临床试验后经国家药品监督管理局批准,即发给新药证书。持有《药品生产企业许可证》并符合国家药品监督管理局《药品生产质量管理规范》(GMP)相关要求的企业或车间可同时发给批准文号,取得批准文号的单位方可生产新药。

第一类化学药品及第一、二类中药批准后一律为试生产。试生产期为两年。其他各类新药一般批准为正式生产。新药试生产批准文号格式为"国药试字 X(或 Z)×××××××"。试生产转为正式生产后,发给正式生产批准文号,格式为"国药准字 X(或 Z)×××××××"。其中 X 代表化学药品,Z 代表中药,字母后的前 4 位数字为公元年号,后 4 位数为顺序号。批准为试生产的新药,仅供医疗单位在医生指导下使用,不得在零售药店出售,亦不得以任何形式进行广告宣传。其他各类新药一般批准为正式生产。

新药在试生产期内应继续考察药品质量、稳定性及临床疗效和不良反应(应完成符合要求的Ⅳ期临床的阶段性试验)。药品检验机构要定期抽验检查,发现质量问题要及时报告。如发生严重不良反应或疗效不确切者,国家药品监督管理局可责令停止生产、销售和使用。新药试生产期满,生产单位应提前 3 个月提出转为正式生产申请,报送有关资料,经所在地省级药品监督管理部门初审后,报国家药品监督管理局审批。审批期间,其试生产批准文号仍然有效。逾期未提出转正式生产申请,或经审查不符合规定者,国家药品监督管理局取消其试生产批准文号。

2.3　药物临床试验质量管理规范

为保证我国药品临床试验的过程规范,结果科学可靠,保护受试者的权益并保障其安全,根据《中华人民共和国药品管理法》,参照国际公认原则,国家食品药品监督管理局 1998 年颁发、2003 年修订实施了《药物临床试验质量管理规范》(GCP)。GCP 是有关临床试验全过程的标准规定,包括方案设计、组织、实施、监查、稽查、记录、分析总结和报告。凡药品进行各期临床试验,包括人体生物利用度或生物等效性试验,均须按 GCP 进行。其基本事项内容包括:

2.3.1　选择合格的临床试验单位和研究人员

开展药品临床试验单位必须得到 SFDA 认证批准,其设施与条件必须符合安全有效地进行临床试验的需要。所有研究者都应具备承担该项临床试验的专业特长、资格和能力,并经过药品临床试验管理规范培训。

2.3.2　建立各单位的伦理委员会

为确保临床试验中受试者的权益,须成立独立的伦理委员会,并向国家食品药品监督管理局备案。伦理委员会应有从事医药相关专业人员、非医药专业人员、法律专家及来自其他单位的人员,至少5人组成,并有不同性别的委员。伦理委员会的组成和工作不应受任何参与试验者的影响。

2.3.3　制订符合 GCP 要求的临床试验方案

试验方案(protocol)是临床试验的主要文件。叙述试验的背景、理论基础和目的、试验设计、方法和组织、数据处理、试验执行和完成的条件。方案必须由参加试验的研究者与申办者共同商定并签字,报伦理委员会审批后实施。

2.3.4　受试者签署知情同意书

知情同意书(informed consent)是每位受试者表示自愿参加某一试验的文件证明。研究者或其指定的代表必须向受试者说明试验目的、过程与期限、检查操作、可能的受益和风险与不便、可能被分配到试验的不同组别,以及符合赫尔辛基宣言规定的受试者的权利和义务等,使受试者充分了解后表达其同意。由受试者或其法定代理人在知情同意书签字并注明日期,执行知情同意过程的研究者或其代表也需在知情同意书上签名并注明日期。

2.3.5　建立标准化的标准操作程序

标准操作规程(standard operating procedure,SOP)是为有效地实施和完成临床试验中每项工作所拟定的标准而详细的操作规程。进行临床试验前应当根据 GCP、有关法规及管理规定、岗位职责、技术规范和该试验方案的要求,制订每项工作的标准操作规程。例如,试验方案设计的 SOP、知情同意书准备的 SOP、临床试验程序的 SOP、实验室 SOP、药品管理 SOP、数据处理和检查的 SOP、数据统计与检查的 SOP、研究报告撰写的 SOP 等等都应做出统一的规定和要求,尤其在多中心研究时,统一的标准化规定有利于结果的一致性。SOP 应是可操作的,并有详细的操作步骤以便遵从。

2.3.6　进行正确的统计分析与数据处理

数据管理的目的在于把得自受试者的数据迅速、完整、无误地纳入报告,所有涉及数据管理的各种步骤均需记录在案,以便对数据质量及试验实施进行检查。用适当的标准操作规程保证数据库的保密性,应具有计算机数据库的维护和支持程序。开始试验前需设计可被计算机阅读与输入的临床报告表及相应的计算机程序。为保证数据录入准确,应采用二次输入法或校对法。在临床试验的统计结果的表达及分析过程中都必须采用规范的统计学分析方法,并应贯彻于临床试验始终。各阶段均需有生物统计学专业人员参与。统计分析结果应着重表达临床意义,对治疗作用的评价应将可信区间与假设检验的结果一并考虑。对于遗漏、未用或多余的资料须加以说明,临床试验的统计报告必须与临床试验总结报告相符。临床试验中受试者分配必须按试验设计确定的随机方案进行,每名受试者的处理分组编码应作为盲底由申办者和研究者分别保存。

2.3.7 建立临床试验质控监督体系

临床试验中有关所有观察结果和发现都应加以核实,在数据处理的每一阶段必须进行质量控制,以保证数据完整、准确、真实、可靠。药品监督管理部门、申办者可委托稽查人员对临床试验相关活动和文件进行系统性检查,以评价试验是否按照试验方案、标准操作规程以及相关法规要求进行,试验数据是否及时、真实、准确、完整地记录。稽查应由不直接涉及该临床试验的人员执行。药品监督管理部门应对研究者与申办者在实施试验中各自的任务与执行状况进行视察。参加临床试验的医疗机构和实验室的有关资料及文件(包括病历)均应接受药品监督管理部门的视察。

2.4 新药的临床试验与评价

2.4.1 I 期临床试验

I 期临床试验乃新药人体试验的起始期。通过以健康志愿者为主要对象的临床试验,研究人体对受试药的耐受程度及药物在人体的代谢动力学规律,为制订受试药 II 期临床试验用药方案提供科学依据。对一些具有特殊药理作用的药品,则可选具受试药适应证的轻症患者作为受试对象。

1. 试验前准备

(1) 必须获得药品监督部门批准进行临床试验的批文,以及药检部门对准备用于人体试验的该批新药的质量检验合格证明。

(2) I 期试验研究的指导者应审查全部临床前研究资料,并负责制订 I 期试验项目的方案。参加研究的医师应复习临床前药理与毒理研究资料,并掌握研究计划内容与要求。受试者签署知情同意书。

2. 耐受性试验

(1) 分组:到最大剂量之间分若干组。组间剂量距离视药物毒性大小和试验者的经验而定。毒性较小且试验者经验丰富,可少设几个组。凡作用较强、毒性较大的药物,剂量间距应缩小,以免出现严重的不良反应。各个试验组剂量由小到大逐组进行,每组 6～8 人,不得对同一受试者进行剂量递增的连续耐受性试验。有经验的临床药理单位在进行低剂量耐受性试验时,有时每组仅试验 2～3 人,接近治疗量时,每组才试 6～8 人。

(2) 确定最小初试剂量:初试剂量一般可用同类药物临床治疗量的 1/10 开始,或用敏感动物 LD_{50} 的 1/600 或最小有效量的 1/60,亦可按体表面积计算大动物狗、猴的最大耐受量的 1/5～1/3 来作为人用初试剂量。或按体表面积的比值计算如下

$$\frac{D_a}{D_b} = \frac{S_a}{S_b} = \frac{K_a}{K_b} \times \left[\frac{W_a}{W_b}\right]^{\frac{3}{2}}$$

式中:D_a、D_b 分别为动物或人体的药量(总量),S_a、S_b 分别为动物或人体的体表面积,K_a、K_b

分别为动物或人体表面积比值常数,W_a、W_b 分别为动物或人体的体重。人及各种动物的 K 值为:人 12.3;狗 11.6;猴 11.8;猫 9.9;兔 12;豚鼠 10.5;大鼠 10.5;小鼠 10。

如果所要试用的药物,已知获得有关药动学参数及有效血药浓度资料,据此来确定人体首试剂量,将更有参考价值。

(3)确定最大试验剂量:最大剂量可采用同类药临床单次治疗量,当最大剂量组仍无不良反应时,试验即可结束,当剂量递增到出现第一个轻微不良反应时,虽未达到最大剂量,试验亦应结束。

(4)耐受性试验流程表:单次给药与连续给药耐受性试验需根据不同药物的特点制订流程表。

(5)观察与记录:按照试验计划,给药后必须仔细观察临床反应和必要的检测指标,并详细记录,对于自觉症状的描述应客观,对于所规定的客观指标,应采取与试验前同条件下进行复查,若有异常应当重复检测后才予以肯定,并立即中断试验,并做相应的处理。各项实验结果均应进行统计学处理,必须有完整详细的实验记录和正式书面报告。

3. 药动学(药代动力学)试验

(1)受试人数:20~30 人。

(2)分组:每种给药途径设一组。根据需要设计开放试验或盲法试验。静脉、肌内注射剂需进行静脉注射、肌内注射两种给药途径研究。单供肌内注射或口服的制剂,除进行国产样品试验外,最好与同品种进行比较研究,以便求出相对生物利用度。

(3)研究结果与数据处理:Ⅰ期试验药动学研究结束后,需提供以下资料:

1)详细说明研究方法与计算公式;

2)受试者各项检查观察记录表;

3)血、尿药物浓度测定原始数据及结果;

4)药动学参数:必须包括 C_{max},C_{ss},t_{max},$t_{1/2\beta}$,V_d,K_e,Cl 及 AUC,尽可能提供 F 值;

5)对Ⅱ期临床试验给药方案提出建议。

2.4.2　Ⅱ期临床试验

Ⅱ期临床试验对评价药物最重要,应严格要求,常采用双盲随机平行对照试验。在随机对照条件下详细考察药物的疗效、适应证和不良反应,对新药的安全有效性作出确切评价,据此推荐临床给药剂量。

临床试验开始前必须由有经验的临床药理研究人员和有经验的临床医生共同拟订周密细致的临床试验方案,方案应包括的内容主要有:题目和立题理由;目的和目标;试验场所;试验设计、对照组设置、双盲和随机方法;受试者的入选标准和排除标准;病例数;剂量、疗程与给药方法;临床和实验室检查项目;疗效评定标准;不良事件的记录要求和严重不良事件的报告方法;试验密码的建立和保存;破盲方法的规定;数据处理与记录存档的规定;质量控制与质量保证;预期的进度和完成日期;试验结束后的医疗措施;各方承担的职责和论文发表等规定;参考文献。基本要求如下。

(1)本期观察的病例数不少于 100 对,对于恶性肿瘤、危重病例及特殊病种所需例数可根据具体情况而定。避孕药要求不少于 1000 例,每例观察时间不少于 12 个月经周期。保胎药与影响胎儿及子代发育的药,应对婴儿进行全面观察,包括发育、智力等。可能在临床长期使用的新药,在Ⅱ期临床试验中,应累积用药半年至 1 年的病例 50～100 例。

(2) 临床试验应另设对照组,对照组患者在数量上及病情轻重上都应与受试的新药组相似。要做到随机分组,采用双盲法进行观察。

(3) 受试者应以住院病例为主,若为门诊病例,要严格控制可变因素,主要是保证不附加其他任何治疗因素,做到单纯服用试验药物。不论是住院还是门诊患者,均应对其依从性进行监督。确保患者按计划进行和本次试验的有效性和可靠性。

(4) 药物的剂量可根据Ⅰ期临床试验结果而定,一般均采用一种固定剂量。如需多次给药,一般均采用一种固定剂量,可根据其血浆半衰期确定给药间隔时间。用药疗程长短视病情而定,急性疾病用药数日至 1～2 周,慢性疾病用药数周至数月不等。

2.4.3　Ⅲ期临床试验

在Ⅱ期临床试验基础上,通过扩大临床试验在多中心较大范围内进行药物评价,试验单位不少于 3 个,试验组要求≥300 例,其他要求与Ⅱ期试验相同。临床试验负责单位与参加单位应当统一认识,严格要求,掌握新药临床试验技术方法、试验中排除各种误差的方法、临床试验计划的标准,对某些比较复杂的技术标准或测试方法事先进行讨论或培训,统一方法和标准,对临床试验进行质量控制。

2.4.4　Ⅳ期临床试验

Ⅳ期临床试验又称上市后临床试验。第一类新药或第三类中由动物或其组织、器官提取的新的多组分生化药品,经批准试产后,即进入Ⅳ期临床试验,进一步考察新药的有效性、安全性。了解新药在最初广泛使用期内其药效、适应证、不良反应、治疗方案等方面情况,对该药的临床价值作出进一步评价,指导合理用药。此外,尚可发现该药的更多药理作用、作用特点、其他潜在的治疗作用、罕见的不良反应等。

本期试验包括以下内容:① 扩大临床试验,可看成是Ⅲ期试验的继续。针对主要适应证进行开放试验,以对药物提供更可靠的评价依据。② 以特殊患者为对象的临床试验,上市前临床试验对象一般不包括小儿、孕妇、哺乳期妇女、老人,以及肝、肾功能不全患者,此期可在药物已基本肯定安全有效的基础上对这些特殊对象进行临床用药评价。③ 补充临床试验,在试生产期按新药审批时提出的要求补充某些方面的临床试验。④ 不良反应监测,一些发生率低的不良反应在Ⅲ期试验难以全面了解,在扩大试验中可能对此作出较正确的评价。

2.4.5　生物等效性试验

生物等效性试验包括:① 生物利用度比较试验(相对生物利用度)。第四类化学药品如可以测定血药浓度,与适宜参比制剂进行相对生物利用度试验代替临床试验。大多采用试验药物或对照药物的交叉设计试验,即在同一组受试者中先后进行试验药和对照药的药动学研究,试验先后顺序随机分组,二次试验间隔 1～2 周。② 随机对照试验。第四类化学药品难以进行生物利用度比较试验的药品,或用进口原料药制成的制剂,以及第五类国外已获准新增加的适应证的化学药品,应与适宜参比制剂进行随机对照试验,观察 60 对以上的患者。

2.5 临床试验的基本原则

2.5.1 受试者

1. 病例的选择

在制订计划时就应确定病例选择标准,标准应宽严适度。过宽影响试验结果,但过严会导致病例不足。选择病例时可从下述两方面确定选择标准。

(1) 根据专业要求定标准:受试者应具有代表性,使试验结果能适用于将来用该药治疗的同类患者群体。应按病情轻重、病程长短、原发或复发、是否有合并症等分类,并参考患者年龄、性别、营养状态及治疗有关的生理生化指标,配对或划分区组,随机分配到各实验组中。

(2) 根据统计学要求定标准:为了提高各试验组病例分配的均匀性,减少分配误差,可将与试验关系较小的因素尽量减少。例如,限定年龄范围、病种及病变程度等。一般情况下不宜选用老年人为受试对象,但抗衰老药、促智药之类老年人用药物,则应选用老年人为受试对象。

2. 病例的淘汰

按照统计学原则,全体受试者均应纳入统计处理,不得任意舍弃。因此,在制订计划时即应明确病例淘汰标准,以确保试验成功。一般而言,下列对象可以考虑淘汰:① 小儿、孕妇、哺乳妇女、有药物过敏史者、肝肾功能不全者、心肺功能不全者等;② 开始治疗后,确切诊断证明不属于药物作用范围内的病例,例如在细菌学诊断前已用药,经细菌学诊断表明该病例的致病菌与药物抗菌谱不符;③ 因各种原因,疗程结束前退出试验、出院或死亡的病例;④ 在分层、配对、随机区组设计试验中,有时在进行某种特定的配对区组随机对照试验时,也可将不符合条件的病例淘汰。

3. 病例的脱落

由于临床试验一般要延续较长时间,试验中病例的脱落不可避免。发生病例脱落多见于疗效好,使患者停止治疗;但更多的是疗效差,使患者丧失信心而停止治疗。若试验中脱落病例过多,必然影响试验结果。这就需要医师与患者充分配合。对于脱落病例应在进行充分调查的基础上区别对待。对于与药物疗效无关的脱落病例可以在总结时予以排除,但例数不宜过多。对于治疗效果可能有关的以及原因不明的脱落病例,应列入无效或在最终报告中加以说明。

4. 患者的依从性

即使自始至终参加试验的患者,也存在依从性即合作性问题。在口服用药时,患者常不能按规定要求服药甚至忘记用药;有时患者自觉病情好转,自动减量或停药;有的则对所用药物缺乏信心,加用其他药物等。这些情况会影响试验的结果,若对此不能充分注意,会导致错误的结论。对此,除应加强患者的思想工作,使患者在理解和合作外,还必须加强管理,建立检查制度或督促检查患者服药,必要时设立药物的血、尿浓度测定以确保患者的依从性。

5. 病例数的估算

根据统计学原理,试验结果的重现性和可靠性与试验的重复次数(例数)有关,同时与试验的质量也有关。如试验质量高、误差小,所需例数也可减少。我国的新药审批办法中明确规定了临床试验的例数,应当按要求完成。与此同时若能注意以下因素,则可以提高试验的质量。

（1）若受试药与对照药的药效差别较大，可使所需的例数减少；反之，若两药差别不大，单靠增加例数是不现实的，还应从专业角度考虑这种微小的差别是否有现实意义。

（2）试验手段、仪器设备越精密，所需例数可减少，在试验设计中应尽量注意仪器的校正、操作的规范化、指标的统一等，以提高试验质量。

（3）从统计学角度看，要提高试验效率应注意以下几点：① 两组例数相等，试验效率提高，可用较少的例数取得显著的结论；② 计量资料的试验效率高于计数资料，故尽量将资料量化以提高试验效率；③ 同体试验或配对试验可减少个体差异，提高试验效率，但应注意配对是否合理、前后两次测量值有无自然差异等。

（4）拉丁方设计、正交设计和交叉试验等方法能提高效率，应尽量优先应用。

（5）若试验药物起效快、作用强，估计所需疗程短，可先以序贯试验，用少数病例获得新药与对照药的初步比较结果，供进一步随机试验设计参考。

2.5.2　临床评价

临床评价是对新药的全面评定，主要包括两个方面，即疗效评价和安全性评价。除包括新研制的药物外，我国目前较多的是引进的合成药，虽在国外已投放市场，但也必须进行临床试用与评价。仿制药品的临床试验很重要的一部分工作是取得我国人体药动学资料包括生物利用度资料，以便制订适合我国人体的剂量及合理给药方案。

1. 疗效评价

一个新药必须有一定药效。这种药效经过临床严格设计研究证明相当于或超过老药，或可补充老药的某些不足（如理化性质、不良反应），或者是有明显的优点的新制剂，国外引进的品种凡有我国人体临床试用资料支持的，都应当加以肯定。如果一个新研制的药物同老药比较并无明显优点，便不应当投产。临床药效的观察常由各种理化指标、仪器诊断结果、医师临床诊察、患者自觉症状等组成。其中后两项有较大的主观随意性。因此在试验设计时就应制定严格合理的药效评价标准以保证试验结果的可靠性。由于不同的药物、不同的疾病观察指标不同，难以一概而论，但在制订药效评价标准时至少应遵循下列原则。

（1）评价标准：应按国家新药评审规定实行四级评定，即痊愈、显效、有效与无效。若有个别病例无法评定疗效，可另列"不能评价"一项并说明情况。

（2）评价指标：凡是能以客观的生理生化指标表示的项目应尽量采用准确、精密的测定方法并实行质量监控。所测的指标应当重复性好，结果稳定，所用的指标标准化。许多生理生化指标的正常值范围往往因地区甚至医院不同而异，如体温、白细胞计数等。在制订计划时应制定统一标准。

（3）评价的量化：观察指标尽量定量化，以提高试验的效率。对于医师诊察及患者自觉症状中的主观性较大的指标，应尽量使记录客观化，首先应制订统一标准，先组织临床试验单位的医生集中培训，对评判方法基本一致后，各单位按照同样的标准进行观察记录。对患者自觉症状如将疼痛的程度，可分为 $0 \sim 100$ 分，让患者自己在用药后不同时间内打分；精神药物药效的评价采用心理测试（量表）方法；等等。

2. 安全性评价

一个有效的药物或多或少会有一些副作用，有的还可能有毒性甚至严重的毒性反应。临床安全性评价往往比疗效评价更为复杂而重要，一方面是由于人类的许多不良反应在动物身上表现不出来,如精神症状、某些主诉症状、过敏反应等,有的不良反应动物身上观察不到,而在人则出现,如沙利度胺(反应停)在动物实验无致畸作用,但在人则明显致畸,可见临床安全性评价比动物实验更有意义。另一方面,实验动物数量有限,在人体发现1%不良反应是一个严重问题,但1%在动物实验重现就很困难。

不同类型的药物,安全性评价要求也有所不同。正常者服用避孕药、预防药、滋补药等,要求应更严;对长期服用的药物,其要求比短时服用的更高;某些烷化剂等抗肿瘤药,本身有致癌作用,但由于抗肿瘤的特殊需要,仍用于临床。临床安全性评价中,对于药物不良反应要全面了解,并能找到预防和处理方法,合理应用。因此,虽然没有绝对安全的药物,但医生却必须做到安全用药。

2.5.3　临床试验设计

1. 基本原则

临床试验设计应遵循 Fisher 提出的"重复、随机、对照"三项统计学原则。一个成功的临床试验,在设计时应符合"四性"(4Rs)原则:① 受试对象的代表性(representativeness),是指受试对象的确定应符合统计学中样本的抽样总体规律原则,受试者应能充分代表该药将用于治疗的患者总体情况,对病情的轻重、病史长短的选择也应有代表性;② 试验的可重复性(replication),要求研究结果准确可靠,经得起重复验证,要求在试验时尽量克服各种主、客观误差,设计时要注意排除各种偏因;③ 试验的随机性(randomization),指试验中分组应符合统计学随机分配的原则,使每个实验对象在接受处理(用药、化验、分组、抽样等)时都有相等的机会,随机而定,以减少主观因素的干扰,减少或避免偏性误差;④ 试验设计的合理性(rationality),既要符合专业要求和统计学原则,又要切实可行。

2. 对照试验

新药临床试验必须设对照组。

(1) 无效假设与两类误差:对照试验的目的是比较新药与对照药物两组治疗结果的差别有无统计学显著意义。由于临床治疗中所获得的疗效可能由药物引起,也可能由非药物的因素如休息、疾病或症状自愈等引起。当 A 药与 B 药治疗结果出现差别时,首先要确定这种差别是药物因素造成的还是非药物因素引起的,如 A 优于 B 不是由药物因素引起而是非药物因素偶尔造成,称为假阳性。统计学上用无效假设(null hypothesis)来处理假阳性误差,先假设 A 与 B 两药药效之间并无差别,所出现的差别可能是非药物引起的概率(probability),当这种概率小到一定程度时,如<5%或<1%,则前者95%或后者99%的差别是药物之间的差别所引起,这就显示由机遇(概率)所造成的可能性很小,从而否定了前面假定的无效假设,证明 A 药疗效优于 B 药不是由概率引起而是由药物本身存在疗效差别所引起。临床上把这种可能存在的假阳性误差称为 I 类误差,用 α 值表示,当 α=0.05,说明 A 优于 B 的结论是在95%显著性水平上排斥无效假设的,也就是说,A 优于 B 由药物因素引起的可能性为95%,仍有5%假阳性的可能性;若 α=0.01,则 A 优于 B 的假阳性只有1%的可能性。

临床试验中另一种误差为假阴性误差,用 β 值表示。有时,A 药与 B 药两药之间实际上存在着药物本身的差别,但在临床试验中由于区别这种差别的方法不够灵敏或能力有限而区别不出来,就是假阴性误差,统计学上允许假阴性误差不能超过20%,即 β 值一般定为0.1,不能>0.2。1-β 为试验中区别两种差别的能力,即获得 A 优于 B 这一结果的把握度,如 β=0.2,则 1-β=0.8,说明 A 优于 B 的把握度为80%。在临床试验设计中 α 值定得愈小,A 药优于 B 药的显著意义愈大,假阳性愈小,但试验所需病例数也就愈多;β 值定得愈小,1−β 值就愈大,A 药优于 B 药的把握度就愈大,但病例数也就需要愈多。通常临床试验中 α 值可定为0.05,β 值定为 0.2,已能满足统计学要求。

由上可见,只有在设立对照组的条件下才能评价两药之间出现疗效的差别是否为假阳性误差,是否具有统计学显著意义以及判定这种显著意义的把握度有多大。

(2) 对照试验的类型:对照试验主要可分两种类型,即平行对照试验与交叉对照试验。前者同时设试验组与对照组,对病情类同的患者随机区分为两组(试验组与对照组)或分 3 组或 3 组以上(试验药 1 组,对照药两种或两种以上,也可以设对照药 1 组,试验药则以不同剂量或不同给药途径分为两组或 3 组)。

交叉试验则在同一组患者中先后试验两种或两种以上不同药物,如试验两种药则同一组患者等分为两组,第一组先 A 药,间隔一定时间后试 B 药;第二组则先试 B 药,间隔一定时间后试 A 药。如试 3 种药(A、B、C),则将患者等分为 3 组(Ⅰ、Ⅱ、Ⅲ),每个患者均先后试 3 种药,各组试药的顺序如下:

Ⅰ组　　A—B—C
Ⅱ组　　B—C—A
Ⅲ组　　C—A—B

(3) 对照药的选择:分阳性对照药(即有活性的药物)和阴性对照药(即安慰剂)。新药为注册申请进行临床试验,阳性对照药原则上应选同一家族药物中公认较好的品种。新药上市后为了证实对某种病或某种症具有优于其他药物的优势,可以选择特定的适应证和选择对这种适应证公认最有效的药物(可以和试验药不同结构类型、不同家族但具有类似作用的药物)作为对照。

安慰剂对照不用于急、重或有较重器质性病变的患者,常用于轻症或功能性疾病患者。如果试验药作用较弱时,一般只能选中、轻度功能性疾病患者为对象进行治疗。为确定药物本身是否有肯定的治疗作用,宜选择安慰剂对照,只有证实试验药显著优于安慰剂对照组时,才能确认药物本身的药效作用。

3. 随机化

临床对照试验中各组病例的分配必须实行随机化(randomization)。随机化是指将病例分配进入试验药组或对照药组不以人们的意志为转移,完全按照随机编排的序号入组。其目的是为了排除分配误差,使病例或试验对象均匀分配到各试验组。常用的随机方法有以下几种:

(1) 掷币法与随机数字表法:最简易的随机化方法是掷钱币法,每个患者分组前,试验者按常规先掷钱币,正面分到一个组,反面分到另一个组。

随机数字表法则是常用的单纯随机化方法,使用时事先规定每组数码,患者按出现的数码顺序分配到治疗组去。用随机表进行随机分组,只有在样本数量足够大时,才有可能做到两组例数相等或相近。因此,随机表法与掷币法常用于大样本临床试验流行病学调查研究或临床单项指标大样本观察比较,但不太适用于小样本临床对照试验。

(2) 均衡随机(分层随机):其原则是首先将一些主要的易控因素(如病情、病程、年龄、性别等)均衡地分配到各组中,再对那些难以控制的次要因素(如身体体质、营养状态等)随机分配。例如,已知性别差别对某一实验会有较大影响时,可先将全体受试者分为男、女两大组,再用随机数字法将男、女受试者随机分配到各试验组,这样既可保证各组受试者性别分配均衡,又使其他次要因素得到随机处理。

（3）均衡顺序随机：首先将可能影响试验的一些主要因素（如病情、病程、年龄、性别等）进行均衡处理，其他次要因素（如体重、体质、职业、身长等）则仅做记录，不作为分组依据，然后根据患者就诊的顺序依次按均衡的层次交替进行分组。这种方法优点较多：每区中 a、b 两组人数基本相等，最多相差 1 例；各组总人数也基本相等，最多相差 2 例；各组中病情轻重、病程长短等的构成比例也基本一致；患者被分到何组是随机的；患者接受治疗是陆续入院的，符合临床实际情况；两组患者是与时序并行的，减少了时间因素的干扰，增加了可比性。

4. 盲法试验（blind trial technique）

《新药审批办法》（1999 年 5 月 1 日起施行）中规定Ⅱ期临床试验 100 对需进行盲法对照试验。

盲法试验可分为单盲法试验（single blind trial technique）、双盲法试验（double blind trial technique）和双盲、双模拟法试验（double-blind,double-dunmy trial technique）。

单盲法试验是指医护人员不设盲，患者设盲，即试验药与对照药外观虽有区别但患者不知哪种为试验药哪种为对照药。单盲法由于药物外观有区别，医护人员无法设盲，因而不能排除医护人员的主观偏因（Bias）。

双盲法试验的前提是申办单位能够提供外观与气味等均无区别的 A 与 B 两种药，医护人员与患者均不知 A 与 B 哪个是试验药或对照药。

双盲、双模拟法用于 A 与 B 两种药的外观或气味均不相同又无法改变时，可制备两种安慰剂外观或气味分别与 A 或 B 相同，分组服药时，服 A 药组加服 B 药安慰剂，服 B 药组加服 A 药安慰剂，则两组均分别服用一真一假两种药，外观与气味均无不同（表 2-3）。

表 2-3 双盲、双模拟法试验的服药方法

分组服药	服药种类
试验药组	●＋△
对照药组	○＋▲

注：●A 药；○A 药安慰剂；▲B 药；△B 药安慰剂。

双盲法可以使患者在主诉病情、医师判断分析疗效时都能客观反映真实情况。在这种严密的设计下，通过对较少病例的试验，可以得到客观的试验结果。

5. 安慰剂

安慰剂（placebo）是指没有药理活性的物质（如乳糖、淀粉等），被制成与试验药外观、气味相同的制剂，作为临床对照试验中的阴性对照物。需要安慰剂作阴性对照，主要是因为试验中患者的心理因素对病情变化、药物疗效都会产生较大的影响；此外，许多疾病也会在治疗过程中自愈。因此，安慰剂的应用在许多临床试验中是必要的。

（1）安慰剂效应：安慰剂虽不含任何具药理活性物质，但通过心理因素却可产生意想不到的"疗效"或"不良反应"。据报道，安慰剂对头痛的有效率可高达 60%；可使心绞痛发作率降低 80%；甚至对术后剧痛止痛率达 20%。安慰剂不仅对患者的主观症状"有效"，对患者的某些生化、生理指标也能引起改变，如可使胃酸下降，白细胞计数增高等。

安慰剂尚能引起不良反应。有人研究了安慰剂服用后的不良反应发生率及种类，证实安慰剂可以引起 10 余种不良反应，如腹痛、嗜睡、头晕、口干、心悸、胃烧灼感、视力模糊、腹泻、恶心、呕吐、多梦、尿频、皮疹等。有些不良反应发生率很高，如视力模糊发生率可达 43%，口干

发生率可达 45%；这种不良反应还会随剂量加大而加重，而且不良反应明显受暗示的影响。

（2）安慰剂应用范围：安慰剂效应（包括"疗效"和"不良反应"）的存在，说明临床研究中所观察到的效应，既可能是受试药的效应，也可能是患者心理因素、医师的暗示、疾病自身变化等造成的"安慰剂效应"。为了排除这些因素的干扰，获得确切的药物评价，在某些药物研究中采用安慰剂做阴性对照，其作用可归纳为以下几点：① 排除医师、患者精神因素在药物治疗中的干扰；② 排除治疗过程中疾病自身变化因素；③ 作为阴性对照用于随机对照试验，使新药在盲法条件下得到确切评价；④ 在有阳性对照时，采用安慰剂对照以监控测试方法的灵敏度。

但是并非所有的随机对照试验都必须用安慰剂，安慰剂一般用于某些精神神经因素影响较大的新药评价，或专用于治疗慢性疾病药物的阴性对照。

（3）使用安慰剂的注意事项：① 不得用于危、重、急性患者，进行有安慰剂的对照试验时，应严格掌握病例淘汰标准，确保危重患者不被选入试验，并应严格遵照中止试验的标准，以确保受试者安全；② 以安慰剂对照时，受试者应随时得到可靠的监护；③ 必须由经验丰富的医师和临床药理工作者指导试验，参加试验的人员应接受过临床药理学培训，掌握必要的知识。

（4）双盲试验中对安慰剂的要求：与其他对照药一样，不仅要求剂型与受试药相同，而且色、香、味、重量等方面也基本一致。日本规定在确定安慰剂时，需要由 4 人判定安慰剂与受试药在以下几项指标方面相同才为合格：形状、大小、外观色泽、表面触感、重量；并要求以下指标基本相同：入口感、味道、糖衣内药粉颜色、比重等，装药容器及包装也应相同。

6. 合理的统计分析方法

（1）试验结果的表达：临床研究报告及新药申报材料不同于一般科研论文，应尽可能详细地提供较精确的信息。数据应有 3 位有效数字，标准差应有 2 位有效数字；应给出均数（或中位数）、标准差、例数、P 值等基本数据；避免不必要的数据转移，如确需转移，应说明理由；对缺失的数据应说明原因。

正文中结论的表达用"无显著意义"、"有显著意义"、"有非常显著意义"来表达统计结论，并应作出专业结论，注明所采用的统计方法，若采用单侧检验或其他特殊的统计方法时，应说明理由。

（2）常用统计方法的选用：现在有较多计算机统计软件（如 DAS、SAS、SPSS 等）可供选用，但要掌握统计学的基本原理，才能准确快速地进行统计分析。

（陈醒言）

【复习思考题】

1. 什么是新药？列入新药管理的还有哪些？
2. 新药研究的基本过程有哪些？
3. 新药临床试验分几期？各期的主要特点是什么？
4. 什么是 GCP？实施 GCP 的目的是什么？
5. 简述临床药理设计的基本原理。
6. 随机的方法有哪些？各有哪些主要优缺点？
7. 设置对照时应符合哪些原则？
8. 解释以下名词：伦理委员会、知情同意书、安慰剂、安慰剂效应、双盲法。

第 3 章

临床药物动力学与给药方案

➡️ **重点内容**

1. 药动学、群体药动学的基本概念。
2. 主要药动学参数的测定方法。
3. 以药代动力学原理为指导,测定血液或其他体液中的药物浓度,评价或指导临床用药。

3.1 临床药物动力学

临床药物动力学(clinical pharmacokinetics)是研究药物及其代谢物在人体内吸收、分布、代谢和排泄过程的一门科学。药物在体内的吸收、分布、代谢和排泄等过程都是随时间不断运动变化的过程,因此,临床药物动力学就是研究药物及其代谢物在人体内的含量随时间变化的动态过程。这一过程主要用数学方法进行定量描述。所以,药物动力学是一门与数学结合的新兴学科,即用数学的方法定量描述药物在体内动态规律的学科。

3.1.1 临床药物动力学的主要概念及意义

1. 速率过程(rate process)与速率常数(rate constant)

药物从各种给药途径进入体内,并进行吸收、分布和消除,在不同位置及不同时间内发生数量的变化,必然会涉及速率过程(rate process)。体内某一部位的药物减少(转运至其他部位或原地代谢)速率(dC/dt)与该部位药物浓度(C)的关系符合

$$dC/dt = -KC^n \quad (n \geqslant 0)$$

则称该速率过程为 N 级速率过程。上式中 K 为比例常数,等号右侧的负号表示朝药物量减少的方向进行。

(1)一级动力学过程(first order kinetics):药物通过生物膜的转运方式主要分为简单扩散与特殊转运。简单扩散过程主要取决于生物膜的通透性和膜两侧的药物浓度差,浓度差越

大,转运速率越大,其转运速率可用下式表示:

$$\frac{dC}{dt} = -K_e C$$

将上式积分后 $C_t = C_0 e^{-K_e t}$

取自然对数 $\ln C_t = \ln C_0 - K_e t$

换成常用对数 $\lg C_t = \lg C_0 - \dfrac{K_e}{2.303} t$

$$t = \lg(C_0/C_t) \times 2.303/K_e$$

当 $C_t = \dfrac{1}{2} C_0$ 时,t 为药物半衰期($t_{1/2}$),$t_{1/2} = 0.693/K_e$。

式中,C_t 为给药后任何时候的血药浓度,C_0 为起始血药浓度,K_e 为一级速率常数,单位为时间的倒数,如小时$^{-1}$(h^{-1}),表示体内药量 C 衰减的特性,这种速率常数并不随体内药物浓度增大而变化。这种在单位时间内药物的吸收或消除是按比例进行的药物转运速率,称为一级速率过程。因为其药动学模型是线性的,故一级速率过程又称线性动力学。

可见按一级动力学消除的药物半衰期与 C 高低无关,是恒定值。体内药物按瞬时血药浓度(或体内药量)以恒定的百分比消除,单位时间内实际消除的药量随时间递减,消除速率常数(K_e)的单位是 h^{-1},它不表示单位时间内消除的实际药量,而是体内药物瞬时消除的百分率。例如 $K_e = 0.5 h^{-1}$ 不是说每小时消除 50%(如果 $t_{1/2} = 1h$ 则表示每小时消除 50%)。按 $t_{1/2} = 0.693/K_e$ 计算 $t_{1/2} = 1.39h$,即 $1.39h$ 后才消除 50%。在按 $C_t = C_0 e^{-K_e t}$ 计算,$1h$ 后体内尚存 60.7%。绝大多数药物按一级动力学消除。这些药物在体内经过 t 时后尚存

$$C_t = C_0 e^{-K_e t}, K_e = 0.693/t_{1/2}$$

t 以 $t_{1/2}$ 为单位计(即 $t = n \cdot t_{1/2}$)则

$$C_t = C_0 e^{-0.693n} = C_0 (1/2)^n$$

当 $n = 5$ 时,$C_t = 3\% C_0$,即经过 5 个 $t_{1/2}$ 后体内药物已基本清除干净。与此相似,如果每隔一个 $t_{1/2}$ 给药一次(C_0),则体内药量(或血药浓度)逐渐积累,经过 5 个 $t_{1/2}$ 后,消除速度与吸收速度相等,达到稳态(steady state):

$$C_t = C_0 (1 - e^{-K_e t})$$
$$= C_0 (1 - e^{-0.693n})$$
$$= C_0 [1 - (1/2)^n]$$

当 $n = 5$ 时,$C_t = 97\% C_0$。这一时间,即 5 个 $t_{1/2}$ 不因给药剂量多少而改变。

(2) 零级动力学过程(zero order kinetics):药物的主动转运和易化扩散都需要载体或酶的参与,故有饱和现象。因此,其转运速率与药物浓度的关系比较复杂,当药物浓度远小于转运载体或酶浓度时,其转运过程属一级速率过程;但当药物浓度远大于转运载体或酶浓度时,由于酶系统已经饱和,此时药物浓度的变化速率将受到这种容量的限制,成为一定值,其转运速率只取决于转运载体或酶的浓度,而与药物浓度无关,称为零级动力学过程。其转运速率可用下式表示:

$$dC/dt = -KC^0 = -K$$

将上式积分得：

$$C_t = C_0 - Kt$$

C_0 为初始血药浓度，C_t 为 t 时的血药浓度，以 C 为纵坐标、t 为横坐标作图呈直线，斜率 K，当 $C_t/C_0 = 1/2$ 时，即体内血浆下降一半（或体内药量减少一半）时，t 为药物消除半衰期（half-life time，$t_{1/2}$）。

按公式 $\frac{1}{2}C_0 = C_0 - Kt_{1/2}$ 得

$$t_{1/2} = 0.5C_0/K$$

可见按零级动力学消除的药物血浆半衰期为依赖剂量半衰期，C_0 下降而缩短，不是固定数值。

（3）非线性动力学过程（nonlinear kinetics process）：某些药物在体内的降解速率受酶活力的限制，通常在高浓度时是零级动力学过程，而在低浓度时是一级动力学过程，称 Michaelis-Menten 动力学过程。因动力学过程在数学上呈非线性关系，故又称为非线性动力学过程。某些药物是以主动转运方式进行的，当药物达到一定浓度后，其载体被饱和，此时转运速率达到恒定值，再增加药量，转运速率不变，这类药物的动力学通常也以 Michaelis-Menten 动力学过程来描述。即当某一转运或转化系统中，药物浓度超过该系统的容量后，其浓度变化速率可用 Michaelis-Menten 方程来描述：

$$\frac{dC}{dt} = \frac{V_m C}{K_m + C}$$

式中：V_m 是表示该过程最大速率的一个常数，K_m 为米氏常数，其值是变化速率为最大速率一半时的浓度。

该过程有以下两种情况：

1）当药物浓度极大时，即 $C \gg K_m$：

$$\frac{dC}{dt} = -V_m$$

此时服从零级动力学，其积分式为：

$$C_t = C_0 - V_m t$$

以 C_t 对 t 作图得直线，斜率为 $-V_m$，截距为 C_0。此段浓度的半衰期为 $t_{1/2} = 0.5C_0/V_m$。

2）当药物浓度极小时，即 $C \ll K_m$，令 $V_m/K_m = K$，则服从一级速率过程：

$$\frac{dC}{dt} = -\frac{V_m}{K_m}C = -KC$$

在临床应用的药物中，如苯妥英钠、高剂量的巴比妥类、硫喷妥钠、地高辛、水杨酸盐、双香豆素等都可作为 Michaelis-Menten 速率过程的例子。

2. 血药浓度—时间曲线下面积（AUC）

给药后，以血浆药物浓度（简称血药浓度）为纵坐标，时间为横坐标，绘出的曲线称为血药浓度—时间曲线（药—时曲线）；坐标轴和药物浓度—时间曲线之间所围成的面积称为血药浓度—时间曲线下面积，简称曲线下面积（area under the curve，AUC），它代表被吸收入血的总药量。这一指标在连续给药时比吸收速度更为重要。AUC 是药物生物利用度的主要决定因

素,也是"统计矩"学说参数的基础。计算 AUC 的方法很多,目前最常用的方法是:

(1) 梯形法:即将 AUC 划分成若干个小梯形,计算和相加每一个梯形面积,再加上最末一次检测的血浆药物浓度(C_n)除以 K_e 即得该药的 AUC,其计算公式为:

$$\text{AUC} = \sum_{i=1}^{n} \frac{C_{i-1} + C_i}{2}(t_i - t_{i-1}) + \frac{C_n}{K_e}$$

(2) 积分法:当药代动力学参数 A、B 等获得后,AUC 可用积分法计算。如静脉注射给药,二室模型可以用下式计算:

$$\text{AUC} = \int_0^\infty C \mathrm{d}t = \frac{A}{\alpha} + \frac{B}{\beta}$$

为了减少计算误差,在计算 AUC 时,一般要求计算 3 个以上血浆半衰期的血浆浓度。在选用梯形法时,每次测定血浆浓度的间隔时间越短,结果越准确;当然这也带来了技术上的困难,因此,试验设计时要全面考虑。

3. 房室模型(compartment model)

为了分析药物在体内转运的动态规律,可用多种模型加以模拟,目前,较多选用的是房室模型。即将身体视为一个系统,系统内部按动力学特点分为若干室(compartment)。这是一个便于分析用的抽象概念,是组成模型的基本单位。它是从实际数据中归纳出来的,代表着从动力学上把机体区分为几个药物"储存库"。只要体内某些部位接受药物及消除药物的速率常数相似,而不管这些部位的解剖位置与生理功能如何,都可归纳为一个单位,即一个室。室的划分与器官、组织的血流量,膜的通透性,药物与组织的亲和力等因素密切相关。

药物进入机体后,仅在各个室间转运,不再从机体排出或代谢转化者,称为"封闭系统";相反药物以不同速度、不同途径不可逆地从机体排泄或转化着,称为"开放系统",大多数药物属于后一种情况。

(1) 一室模型:最简单的药物动力学模型为"一室模型"。该模型假设静脉给药后药物立即均匀地分布在可到达的体液与组织中,即机体组织内药量与血浆内药物分子瞬时取得平衡。但实际上这种情况比较少。

(2) 二室模型:大多数药物静注时可得两段不同的直线构成的药—时曲线,称为"二室模型"。它包括中央室和周边室,前者指药物首先进入的区域,如血液、组织液和血流丰富的组织;后者指一般血液供应较少,药物不易进入的组织。当药物迅速静注时,初期分布与消除同时进行,该曲线迅速下降是以分布为主的过程进行,称为分布相(α相);待分布达平衡后,血药浓度下降主要反映该药自体内消除,称为消除相(β 相)。

关于药物体内动力学过程如何划分房室的问题,通常是通过试验结果的图解分析,找出最吻合而又最少的房室数来决定。当然,现在越来越多的是采用软件进行自动拟合来决定房室模型。

4. 表观分布容积(apparent volume of distribution,V_d)

药物进入机体后,实际上是以不同浓度分布于各组织,在进行药物动力学计算时,可设想药物是均匀分布于各组织和体液,且其浓度与血液中相同,在这种假想条件下药物分布所需要的容积称为表观分布容积(V_d)。因此,分布容积是一个理论容积,用来估算在给一定的剂量的药物后,人体接触药物的程度和强度。它代表给药剂量或体内药物总量与血浆药物浓度相互关系的一个比例常数。

$$V_\mathrm{d} = \frac{D_t}{C_t}（单位：L/kg）$$

D_t 和 C_t 分别代表某一时间 t 在体内的总药量(D_t)及血浆中药物的浓度(C_t)，将此比例常数与血药浓度相乘，其积恒等于体内药物的总量。但以上数值难以确定，故用静脉注射药量 X_0 与药物初始浓度的比值表示：

$$V_\mathrm{d} = \frac{X_0}{C_0}$$

V_d 的生理意义及应用如下：

（1）用来估算血容量及体液量：某些药物仅限制在体液的某一部分，分布容积就等于体液的容积，例如依文氏蓝染料的分布只限于血浆内，故测定其 V_d 即可直接算得总的血容量。而安替比林则分布到全身体液中，因此，其分布应是体重的 60%。根据 V_d 值的变化，即可算出体内是水分的潴留抑或脱水。

（2）反映药物分布的广泛性与组织结合的程度：许多酸性有机物，如青霉素、磺胺等，或因脂溶性小，或因与血浆蛋白结合力高，不易进入组织，其 V_d 值常较小，约为 $0.15\sim0.3\mathrm{L/kg}$；与此相反，碱性有机物类药物如苯丙胺、山莨菪碱等易被组织所摄取，血中浓度较低，V_d 值常超过体液总量（60kg 的正常人，体液约 36L，即 $0.6\mathrm{L/kg}$）。地高辛的 V_d 达 600L($10\mathrm{L/kg}$)，说明该药在"深部"组织大量储存。因此，当药物具有大的分布容积时，此药排出就慢，且其毒性要比 V_d 小的药物为大。

（3）根据药物分布容积调整剂量：不同患者应用同一剂量后，由于分布容积的不同而有不同的血药浓度，而一般认为药物分布容积与体表面积成正比，故用体表面积计算剂量最为合理，对小儿用药和某些药物（如抗癌药物）尤为必要。

5. 半衰期(half-life time，$t_{1/2}$，$t_{0.5}$，$t_{50\%}$)

生物半衰期(biologic half-life time)是指药物效应下降一半所需的时间；血浆半衰期(plasma half-life time)是指药物的血浆浓度下降一半所需的时间。单位用 min 或 h 表示。药动学的计算，一般是指血浆半衰期，某些药物也采用血清或全血半衰期，但此时应加以说明。

消除半衰期是指消除相血浆药物浓度降低一半的时间，可以表示药物在体内（包括尿排出、代谢或其他途径的消除）消除速度。

消除半衰期可用下式计算：

$$t_{1/2} = \frac{0.693}{K}$$

$$t_{1/2\beta} = \frac{0.693}{\beta}$$

从以上两式中 K 为一室模型消除速率常数，β 为二室模型 β 相消除速率常数。可见，在一级动力学过程的药物消除半衰期与其血药浓度水平无关，即在任何时间内，药物浓度降低一半的时间是一致的。

单次给药后，经过 $5\sim6$ 个半衰期，体内药物基本消除干净（消除 96.9%），定时定量多次给药经 5 个 $t_{1/2}$ 到达稳态血药浓度。然而，半衰期可因用药剂量、年龄、蛋白结合、合并用药、疾病(特别肝和肾)、影响尿排泄的 pH 等因素而改变,因此药物的消除半衰期在调整用药剂量和用药间隔时有重要的指导意义。

6. 总清除率(clearance,CL)

总清除率是指单位时间内药物被从中清除的体液的容积。它的计算方法:

(1) 一室模型: 对具一室模型特征的药物,总清除率按下式计算:

$$CL = \frac{X_0}{AUC}$$

如果其他途径给药时,以静注所得的清除率除以吸收率 F,称为表观清除率,单位是容积/时间(mL/min 或 L/h)。

药物中央室分布容积与药物消除速率常数的乘积:

$$Cl = K \cdot V_d$$

(2) 二室模型的消除率为: $Cl = K_{10}V_1$　(V_1: 中心室表观分布容积)

总清除率等于个别清除率的总和,如代谢廓清率和肾消除率等。故清除率应根据药物的消除机制进行计算。

当药物部分或全部以原形从肾排泄时,药物肾清除率(CL_r),即每分钟有多少毫升血浆中的药物被肾脏清除,可以用下式计算:

$$CL_r = \frac{UV}{C}$$

式中: U 为尿内药物浓度(mg/mL),V 为每分钟尿量(mL/min),C 为血浆中药浓度(mg/mL)。

$$肾排泄率 = 肾清除率 \times 血浆药物浓度$$

7. 稳态血浆浓度(steady state plasma concentration,C_{ss})

在恒定给药间隔时间重复给药时,可产生一个“篱笆”型的血药浓度曲线。如果,给药间隔短于药物清除尽的时间,药物可在体内累积,如果给药间隔为 1 个半衰期,经过 4 个半衰期后,血药浓度水平基本达到稳态水平,是稳态水平的 93.75%,6 个半衰期后,达到稳态水平的 98.4% 可以认为达到稳态水平(steady state)。此时,摄入药量等于排除量,因此,任一间隔内的药物浓度时间曲线都相同,但血药浓度会有波动。在每次给药后,都会出现最大的血药浓度(C_{max},峰浓度 peak level)和最低的血药浓度(C_{min},谷浓度 trough concentration 或给药前浓度 pre-doseconcentration),其峰值与谷值之比和给药间隔时间有关,若每隔一个半衰期给药,血药峰浓度等于谷浓度的 2 倍,给药间隔时间不同,但单位时间用药总量不变,仅影响血药浓度的波动性,而不影响达到稳态的时间和稳态浓度(C_{ss}),稳态血药浓度水平的高低与每次用药剂量有关。

8. 积累系数(R)

给药多次后,药物将在体内积累,药物达稳态的平均血药浓度($\overline{C}$)与一次给药后的平均血药浓度(C_1)之比值称为积累系数。

$$R = \frac{\overline{C}}{C_1} = \frac{1}{1 - e^{-K\tau}}$$

药物测得其积累系数后,乘以每次给药量即可知稳态浓度时体内平均药量,因此,半衰期不同的药物,必须注意其用药间隔时间。

9. 负荷剂量(loading dose,D_L)

凡使首次剂量达到稳态水平的剂量称为负荷剂量。

(1) 静脉推注:$D_L = 平均\,C_{ss} \times V_d$

(2) 静脉滴注:$D_L = 平均\,C_{ss} \times V_d = 1.44 \times RA \times t_{1/2}\,(RA:滴速)$

(3) 血管外给药:$D_L = \dfrac{X_0}{1 - e^{-K\tau}}$

例如,磺胺噻唑的维持量为 1g,$\tau = t_{1/2} = 4h$,那么,

$$D_L = 1 \times \left[\frac{1}{1 - e^{-(0.693/4) \times 4}} \right] = 1 \times 1/(1 - 0.5) = 2g$$

通常所谓"给药间隔时间等于药物半衰期时,首剂加倍"的原则系根据此公式得出,常用于口服药。

10. 生物利用度(biovailability)

生物利用度是生物药剂学(biopharmaceutics)的一项重要参数,是评价药物制剂质量的重要指标,也是选择给药途径重要依据之一。生物利用度是指药物吸收进血液循环的相对量或吸收程度,其计算方法如下:

$$绝对生物利用度(F) = \frac{口服\,AUC}{静注\,AUC}$$

如比较两种剂型或同一剂型但含不同原料来源,不同辅料或不同批号制剂时的生物利用度,可用来计算其相对生物利用度。

$$相对生物利用度 = \frac{受试品的\,AUC}{参比品的\,AUC}$$

然而,生物利用度还应包括药物吸收速率,对一次给药见效的药物,吸收速率更为重要。因为有些药物的不同制剂即使其曲线下面积大小相等,但曲线形状不同。这主要反应在药峰浓度(C_{max})及药峰时间(T_{max})两参数上,这两个参数的差异足以影响疗效,甚至产生毒性。

药峰时间 T_{max} 指药物在吸收过程中出现最大血药浓度时间,可由下式算出:

$$T_{max} = \frac{2.303}{K_a - K} \lg \frac{K_a}{K}$$

式中:K_a 为吸收速率常数。

药峰浓度 C_{max} 指药物吸收过程中的最大浓度:

$$C_{max} = \frac{FX_0}{V_d} \cdot e^{-KT_{max}}$$

式中:FX_0 为总吸收量,V 为分布容积,K 为消除速率常数。

3.1.2 一级药动学部分参数间的关系式

1. $F = \dfrac{A}{D} \times 100\%$

式中:F 是生物利用度,A 是进入体循环的药量,D 为口服剂量。

2. $K = 0.693/t_{1/2}$

3. $V_d = A/C$

式中：V_d 是表观分布容积，C 为血药浓度。

4. $Cl = K \cdot V_d$

式中：Cl 为血浆清除率

5. $D_L = D_m/(1 - e^{-0.693n}) = D_m/0.5 = 2D_m$

式中：D_L 是负荷剂量，D_m 是维持剂量。

3.1.3　群体药动学

1. 群体药动学（population pharmacokinetics）概念

由于所观察对象的生理特征、营养状况、遗传因素等差异，药物的体内过程和药动学参数在患者群体中有很大的个体差异。为了描述来自各个受试者参数的离散程度及分布情况，确定各种药动学参数的平均数和标准差，以便估计单个患者的药动学参数，并研究疾病状态对药动学的影响，就必须考虑药动学的群体参数。群体模型有助于从生物学角度理解及从临床角度考虑药动学问题，以及给药方案的个体化。群体药动学将群体（而不是个体）作为分析的单位，通常对每个个体病例只需较少几个数值点，但要求较多的病例数。群体药动学可估算患者群体的平均参数，因而其结果更能代表观察人群，而且可以用一步法研究药动学参数与病理生理特征或人口学之间的定量关系；还能进一步用这些相互关系解释群体中的个体差异。群体药动学参数的估算可用于制订特殊群体患者的用药剂量方案，并根据所测得的血药浓度来修正用药方案；也符合伦理学要求，避免在重病患者、儿童及老年人中频繁取血。

2. 群体药动学参数的定义

(1) 固定性效应（fixed-effect）参数：包括群体特征值（均值）及药动学参数与各个独立变量的回归系数，有三类：① 生理因素，如年龄、体重、身高、身体组成（胖、瘦、体脂分布）及性别；② 重要病理状况，如肾功能与药物清除率之间的关系、血浆白蛋白水平与药物的蛋白结合率之间的关系等；③ 其他可影响药物处置的因素，如联合用药、吸烟、饮酒等。

(2) 随机性效应（random-effect）参数：这些是群体的变异值（标准差），代表群体固定效应参数的个体差异（如个体值与群体值之间的偏差的概率分布，这些偏差之间的相互相关程度）及残余随机误差（residual random error）。

(3) 残余误差：包括测量误差及个体内差异（intraindividual variability）。

3. 群体药动学参数的测定方法

(1) 单纯集合法（naive pooled data，NPD）：将所有个体对象的原始数据合并，共同对模型拟合曲线，确定群体药动学参数。该法最大的问题在于完全忽视了个体，所有拟合模型的误差都混合在一起，因此实用价值不大。

(2) 标准二步法（standard two-stage，STS）：第一步将个体对象的血药浓度—时间曲线数据做各自的曲线拟合，求得个体药动学参数；第二步做统计处理，求得各参数的均值、个体间和个体内差异。该法的最大缺点是估算个体间随机效应参数时，会过高估计生物参数的差异程度。

(3) 非线性混合效应模型法（nonlinear mixed effect modeling，NONMEM）：NONMEM

法可以纠正上述两类估算群体参数的缺点,可同时拟合所有对象的数据,是迄今为止最被认可与采用的群体药动学参数测定方法。NONMEM 法可在非均质(heterogeneous)对象中进行,可分析患者为数很少的零散数据,大大提高了应用临床实际数据进行群体药动学参数估算的能力。实际应用中,可采用 Fortran77 计算机程序,只要输入有关数据,即可自动计算和分析。计算时应输入以下数据:① 动力学数据,包括剂量、给药途径、剂量间隔、有关以往用药史、浓度—时间数据等;② 人口统计数据,包括年龄、性别、体重、身高、吸烟、饮酒、疾病性质及严重程度、合并用药、生化和血液学指标,以及用药过程中发生变化的数据。

　　群体药动学具体内容和应用方法可参考其他专著。

3.2　临床给药方案设计与调整

　　标准化或经验式给药方案往往不能满足所有患者治疗的需要。尤其是当药物剂量与药理效应的差异很大,治疗安全范围较窄,临床效应指标不明确等情况下,经验式给药方案存在着用药的盲目性及不合理性。因此,通过血药浓度监测设计个体化给药方案,十分必要。

　　给药方案设计主要包括给药剂量、给药间隔、给药途径(药物剂型)、疗程等因素。

　　药物在机体作用的持续时间和作用强度,很大程度取决于药物被机体清除的速率。机体通过生物转化和排泄的方式清除药物。肝是生物转化的主要器官,肾是药物排泄的主要器官。因此肝、肾功能障碍时,药物的清除将发生变化,容易出现不良反应。对肝、肾功能障碍的患者如何合理用药,达到满意疗效而减少不良反应,是广大临床医务工作者很重视的问题。

3.2.1　给药方案设计

　　当选择了临床所用药物及给药途径之后,拟定给药方案主要解决两个问题:① 确定给药剂量;② 确定给药间隔。

　　1. 单剂量给药方案

　　确定给药剂量,即根据药物动力学参数,按治疗浓度的要求,计算给药剂量。

　　镇痛药、催眠药、神经肌肉阻断药、诊断用药等通常一次给药。

　　(1)静脉注射

　　根据公式 $C = C_0 e^{-Kt} = \dfrac{D}{V_d} e^{-Kt}$ 得

$$D = CV_d e^{Kt} = CV_d e^{0.693/t_{1/2} \times t} = CV_d 2^{t/t_{1/2}} \tag{3.1}$$

式中:C_0 为初始血药浓度,D 为药物剂量,V_d 表观分布容积,K 消除速率常数,$t_{1/2}$ 为消除半衰期。

　　【例3.1】　某镇痛药 $t_{1/2} = 3h$,$V_d = 100L$,血药浓度低于 $0.1mg/L$ 时痛觉恢复,为保持手术者术后 6h 不痛,求给药剂量 D。

　　解法1　将 $t_{1/2} = 3h$,$V_d = 100L$,$C = 0.1mg/L$ 代入(3.1)式

$$D = CV_d 2^{t/t_{1/2}} = 0.1 \times 100 \times 2^{6/3} = 40mg$$

解法 2　或采用公式 $C = C_0 e^{-Kt}$，两边取对数

$$\lg C = \lg C_0 - \frac{Kt}{2.303} \tag{3.2}$$

① 先求 C_0　　　　　　　　　$\lg C_0 = \lg C + \dfrac{Kt}{2.303}$

② 再求 D　　　　　　　　　　$D = C_0 V_d$ $\tag{3.3}$

解　将 $K = 0.693/3 = 0.231 h^{-1}$，$t = 6h$，$C = 0.1 mg/L = 100 \mu g/L$ 代入(3.2)式

$$\lg C_0 = \lg 100 + \frac{0.231 \times 6}{2.303} = 2.60$$

解得 $C_0 = 398.11 \mu g/L$

代入(3.3)式得：$D = C_0 V_d = 398.11 \times 100 = 39.8 \approx 40 mg$

为保持手术者术后 6h 不痛，给药剂量为 40mg。

（2）口服给药

根据公式 $C = \dfrac{FDK_a}{V_d(K_a - K)}(e^{-Kt} - e^{-K_a t})$

故　　　　　　　　　$D = \dfrac{CV_d(K_a - K)}{FK_a(e^{-Kt} - e^{-K_a t})}$ $\tag{3.4}$

式中：F 为吸收分数，K_a 为吸收速率常数。

【**例 3.2**】　某药口服的 $F = 90\%$，$K_a = 1.0 h^{-1}$，$V_d = 1.1 L/kg$，$t_{1/2} = 50h$。患者体重 70kg，期望给药 8h 后血药浓度仍维持 $0.6 \mu g/mL$，求给药剂量 D？

解　将 $K = 0.693/50 = 0.01386 h^{-1}$，$F = 0.9$，$K_a = 1.0 h^{-1}$，$V_d = 1.1 \times 70 = 77L$，$C = 0.6 \mu g/mL$，$t = 8h$ 代入(3.4)式

$$\begin{aligned}
D &= \frac{CV_d(K_a - K)}{FK_a(e^{-Kt} - e^{-K_a t})} \\
&= \frac{0.6 \times 77 \times (1 - 0.01386)}{1 \times 0.9 \times (e^{-0.01386 \times 8} - e^{-1 \times 8})} = \frac{45.560}{1 \times 0.9 \times 0.8947} = 56.57 mg
\end{aligned}$$

应给药 57mg。

2. 多次剂量给药方案

多数药物需连续给药才能达到期望的治疗浓度，产生临床疗效。疗效的出现有赖于血药浓度维持在安全有效的范围之内。因此，必须制订出合理的给药方案以使血药浓度达到并维持在有效治疗水平。

多次剂量给药方案设计主要确定给药剂量及给药间隔。

（1）根据稳态峰（$C_{ss\ max}$）、谷（$C_{ss\ min}$）浓度设计给药方案

1）有效剂量（维持剂量 D）确定

已知最小有效治疗浓度（即 $C_{ss\ min}$），可确定最低有效剂量。

按公式 $C_{ss\ min} = \dfrac{D_{min}}{V_d} \times \dfrac{e^{-K\tau}}{1 - e^{-K\tau}}$，得

$$D_{min} = C_{ss\ min} V_d(e^{K\tau} - 1) \tag{3.5}$$

已知最大治疗浓度（即 $C_{ss\ max}$），可确定最大有效剂量：

$$C_{ss\ max} = \frac{D_{max}}{V_d} \times \frac{1}{1 - e^{-K\tau}}, \tag{3.6}$$

得 $D_{\max} = C_{\text{ss max}} V_{\text{d}}(1 - e^{-K\tau})$

若 $C_{\text{ss max}}$ 和 $C_{\text{ss min}}$ 均已明确,即可确定维持剂量:

$$D = (C_{\text{ss max}} - C_{\text{ss min}})V_{\text{d}} \tag{3.7}$$

2) 给药间隔 τ 的确定

$$\tau = \frac{\ln(C_{\text{ss max}}/C_{\text{ss min}})}{K} \tag{3.8}$$

3) 负荷剂量 D_L 的确定

要求首次给药后即达到稳态浓度,如某些急诊用药、抗生素、半衰期较长的药物等。

按公式
$$D_L = D\frac{1}{1 - e^{-K\tau}} = DR \tag{3.9}$$

式中:R 为积累因子,

当 $\tau = t_{1/2}$ 时,

$$R = \frac{1}{1 - e^{-Kt_{1/2}}} = \frac{1}{1 - e^{-\ln 2}} = 2 \tag{3.10}$$

所以 $D_L = 2D$,即首剂加倍原则。

因此若按 $\tau = t_{1/2}$ 给药,负荷剂量为维持剂量的两倍,能很快达到稳态血药浓度,若 $\tau \neq t_{1/2}$,则应按上述公式计算。

【例3.3】 某药静脉注射,已知 $t_{1/2} = 8\text{h}$,$V_{\text{d}} = 120\text{L}$。

① 若要求 $C_{\text{ss max}} \leqslant 5.0\mu\text{g/mL}$,$C_{\text{ss min}} \geqslant 2.5\mu\text{g/mL}$,求最适 D、τ 和 D_L。

② 若要求 $C_{\text{ss max}} < 5.5\mu\text{g/mL}$,每8h给药一次,求 D。

③ 若注射剂量为400mg,欲使 $C_{\text{ss min}} > 1.55\mu\text{g/mL}$,求 τ。

解 ① 将 $C_{\text{ss max}} = 5.0\mu\text{g/mL}$,$C_{\text{ss min}} = 2.5\mu\text{g/mL}$,$V_{\text{d}} = 120\text{L}$,$k = 0.693/8 = 0.08663$ 分别代入(3.7)、(3.8)式,得

$D = (C_{\text{ss max}} - C_{\text{ss min}})V_{\text{d}}$

$\quad = (5.0 - 2.5) \times 120$

$\quad = 300\text{mg}$

$$\tau = \frac{\ln(C_{\text{ss max}}/C_{\text{ss min}})}{K} = \frac{\ln(5.0/2.5)}{0.08663} = 8\text{h}$$

由于 $\tau = t_{1/2} = 8\text{h}$,故 $D_L = 2D = 2 \times 300 = 600\text{mg}$。

欲维持血药浓度在 $2.5 \sim 5.0\mu\text{g/mL}$,首次剂量给600mg,以后每8h给药300mg。

② 将 $C_{\text{ss max}} = 5.5\mu\text{g/mL}$,$V_{\text{d}} = 120\text{L}$,$K = 0.08663$,$\tau = 8\text{h}$ 代入(3.6)式,得

$$D = C_{\text{ss max}} V_{\text{d}}(1 - e^{-K\tau})$$
$$= 5.5 \times 120 \times (1 - e^{-0.08663 \times 8}) = 330\text{mg}$$

若要使 $C_{\text{ss max}} < 5.5\mu\text{g/mL}$,每8h给药一次,剂量应为330mg。

③ 将 $C_{\text{ss min}} = 1.55\mu\text{g/mL}$,$V_{\text{d}} = 120\text{L}$,$K = 0.08663$,$D = 400\text{mg}$ 代入(3.5)式,得

$$D = C_{\text{ss min}} V_{\text{d}}(e^{-K\tau} - 1)$$

$$400 = 1.55 \times 120 \times (e^{0.08663 \times \tau} - 1)$$

所以,$\tau = 13\mathrm{h}$

欲使 $C_{\mathrm{ss\,min}} > 1.55\mu\mathrm{g/mL}$,每 13h 给药 400mg 为宜。

（2）根据平均稳态浓度（$\overline{C}_{\mathrm{ss}}$）设计给药方案

当多次给药至体内达稳态时,每一个给药间隔期间平均给药量（D/τ）与从体内消除药量（$Cl_{\mathrm{T}} \cdot \overline{C}_{\mathrm{ss}}$）相等,即

$$FD/\tau = Cl_{\mathrm{T}} \cdot \overline{C}_{\mathrm{ss}}$$

式中:F 为吸收分数,Cl_{T} 为总清除率。

整理,得

$$\overline{C}_{\mathrm{ss}} = \frac{FD}{V_{\mathrm{d}}K\tau} \tag{3.11}$$

$$\tau = \frac{FD}{\overline{C}_{\mathrm{ss}}V_{\mathrm{d}}K} \tag{3.12}$$

$$D = \frac{\overline{C}_{\mathrm{ss}}V_{\mathrm{d}}K\tau}{F} \tag{3.13}$$

对于某一药物制剂,其 K、V_{d} 或 Cl_{T} 等参数基本恒定,通过调节 D、τ,以达到治疗所需平均稳态血药浓度的目的。

【例 3.4】 患者体重 70kg,口服地高辛治疗心衰,欲维持血药浓度 $\overline{C}_{\mathrm{ss}} = 1.44\mu\mathrm{g/L}$,已知 $t_{1/2} = 40\mathrm{h}$,$V_{\mathrm{d}} = 6\mathrm{L/kg}$,$F = 0.80$,若每天给药 1 次,求 D。

解　将 $\overline{C}_{\mathrm{ss}} = 1.44\mu\mathrm{g/L}$,$V_{\mathrm{d}} = 6 \times 70 = 420\mathrm{L}$,$K = 0.693/40$,$F = 0.8$,$\tau = 24\mathrm{h}$ 代入（3.13）式,得

$$D = \frac{1.44 \times 420 \times 0.693/40 \times 24}{0.8} = 314.3\mu\mathrm{g} \approx 0.31\mathrm{mg}$$

临床每日维持量为 0.3mg。

【例 3.5】 普鲁卡因酰胺胶囊 $F = 0.80$,$t_{1/2} = 3.5\mathrm{h}$,$V_{\mathrm{d}} = 2.0\mathrm{L/kg}$

① 若患者每 4h 口服一次,剂量为 7.45mg/kg,求 $\overline{C}_{\mathrm{ss}}$。

② 若要保持 $\overline{C}_{\mathrm{ss}}$ 为 6μg/mL,每 4h 口服一次,求 D。

③ 若口服剂量 500mg,体重为 70kg 的患者,要维持 C_{ss} 为 4μg/mL,求 τ。

解　将已知各参数分别代入（3.11）（3.12）（3.13）式,得

① $\overline{C}_{\mathrm{ss}} = \dfrac{FD}{V_{\mathrm{d}}K\tau} = \dfrac{0.8 \times 7.45}{2 \times 0.693/3.5 \times 4} = 3.76\mu\mathrm{g/mL}$

② $\tau = \dfrac{FD}{\overline{C}_{\mathrm{ss}}V_{\mathrm{d}}K} = \dfrac{0.8 \times 500}{4 \times 2 \times 70 \times 0.693/3.5} = 3.61\mathrm{h}$

③ $D = \dfrac{\overline{C}_{\mathrm{ss}}V_{\mathrm{d}}K\tau}{F} = \dfrac{6 \times 2 \times 0.693/3.5 \times 4}{0.8} = 11.88\mathrm{mg/kg}$

（3）静脉滴注给药方案

滴注剂量 D、滴注速率 K_0 和负荷剂量 D_L 的确定。

静脉恒速滴注一房室模型血药浓度方程:

$$C = \frac{K_0}{KV_{\mathrm{d}}}(1 - \mathrm{e}^{-Kt})$$

当 $t \to \infty$ 时,稳态血药浓度 $\overline{C}_{ss} = \dfrac{K_0}{KV_d}$,则

$$C = \overline{C}_{ss}(1 - e^{-Kt}), C/\overline{C}_{ss} = 1 - e^{-Kt}$$

达稳分数 $f_{ss} = C/\overline{C}_{ss} = 1 - e^{-Kt}$

故滴注时间 $t = -\ln(1 - f_{ss})/K$

滴注速率 $K_0 = \overline{C}_{ss}KV_d$　　　　　　　　　　　　　　　　　　　　(3.14)

滴注剂量 $D = K_0 t$　　　　　　　　　　　　　　　　　　　　　　　(3.15)

负荷剂量 $D_L = \overline{C}_{ss}V_d = K_0/K$　　　　　　　　　　　　　　　　(3.16)

【例 3.6】　患者使用羧苄青霉素抗感染治疗,为立即起效,首剂给予负荷剂量,血药浓度达到 150mg/L,再以 1L 溶液静脉缓慢滴入,以期在 10h 内维持该血药浓度水平,已知 $t_{1/2} = 1h$, $V_d = 0.18L/kg$,患者体重 60kg,求:① 如要立即起效,首剂应静脉注射多少药物?② 溶液中应加入羧苄青霉素多少?③ 滴注速率为多少?④ 每分钟应滴入多少滴(若 10 滴 /mL)?

解　已知 $V_d = 0.18 \times 60 = 10.8L$,$t_{1/2} = 1h$,$K = 0.693/1 = 0.693h^{-1}$

$C_{ss} = 150mg/L$　$t = 10h$

① 代入(3.16)式　$D_L = \overline{C}_{ss} V_d = 150 \times 10.8 = 1620mg \approx 1.6g$

② 代入(3.14)式　$K_0 = \overline{C}_{ss} K V_d = 150 \times 0.693 \times 10.8 = 1122.66mg/h$

③ 代入(3.15)式　$D = K_0 t = 1122.66 \times 10 = 11226.60mg = 11.23g$

④ 每分钟应滴入药量为 $1122.66 \div 60 = 18.71mg$

由于该溶液浓度为 $11.23 \div 1 = 11.23g/L = 11.23mg/mL$,所以每分钟应滴入 $18.71 \div 11.23 = 1.666mL$。

若 10 滴 /mL,每分钟应滴入约 16 滴。

若要立即起效,首剂应静脉注射羧苄青霉素 1.6g,溶液中应加入羧苄青霉素 11.23g,滴注速率为每小时 1122.66mg,每分钟应滴入约 16 滴。

(4) 按 $t_{1/2}$ 确定给药方案

① 依据 $t_{1/2}$ 确定 τ。该法对多数药物适用。此种给药方案不会给体内造成很大的积累,故用药较安全,但要注意 K 值变化。一些杀菌性抗菌药如青霉素、利福平等,因抗菌效力及其后续杀菌作用与药物血浆峰浓度有关,故可将每次剂量加大,给药次数减少。

② 负荷剂量加倍。当采用 $\tau = t_{1/2}$ 给药,用首剂加倍法可收到迅速控制病情之效,如抗菌药用于控制感染,苯妥英钠用于控制心律失常,均可用此法。

3.2.2　给药方案调整

药物吸收后,其作用强度和持续时间取决于药物的总清除率(Cl_T),Cl_T 是肝清除率(Cl_H)和肾清除率(Cl_R)之和,$Cl_T = Cl_H + Cl_R$。肝、肾功能障碍患者的给药方案应进行合理调整。给药方案的调整主要是通过与清除率有关的消除速率常数 $K(Cl = K \times V_d)$ 进行:

根据公式(3.11):$\overline{C}_{ss} = \dfrac{FD}{V_d K \tau}$

如 K 减小,则 $\overline{C}_{ss}$ 增高,应减少 D 或加大 τ,使 $\overline{C}_{ss}$ 不变。

调整 D:$\dfrac{FD}{V_d K \tau} = \dfrac{FD'}{V_d K' \tau}$,得

$$D' = \frac{K'}{K}D \tag{3.17}$$

调整 τ：$\dfrac{FD}{V_d K \tau} = \dfrac{FD}{V_d K' \tau'}$，得

$$\tau' = \frac{K'}{K}\tau \tag{3.18}$$

1. 肝功能障碍患者药动学变化与给药方案调整

肝清除率 Cl_H 系指单位时间内有多少毫升血浆中所含药物被肝清除（和内生肌酐清除率意义相同），用下式表示：

$$Cl_H = QE \tag{3.19}$$

式中：Q 表示血流量；E 为肝提取率，指药物通过肝脏时被肝清除的分数，其值介于 $0\sim1$ 之间。根据药物肝提取率的大小，将药物分为两大类：

（1）血流限定性药物（肝提取率＞0.7），其 Cl_H 主要取决于肝血流量大小，这类药物首过效应明显。有利多卡因、吗啡、哌替啶、普萘洛尔、美托洛尔、维拉帕米、硝酸甘油、异丙肾上腺素等药。

（2）能力限定性药物（肝提取率＜0.3），其 Cl_H 主要取决于肝内在清除率，这类药物首过效应小。有氨苄西林、氯霉素、西米替丁、地西泮、呋塞米、萘普生、氢泼尼松、甲磺丁脲、华法林等药。

肝脏疾病时肝提取率下降，药物作用增强。首过效应明显的药物，口服生物利用度（F，$F=1-E$）增大。如 E 从 0.95 降到 0.9 时，进入体循环药量将成倍增加。重度肝硬化时，普萘洛尔 F 增大 2 倍，拉贝洛尔 2 倍，哌替啶 2 倍，氨苯蝶啶 12 倍。另外，肝炎或肝硬化对药物氧化影响较大而对结合影响较小。

临床肝功能试验不能反映肝对药物的提取率的变化，故肝功能障碍患者给药方案调整比较复杂。要根据用药的利弊、用药经验和血药浓度监测来调整。慎用经肝代谢且不良反应较多的药物，禁用有肝损害作用的药物。对肝功能障碍患者给药，须做首剂调整。口服时，高提取率的药物为常用量的 $10\%\sim50\%$，低提取率的药物为常用量的 50%；肠外给药，首剂为常用量 50%。

2. 肾功能障碍患者药动学变化与给药方案调整

临床药物消除改变，大多数来自肾损害。肾衰患者药物消除能力降低，即 K 变小，$t_{1/2}$ 延长，若按常规给药，则导致中毒。给药方案调整有上述两种。可见，肾功能损害患者给药剂量或给药间隔调整依据是药物消除速率常数 K 或 $t_{1/2}$ 的变化。可通过血药浓度测定，重复一点法计算；亦可用肌酐清除率变化推算患者 K 值，然后进行剂量调整。

（1）Wagner 法

药物一级消除速率常数（K）等于非肾（K_{nr}）和肾（K_r）消除速率常数之和，即：

$$K = K_{nr} + K_r \tag{3.20}$$

对于主要经肾消除的药物，可通过测定肌酐清除率（Cl_{cr}）求得药物的 K 值。

$$K_r = \alpha Cl_{cr}$$

式中：α 为比例常数，则

$$K = K_{nr} + \alpha Cl_{cr} \tag{3.21}$$

肾功能改变后，K_{nr} 保持不变，故

$$K' = K_{nr} + \alpha Cl_{cr}' \tag{3.22}$$

式中：K_{nr}、α 值以及正常 K 值可查表（表 3-1）得到，从而可根据测得的 Cl_{cr}' 计算出 K' 值，然后调整剂量。

肌酐清除率是评定肾功能的重要指标，可直接测定，但 24h 尿不易收集，故一般可通过血清肌酐浓度换算而得。通常使用经验公式：

男性　　　$Cl_{cr} = antilog(2.0080 - 1.19 lg C_{cr})$

女性　　　$Cl_{cr} = antilog(1.8883 - 1.20 lg C_{cr})$

式中 C_{cr} 为血清肌酐浓度（μmol/L）。

将年龄、体重一并考虑的换算公式为：

男性　　　　　　$Cl'_{cr} = \dfrac{(140-Y)W}{72C_{cr}(\text{mg/dL})}(\text{mL/min}) \tag{3.23}$

式中：Y 为年龄（岁），W 为体重（kg），C_{cr} 为血清肌酐浓度（mg/dL）。

女性　　　　　　　　$Cl_{cr} = 0.85C_{cr}$（男）

小儿可根据 C_{cr} 及身高（H）估算：

$$Cl_{cr} = \frac{0.55 \times H(\text{cm})}{C_{cr}}$$

【例 3.7】　40 岁男性肾功能损害患者，体重 60kg，用妥布霉素治疗感染，已知 $C_{cr} = 1.72$mg%，$K_{nr} = 0.01h^{-1}$，$\alpha = 0.0031$，$K = 0.32h^{-1}$，$D = 80$mg，$\tau = 8h$，求 D'。

解　将已知各数值分别代入（16），（15），（10）式，得

$$Cl_{cr}' = \frac{(140-Y)W}{72C_{cr}} = \frac{(140-40)\times 60}{72 \times 1.72} = 48.4\text{mL/min}$$

$$K' = K_{nr} + \alpha Cl_{cr}' = 0.01 + 0.0031 \times 48.4 = 0.16h^{-1}$$

$$D' = \frac{K'}{K}D = \frac{0.16}{0.32} \times 80 = 40\text{mg}$$

该肾功能损害患者，妥布霉素调整后剂量应为 40mg。

（2）重复一点法

可直接测定患者 K 值，调整 D 或 τ，见治疗药物监测章节。

表 3-1　一些药物的 K、K_{nr} 和 α 值

药　物	$K(h^{-1})$	$K_{nr}(h^{-1})$	α
强力霉素	0.03	0.03	0.0000
利福平	0.25	0.25	0.0000
利多卡因	0.39	0.36	0.0003
洋地黄毒苷	0.004	0.003	0.00001

药　　物	$K(h^{-1})$	$K_{nr}(h^{-1})$	α
氯林可霉素	0.16	0.12	0.0004
普萘洛尔	0.22	0.16	0.0006
红霉素	0.3	0.28	0.0037
氯霉素	0.30	0.20	0.001
地高辛	0.017	0.008	0.00009
林可霉素	0.15	0.06	0.009
苯唑西林	1.4	0.35	0.0105
土霉素*	0.075	0.014	0.0006
氨苄西林	0.70	0.11	0.0059
多粘菌素 B	0.16	0.02	0.0014
羧苄西林	0.6	0.06	0.0054
四环素*	0.08	0.008	0.00072
头孢噻啶*	0.4	0.03	0.0037
庆大霉素	0.3	0.02	0.0028
头孢噻吩	1.2	0.06	0.0134
头孢氨苄	0.7	0.03	0.0067
卡那霉素	0.25	0.01	0.0024
链霉素	0.27	0.01	0.0026
妥布霉素	0.32	0.01	0.0031
万古霉素*	0.12	0.003	0.00117
青霉素	1.4	0.03	0.0137

＊：肾功能不全时禁用。

3.3　治疗药物监测与给药个体化

治疗药物监测(therapeutic drug monitoring,TDM)是以药代动力学原理为指导,应用先进的分析技术,测定血液中或其他体液中的药物浓度,用于药物治疗的指导与评价,以实现临床治疗的个体化给药。

传统的治疗方法是参照药理学或治疗学教科书上推荐的平均剂量给药,但事实上对于多数药物,按照既定的平均剂量给药,不能使全体用药者获得满意的疗效。其中一些患者得到有效治疗,另一些则未能获得预期疗效,还有一些甚至出现了毒性反应。可见不同患者对药物的反应不同,以至于对剂量的需求具有很大差异。其原因主要来自于机体因素(如生理功能、疾病状况不同)和药物因素(如药物剂型、给药途径及生物利用度的差异)。因此,应针对每个患者的具体情况制订个体化给药方案,才能使药物治疗安全有效。

在没有实施 TDM 以前很难做到个体化给药。有些药物可以根据临床表现——症状、体征的改善(如降压药、解热镇痛药)、生化指标——血糖、血脂的变化(如降糖药、降脂药)来判断药物效应,医生据此调整患者用药方案。上述方法可行、有效但不尽完善,因很多药物缺乏衡量治疗效应的客观指标,对获满意疗效的最适剂量不易用上述方法加以确定。例如抗癫痫药苯妥英钠、抗心律失常药普鲁卡因胺,仅靠临床表现,有时无法区别是剂量不足未达到疗效还是过量引起的不良反应,难以确保安全有效的剂量。

TDM 的开展改变了按常规固定剂量用药的传统做法。血药浓度监测有助于实现剂量个体化,并可解释药物常量时无效或中毒的原因,因而 TDM 已成为临床药理学研究的重要内容之一。

3.3.1　TDM 的理论基础

1. 血药浓度与药理效应

我们知道,从开始给药到产生药效,是一个复杂的过程。多数情况下,不能单凭剂量来预测药理效应。由于受多种因素影响(如药物吸收、分布、消除,机体功能状态和合并用药等),剂量与效应间的关系存在较大差异。药理学研究与临床实践表明,血药浓度与药理效应较剂量与效应的相关性更好。

药物经各种途径从用药部位吸收入血后,其游离型药物即可向组织中分布并到达药物的作用部位与其受体结合,血液中的药物浓度与细胞外液及细胞内药物浓度形成一个可逆性的平衡,此平衡遵守质量作用定律。因此,血液中的药物浓度是受体部位药物浓度的间接反应。对大多数药物而言,药理作用的强弱和持续时间,与药物在受体部位的浓度成正比。然而测定受体部位的药物浓度绝非易事,目前尚无法做到。而测定血液中的药物浓度技术上容易实施。故通常采用血药浓度作为作用部位药物浓度的间接指标。如地高辛,在多数人的血清和心肌中的浓度比为 1/40~1/50,在不同时间和不同血药浓度时,这个比值变化不大。所以测定其血药浓度,可以反映心肌中药物浓度。

相同的血药浓度甚至对不同种属动物具有极为相似的药理效应,即有效血药浓度相似。如保泰松在兔与人的抗炎作用有效剂量各为 300mg/kg 和 5~10mg/kg,相差达几十倍,但有效血药浓度都在 100~150μg/mL;给予家兔、大鼠、小鼠环戊巴比妥 100mg/kg,由于代谢速率不同,维持作用时间相差 4~7 倍以上,但苏醒时恢复翻正反射的血药浓度均为 60μg/mL 左右。水杨酸的血药浓度与疗效、毒性的关系也很密切,它的有效血药浓度:镇痛 50~100μg/mL,抗风湿>250μg/mL,抗炎 350~400μg/mL,血药浓度在 550μg/mL 以上可出现中毒反应,至 1600~1800μg/mL 时可致死。42 例癫痫患者服用苯妥英钠每日剂量 300mg,测得苯妥英钠血药浓度相差很大,在治疗浓度范围(10~20μg/mL)仅 11 例(26.2%),低于 10μg/mL 的 23 例(54.8%),高于 20μg/mL 的 8 例(19%),说明剂量与血药浓度之间相关性较差。

以上实例说明,血药浓度与药物作用之间具有良好的相关性。近年来随着药代动力学及相关领域工作的开展,许多药物的血药浓度与临床疗效及毒性的关系已被证实,血药浓度测定在拟定并调整给药方案中的重要意义及作用已得到公认,成为实施临床剂量个体化时的必要手段之一。

2. 有效浓度范围与目标浓度策略

多数药物的血药浓度与药理效应具有良好的相关性。临床上表现为血药浓度与药物的疗效或毒性反应程度相关联。如苯妥英钠在大部分患者抗惊厥、抗心律失常的有效血药浓度为 $10\sim20\mu g/mL$，随血药浓度增高，毒性反应加重。血药浓度 $20\sim30\mu g/mL$ 时出现眼球震颤，$30\sim40\mu g/mL$ 出现运动失调，$>40\mu g/mL$ 出现精神失常；而当血药浓度低于一定水平时，则无明显药理效应。苯妥英钠 $10\sim20\mu g/mL$，为该药物的有效血药浓度范围（therapeutic range）。

有效血药浓度范围通常指最小有效浓度（minimum effect concentration，MEC）与最小中毒浓度（minimum toxic concentration，MTC）之间的血药浓度范围。此范围通常是指来自大多数成功治疗的血药浓度范围，是在大量临床病例观察的基础之上，大部分患者有效且能很好耐受的范围。应当指出的是，这种浓度范围并不适应于每一个个体或每一种具体情况。因为血药浓度与药物疗效或毒性之间的相关可能受到如疾病、衰老、合并用药等多种因素的影响，致使有效血药浓度范围在具体患者高于或低于通常的一般情况，故血药浓度监测又提出了关于目标浓度策略。目标浓度与有效血药浓度范围不同，它是根据药物治疗的目标效应为具体患者设定的血药浓度目标值。显然目标浓度的设立不是大量群体数据的统计结果，而是考虑个体患者的疾病状况、治疗指征以及对药物的反应等，是一个个体化概念。应用目标浓度策略，其目的是为了达到和维持治疗浓度窗口，获得最佳的治疗效果。

3. 影响血药浓度的因素

影响血药浓度的因素很多，主要有药物因素和机体因素两个方面。

(1) 药物因素

1) 药物制剂因素：对于同一药物的不同制剂，虽然测定药物含量相同，可是血药浓度和临床疗效不一定相同，这是由于化学上等价并不等于生物学上等效，即可能存在药物制剂生物利用度的差异。影响生物利用度的因素主要属于药剂方面，如药物制剂的处方不同、药物的理化性质、制剂的辅料及制备工艺不同，均可影响药物的吸收，从而产生药物反应速度、效应强度以及作用维持时间上的很大差异。对于固体剂型的药物，在整个吸收过程中，溶解速度是限速步骤。药物的溶解速度与药物颗粒的表面积和溶解度有关，故药物粒径大小对吸收影响很大，许多药物随着粒径减小，表面积增加，而使溶解速度加快，吸收增加，如磺胺嘧啶、安体舒通、灰黄霉素等药物。有些难溶性药物可利用微粉化方法使其表面积增加而有利于吸收。另外，具有多晶型的药物，其溶解度及溶解速度不同，如氯霉素有多晶型 A 和 B 存在，其中 B 型比 A 型溶解速度快，故 B 型血药浓度较高，为有效晶型。此外，药物的盐类也往往比其分子型溶解速度快。制剂的敷料、制备工艺不同，也可影响药物的生物利用度。因此对于安全范围较窄的药物如地高辛，使用不同厂家生产，甚至同厂家不同批号的制剂，都有可能明显影响血药浓度，从而影响临床疗效。故有人主张，对于此类药物，在控制制剂质量的同时，同一患者最好使用同厂家甚至同批号的产品。

2) 药物的相互作用：详见第五章。

(2) 机体因素

1) 生理因素：年龄对血药浓度有较明显的影响，如新生儿药物体内过程与儿童及成人不同。出生后 $2\sim68d$ 的婴儿，肌注氨苄青霉素 $10mg/kg$，发现 $2\sim7d$、$8\sim14d$、$15\sim30d$ 及 $31\sim68d$ 不同天龄婴儿，其半衰期分别为 4.0、2.8、1.7 和 $1.6h$。许多药物新生儿吸收较成人缓慢，生物利用度亦较低，如苯妥英、利福平、苯巴比妥等药物。老年人随着年龄增大，身体各组织器官功能退化,尤其肝、肾功能减退,使药物消除延缓,故应注意老年人体内药物动力学特点。

2)病理因素:尤其是药物的消除器官肝、肾功能损害对血药浓度的影响。肾功能不全时,主要经肾消除的药物,半衰期延长,消除速率降低,如氨基苷类抗生素。肝功能损害时,主要以代谢消除的药物,其代谢速率降低并可减少药物与血浆蛋白的结合,可致 $t_{1/2}$、V_d、K 等改变。

3)遗传因素:影响药物代谢的遗传因素,早期研究较多的有乙酰化代谢,如异烟肼、肼苯哒嗪、磺胺类等药物,其乙酰化过程可分为快、慢代谢型。研究表明,这些代谢表型具明显的种族差异。如异烟肼,慢代谢型白种人约占 50%~60%,黄种人 2%~20%。国内研究,中国人群慢代谢型约占 25.6%,快代谢型约占 49%。继而,肝脏的羟基化代谢的个体差异也受到遗传学家的重视,例如用异喹呱试验,发现 8% 的英国人及 3% 的瑞典人群属于羟基化能力差的表型,而中国人则<1%。近年,有关细胞色素 P450(cytochrome P450,CYP)药物氧化代谢酶的基因型分型、参与药物的代谢途径及基因多态性研究也进展迅速。如有人在 CYP3A4 中发现一多态性点突变,该突变具有种族差异,在美国非洲人发生频率为 0.53,白人为 0.09,中国台湾人为 0,并认为该突变与前列腺癌发生有关。此外,还有影响药效反应的遗传因素,如对葡萄糖-6-磷酸脱氢酶缺乏的患者应用伯氨喹等,即使血药浓度在正常范围,也可发生毒性反应。

4)环境因素:主要指影响药物代谢速率和排泄速率的各种药物或其他物质。如肝药酶诱导剂和抑制剂(包括药物、农药和食品添加剂),联合用药的相互作用(包括药物在吸收、血浆蛋白结合、生物转化和排泄方面的影响)。这些因素均可影响血药浓度。

3.3.2　TDM 的临床应用

1. TDM 在临床治疗中的作用

(1)判断药物治疗的依从性:医生虽然开了处方,患者是否按医嘱上的剂量方案用药?由于患者不按医嘱用药,可以造成处方剂量和药效不一致。这种情况可以通过监测血药浓度发现并纠正。

(2)生物利用度的差异:由于使用了不同厂家或不同批号的药品,因这些药品生物利用度差异而影响临床疗效,可通过血药浓度监测了解,从而判断由此差异造成的疗效差异。阿司匹林肠溶片治疗风湿,1.8g/d 口服。A 药厂产品,测血药浓度为 $125\sim165\mu g/mL$,症状未控制,临床疗效差;B 药厂产品,测血药浓度为 $200\sim230\mu g/mL$,临床症状控制,疗效好。经血药浓度监测发现:不同厂家肠溶片的生物利用度存在差异,即 B 药厂肠溶片的 F 值至少是 A 药厂肠溶片的 1.5 倍,故而造成疗效上的差异。

(3)药物动力学的差异:药物的吸收、分布、消除、蛋白结合、生物转化等过程都可能存在个体差异,其中以生物转化的差异最为重要。有统计表明,服用苯妥英钠 300mg/d,血药浓度低的只有 $3\sim5\mu g/mL$,高的超过 $30\mu g/mL$,相差 10 倍以上。这主要是由于个体转化药物能力的差异造成的。显然这些药动学特点的个体差异造成治疗上的个体差异,亦需要通过血药浓度监测予以发现和纠正。

(4)药物相互作用的影响:合并用药时药物相互作用产生影响,如对药物转化酶的诱导或抑制,药物与血浆蛋白的结合被另一药置换,药物从肾小管的主动分泌被另一药抑制等等。上述种种均可通过血药浓度监测予以调整。

2. 哪些情况下需要进行 TDM

血药浓度监测固然重要,但并非所有药物或在所有情况下都需要监测。在药物浓度—效应关系已经确定的前提下,下列情况测定血药浓度十分必要。

(1) 治疗血药浓度范围狭窄的药物,如强心苷类、锂盐等。

(2) 药物动力学个体差异较大的药物,如普萘洛尔、普鲁卡因胺等。

(3) 药物的中毒反应与自身疾病状态难以区别的药物,如苯妥英钠、普鲁卡因胺等。

(4) 具有非线性药代动力学特征的药物,如苯妥英钠、水杨酸、茶碱等。

(5) 肝肾功能不全的患者使用主要经肝代谢消除(利多卡因、茶碱等)或肾排泄(氨基糖苷类抗生素等)的药物时;胃肠道功能不良的患者口服某些药物时。

(6) 合并用药产生相互作用影响疗效时。

(7) 长期用药的患者依从性差,不按医嘱用药,病情需要时。

(8) 各种原因引起的药效变化,如长期用药产生耐药性;诱导或抑制肝药酶活性而引起药效降低或升高;以及原因不明的药效变化。

(9) 常规剂量下出现毒性反应,诊断和处理药物过量中毒,以及为医疗事故提供法律依据。

(10) 当患者血浆蛋白含量低时,需要测定血中游离药物浓度,如苯妥英钠。

下列情况不必测定血药浓度:

(1) 毒性低,不需要剂量个体化。

(2) 有客观、简便的观察药物作用的指标——一个良好的临床指标总是优于血药浓度。

下列情况测定血药浓度不能说明问题:

(1) 血药浓度不能预测药理作用强度时。

(2) 作用于局部的药物,但测定局麻药血药浓度可了解药物自局部消失和全身中毒情况。

表 3-2 列举了目前在临床上较多进行 TDM 的药物。

表 3-2　临床常进行 TDM 的药物

类　别	药　物
抗癫痫药	苯妥英钠、苯巴比妥、扑痫酮、乙琥胺、丙戊酸钠、卡马西平
抗心律失常药	普鲁卡因胺、利多卡因、奎尼丁、丙吡胺、胺碘酮、普萘洛尔
强心苷类	地高辛、洋地黄毒苷
三环类抗抑郁药	阿米替林、去甲阿米替林、丙咪嗪、去甲丙咪嗪
平喘药	茶碱
抗躁狂药	锂盐
氨基糖苷类抗生素	庆大霉素、卡那霉素、丁胺卡那霉素、妥布霉素、链霉素
其他抗生素	氯霉素、万古霉素
抗肿瘤药	甲氨蝶呤
免疫抑制剂	环孢素
抗风湿药	水杨酸

3. 常用个体化给药方法

（1）稳态一点法（比例法）：本法是临床上最常采用的方法，即患者先按医生预先估计的剂量服药，并连续用药使血药浓度达稳态时，测定一次血样以调整剂量。该血样可在峰时或谷时（即下次用药前）取，以谷时血药浓度较为稳定。欲了解 $\overline{C}_{ss}$ 可在给药后 $1.44 \times t_{1/2} \div \tau$ 时取。如药物血药浓度与剂量呈线性关系，则可代入下式，即可求得所需的剂量。

$$\frac{D_1}{D_2} = \frac{C_{ss\,max1}}{C_{ss\,max2}} = \frac{C_{ss\,min1}}{C_{ss\,min2}} = \frac{\overline{C}_{ss1}}{\overline{C}_{ss2}} \tag{3.24}$$

式中：D_1 为所求剂量，D_2 为预试剂量，血药浓度下标 1 者为预期血药浓度，2 为实测血药浓度。

【例 3.8】 患者口服地高辛 $125\mu g$，每 12h 一次，预期谷浓度为 $0.9\mu g/L$，实测浓度值为 $0.45\mu g/L$，问：应如何调整剂量（给药间隔不变）？

解 $D_1 = D_2 \dfrac{\overline{C}_{ss\,min1}}{\overline{C}_{ss\,min2}} = 125 \times \dfrac{0.9}{0.45} = 250\mu g$

欲使地高辛谷浓度值在 $0.9\mu g/mL$，该患者应调整剂量为每次口服 $250\mu g$，每天两次。

（2）重复一点法：在药动学诸参数中，最基本的是消除速率常数 K 和表观分布容积 V_d。每个患者均有各自的 K 和 V_d，很多病理情况下上述参数值会发生较大变化，故需通过血药浓度测定，求出个体患者的 K 及 V_d 值，实施剂量个体化。因时程采血法不易为临床所接受，故多采用 Ritschel 氏重复一点法。

具体方法是：给予第一个试验剂量后，在消除相的某一时间 t_1 测得血药浓度 C_1，并在给予第二个相同的试验剂量后，经相同的时间，在 t_2 时测得 C_2，t_2 与 t_1 之差为 τ。

建立以下方程：

$$K = \frac{\ln[C_1/(C_2 - C_1)]}{\tau} \tag{3.25}$$

$$V_d = \frac{D' \cdot e^{-K\tau}}{C} \tag{3.26}$$

式中：D' 为试验剂量。

【例 3.9】 给患者静注氨茶碱 100mg，6h 后再静注 100mg，两次给药后 6h 各取血一次，测得 $C_1 = 2.5\mu g/mL$，$C_2 = 4.0\mu g/mL$，已知 $\overline{C}_{ss} = 12.5\mu g/mL$，设计该患者用药方案。

解 $K = \dfrac{\ln[C_1/(C_2 - C_1)]}{\tau} = \dfrac{\ln[2.5/(4-2.5)]}{6} = 0.085 h^{-1}$

$V_d = \dfrac{D' \cdot e^{-K\tau}}{C_1} = \dfrac{100 \cdot e^{-0.085 \times 6}}{2.5} = 24L$

$t_{1/2} = 0.693/0.085 = 8.15h$

则 $\tau = 8h$

$$D = \overline{C}_{ss} V_d K \tau = 12.5 \times 24 \times 0.085 \times 8 = 204mg \approx 200mg$$

$$D_L = D \cdot \frac{1}{1 - e^{-K\tau}} = 200 \times \frac{1}{1 - e^{-0.085 \times 8}} = 405mg \approx 400mg$$

该患者首剂静注 400mg 氨茶碱，以后每隔 8h 静注 200mg，即可维持稳态血药浓度在 $12.5\mu g/mL$。

3.3.3　如何开展 TDM 工作

开展 TDM 工作,重要的一个环节就是要进行快速准确的血药浓度测定,从而获取正确的数据并对其结果做出全面的临床评价。

1. 药物浓度测定

(1) 常用药物浓度测定方法:用于 TDM 的血药浓度测定方法很多,如分光光度法、高效液相色谱法、气相色谱法、荧光偏振免疫法、放射免疫法等。其中荧光偏振免疫法在我国各大医院较为普及,用于临床 TDM 工作,具有操作简便、分析快速、灵敏准确等优点。但因其仪器及试剂盒昂贵,基层医院还配备不起,故也利用高效液相色谱开展一些工作。

(2) 药物浓度测定的质量控制:药物浓度测定需要一个健全的、切实可行的质量控制系统,否则很难判断测定结果的可靠性。只有在血药浓度测定结果准确的前提下,个体药物动力学参数的估算才是可信的。

开展室内质控和室间质控,对保证药物浓度测定结果的正确性具有重要意义。室内质量控制包括合格的仪器、合格的对照品、优良的试剂、可靠的测定方法、熟练的技术操作等。室间质控即室间评价,考核各实验室分析方法的可靠性及实验结果的可信程度,其目的是使各实验室测定结果具有可比性。显然结果正确性的基础和关键是室内质控,故建立实验室标准操作规程(standard operation procedure,SOP)尤为重要。

2. 关于正确数据的获得

获得临床需要的正确的测定数据,涉及实验室及临床两方面的工作,TDM 中应注意的事项如下:

(1) 实验室方面:测定方法应可靠,即方法的特异性、灵敏度、精密度、专属性都要达到一定要求。灵敏度以能检出生物样品中药物浓度的低限为原则。精密度包括同一样本多次测定时的误差以及不同样本间测定的误差。专属性是为了防止由于样本中杂质而影响结果。血药浓度测定时,患者不能服用干扰测定的其他药物。要注意合并用药时的药物相互作用,测定血浆药物浓度包括游离型及结合型两部分,如因药物相互作用使药物游离型增加,则应测定游离型药物浓度。如果药物的代谢产物具有药理活性,则要求同时测定原形药和有效代谢物浓度。

(2) 临床方面:应注意正确的采样时间。如连续多次给药需达稳态后取样,即患者应按固定的间隔时间连续服药超过 7 个 $t_{1/2}$ 以上。口服药物一般要求在用药后的消除相取样,因可反映作用部位药物浓度。一般谷浓度较为稳定,因达峰时间可有一定变化。理想的给药方案应使峰值和谷值都保持在有效浓度范围之内。若测定目的是为了评价疗效,一般测谷浓度值;若怀疑药物中毒,则还需测药物峰浓度。最重要的是要结合临床表现全面分析。因药物血药浓度是药效的间接指标,最终要了解药物的疗效和毒性,应将实验室血药浓度监测报告与临床表现做出综合性的全面分析,才能获得正确结果。

3. 对测定结果的解释

(1) 依从性:患者不按医嘱用药(所谓“非依从性”,noncompliance)是常见的现象,对门诊患者尤应注意。如血药浓度保持恒定(波动在 15% 以内),表明患者在有规律地服药。

(2) 给药途径:如某些原因影响胃肠吸收时,可改用其他给药途径。

(3) 剂型:主要影响生物利用度,缓释剂型显效慢,维持有效血药浓度时间较长;速释剂型显效快,但维持时间较短。

（4）取样时间：取样时间是否达稳态。取样时间与血药浓度高低密切相关，应根据监测目的确定取样时间。

（5）患者生理和病理因素对药物处置可能带来的影响：多数情况只能作定性估计疾病对药代参数的影响，少数情况可作定量估算，如根据肌酐清除率来估算地高辛清除率。

（6）食物及合并用药的影响

1）影响吸收：如药物与食物或药物与药物相互影响产生物理的或化学的变化，或通过影响胃排空或胃肠蠕动或血流速率等，均可影响药物吸收。

2）影响药物血浆蛋白结合率：苯妥英有效血药浓度 $10\sim20\mu g/mL$，蛋白结合率 86%，合用丙戊酸以后，苯妥英蛋白结合率下降 10%，游离浓度升高，即有中毒危险。此时苯妥英血药浓度应调至 $6\sim12\mu g/mL$ 为宜。

3）影响药物消除：如药酶抑制剂和诱导剂。如利福平诱导肝药酶活性，合用其他药物，将使其代谢加快，半衰期缩短，血药浓度降低。

（7）测定血药浓度数据的准确性：测定方法的准确性和精确性是正确实施 TDM 的基础。

必须记住，最准确的实验室数据，最优化的计算机程序，也不能代替医生的思维。因此，在 TDM 的各个环节中，医生应始终处于主导地位，随时联系患者临床实际，综合分析监测报告，作出调整用药方案的决定。

（胡国新　陈冰冰）

【复习思考题】

1. 何谓临床药物动力学？
2. 什么是治疗药物监测？为什么要作治疗药物监测？什么情况要作治疗药物监测？
3. 常用的个体化给药方法有哪几种？如何进行？

第 4 章

药物不良反应与药源性疾病

➡️ **重点内容**

1. 药物不良反应及其检测。
2. 药物不良反应的防治。
3. 常见的药源性疾病。
4. 药源性疾病的预防、治疗原则和监督。

药物的作用具有双重性,有益作用和不良作用是药物治疗中相互矛盾而统一的两个方面。药物作用于机体时可呈现多种不同的效应,加上个体差异的存在,使得药物在发挥有益作用的同时,常伴随不良反应的发生,且在某些特殊的人群中表现得更为突出。

药物不良反应(adverse drug reaction,ADR)是指在预防、诊断、治疗疾病或调节生理功能过程中,给予正常剂量药物时出现的任何有害的、与用药目的无关的反应,这是 1977 年经国际药物监测合作计划成员国一致通过、WHO 采用的定义。我国沿用的药物不良反应定义为:在正常用法用量情况下出现的与治疗目的无关的有害反应。

药源性疾病是一类药物作为致病因子引起人体功能异常或组织结构的损害并且具有相应临床过程的症候群。

药物不良反应主要指用药后产生的某种反应,而药源性疾病强调组织、器官或系统损害。

4.1 药物不良反应

4.1.1 药物不良反应分类

1. Davis 分类法

根据 Davis 分类法把药物不良反应表现分为两类:① A 型药物不良反应:是药物固有作

用增强和持续发展的结果,由药物本身和(或)其代谢物引起,是药物药理作用的表现;其特点呈剂量依赖性,能够预测,发生率较高但死亡率较低;副作用、毒性反应、后遗效应等属此类,例如,β-受体阻断药引起的心动过缓,地高辛引起的心律失常,抗凝血药引起的出血,苯二氮䓬类药物引起的嗜睡等。② B 型药物不良反应:与药物固有作用无关的异常反应,主要与人体的特异体质有关;其特点是与用药剂量无关,难以预测,用常规的药理学和毒理学筛选难以发现,发生率低但死亡率高;药物变态反应即属于此类。

2. Inman 分类法

根据 Inman 分类法将不良反应分为 A、B、C 三型。A、B 两型与 Davis 分类法的 A、B 型描述相似。C 型常以疾病(如糖尿病、癌症等)形式出现,C 型反应常常发生率低,往往从药物流行病学研究中发现。

4.1.2　药物不良反应发生机制

1. A 型药物不良反应

(1)药动学机制:药物由于吸收、分布、与血浆蛋白质结合、生物转化以及排泄等方面原因引起不良反应。

1)药物的吸收:胃肠功能状态、酸碱度、消化酶活性、胆汁多少、首过消除能力等均会影响药物吸收。吸收少,血药浓度低疗效降低;血药浓度高作用增强,有可能出现毒性反应。非脂溶性药物吸收不规则也不完全,个体差异很大。不同患者对同一地高辛制剂的吸收率变动在 50%～80%之间,不同厂家生产的地高辛片剂生物利用度变动在 20%～80%之间。两种或两种以上药物同时应用时也可产生药物相互作用,促进或抑制药物吸收。

2)药物分布:药物的异常分布可导致不良反应的发生,主要相关因素为血浆蛋白的质与量和药物与组织亲和力。肝硬化、肾病综合征等患者的血浆蛋白含量明显减少,尿毒症患者血浆蛋白性质发生了改变、与药物的结合力能力降低,两个药物竞争性与血浆蛋白结合,这些因素均会导致游离药物浓度明显增加而产生不良反应。当然影响比较大的主要是与血浆蛋白结合率在 80%以上的药物如口服抗凝血药、口服降糖药、水杨酸类、磺胺类等。四环素类能与骨式牙组织中钙络合产生四环素类—钙正磷酸盐络合物,可使妊娠后期胎儿和新生儿骨生长抑制,幼儿牙齿变色和畸形。氯喹和吩噻嗪类药物对黑色素有高度亲和力,因此,药物高浓度的蓄积在眼组织中易引起视网膜变性。氨基糖苷类抗生素分布在肾皮质和内耳较多,易致肾毒性和耳毒性。

3)药物的生物转化:药物的生物转化主要在肝内进行。肝功能不全时,某些在肝清除的药物,在体内浓度增加,作用及毒性增加。肝药酶可被一些药物所诱导增强活性而被另外一些药物所抑制。一种药物由于诱导或抑制肝药酶的活性而影响其他在肝生物转化药物的消除,从而引起药物不良反应。具有肝药酶抑制作用的药物有氯霉素、环丙沙星、红霉素、西米替丁等;具有肝药酶诱导作用的药物有巴比妥类、利福平、水合氯醛、酒精等;易受影响的药物有苯妥英钠、香豆素类抗凝血药、可的松、口服避孕药、甲磺丁脲、氨茶碱等。

许多药物如磺胺类、苯乙肼、异烟肼、普鲁卡因胺和肼屈嗪等在体内由乙酰化酶灭活。而乙酰化的速度受遗传因子控制而呈多形性,可表现为快和慢两种乙酰化类型,前者属常染色体显性遗传,后者是由于体内缺乏乙酰化酶。乙酰化酶缺乏者服用上述药物时其消除速度较其他人缓慢,易致 A 型不良反应。例如,异烟肼在体内的消除主要取决于肝对其乙酰化能力和速度。因此,当慢乙酰化型者长期使用异烟肼时,约 23% 的患者发生神经炎。

乙醇和单胺类主要为单胺氧化酶所代谢。当单胺氧化酶被酶抑制剂所抑制时,乙醇、去甲肾上腺素、肾上腺素、多巴胺、酪胺和苯乙胺等药物产生蓄积而发生 A 型不良反应。

4) 药物的排泄:药物主要经肾小球滤过进入肾小管。婴儿、老年人、低血容量性休克和肾脏疾病患者,由于肾小球滤过减少,主要经肾消除的药物从肾排泄变慢,血浆半衰期延长。易产生 A 型不良反应。氨基糖苷类药物几乎全部以原形从肾小球滤过,肾功能不全时血浆半衰期明显延长。

有些药物可经肾小管分泌而排出,如两种药物分泌机制相同,则两药合用可发生竞争性抑制。其中一药可延缓另一药物的排泄而使血药浓度增高,药效增强,导致 A 型不良反应发生。

(2) 靶器官敏感性增强:许多 A 型不良反应可由于靶器官敏感性增强所致。许多药物,如神经递质、激素和某些维生素主要通过与特异性受体结合而发挥其药理作用。个体间的受体不但有数量上的不同,而且受体的敏感性也受其他药物的影响,如乙诺酮、安妥明或甲状腺素(T_4)等,本身并无抗凝作用,但如与抗凝药华法林合用,由于这些药物能增强华法林对肝受体部位的亲和力,使其抗凝作用增强而出现 A 型不良反应。

2. B 型药物不良反应

B 型药物不良反应是药物出现的与原有药理作用完全不同的异常反应。包括药物的异常和患者的异常两种机制。

(1) 药物的异常性:包括药物有效成分的分解,药物的添加剂、增溶剂、稳定剂、着色剂、赋形剂以及化学合成过程中产生的杂质所引起的反应,如四环素贮存在温暖条件下可降解成一种棕色黏性物,引起范可尼综合征。

(2) 患者的异常性:患者异常引起的 B 型药物不良反应主要与患者特异性遗传素质有关,如红细胞缺乏葡萄糖-6-磷酸脱氢酶(G-6-PD)所引起的溶血性贫血、遗传性高铁血红蛋白症、恶性高热等。

患者异常引起的 B 型药物不良反应也涉及免疫学、致癌及致畸胎等方面。

1) 免疫学机制:药物变态反应为 B 型药物不良反应。包括 I 型(过敏性休克)反应,II 型(溶细胞型或细胞毒型)反应,III 型(局部炎症或坏死型)反应和 IV 型(迟缓细胞型)反应。药物作为抗原或半抗原进入机体后,刺激机体产生特异性抗体或使淋巴细胞致敏,当再次用药时,抗原与抗体或致敏淋巴细胞发生反应,引起机体损害。

2) 致癌作用:虽然对不少可能致癌的药物难以作出评价,但近几年来报道一些药物确实与人体的致癌作用有关,如肾病患者常服用阿司匹林、非那西丁等解热镇痛药导致肾盂癌及脾脏癌的发生率大大高于一般人。

3) 致畸作用:一般发生在妊娠头 3 个月。此时,胎儿各器官正处在发育关键时期,对药物十分敏感。药物影响正常的细胞分裂,容易致畸,故在此阶段用药应非常谨慎。尽量少用或不用。

4.1.3　药物不良反应危害

1. 药物不良反应对机体的危害

药物不良反应一般发生在用药者本身。对每个用药者来说,只要用药都有可能发生不良反应。药物不良反应可发生在机体的某个器官或系统,造成不同程度的损害。发生的不良反应可以诱发新的疾病或加重患者的病情,延长恢复期,甚至致残或致死。

药物不良反应也可殃及下一代,如在怀孕早期的妇女用雌激素(己烯雌酚),有可能使其女儿在 20 岁左右发生阴道腺癌,哺乳期妇女大剂量使用阿司匹林,通过授乳有可能造成婴儿颅内出血。

2. 药物不良反应发生率

住院患者药物不良反应的发生率约 10%~20%,由于药物不良反应入院者占入院患者的 0.3%~5%,死亡的 0.24%~2.9%与药物不良反应有关。不良反应的发生对社会、个人及家庭都有很大影响。据资料显示,我国住院患者每年约 5000 万人,综合医院每一住院患者的医疗费为 45 元/d,如按 10%的发生率计算,一年约有 500 万人发生药物不良反应,药物不良反应延长住院日平均为 6.6d,因此每年可延长 3300 万人的住院日,多花的医疗费将近 15 亿元。

3. 一些重要的药害事件

(1)氨基比林引起粒细胞缺乏症:氨基比林为解热镇痛药,于 1893 年合成,1897 年在欧洲上市,1909 年进入美国市场。1922 年以后在德国、英国、丹麦、瑞士、比利时和美国发生了许多粒细胞缺乏症患者,主要表现为易患感染性疾病,严重者死亡,经调查证实为氨基比林所致。1931 年至 1934 年,仅美国就有 1981 人死于氨基比林所致的粒细胞缺乏症。

(2)磺胺酏剂引起儿童肾功能衰竭:磺胺溶于二甘醇即为磺胺酏剂,儿童易服用;1937 年 9~10 月间,发生了 258 例中毒患者,其中 107 例死亡;中毒主要为二甘醇所致。

(3)反应停致海豹肢畸形:20 世纪 50 年代末 60 年代初,在欧洲尤其是德国用反应停治疗孕妇早孕反应,造成 10000 余例短肢畸形即海豹肢畸形,震惊世界。

(4)氯碘喹啉致亚急性视神经病变:1971 年查清了氯碘喹啉与亚急性视神经病变的因果关系,日本因氯碘喹啉致亚急性视神经病变达 11000 例。

(5)己烯雌酚致少女阴道腺癌:1966—1969 年美国波士顿妇科医院发现 8 例少女阴道腺癌,比同龄组一个世纪报道的总数还多,原因是含己烯雌酚的避孕药在母亲怀孕早期使用,导致女儿阴道腺癌。

(6)四咪唑致迟发性脑炎:我国 20 世纪 70 年代广泛使用四咪唑后,不同于典型病毒性脑炎的"散发性脑炎"明显增多,估计当时每年发病数达 20 万例。

(7)药物性耳聋:有资料显示,1990 年我国有聋哑儿童 180 余万人,约 60%由药物引起即有 100 万药物性耳聋,主要致聋药物为氨基糖苷类抗生素。

4.1.4　药物不良反应监测

1. 有关药物不良反应监测的基本概念

药物监控(drug monitoring)是对药物不良反应有组织的报告、记录和评价。

药物监控系统(drug monitoring system)则是制度化地以共同研究为目的来收集药物不良反应的情报的一类学术团体,它收集由药物产生的各种情报,包括文献上的情报,尤其注意收集临床使用中发现的药物不良反应情报,然后进行分类、储存、定期进行综合性评价和公布。

2. 监测意义及范围

(1)监测意义:药物不良反应监测指的是药物上市后的监测,或称售后调研。药物临床前的毒理学研究结果不能完全外推到人,而新药临床试验对试验对象有严格的限制。然而新药一旦批准上市,可能会得到广泛应用,某些少见的不良反应就可能出现。药物不良反应的危害已显而易见,它不仅严重影响患者的健康和生命安全,也蒙受巨大的经济损失。我国是一个人口大国,随着医药工业和科学研究的迅猛发展、新药品种不断涌现,为了保障人民的健康和生命安全,开展药物不良反应监测有极其重要的意义。

1) 发现各种类型的不良反应,特别是那些严重的、罕见的、前所未有的不良反应;发现长期毒性作用,如致癌、致畸、致突变等,需要在用药后长时间的监测,必要时作药物流行病学调查和研究。

2) 为药物治疗提供参考:为指导临床合理、安全用药提供可靠参数。

3) 药物评价的重要指标:研究药物不良反应的诱发因素;对于造成死亡或永久性残疾的药物还必须评价其发生频率以及用药的必要性,防止药害事件的悲剧重演。

4) 新药审批的重要资料:报批新药必须有足够的临床疗效和药物不良反应监测结果;对上市后药物进行再审查提供证据。

5) 发现老药新用的途径:从新的副作用情报中发现新的用途。

6) 为淘汰药品提供参考依据。

(2) 监测范围:药物不良反应监测范围包括:① 有关新药任何可疑的不良反应;② 明显影响患者治疗的不良反应:可能危及生命,可能致残,导致住院时间延长;③ 特殊群体用药:老年人、儿童、孕妇、产妇;④ 罕见或尚未报道过的不良反应;⑤ 药物相互作用所致的不良反应。

3. 监测系统及方法

(1) 监测系统:药物不良反应监测分为两大系统即自发呈报系统和医院集中监测系统。

1) 自发呈报系统(spontaneous reporting system)分为正式和非正式自发呈报两种形式。自发呈报是指国家或地区设有专门的药物不良反应登记处,成立有关药物不良反应的专门委员会或监测中心以收集、整理分析自发呈报的药物不良反应资料并负责反馈;非正式自发呈报无正式登记处,也不设监测中心等组织,大多由医生发现可疑药物不良反应后向杂志社投稿。我国于 1989 年成立了国家一级的药物不良反应监测中心。目前各个省级中心均已成立。自发呈报的优点是监测范围广,药物上市后即加入被监测行列,没有时间限制。可以及早形成假说,使药物不良反应得到早期警告。缺点是资料偏差和漏报。据估计,药物不良反应的自发呈报率为 1%～10%。

2) 重点医院监测(intensive hospital monitoring):是指在一定时间一定范围内详细记录药物和药物不良反应发生的情况,以研究药物不良反应发生的规律。根据监测对象不同分为住院患者监测和门诊患者监测。根据研究的目的不同,分为患者源性(patient-oriented)和药物源性(drug-oriented)监测。患者源性是以患者为研究对象,了解用药及药物不良反应发生情况;药物源性是以药物为线索对某一种或几种药物的不良反应的监测。通过对资料的收集和整理,可以了解药物不良反应出现的缓急、轻重程度、不良反应的部位、持续时间、是否因不良反应而停药、是否延长住院期限、各种药物不良反应发生率以及转归等。集中监测的优点是记录可靠、病例数多、随访方便、可以计算药物不良反应发生率以及进行流行病学研究等。缺点是费用高,由于监测范围受限,代表性不强。最典型的是波士顿药物监测协作计划。

3) 重点药物监测(intensive medicines monitoring):重点药物监测主要是对一部分新药进行上市后监测,以便及时发现一些未知或非预期的不良反应,并作为这类药品的早期预警系统。

4) 利用流行病学原理和方法监测药物不良反应：常用于新药上市后研究，或解决难以确定因果关系的、严重的、潜伏期长的、难以发现的药物不良反应，可确定药物不良反应的发生率。但耗费大，工作量大，不易普及。

5) 计算机监测：计算机监测通常是指用计算机来收集、储存、处理与药物不良反应有关的临床信息、实验室检查、用药情况等，或对用药情况提出一些警告性信号，如血药浓度超过正常范围等。用计算机监测报告比人工报告率高，但最终判断还需要有经验的医生或药师。

（2）监测方法：在监测系统的基础上，可以进行个例报告、综合分析、记录联结、回顾性病例对照研究、前瞻性队列调查研究等。

1) 个例报告：个例报告（anecdotal reporting）一些少见的、独特的或严重的不良反应出现后临床工作者在向不良反应监测中心报告的同时，可向杂志社投稿。专业杂志对这类不良反应的稿件有一定的要求。药物不良反应文稿主要应包括：患者的年龄、性别、职业等一般项目；药物不良反应史；原病情简述（若为住院者，需含住院号）；用药详细情况（包括可疑药物的生产厂家和批号）；其他可疑因素的描述或否定；不良反应详细临床表现、处理及转归（若重复给药，应记录在内）；可疑药物或此类不良反应文献报道情况；机制探讨（务必检索中外文献）；诊断或怀疑的依据等。

2) 综合分析：综合分析（intensive event recording）即把不同时期、不同地域所报道的个例综合起来，加以分析，以期总结某个药物不良反应发生的规律，起到预警或预防的作用。也可用 Meta-analysis 法对具有相同目的的多个研究结果进行系统合并和定量综合评价。

3) 记录联结（record linkage）：人的一生中，发生于个人的事件都有档案并储存于许多地方，如出生、死亡、婚姻、住院情况、处方等。通过一种独特方式把各种信息联结起来，可能会发现与药物有关的事件，即记录联结。记录联结是药物不良反应监测一种较好的方法，计算机的普及有利于记录联结的实施。记录联结的优点是能监测大量的人群，有可能研究不常用的不良反应；可以计算不良反应发生率；能避免回忆或会访时的主观偏差；能发现延迟性不良反应。缺点是需要依赖其他成熟的系统，如要专门建立这种系统，则费用相当昂贵。

4) 病例对照研究：病例对照研究（case-control studies）是在人群中患有拟研究的疾病患者组（病例组）同没有患那种疾病的人群（对照组）相比较，研究前者拥有假说因素是否更高。在药物不良反应监测中，拟研究的疾病为可疑药物引起的不良反应，假说因素是可疑药物。可疑药物在病例组的暴露率与对照组比较，如果两者在统计学上有意义，说明它们相关成立。病例对照研究最大优点是能迅速进行，且费用不高。但易出现资料偏差。在资料不全时，难以选择对照。

5) 队列调查：队列调查（cohort studies）是将固定人群按假说因素的有无或多少分开，以观察所研究疾病的新发生状况。就药物不良反应监测而言，就是将固定人群分为药物组和对照组，以观察药物引起的不良反应。多为前瞻性研究。优点：① 可收集到所需的所有资料；② 患者的随访可持续进行；③ 可估价相对和绝对危险度；④ 假设可产生亦可得到检验。缺点：① 资料可能偏性；② 容易漏查；③ 假若不良反应发生率低，为了得到经得起统计学上检验的病例数，就要扩大对象人群或延长观察时间，但有时难以做到；④ 费用较高。英国西米替丁的上市后监测是一个典型的例子。

4. 药物不良反应因果关系判断

（1）判断条件：有 6 项要素可帮助判断药物不良反应因果关系：① 疾病发生的时间性；

② 对其他致病因素的排除;③ 其他有关文献的支持;④ 撤药反应;⑤ 激发试验;⑥ 患者过去的反应史。药物不良反应是由于使用药物引起的,发生于用药后,因此用药时间与发病的关系对于诊断有重要意义。患者的用药史以及药物不良反应史对因果关系的判断有重要的参考价值。在判断中要考虑排除药物以外的其他因素造成的假象,诸如原有疾病的发展,或原先手术或诊断操作的后果引起的可能性。临床上发现可疑的药物不良反应,特别是较严重时,应迅速降低剂量或停药,若症状和体征减轻或消失,则有利于因果关系的分析判断。有些情况比较复杂,病情许可时,在征得患者同意后,进行"激发试验"。但该方法可能给患者带来危险,应慎用。

(2) 判断方法:判断方法很多,最常用的是记分法。以 Naranjio 法为例说明之(表 4-1)。

表 4-1　Naranjio 记分法

项　　目	是	否	不知道
1. 以前有报告吗	+1	0	0
2. 用药以后出现	+2	−1	0
3. 停药后是否减轻	+2	0	0
4. 再次给药是否重现	+2	−1	0
5. 能否用其他原因解释	−1	+2	0
6. 给安慰剂是否重现	−1	+1	0
7. 血液浓度是否达中毒水平	+1	0	0
8. 增减剂量,反应是否改变	+1	0	0
9. 过去是否有该用药反应史	+1	0	0
10. 无客观证据	+1	0	0

注:肯定:>=9分;很可能:5~8分;可能:1~4分;可疑:<=0分。

中国国家药物不良反应监察中心判定因果关系的原则主要根据以下5个条件:① 开始用药时间与可疑 ADR 出现有无合理的先后关系;② 可疑 ADR 是否符合该药品已知的 ADR 类型;③ 可疑 ADR 能否用并用药物的作用、患者的临床状况或其他治疗方法的影响来解释;④ 停药或减量后可疑 ADR 是否消失或减轻(撤药反应);⑤ 再次使用同一药品后,同样反应是否重新出现(激发试验)。

根据这些原则分5个级别来判断药物与不良事件的因果关系。

1) 肯定:用药与反应有合理的时间顺序;在体液或组织液中测得一定浓度的药物;与已知不良反应类型相符;撤药反应和激发试验阳性。

2) 很可能:用药与反应有合理的时间顺序;与已知不良反应类型相符;撤药反应阳性,但不能排除疾病引起该反应的可能。

3) 可能:用药与反应有合理的时间顺序;与已知不良反应类型相符;无撤药反应资料,不能排除疾病引起该反应的可能。

4) 可疑:用药与反应有合理的时间顺序;与已知不良反应类型不相符;患者所患疾病无法解释。无其他证据。

5) 不可能：不满足上述任何条件。

4.1.5　药物不良反应的预防和治疗

药物不良反应的预防需要熟悉所用的药物，并了解其潜在的反应。轻的药物不良反应常能在严重反应发生之前加以识别。

药品不良反应的治疗原则和其他常见病、多发病一致，但是药品不良反应的治疗必须及时停用可疑的药物，及时使用有助于药物从体内排出、保护有关脏器功能的其他药物。

4.2　药源性疾病

4.2.1　药源性疾病概述

1. 定义

药源性疾病(drug-induced diseases，DID)又称药物诱发性疾病，是指由于应用药物而致的疾病，是人类在预防、治疗或诊断疾病用药中，因药物或药物之间的相互作用而引起的与治疗目的无关的不良反应，致机体某个(或几个)器官或局部组织产生某些病理性变化而出现的一系列临床症状与体征。它不仅包括药物正常用法用量情况下所产生的不良反应，而且还包括由于超量、误服、错误应用以及不正常使用药物等情况而引起的疾病。药源性疾病具有流行病学的特点，为医源性疾病的主要组成部分，与药物不良反应有密切关系。

2. 药源性疾病与药物不良反应的区别

两者既有密切联系，又有一些区别。

(1) 反应程度和持续时间上的不同：药源性疾病是反应程度较重和持续时间较长的不良反应，而药物不良反应则反应程度轻重不一，持续时间长短不同，而一些程度轻且一过性的不良反应，如恶心、头昏等均不能称为药源性疾病。

(2) 发生条件的不同：WHO规定的药物不良反应专指在正常剂量和正常用法条件下发生的反应，排除非正常应用而引起的反应。而药源性疾病既包括发生不良反应的条件，而且还包括超量、误服、错误应用以及不正常使用而引起的疾病在内。

(3) 药物中毒可引起药源性疾病，但药源性疾病不全是药物中毒引起。药源性疾病还可由继发反应、过敏反应等诱发，如氯霉素引起造血功能抑制可由两种不同的机制引起。① 毒性作用：长期或大量使用氯霉素，可因排泄代谢障碍致使血药浓度超过正常范围，抑制骨髓正常活动而致；治疗措施主要是加强消除(解毒，增加排泄)。② 过敏反应：患者对氯霉素处于致敏条件下，偶尔使用少量，也可致严重的骨髓抑制；治疗措施主要是抗过敏。因此一般称为药物性造血功能抑制或氯霉素造血功能抑制为宜，而不能简单地称为氯霉素中毒。

4.2.2　药源性疾病的基本类型

(1) 中毒型：细胞生长抑制剂有严重的细胞毒性作用，有些药物对酶有毒性，有些药物则作用于纺锤体抑制细胞分裂，如甲氨蝶呤和秋水仙碱即属于这种类型。

(2) 炎症型：多见于引起各型药物性皮炎。

（3）增生型：如四环素引起的牙釉质发育不全型，苯妥英钠引起的牙龈增生。

（4）萎缩型：如皮质激素注射后，可引起注射部位皮肤发生萎缩性变化，表皮变薄，表皮乳头消失。

（5）赘生型和癌变：长期使用肿剂，掌部位可产生疣状损害并可演变成基底细胞癌，如乙双吗啉治疗牛皮癣引起白血病。

（6）变性和浸润型：某些药物性皮炎，组织学显示表皮有嗜酸性粒细胞坏死及多型核细胞浸润。

（7）畸形发育型（胚胎型）：妊娠 3 个月内使用致胚胎损害的药物，可引起胎儿畸形发育，如反应停引起胎儿四肢、面肌、骨骼的畸形发育。

（8）血管水肿型：多见于药物变态反应时发生的血管神经性水肿。

（9）血管栓塞型：如血管造影剂引起的血管栓塞。

（10）精神依赖型以及功能型：麻醉药、精神药物以及某些非麻醉药品产生的精神依赖。功能性改变是指在临床上表现某一疾病所特有的症状，如抗胆碱药物中的平滑肌解痉药引起的麻痹性肠梗阻。

4.2.3　重要脏器的药源性疾病

1. 药源性肝病

药源性肝病也称药源性肝炎、药源性肝损害等，是药物治疗过程中肝受药物毒性损害或发生过敏反应所致的疾病。临床表现因肝损害类型不同而异。肝细胞型者表现为纳差、乏力、恶心、SGPT 和 AKP 升高，严重者可有急性或亚急性肝坏死征象，甚至引起死亡；淤胆型者表现为黄疸、瘙痒、腹痛、腹胀、SGPT 轻度升高、AKP 及胆固醇明显升高；混合型者兼有两者特点。引起肝损害的药物多达 600 余种，几乎涉及各类药物，但常见损肝药物为抗生素类、抗肿瘤药、解热镇痛药、抗结核药及神经系统用药等。常见的药源性肝病有以下几种。

（1）中毒性肝病：甲氨蝶呤、环磷酰胺、异烟肼、四环素、硫酸亚铁、锑剂等可引起。阿司匹林一般不具肝毒性，近年来由于应用广泛，已发现肝损伤，多为可逆性肝损伤。对乙酰氨基酚服用剂量超过 13g 可致肝坏死。

（2）胆汁淤积性肝病：是由于药物或其代谢物对肝细胞等胆汁排泄器产生破坏，并影响胆汁分泌与排泄，因而诱发胆汁淤积。有些药物性胆汁淤积与免疫反应有关。氯丙嗪、红霉素、米帕明、磺胺类、甲苯磺丁脲、硫氧嘧啶类、灰黄霉素、噻苯达唑和联硝氯酚等药物均可引起胆汁淤积性肝病。

（3）慢性活动性肝病：许多药物可引起慢性活动性肝炎，如双醋酚丁、甲基多巴和呋喃妥因、氯丙嗪、阿司匹林、异烟肼等。一般潜伏期 6 个月到 2 年，再次用药毒性症状迅速出现。还有一些药可引起酒精性肝炎样肝病（胺碘酮、哌克西林）、肝纤维化、肝硬化（甲氨蝶呤、维生素 A、烟酸）和肝肿瘤（口服避孕药、蛋白同化激素等）。

2. 药源性肾疾病

肾由于解剖和生理上的特点，易受药物毒副作用的影响。药物对肾的损害通常为慢性过程，可引起慢性肾功能不全，但也有一些药物如磺胺类、某些抗生素、非甾体抗炎药、镇痛药及抗肿瘤药等，可能引起急性肾损害。药源性肾疾病的临床类型及相关药物见表 4-2。

表 4-2 药源性肾疾病的临床类型及相关药物

临床类型	肾损害机制	药物
1. 肾功能障碍		
（1）影响肾小球功能	肾血流量减少,肾小球滤过率降低	非甾体类抗炎药、硝普钠、心钠素、白介素-2、普萘洛尔、卡托普利、两性霉素 B、环孢菌素
（2）影响肾小管功能	引起肾前性氮质血症	四环素类
	肾小管重吸收、浓缩功能障碍	两性霉素 B、秋水仙碱、格列苯脲、环磷酰胺、长春碱、锂盐
（3）急性肾小管坏死	肾小管细胞变性坏死	氨基糖苷类、多黏菌素、头孢噻啶、X 射线造影剂、顺铂
（4）渗透性肾病	肾小管细胞肿胀及空泡形成	甘露醇、低分子右旋糖酐
（5）肾血管性损害	肾微血管收缩、栓塞、脉管炎	环孢菌素、丝裂霉素 C、磺胺类、别嘌呤醇、卡马西平、链激酶
（6）肾间质损害	肾间质水肿、炎细胞浸润	青霉素类、头孢菌素类、磺胺类
（7）梗阻性损害	蛋白尿、结晶、结石形成	磺胺类、乙酰唑胺、维生素 D、噻嗪类、6-巯嘌呤、6-氨基己酸、氨甲苯酸
2. 肾小球肾炎与肾病综合征	免疫反应	青霉胺、丙磺舒、卡托普利、非甾体类抗炎药、利福平、甲巯咪唑、华法林、可乐定、造影剂、生物制品
3. 狼疮性肾炎	自身抗体产生	肼屈嗪、普鲁卡因胺、氯丙嗪、
4. 肾乳头坏死与慢性间质性肾炎	肾间质炎细胞浸润、肾小管萎缩、广泛肾乳头坏死	非那西丁、复方阿司匹林
5. 血尿	结晶、结石形成、凝血障碍	环磷酰胺、氮芥、避孕药、抗凝血药

3. 药源性心血管疾病

（1）药源性心力衰竭：由于药物直接或间接心毒性,引起心肌收缩力减弱,心不能排出足够血量致周围组织灌注不足及肺循环或体循环静脉淤血的一组征候群,称药源性心力衰竭。药源性心力衰竭多发生在原有心脏病的患者,既可表现为急性左心衰竭,亦可表现为充血性心力衰竭。临床特点为发病急、进展快、死亡率高。必须及时识别和处理。主要相关药物有：① 抗心律失常药：异丙吡胺、奎尼丁、普萘洛尔、胺碘酮、硝苯地平、维拉帕米等;② 抗肿瘤药：阿霉素、环磷酰胺、氟尿嘧啶等;③ 抗高血压药：哌唑嗪、卡托普利等突然停用;④ 拟肾上腺素药：肾上腺素、去甲肾上腺素、异丙肾上腺素等大量或长期应用;⑤ 抗精神病药：氯丙嗪、碳酸锂、三环类抗抑郁药等;⑥ 其他：西米替丁、氯喹、吐根碱、干扰素等。

（2）药源性心律失常：药源性心律失常临床可表现为快速性或慢速性心律失常,心电图变化各种各样。药源性心律失常发生的机制主要是：① 药物引起心肌损伤：相关药物主要有阿霉素、正定霉素、吐根碱、氯喹、酒石酸锑钾、吩噻嗪类抗精神病药物、三环类抗抑郁药等;② 药物引起心肌电生理异常：主要有抗心律失常药物、洋地黄类药物;③ 作用于自主神经系统：肾上腺素受体激动药、胆碱能受体阻断药；④ 中药也可引起心律失常：中草药有川乌、草乌、附子、细辛蟾酥、三七等；中成药主要有六神丸、云南白药、舒筋活血丸等；中药引起心律失常可通过直接损害心肌，也可通过影响自主神经机制产生。

（3）药源性心绞痛：用药期间出现心前区剧烈性疼痛，可放射至左肩和上臂等部位，有缺血性心电图改变，停药后缓解或恢复正常。产生的机制主要有：① 增加心肌耗氧量：肾上腺素、异丙肾上腺素、肼屈嗪等；② 冠状动脉痉挛：麦角新碱、普萘洛尔等；③ 冠状动脉窃血现象：双嘧达莫等；④ 冠状动脉灌注不足：硝普钠、胍乙啶等；⑤ 药物过敏反应：药物过敏反应产生的活性物质可导致冠状动脉痉挛引起心绞痛发作，或药物变态反应引起的血管炎波及冠状动脉所致。

（4）药源性心肌病：药源性心肌病主要有：① 充血性心肌病：由药物直接损伤心肌造成，临床表现为心脏扩大、贫血性心力衰竭、各种类型心律失常等，常见致病药物为阿霉素、柔红霉素、环磷酰胺、吐根碱、氯喹、锑剂、吩噻嗪类、锂制剂、三环类抗抑郁药等；② 过敏性心肌炎：主要表现为胸痛、心悸、呼吸困难、低血压、晕厥等，常由磺胺类、甲基多巴、青霉素、氨苄西林、保泰松、对乙酰氨基酚、吲哚美辛、卡马西平等引起。

（5）药源性心包炎：心包炎的临床特征主要是心前区疼痛、心包摩擦音，心电图检查具有特征性改变即各导联（除 aVR）普遍 ST 段抬高、PR 段可压低、随后 ST－T 演变而无 Q 波产生。主要类型有：① 特应性心包炎：常由普鲁卡因胺、肼屈嗪引起，多为系统性红斑狼疮合并的心包炎；② 药物性心肌病合并心包炎：多由阿霉素、正定霉素、环磷酰胺引起；③ 凝血障碍所致的心包炎：由抗凝药物引起。

（6）药源性高血压：临床上用某种药引起患者血压升高超过正常值称为药源性高血压。主要表现为无高血压的患者血压升高，或高血压治疗过程中血压升高更显著或发生反跳，甚至出现高血压危象等。可引起高血压的药物主要有拟肾上腺素类药、肾上腺皮质激素类药、甘草及其衍生物、口服避孕药、非甾体类抗炎药、雄激素及同化类激素、三环类抗抑郁药、氯胺酮、甲氧氯普胺、甲状腺素、麦角生物碱、垂体后叶素等。

（7）药源性低血压：药源性低血压临床表现主要为困倦无力、头晕心悸、面色苍白、嗜睡、记忆力减退、手足麻木等。常引起低血压的药物有抗心律失常药、抗心绞痛药、血管扩张药、抗高血压药、抗精神病药、镇痛药及利尿剂等。

4. 药源性精神神经疾病

药源性精神神经疾病是由各种药物尤其是作用于中枢神经系统药引起的精神神经疾病。

（1）药源性精神障碍：表现为类躁狂抑郁状态、类精神分裂症、意识障碍等。可以引起精神障碍的药物主要有：① 中枢神经兴奋药：苯丙胺、哌醋甲酯、麻黄碱等；② 中枢抑制药：镇静催眠药（地西泮、苯巴比妥等）、抗组胺类药（苯海拉明、异丙嗪等）、镇痛药（吗啡、杜冷丁等）等；③ 抗癫痫药：苯妥英钠、卡马西平等；④ 麻醉药：乙醚、氯仿、可卡因、普鲁卡因等；⑤ 抗胆碱药：阿托品、颠茄、东莨菪碱等；⑥ 内分泌药：肾上腺皮质激素、促肾上腺皮质激素、胰岛素、甲状腺素及抗甲状腺药；⑦ 抗菌药：异烟肼、喹诺酮类、磺胺类、氯霉素、青霉素类等；⑧ 抗寄生虫药：阿的平、氯喹、四咪唑等；⑨ 心血管药：利血平、甲基多巴、肼屈嗪、强心苷类、β-受体阻断药；⑩ 其他药物：避孕药、抗肿瘤药等。

（2）药源性周围神经炎：药物引起的末梢神经炎，是肢体远端的多发性神经损害，主要表现为肢体远端对称性的感觉、运动和植物神经障碍。引起周围神经炎的药物很多，常见的有氯霉素、链霉素、戒酒硫、乙胺丁醇、金制剂、异烟肼、阿糖胞苷、长春新碱、秋水仙碱、普萘洛尔、醚醇硝唑、呋喃唑酮、呋喃西林、磺胺类、氟喹诺酮类、甲硝唑、冠心宁、格鲁米特、甲基麦角酸、肼屈嗪、甲喹酮、吲哚美辛、胺碘酮、保泰松、他巴唑、丙咪嗪、氨苯砜、依米丁、氯喹等。

（3）药源性锥体外系疾病：药物引起锥体外系反应比较常见，主要有帕金森综合征（震颤麻痹综合征）、急性肌张力障碍以及迟发性运动障碍。多由吩噻嗪类、丁酰苯类、利血平、胃复安等引起。

（4）药源性颅内压增高综合征：是一种没有局灶症状、意识变化及精神障碍，在神经系统检查中除有视乳头水肿及视觉障碍、婴幼儿前囟隆起外，没有其他神经系统阳性体征，脑脊液检查正常、发展缓慢、可自行缓解的综合征。能使颅内压升高的药物有喹诺酮类抗菌药（萘啶酸、诺氟沙星、环丙沙星等）、庆大霉素、四环素、维生素 A 等。肾上腺皮质激素在治疗过程中停服或减量时，也会出现。

（5）药源性癫痫：可引起药源性癫痫的药物主要有氯丙嗪、氟哌啶醇、多塞平、米帕明、喹诺酮类抗菌药、抗肿瘤药（塞替派、氨甲喋呤、卡氮芥等）、脑细胞生长因子等。

5. 药源性血液病

（1）药源性再生障碍性贫血：药源性再生障碍性贫血（简称再障）系由药物引起的红骨髓总容量减少，造血功能衰竭，并以全血细胞减少为主要表现的一组综合征。可引起再障的药物主要有抗生素类（氯霉素）、解热镇痛抗炎药（保泰松）、抗肿瘤药（卡氮芥、环磷酰胺、氨甲喋呤、阿糖胞苷、阿霉素等）、磺胺类、某些中药（牛黄解毒片、别丁、柴胡等）等。

（2）药源性巨幼红细胞性贫血：主要表现为大细胞性贫血，血液内出现巨幼红细胞系列。主要致病药物有抗癫痫药（苯妥英钠、苯巴比妥、扑痫酮）、抗肿瘤药（氨甲喋呤等）、抗菌和抗寄生虫药（乙胺嘧啶、甲氧苄啶、对氨基水杨酸）等；苯乙哌啶、口服避孕药、保泰松等偶可引起巨幼红细胞性贫血。

（3）药源性溶血性贫血：药源性溶血性贫血可分为免疫性溶血性贫血和 G-6-PD 缺乏患者发生的溶血性贫血。引起免疫性溶血性贫血的主要药物有抗菌药（青霉素、链霉素、庆大霉素、磺胺类、利福平等）、甲基多巴、奎尼丁、解热镇痛药等。引起 G-6-PD 缺乏患者发生的溶血性贫血的药物主要有解热镇痛药、抗疟药、磺胺类药、砜类等。

（4）药源性高铁血红蛋白血症：药源性高铁血红蛋白血症发病急慢不定，症状以轻症居多。可诱发高铁血红蛋白血症的主要药物有硝酸甘油、利多卡因、非那西丁、伯氨喹、维生素 K、高锰酸钾等。

（5）药源性血小板减少症：多数起病急，轻者仅表现为皮肤瘀点或瘀斑和黏膜出血，或仅有血小板减少而无出血。重者可有黑便、血尿和阴道出血等，出血严重时可致贫血。引起血小板减少的药物主要有抗菌药（复方新诺明、甲氧苄啶、氯霉素等）、解热镇痛药（阿司匹林、保泰松、非那西丁、吲哚美辛等）、利尿药、抗糖尿病药、抗癫痫药等。

（6）药源性白细胞减少症：周围血白细胞计数低于 $4\times10^9/L$ 者称白细胞减少症，其中主要是粒细胞减少。当粒细胞数低于 $1.5\times10^9/L$ 为粒细胞减少症，当粒细胞数低于 $0.5\times10^9/L$ 甚或完全缺如时为粒细胞缺乏症。许多药物通过抑制细胞分裂或通过免疫反应引起白细胞减少或粒细胞缺乏，主要有各类抗癌药物、吩噻嗪类、抗抑郁药、抗甲状腺药、磺胺类、抗生素、抗癫痫药等。

（7）药源性白血病：指长期应用某种药物治疗疾病时诱发的白血病，临床上多见于 40 岁以上患者,常为急性非淋巴细胞白血病。常见致病药物为所有抗肿瘤药、抗菌药(复方新诺明、氯霉素)、解热镇痛药、抗癫痫药(苯妥英钠)等。

6.药源性胃肠道疾病

(1)药源性腹泻:又称药源性肠炎。引起腹泻的药物很多,以抗生素诱发率最高,广谱抗生素引起腹泻的几率为窄谱抗生素的 $10\sim70$ 倍。抗生素引起的腹泻主要有三种类型:① 假膜性肠炎:广谱抗生素居多,林可霉素发生率也比较高;② 急性出血性肠炎:诱发药物多系半合成青霉素;③ 脂肪痢:氨基糖苷类抗生素等引起。非抗生素类药物(抗肿瘤药、西米替丁、解热镇痛药)也可引起腹泻。

(2)药源性溃疡及胃肠穿孔:肾上腺皮质激素类药、解热镇痛药及抗肿瘤药等药易诱发或加重溃疡,严重时造成胃肠穿孔。胃肠穿孔常伴有消化性溃疡、便血、腹痛等。穿孔后胃肠内容物漏入腹腔内,引起腹膜炎。

(3)药源性上消化道出血:由于药物直接损伤上消化道黏膜,引起糜烂、溃疡等病变,或由于药物加重上消化道原有病变导致呕血、便血等,统称为药源性上消化道出血。在上消化道出血的各种病因中药物引起者高达 $10\%\sim20\%$ 。虽然任何能引起消化性溃疡的药物均可导致药源性上消化道出血,但最常见的致病药物为肾上腺皮质激素、解热镇痛药及抗肿瘤药。

(4)药源性便血:药物引起的消化道出血自肛门排出体外,称为药源性便血。便血的颜色与出血的部位、在消化道内停留的时间、出血量的多少有关。上消化道出血排柏油样便、下消化道出血排红色便。根据出血量多少,可表现为显性便血(肉眼能看到)和隐性便血(肉眼看不到,但潜血实验阳性)。常见致病药物有解热镇痛药(阿司匹林等)、大环内酯类抗生素(红霉素等)、雌激素、消痔灵及某些中药等。

(5)药源性肠梗阻:临床用药过程中,由于药物不良反应引起肠道器质性或功能性损害,致肠内容物的运行受阻,不能顺利通过肠道,称为药源性肠梗阻。器质性损害有黏膜溃烂、肠腔狭窄等,功能性损害可有肠管痉挛、麻痹等。常见致病药物有解热镇痛药、抗肿瘤药、抗精神病药、M 受体阻断药等。

7.呼吸系统的药源性疾病

(1)药源性肺炎:随着新药的不断问世,药源性肺炎的发病率也在增加。主要有:① 弥漫性间质性肺炎(肺纤维化):主要致病药物有抗肿瘤药(博莱霉素、环磷酰胺、氨甲喋呤等)、降压利尿药、某些抗菌药(柳氮磺胺吡啶、呋喃坦啶等)、抗心律失常药(胺碘酮、普鲁卡因胺)、金制剂等;② 吸入性肺炎:主要致病药有吸入剂(色苷酸钠)、油剂(液体石蜡、鱼肝油、碘油等吸入),镇静剂应用后引起食物和分泌物吸入,也可造成吸入性肺炎;③ 过敏性肺炎:能够引起过敏反应的药物均可引起过敏性肺炎;④ 系统性红斑狼疮性肺炎:普鲁卡因胺、肼屈嗪等可引起系统性红斑狼疮性肺炎;⑤ 两重感染:主要由长期应用免疫抑制药物(肾上腺皮质激素、抗肿瘤药)和广谱抗生素引起。

(2)药源性哮喘:无哮喘史的患者应用某些药物引起哮喘,或支气管哮喘患者因应用某些药物诱发哮喘或使哮喘加重,统称药源性哮喘。药源性哮喘以解热镇痛药、抗菌药(青霉素、林可霉素等)、β-受体阻断药、含碘药物等易引起,平喘药(色苷酸钠、肾上腺皮质激素等)也可引起哮喘。

(3)药源性呼吸衰竭:指引起呼吸中枢或呼吸器官的病变导致通气和换气功能障碍,出现缺氧和二氧化碳潴留的临床表现即药源性呼吸衰竭。药源性呼吸衰竭多属急性。主要致病药物有镇痛药、骨骼肌松弛药、全身麻醉药、抗惊厥药、氨基糖苷类抗生素等。

（4）其他：血管紧张素Ⅰ转换酶抑制剂（卡托普利等）可致干咳，吡喹酮、抗肿瘤药、青霉胺等可引起咯血等。

8. 药源性运动系统疾病

（1）药源性骨质疏松症：药物引起单位体积内骨量减少、骨皮质和骨小梁变薄、骨组织显微结构异常、容易骨折即药源性骨质疏松症。主要致病药有肾上腺皮质激素类药、肝素等。

（2）药源性佝偻病和骨软化症：由药物引起新生骨有机质不能正常钙化所致。发生于儿童称佝偻病，发生于成人谓骨软化症。糖皮质激素、消胆胺、含 Al^{3+} 药物、含 Mg^{2+} 药物等可致骨质脱钙，氟喹诺酮类抗菌药可损害幼儿的骨关节软骨。主要致病药有抗癫痫药（苯妥英钠、苯巴比妥等）、肾上腺皮质激素类药、矿物油、酚酞、消胆胺、氢氧化铝等。

（3）药源性关节损伤：局部症状为关节疼痛，可为钝痛、酸痛或剧痛，关节部位炎症轻微。主要致病药物有氟喹诺酮类、哌唑嗪、左旋咪唑、干扰素、青霉素、硫氧嘧啶类、右旋糖酐铁等。

（4）药源性骨骼肌损伤：表现为肌肉疼痛、无力、动作困难、肌肉萎缩、震颤等。主要致病药物有氯喹、安妥明、哌唑嗪、普萘洛尔、胺碘酮、肾上腺皮质激素、琥珀胆碱、螺内酯、庆大霉素、氨苄西林等。

9. 药源性代谢及水电解质紊乱

（1）药源性糖尿病：指临床应用某些药物时，非糖尿病患者多次空腹血糖≥7.8mmol/L，伴或不伴有糖尿病的临床症状。临床已经控制的糖尿病患者用药后病情恶化，也称为药源性糖尿病。主要致病药物有肾上腺皮质激素类药、噻嗪类利尿药、降压药（二氮嗪、硝苯地平、可乐定、胍乙啶）、雌激素和口服避孕药、甲状腺素等。

（2）药源性低血糖：由药物引起的血糖浓度低于 2.78mmol/L 所致的交感神经过度兴奋或脑功能障碍等临床征候群称为药源性低血糖。主要致病药物有胰岛素、磺酰脲类、双胍类、普萘洛尔等，阿司匹林、水杨酸钠、丙戊酸钠、异丙吡胺、甲基多巴、可乐定等也可引起低血糖。

（3）药源性尿崩症：药源性尿崩症是指由某些药物导致抗利尿激素不足（中枢性尿崩症）或肾小管细胞对抗利尿激素不敏感（肾性尿崩症）而引起的征候群，主要表现为多尿、烦渴、低比重尿和低渗尿。引起中枢性尿崩症的药物主要是酒精、阿托品、α受体激动剂、苯妥英钠、可乐定、氢化可的松等；引起肾性尿崩症的药物主要是去甲金霉素、阿米卡星、锂盐等。

（4）药源性高脂血症：血脂包括胆固醇、甘油三酯、磷脂和游离脂肪酸。血浆脂质超过正常高限为高脂血症。常引起高脂血症的药物有β-受体阻断药（普萘洛尔、安替洛尔、美多洛尔等）、抗高血压药、利尿药、雌激素等。

（5）药源性低钾血症：引起低钾血症的药物主要有排钾利尿药、渗透性利尿剂、抗菌药、肾上腺皮质激素、生胃酮、胰岛素等。长期应用排钾利尿药、肾上腺皮质激素、生胃酮等通过对肾的作用，促进钾的排泄；渗透性利尿剂、抗菌药（氨基糖苷类、第一代头孢菌素、多黏菌素、二性霉素 B 等）对肾小管细胞的毒性作用或细胞的能量代谢而影响钾的吸收，促进钾排泄；胰岛素促进钾离子向细胞内转移，造成低血钾。

（6）药源性高钾血症：凡由药物或药物相互作用引起患者血清钾浓度超过 5.6mmol/L，并伴有一系列症状和体征者称药源性高钾血症。可引起高钾血症的药物主要有钾盐、库存血液、留钾利尿剂（螺内酯、氨苯喋啶等）、环孢菌素、血管紧张素Ⅰ转换酶抑制剂（卡托普利等）、解热镇痛药（保泰松等）、肝素、碳酸锂、β-受体阻断药、琥珀胆碱、精氨酸等。

(7) 药源性低镁血症：由于用药使成人血清镁低于 0.7mmol/L,出现肌肉兴奋性极度增强,伴低钾、低钙等一系列症状,称为药源性低镁血症。可引起低血镁的主要药物为利尿剂(呋塞米、依他尼酸、氢氯噻嗪等)、洋地黄类(地高辛、西地兰等)、抗生素类(庆大霉素、卷曲霉素等)、胰岛素、肾上腺皮质激素、氯化铵等。

(8) 药源性低钙血症：药源性低钙血症是指因药物治疗引起血钙降低所致的以神经肌肉兴奋性增高为主要表现的临床综合征。引起低钙的主要药物有抗菌药物(新霉素、庆大霉素、卷曲霉素等)、抗惊厥药、激素类(肾上腺皮质激素、降钙素、胰岛素)、利尿剂(呋塞米、依他尼酸、氨苯喋啶等)、洋地黄类(地高辛、西地兰等)、络合剂、缓泻剂等。

10. 药物变态反应

(1) 药源性Ⅰ型变态反应：又称立即型反应。表现为过敏性休克、支气管哮喘、荨麻疹、过敏性鼻炎、血管神经性水肿、过敏性紫癜等。主要致病药物有青霉素类、头孢菌素类、氨基糖苷类、胰岛素等。

(2) 药源性Ⅱ型变态反应：即细胞毒型反应。表现为白细胞减少症或粒细胞缺乏症、血小板减少症、溶血性贫血、急性间质性肺炎、狼疮综合征和类肌无力综合征。主要致病药物为青霉素类、甲基多巴、头孢菌素类、左旋多巴、甲灭酸等。

(3) 药源性Ⅲ型变态反应：即免疫复合物型。表现为药物热、血清病综合征、全身性脉管炎、血小板减少症和粒细胞缺乏症。常见于用磺胺类、疫苗、巴比妥类、口服避孕药等治疗的患者。

(4) 药源性Ⅳ型变态反应：即细胞免疫型或迟发型变态反应。表现为药疹、急性胆汁淤积综合征、再生障碍性贫血和脑炎脑病综合征,常见于磺胺类、四环素、青霉素等治疗的患者。

11. 其他药源性疾病

(1) 药源性肿瘤：有些药物可导致肿瘤的产生,如① 解热镇痛药：安乃近与亚硝酸盐反应可生成一种亚硝胺,可引起肝、食管部位的肿瘤;非那西丁大量应用会诱发肾盂癌;氨基比林与亚硝酸盐反应生成二甲基亚硝胺,可引起肝癌、肝血管内皮瘤、肾癌、食管癌等;保泰松可致白血病;② 激素类药物：雄性激素、雌性激素药物可致原发性肝癌;母亲在孕期使用己烯雌酚导致女儿 20 岁以前患阴道腺癌;氯米芬可致卵巢癌;长期口服避孕药可导致乳腺癌;③ 抗肿瘤药：大部分抗肿瘤药对细胞活动都有影响,可能造成细胞的癌变;④ 抗组胺药：氯雷他定和阿司咪唑可促进黑色素瘤和纤维肉瘤的生长;⑤ 免疫抑制药：器官移植患者接受环孢菌素治疗后,可发生肿瘤,发生率比一般人群高 30 倍,以淋巴瘤、皮肤肿瘤为多见。

(2) 药源性猝死：药源性猝死系指原来病情稳定或缓解,甚至是身体状况良好的情况下,在用药物进行预防、诊断、治疗过程中因不良反应而导致死亡。其发病突然、病情严重、猝不及防。引起药源性猝死的原因主要是① 药源性过敏性休克：青霉素、链霉素、普鲁卡因等;② 药源性严重心律失常：抗心律失常药(奎尼丁、普鲁卡因胺、胺碘酮等)、吩噻嗪类、三环类抗抑郁药等;③ 药源性呼吸衰竭：氯胺酮、地西泮、氯丙嗪、吗啡等;④ 药物中毒：滴鼻净、洋地黄类、乌头碱等;⑤ 其他：六神丸致急性喉梗阻,阿苯哒唑治疗脑囊虫病致颅内压升高,蝮蛇抗栓酶致脑出血等可导致猝死。

(3) 药源性耳聋：药物引起听觉系统功能障碍所致的听力减退,称为药源性耳聋。轻者表现为耳鸣或重听,严重者可导致永久性耳聋。主要致病药物有氨基糖苷类抗生素、高效能利尿药、解热镇痛药、抗心律失常药(奎尼丁、胺碘酮等)、免疫抑制药(乙双吗啉)、抗肿瘤药(顺铂等)。

（4）药源性感染：由于药物的原因而引起原发性感染，或使原发感染加重，或使已静止的感染重新活动起来。可有病毒感染和细菌感染。药源性病毒感染主要有水痘、带状疱疹、单纯疱疹、心肌炎等，药物可使这些病变扩散，病情加重。药源性细菌感染主要有金黄色葡萄球菌、难辨梭状芽孢杆菌所致的假膜性肠炎，白色念珠菌引起的真菌病，结核杆菌引起的结核病等。引起这些感染的主要药物有肾上腺糖皮质激素、广谱抗生素、免疫抑制药等。

（5）药源性性功能障碍：由药物不良反应或药物相互作用引起的性功能异常称为药源性性功能障碍。男性性功能障碍主要表现为性欲低下、阳痿、射精困难、痛性射精、性高潮丧失或异常勃起等；女性性功能障碍可表现为性欲低下、性唤起困难、性欲丧失、性高潮抑制、月经异常或闭经等。主要致病药物有抗高血压药、抗精神病药、抗肿瘤药、激素类、利尿药、抗胆碱药、抗组胺药等。

（6）药源性不孕不育症：凡因临床用药造成的不孕不育称为药源性不孕不育症。主要临床表现为女性月经紊乱、继发性闭经、不孕，男性睾丸萎缩、阳痿、性欲减退、精液减少、不育等。主要致病药物有抗肿瘤药、H_2受体阻断药（西米替丁）、中枢抑制药（氯氮䓬、米帕明等）、抗高血压药（利血平、甲基多巴、美加明、胍乙啶等）。其他如肾上腺皮质激素类药、丙酸睾丸酮、安妥明、己烯雌酚、雷公藤等也可引起不孕或不育。

4.2.4　药源性疾病的诊断与处理

1. 药源性疾病的诊断

药源性疾病诊断的基础是药物不良反应因果关系判断，如果因果关系判断符合肯定或很可能者，一般即可诊断为药源性疾病。但药源性疾病的诊断还要注重考虑损伤脏器或组织的证据。如肝损伤时的谷丙转氨酶升高值，药物变态反应可通过皮肤药敏反应、抗体检测、淋巴细胞转换试验、巨噬细胞移行抑制试验、嗜碱性细胞脱颗粒试验等帮助诊断。药源性疾病的鉴别诊断的主要依据是药源性疾病的临床表现以及实验室检查（包括药物的定性和定量分析）。

2. 药源性疾病的预防原则

（1）充分重视药源性疾病的危害性：大力普及药源性疾病的知识，使广大医务工作者重视和掌握药源性疾病及其诊断和防治，慎重选用药物，减少药源性疾病的发生，保障患者安全用药。

（2）加强管理和教育：规范药品管理，严把进药质量关；规范医药市场，消除中间商暴利，遏制非法促销；加强职业道德和法制教育，使医务人员遵守合理、安全、有效用药的原则；健全规章制度，加大考核力度，运用奖惩手段堵塞漏洞。

（3）用药前对患者进行用药教育，提高患者用药的依从性。

（4）加强医药科普教育：运用大众传播媒体及一切可能的场合，提高全民族的卫生防病知识是预防药源性疾病的基本措施。

（5）加强药源性疾病监督：药源性疾病监督的主要目的是保证患者使用药物安全有效，目前对于药源性疾病的监督大致包括新药研制过程毒理学监督、患者用药的安全监护、新药上市后安全性监督。

（6）加强药物不良反应监测报告制度：向国家药品管理机构报告药物引起的任何严重或意外变化是预防药源性疾病再发生的必要措施。

（7）加强临床药学工作：药师要深入临床，与临床医师共同开展临床用药监测，指导临床合理用药。避免不合理用药和滥用药是预防药源性疾病的重要措施。

（8）进行治疗药物检测（TDM）：对于治疗指数低、毒性大的药物如茶碱、地高辛、氨基糖苷类抗生素、抗癫痫药物、甲氨蝶呤、环孢霉素 A 等以及具有非线性动力学的药物如苯妥英钠、双香豆素等进行 TDM。

（9）药物流行病学研究，加强上市后药物检测，开展风险和效益评估，确定特定人群在一定条件下使用某些药物的风险效益比。

3. 药源性疾病的治疗原则

（1）停用药物：若怀疑药源性疾病是由药物引起的，但又不能确定为某种药物时，在条件许可的情况下，应停用一切药物，找出致病药物。这样做不但可能及时停止药物继续损害机体，而且有助于诊断。停药后临床症状减轻或缓解，常可提示该疾病为药源性。

（2）根据病情采取治疗对策：多数药源性疾病具有自限性特点，停药后无需特殊处理，待药物自体内消除后，可以缓解，症状严重时须进行对症治疗。与剂量相关的药源性疾病的治疗，临床可用静脉输液、利尿、导泻、洗胃、催吐、毒物吸附剂、血液透析来加速药物的排泄，延缓、减少药物的吸收。

（3）使用特异性拮抗剂：如致病药物很明确，应及时使用拮抗性的解毒药与对症解毒药，减少不必要损害的发生及不良损害的恶化。对过敏反应，积极处理，特别是过敏性休克，要及时采取有力的措施进行抢救，切忌延误时机，并将致病药物告诉患者防止日后再度发生。

4.2.5　药源性疾病的监督

药源性疾病监督的主要目的是保证患者使用药物安全有效，同时又为健康、优质、幸福的人类社会创造条件，但是对于药源性疾病的监督还没有统一的标准和要求，综合有关资料，大致包括下列三个方面：① 新药研制过程毒理学监督。② 患者用药的安全监护。③ 新药上市后安全性监督。上述两方面的措施所监督的范围还不够宽，只有在药物上市后，在一个广阔的范围内进行试验，药物的毒性才有可能得到比较充分的反映。如反应停致畸胎毒性，保泰松产生再生障碍性贫血。因此新药上市后的监督是对新产品毒性继续观察，也是对老药质量监测和再评价。另一方面还要特别加强对医院等用药单位进行经常的系统的药物不良反应的调查和分析。要用药物管理政策和制度来保证药物的社会安全性评价。常用的监测方法有：回顾性报告，自愿有组织报告（黄卡制度），事件详尽报告，病例组和对照组研究等，上述几种监督方法各有优缺点，应根据不同情况选择应用。

（邱相君）

【复习思考题】

1. 名词解释：药物不良反应，药源性疾病。
2. 药物不良反应监测的意义？
3. 药源性疾病的诊断原则和治疗原则？

第 5 章

联合用药与药物相互作用

➡️ **重点内容**

1. 联合用药可产生药物间的协同作用或拮抗作用。
2. 药物相互作用的定义。
3. 药物相互作用的类型。
4. 药物相互作用引起的严重不良反应。

5.1 联合用药

合理的联合用药,可利用药物间的协同作用(synergism)以增加疗效,减少不良反应,延缓机体耐受性或病原体耐药性的产生。不合理的联合用药往往由于药物间相互作用而使疗效降低或出现意外的毒性反应。两种或两种以上药物联合应用可产生药物之间的相互作用,表现出协同作用(synergism)或拮抗作用(antagonism)。

5.1.1 协同作用

协同作用可分为:① 相加作用(additive effect),等于各药单独应用时所产生的作用的总和,可表现为疗效增强,也可表现为副作用加重。如抗焦虑药、抗精神病药、某些抗组胺药合用时,由于这些药物都具有中枢神经系统抑制作用,引起作用相加,中枢神经过度抑制,老年患者特别敏感,有跌倒或受伤的危险,应特别引起注意。② 增强作用(synergism),又称增效,即两药联合应用所显示的效应明显超过各药单独应用所产生作用的总和。如双异丙吡胺与 β 受体拮抗药均有负性肌力和减慢心率的作用,合用后效应增加,可导致窦性心动过缓和传导阻滞,乃至心跳骤停。只有在严密监护下方可联合应用。表 5-2 列出了相加或协同作用产生不良后果的实例。

表 5-1　药物的相加或协同作用

A 药	B 药	药物相互作用后果
抗胆碱药	抗帕金森病药、丁酰苯类、吩噻嗪类、三环类抗抑郁药	抗胆碱作用增强、在湿热环境中易中暑、麻痹性肠梗阻、中毒性精神病
降血压药	抗心绞痛药、血管扩张药、吩噻嗪类	降压作用增强、直立性低血压
中枢抑制剂	乙醇、镇吐药、抗组胺药、镇静催眠药	损害精神运动功能、降低灵敏性、困倦、木僵、呼吸抑制及昏迷和死亡
甲氨蝶呤	复方新诺明	骨髓巨幼红细胞症
第一代头孢菌素	氨基苷类、万古霉素	增强肾毒性
肌松药	氨基苷类抗生素、林可霉素类	增强神经肌肉阻滞、延长窒息时间
补钾剂	留钾利尿药(如氨苯蝶啶)	高钾血症

5.1.2　拮抗作用

拮抗作用指两药联合应用时所产生的效应小于单独应用其中一种药物的效应。按其机制不同可分为：① 生理性拮抗作用(physiological antagonism)或称功能性拮抗作用(function antagonism)，这种作用是基于两药具有相反作用，合并用药后作用相互抵消。如噻嗪类利尿药的升血糖作用可以对抗胰岛素或口服降血糖药的降血糖作用，合用时需要调整给药剂量；氯丙嗪的 α 受体阻断作用，可以使肾上腺素的升压作用翻转。使用氯丙嗪过量而致血压过低的患者，若误用肾上腺素升压，则会导致血压骤降。② 药理性拮抗作用(pharmacological antagonism)，主要是指受体上的阻断作用。如苯海拉明可以阻断组胺的作用。③ 化学性拮抗作用(chemical antagonism)，是两种药物通过化学反应而相互抵消作用。如肝素是一种黏多糖硫酸酯，带有高度阴电荷，甲苯胺蓝与鱼精蛋白带有正电荷，能中和肝素的负电荷，从而对抗其抗凝作用。药物的拮抗作用可用于中毒的治疗，也可用以纠正药物的某些副作用。

5.2　药物相互作用

药物相互作用(drug interaction)广义上是指：某一种药物由于其他药物或化学物质的存在，以致该药的药理作用发生改变。其中化学药物与食物、烟、酒、饮料及临床检验试剂和中草药中的植物成分等之间的相互作用亦列入此范围。从狭义上讲，药物相互作用通常是指两种或两种以上药物在患者体内共同存在时产生的不良影响，可以是药效降低或失效，也可以是毒性增加。当今，国内外已知化学结构的药品超过 5000 种，我国还有中药制剂 5100 种。药物种类之繁多，患者同时使用多种药物的现象非常普遍，由此引起的药物之间的相互作用，特别是药物的不良反应问题愈来愈引起人们的关注，药物相互作用已成为临床药理学的重要研究内容之一。

5.2.1　药物相互作用的类型

药物相互作用十分复杂,但按其作用机制的不同,药物相互作用主要表现为三种方式:① 药剂学的相互作用;② 药动学的相互作用;③ 药效学的相互作用。按其所产生作用的部位,可分为体外及体内相互作用。体外相互作用是指患者用药之前(即药物尚未进入机体以前),药物相互之间发生作用而产生变化。

1. 药剂学的相互作用

药剂学的相互作用包括两种情况:① 是指药物在体外发生直接的物理或化学反应导致药物作用改变,即一般所称化学或物理配伍禁忌,也称之为物理化学性相互作用;② 固体制剂由于使用的赋形剂不同而影响药物的生物利用度。

(1)药物配伍禁忌:本类相互作用多发生于液体制剂,在体外的静脉输液瓶中或注射器内即可发生,主要表现为一种或几种药物的沉淀,或药物被氧化、分解失效。酸性药液与碱性药液合用时,可发生沉淀反应,如磺胺嘧啶钠在酸性环境下可结晶析出。有些药物的溶解度小,制成注射剂时需加特殊的增溶剂,这些药物的注射剂加到任何一种静脉输液中时,可因增溶剂浓度被稀释而析出药物结晶,如氢化可的松注射剂是 50%乙醇溶液,当与其他水溶性注射剂混合时,由于乙醇稀释,溶解度下降而发生沉淀。有些药物在静脉输液中或同一注射器内混合时,可能发生氧化、分解失效。如维生素 C 注射液在 pH6 以上易被氧化,故不宜与碱性注射液合用。多巴胺、间羟胺都是儿茶酚胺类,在苯环上含两个羟基,在碱性溶液中易被氧化,不宜与氨苄西林钠注射液合用。氨基苷类抗生素与羧苄西林混合于静脉滴注液中,可因氨基苷类抗生素的氨基与羧苄西林的 β 内酰胺环之间发生化学性相互作用而灭活。一些对酸性不稳定的药物在各种氨基酸营养液中容易降解,不可混合使用。在葡萄糖溶液中不能加入下列药物:氨苄西林、氨茶碱、可溶的巴比妥类、维生素 B_{12}、红霉素、氢化可的松、卡那霉素、新生霉素、可溶的磺胺药、华法林。林格液(Ringer injection)中不能加入促皮质素、两性霉素 B、间羟胺、去甲肾上腺素、四环素类抗生素。

(2)影响生物利用度:药物固体剂型(如片剂、胶囊剂)中的赋形剂有可能与药物发生相互作用,使药物的生物利用度因其固体剂型的不同配方而发生变动。例如,氢氯噻嗪的三种100mg 胶囊剂(① 药物与聚烯吡酮(PVP)10000 共同沉淀;② 药物与 PVP10000 机械混合;③ 药物单独存在),加入 PVP10000 提高了氢氯噻嗪的生物利用度。这种类型的相互作用除了可改变药物的生物利用度而影响药物的疗效外,还可能引起药物不良反应。同一种药物制剂由于变更赋形剂带来不良后果的典型例子就是上世纪 60 年代后期在澳大利亚发生的爆发性苯妥英钠中毒事件,由于药厂将苯妥英钠胶囊剂的赋形剂由硫酸钙改为乳糖,提高了胶囊中苯妥英钠的生物利用度,使一批服用该制剂的癫痫患儿出现苯妥英钠毒性反应。

2. 药动学的相互作用

药动学的相互作用是指一种药物使另一种合用的药物发生药动学的改变,从而影响后一种药物作用靶位的血药浓度。机体对药物的处理包括吸收、分布、代谢、排泄四个过程,在这四个环节中均有可能发生药物相互作用。

(1)影响药物的吸收:本类相互作用是发生于给药部位的相互作用。药物可通过多种给药途径吸收进入血液循环,而口服是最常见的给药途径,药物口服吸收可受到多种因素的影响。

1）pH 值的影响：药物在胃肠道的吸收主要通过被动扩散的方式，药物的脂溶性是影响被动扩散的重要因素。药物的非解离部分脂溶性较高，容易透过细胞膜；而解离部分脂溶性较低，不易透过细胞膜。pH 值是影响药物解离度的重要因素，从而影响药物的吸收。酸性药物在酸性环境下及碱性药物在碱性环境下，解离度低，脂溶性高，易吸收；相反酸性药物在碱性环境下或碱性药物在酸性环境下，解离度高，脂溶性低，难吸收。如酮康唑在酸性环境下溶解度高，当口服给药时不宜与抗酸药、抗胆碱药、H_2 受体阻断药或质子泵抑制药（如奥美拉唑）等合用，如需要并用，应在应用酮康唑 2h 后给予这些药物。

2）改变胃肠运动：药物吸收的主要部位在小肠上段，改变胃排空或肠蠕动速度，将影响药物到达小肠吸收部位，缩短药物在小肠的滞留时间，从而改变药物作用的起效时间、高峰期及作用强度。促进胃排空的药物都能加速其他药物的吸收，如多潘立酮可使胃中的其他药物迅速入肠，使其在肠道的吸收提前，峰浓度高，达峰时间快，但药物吸收总量不变。相反延缓胃排空的药物都能使其他药物吸收延迟，如阿片类（吗啡、可待因、哌替啶、海洛因）可使胃排空延缓，使其他药物的峰浓度降低，达峰时间变慢。抗胆碱药（阿托品、东莨菪碱等）抑制胃肠蠕动，使同服药物在胃内滞留而延迟肠中的吸收。抗胆碱药与口服抗凝血药合用时，可使抗凝血药吸收减少，抗凝作用减弱。有时促肠蠕动药可减少药物的吸收，抑制胃肠蠕动的药物可增加药物的吸收。如地高辛在肠道内溶解度小，吸收慢，它与丙胺太林合用时，吸收增多，地高辛血药浓度可提高 30% 左右；与甲氧氯普胺合用时，吸收减少。

3）络合作用和吸收作用：含二、三价阳离子（Ca^{2+}、Fe^{2+}、Mg^{2+}、Al^{3+}、Bi^{3+}、Fe^{3+}）的药物，可与其他药物形成不溶解不吸收的络合物。如四环素类药物在胃肠道内能与金属离子形成难吸收络合物。因此某些食物（如牛奶）或药物（如抗酸药、铁制剂）能显著减少四环素的吸收。阴离子交换树脂考来烯胺和考来替泊对酸性分子有很强的亲和力，易与阿司匹林、保泰松、华法林等酸性药物结合成难溶复合物，妨碍这些药物的吸收。金属离子能与氟喹诺酮类形成复合物，影响氟喹诺酮类（如环丙沙星）的吸收，故抗酸药和氟喹诺酮类药物合用时应至少间隔 2h。活性炭、三硅酸镁等具有强吸附能力的药物，在肠道内可通过吸附或结合作用影响其他药物的吸收。

4）胃肠道环境的改变：某些药物如新霉素、对氨基水杨酸、长春新碱、环磷酰胺等能损害肠黏膜的吸收功能，从而影响其他药物的吸收。如对氨基水杨酸可使利福平的血药浓度下降一半。四环素、红霉素、庆大霉素、氯霉素、新霉素等能抑制肠道内敏感菌，从而使维生素 K 合成减少，可加强香豆素类抗凝药作用。

（2）影响药物的分布：影响药物分布的方式可通过与血浆蛋白竞争结合部位，改变游离型药物的浓度，或改变药物在组织的分布量，从而影响药物的作用。

1）竞争血浆蛋白：大多数药物吸收后可与血浆蛋白（通常是白蛋白）结合，药物在血浆中以结合型和游离型两种方式存在。结合型的药物没有药理活性，不被肾小球滤过，不被生物转化；只有游离的药物才具有药理活性，可被代谢和排泄。故游离型药物浓度越高药理作用越强，而血浆蛋白结合率越高的药物作用越持久。药物与血浆蛋白的结合是可逆的，游离型药物与结合型药物处在动态平衡，当游离型药物被代谢或排泄使游离型药物在血内浓度降低时，结合型药物逐渐释放以维持平衡和药理效应。当两种药物合用时，它们相互竞争血浆蛋白，结合力强的药物可将结合力弱的药物置换出来使后者血浆游离浓度增加。一般认为，被置换药物中，那些蛋白结合率高（>90%）而表观分布容积小的药物游离型浓度增加较明显，因而危险性较大,可能造成不良后果。如口服抗凝药华法林与血浆蛋白结合率在97％以上,而表观分布容积很小,如有1％～2％被置换出来,血浆中游离型浓度可增加1～2倍。当它与血浆蛋白结合率高的药物合用时可引致严重的出血。

　　另外,血浆蛋白含量低的患者,结合药物的容量减少,在应用常用剂量的药物时,其游离型数量增多,有可能发生不良反应,如血浆蛋白低于2.5g的患者应用泼尼松的不良反应发生率比正常者高1倍。表5-1为临床常见的血浆蛋白结合的药物相互作用实例。

表 5-2　药物与血浆蛋白的置换关系

结合率高的药物	被置换的药物	引起的后果
长效磺胺类、水杨酸类、保泰松、呋塞米	甲苯磺丁脲等磺酰脲类口服降糖药	血糖过低
保泰松、羟基保泰松、水杨酸类、氯贝丁醋、苯妥英钠	双香豆素类、华法林等口服抗凝药	凝血障碍导致出血
水杨酸类、磺胺类、呋塞米	甲氨蝶呤	血细胞减少症
乙胺嘧啶	奎宁	金鸡钠反应、中性粒细胞减少
呋塞米	水合氯醛	出汗、脸潮红、血压升高
维拉帕米	卡马西平、苯妥英钠	增强两药的毒性
水杨酸类	维拉帕米	增强维拉帕米的降压及其毒性

　　2) 改变药物组织分布:一些作用于心血管系统的药物通过改变组织的血流量,影响药物的分布和代谢。如去甲肾上腺素可减少肝脏的血流量,减少利多卡因在肝脏的代谢,使利多卡因血药浓度增高;而异丙肾上腺素可增加肝脏的血流量,增加利多卡因在肝脏的分布和代谢,使其血药浓度降低。

　　(3) 影响药物的代谢:大部分药物主要在肝脏经肝微粒体酶系统催化而代谢,使脂溶性药物转化为极性较高的水溶性代谢物,再经肾脏排出体外。药物可通过对肝微粒体酶系统(主要是细胞色素 P450)的干扰影响自身及其他药物的代谢。

　　1) 药酶诱导:一些药物可诱导肝微粒体酶系统,使其活性增加(酶促作用),从而使该药本身及其他药物的生物转化大大加速,导致药效减弱或作用缩短。具有药酶诱导作用的典型药物有:苯巴比妥、水合氯醛、导眠能、甲丙氨酯、苯妥英钠、扑米酮、保泰松、氨基比林、尼可刹米、灰黄霉素、利福平、安体舒通等。故这些药物与口服避孕药或华法令合用时,可使后者的代谢增强,药效降低,联合用药时应注意增加药量,以保持正常疗效。

　　2) 药酶抑制:有些药物可抑制肝微粒体酶的活性(酶抑作用),减慢其他药物的代谢,药效增强、药物作用时间延长,也可能导致中毒。临床上已确定的具有药酶抑制作用的药物有:氯霉素、氯丙嗪、西咪替丁、口服避孕药、三环类抗抑郁药、吩噻嗪类、哌唑甲酯、单胺氧化酶抑制剂、异烟肼、对氨基水杨酸、乙醇(急性中毒时)、红霉素、环丙沙星、磺胺药、甲硝唑、地尔硫䓬、维拉帕米、普萘洛尔、奎尼丁、丙戊酸钠、咪康唑、酮康唑、别嘌呤醇、乙胺碘呋酮、硫氧唑酮等均有药酶抑制作用。如西咪替丁可抑制氧化性代谢途径,能增加经由这种途径而代谢的药物(如卡马西平、苯妥英钠、氨茶碱、华法林、地西泮)的作用。其他药物与药酶抑制剂联用时应注意适当酌减剂量,必要时可监测血药浓度,以免发生不良反应。

（4）影响药物的排泄：除吸入麻醉药外，大多数药物在尿及胆汁中排泄。肾脏排泄过程中药物相互作用，对于那些在体内代谢很少、以原形排出的药物影响很大，药物从肾脏排泄可通过三种途径。

1）肾小球滤过：当血流通过肾小球时，与血浆蛋白结合的药物不能通过肾小球膜孔滤过，仍滞留于血流中，而游离的药物只要分子大小适当，可经肾小球膜孔滤过，进入原尿。从理论上讲，能影响药物与血浆蛋白结合的药物，可使肾小球滤过发生改变，即能影响药物自肾脏排出，但由于肾脏存在球—管平衡的调节机制，最终药物排出没有明显增加，所以实际意义不大。

2）肾小管分泌：肾小管分泌是主动转运过程，需特殊转运载体介导。当两种弱酸性药物或两种弱碱性药物合用时，它们分别竞争弱酸性药物载体与弱碱性药物载体。因此通过相同机制排泄的药物合用时，在排泄部位上发生竞争，出现竞争性抑制，使其中一药由肾小管分泌明显减少，使其效应增强或产生毒性。例如，青霉素 90% 经肾小管分泌排泄，如与丙磺舒合用，后者可竞争酸性转动系统，减少青霉素的排泄而使之增效；强效利尿药呋塞米、依他尼酸均能妨碍尿酸的排泄，造成尿酸在体内的蓄积，引起痛风；保泰松可抑制氯磺丙脲排泄而增强其降糖作用；吲哚美辛减少甲氨蝶呤的排泄而加剧其毒性反应。

3）肾小管重吸收：药物进入原尿后，随着尿液的浓缩，部分药物能跨膜重吸收进入血流。多数药物是以被动转运方式跨膜重吸收的。而被动重吸收取决于药物的脂溶性，药物的脂溶性高低与药物分子的电离状态有关。离子态的药物脂溶性差，不能以被动转运方式跨膜重吸收；非离子化的药物脂溶性高，容易通过肾小管细胞膜弥散而重吸收。酸性药或碱性药的解离度与它所处环境（尿液）的 pH 值有关。酸性药在碱性环境或碱性药在酸性环境时药物解离增加，重吸收减少，排泄较快；反之，使重吸收增加，排泄缓慢。人体血浆的 pH 为 7.4，当外界酸或碱进入血液，血浆缓冲系统即加以调节，多余的酸或碱可排泌进入尿液影响其 pH 值，而尿液 pH 值的改变影响药物的重吸收。如碳酸氢钠通过碱化尿液促进水杨酸类、巴比妥类的排泄，在水杨酸类及巴比妥类的中毒治疗中具有实际应用价值。

另外，药物也可通过其他途径影响另一药物的排泄。有些药物以原形或以结合形式（如葡糖醛酸结合物）从胆汁或肝—肠旁路排出，部分结合物可被胃肠道菌群代谢为母体化合物，再被重吸收。这种再循环过程延长了药物在体内的存留时间。如果肠道菌群被抗菌药物杀灭，该重吸收过程就遭到影响，这可用以解释应用广谱抗生素后所引起的口服避孕药失效。

3. 药效学的相互作用

药效学的相互作用是指一种药物削弱或增强另一种药物的生理效应或药理作用的过程，而对药物的血药浓度无明显影响。药物可通过多种途径改变其他药物的效应：① 影响药物作用的靶位（如效应器官、组织、细胞受体）；② 作用于同一生理系统或生化代谢途径（如影响某些酶的活性）；③ 改变药物的输送机制；④ 改变电解质平衡。

药效学的相互作用最终导致两种结果：作用增强或作用减弱。作用增强可以是疗效增强，也可以是毒性增强；作用减弱可以是疗效减弱，也可以是毒性减弱。

5.2.2　药物相互作用引起的严重不良反应

药物相互作用引起的不良反应可以发生在许多方面，本节主要列出临床上药物相互作用引起的常见严重不良反应，以引起重视。

1. 高血压危象

（1）单胺氧化酶抑制剂（帕吉林、呋喃唑酮等）与促进去甲肾上腺素自贮存部位释放药（麻黄碱、间羟胺等）、三环类抗抑郁药、胍乙啶、左旋多巴合用，会引起去甲肾上腺素的大量堆积，出现高血压危象。

（2）三环类抗忧郁药与胍乙啶、倍他尼定（苄甲胍）、异喹胍等合用，能抑制末梢上的胺泵阻止胍乙啶等被摄取，使胍乙啶等不能发挥降压作用而引起高血压危象。

（3）三环类抗抑郁药也能阻止肾上腺素能神经末梢对去甲肾上腺素的重摄取，与肾上腺素或去甲肾上腺素合用引起高血压危象。

（4）应用单胺氧化酶抑制剂的患者，摄入含高酪胺的食物或饮料（奶酪、含醇饮料、浓缩酵母提取物、蚕豆荚、腌鲱鱼）后，也可发生高血压危象。

2. 严重低血压反应

（1）氯丙嗪不宜与氢氯噻嗪、呋塞米、依他尼酸等合用，这些利尿药具降压作用，可以明显增强氯丙嗪的降压反应，引起严重的低血压。

（2）氯丙嗪与肾上腺素合用可导致肾上腺素升压的翻转引起严重低血压。

（3）普萘洛尔不宜与氯丙嗪、哌唑嗪、硝苯地平（硝苯吡啶）合用，合用能引起严重的低血压。

3. 心律失常

（1）强心苷不宜与排钾利尿药或糖皮质激素合用，后两者均可促进钾排出，使血钾降低，引起强心苷作用的增敏，易发生心律失常。静脉滴注葡萄糖溶液与两性霉素亦可使血钾降低，应加注意。强心苷也不宜与钙盐合用（特别注射钙盐），因为血钙升高可增强心脏对强心苷的敏感性，易致心律失常。强心苷与利血平合用后，因两者均可使心动过缓，易诱发异位节律。

（2）奎尼丁与氯丙嗪、氢氯噻嗪等碱化尿液的利尿药、胺碘酮等合用，均可引起严重的心律失常。氯丙嗪对心脏具有奎尼丁样作用，两药合用可致室性心动过速。奎尼丁与氢氯噻嗪等碱化尿液的利尿药、某些抗酸药或碱性盐类合用，由于尿液碱化，可促进奎尼丁由肾小管重吸收，提高血药浓度，引起心脏毒性反应。

（3）维拉帕米不宜与 β 受体拮抗药合用。因用过 β 受体拮抗药者，静脉注射维拉帕米易引起心动过缓、低血压、房室传导阻滞、心力衰竭、甚至心脏停搏。

4. 出血

（1）香豆素类（双香豆素、硝苄丙酮香豆素、华法林等）口服抗凝药与考来烯胺、液体石蜡、阿司匹林、双嘧达莫、消炎痛、布洛芬、萘普生、甲磺丁脲、氯磺丙脲、苯妥英钠、氯贝丁酯、西咪替丁、哌甲酯等可产生药物相互作用，引起香豆素类药物的抗凝作用加强，导致出血反应。

（2）肝素与阿司匹林、双嘧达莫合用，也需十分谨慎，后两者都能抑制血小板聚集，合用后抗凝作用大大增强，有出血的危险；肝素与依他尼酸合用易引起肠道出血。

5. 呼吸肌麻痹

（1）全身麻醉药（乙醚、硫喷妥钠等）、琥珀胆碱、普鲁卡因胺、硫酸镁、林可霉素、多黏菌素及氨基苷类抗生素不能互相合用，因为这些药物具有神经肌肉接点传递阻滞作用，协同引起呼吸肌麻痹，注射时对呼吸肌作用更明显。乙醚与单胺氧化酶抑制剂合用，也可引起呼吸麻痹。

（2）氯霉素不宜与氨基苷类合用，因前者抑制呼吸中枢加重后者的呼吸麻痹。

（3）利多卡因可加强琥珀胆碱的骨骼肌松弛作用，合用时可引起呼吸肌麻痹。

（4）环磷酰胺能抑制假性胆碱酯酶的活性，使琥珀胆碱不易灭活，从而加强其骨骼肌松弛作用,两药合用后可导致呼吸肌麻痹。

6. 低血糖反应

(1) 口服降糖药甲苯磺丁脲不宜与长效磺胺类、保泰松、呋塞米等合用,这些药物与血浆蛋白结合率高,可置换血浆蛋白结合的甲苯磺丁脲而使之浓度升高,降血糖作用明显增强,从而引起低血糖反应。保泰松还能抑制肝微粒体酶对甲苯磺丁脲的代谢,亦能增强药效。

(2) 甲苯磺丁脲不宜与氯霉素合用,氯霉素能明显抑制肝微粒体酶,减慢甲苯磺丁脲的代谢,使其降血糖作用明显增强。合用时如不减少甲苯磺丁脲剂量,可引起低血糖反应。

(3) 普萘洛尔、胍乙啶等与抗糖尿病药物合用,可引起严重的低血糖反应,普萘洛尔还可掩盖降血糖药引起的急性低血糖先兆症状,应特别引起注意。

7. 严重骨髓抑制

(1) 甲氨蝶呤不宜与水杨酸类、磺胺类、呋塞米合用,它们可从血浆结合部位将甲氨蝶呤置换出来,血中游离型甲氨蝶呤的浓度升高,对骨髓抑制明显增加,可引起全血细胞减少。

(2) 别嘌醇不宜与硫唑嘌呤、巯嘌呤合用。别嘌醇抑制黄嘌呤氧化酶,使后两药代谢减慢,血药浓度提高,对骨髓抑制加强,如需合用,必须减少硫唑嘌呤、巯嘌呤的用量。别嘌醇亦能加强环磷酰胺对骨髓抑制,作用机制未明。

8. 听力下降

(1) 依他尼酸、呋塞米、氨基苷类抗生素均可损伤第八对脑神经,合用后作用相加,耳聋的发生率明显增加,尤其是尿毒症患者更易发生。

(2) 氨基苷类抗生素不宜与抗组胺药(尤其是苯海拉明、茶苯海明)合用,抗组胺药可掩盖这类抗生素的听神经毒性症状,不易及时发觉。

9. 肾上腺皮质功能衰竭

国内曾有报道,结核患者反复应用利福平引起内源性的氢化可的松代谢加速,导致肾上腺皮质功能不全。

根据病情合理地联合用药能够达到增强疗效、减少或延缓耐药性的目的;不合理的联合用药可使药效减弱,不良反应增强,甚至引起严重毒性。药物相互作用的不良反应危害性极大,需要临床医师给予极大的重视。为尽量避免不合理用药,临床医生应做到以下几点:① 正确诊断疾病,合理用药。② 掌握药物可能引起的不良反应,重视药物的禁忌证,熟悉和精通药物间的相互作用。③ 联合用药时,注意选择有益的药物相互作用,避免有害的药物相互作用。尽量减少联合用药的种类。④ 详细询问病史和用药史,慎重或避免使用已发生不良反应的药物。⑤ 对老年患者和易发生药物相互作用不良反应的体质及肝肾功能减退、药物清除率低的患者,应慎重选用药品和剂量,做到个体化给药。⑥ 对于治疗窗很窄的药物应提高警觉,必要时要做好药物咨询及血药浓度监测。只要医、护、药人员合理用药,细心监护,及时发现,及早处理,药物相互作用的不良反应是可以预防和避免的。即使发生不良反应,经过适当的处理,大多数患者也可以很快恢复。

(胡爱萍)

【复习思考题】

1. 按作用机制的不同,药物相互作用主要表现为哪几种方式?

2. 药物相互作用引起的严重不良反应有哪些?应如何预防药物相互作用的不良反应?

第6章

特殊人群的临床用药

➡ **重点内容**

1. 妊娠期用药特点及剂量调整。
2. 妊娠期用药与药物致畸。
3. 哺乳期妇女用药。
4. 胎儿的药物代谢动力学特点和用药。
5. 新生儿、儿童期用药。
6. 老年人用药特点及常见问题。

特殊人群是指孕妇、哺乳期妇女、新生儿、婴幼儿、儿童及老年人。这些人群在用药时,由于机体本身病理生理功能改变或发育不完善,导致药物代谢动力学和药物效应动力学均出现明显改变,或加速或减慢,或增强或减弱。

在孕产期,妇女用药将有可能对胚胎或胎儿形成及出生后生理功能造成影响。新生儿、婴幼儿及儿童期患者的各种生理功能尚处于发育和完善阶段,对药物的代谢和效应都与成人有较大差异。而在老年人则各种生理功能逐步衰退,又常患有多种疾病,需要用多种药物,他(她)们对药物的反应又复杂多样。由于这些人群在药效学和药动学方面与一般成年患者存在明显的差别,临床医生必须高度重视这些特殊人群的生理学特点,做到安全有效地用药。在目前我国计划生育、优生优育及人口快速老龄化社会背景下,对保护这些人群的健康和提高生活质量尤为重要。

6.1　妊娠期及哺乳期妇女用药

由于胎儿生长发育的需要,孕期妇女机体发生一系列适应性生理性变化,尤其是胎儿、胎盘的存在及有关激素的影响,使药物在孕妇体内的吸收、分布、生物转化及排泄过程均有不同程度的改变。在分娩后,哺乳期妇女的生理特点逐步恢复正常,但需哺乳,某些药物可以通过乳汁影响新生儿或婴儿的生理。由于妊娠期和哺乳期妇女特殊的生理特点,相同药物治疗方案可能产生不同的临床表现,此外,不同孕期胎儿对药物的敏感性不同,影响药物的选用。因此,对孕期和哺乳期妇女用药时除了考虑孕妇、哺乳妇女本身适应性生理变化之外,还需考虑到胎儿的安全性。

6.1.1　妊娠期药物代谢动力学特点

1. 药物的吸收

由于妊娠期大量雌激素、孕激素的影响,胃酸和蛋白酶分泌量减少,胃肠道的 pH 值发生改变,影响药物在胃肠道内的释放和解离,使药物在消化道内的吸收变得较为复杂,弱酸性药物如水杨酸吸收减少,而弱碱性药物如镇痛、安眠药吸收增加。妊娠期孕激素可使胃肠道运动减弱、减慢。这种改变可延长胃的排空时间,对主要在胃肠道吸收的药物而言,可延缓其吸收速率,使药物吸收峰推迟,又由于药物通过肠道时间延长,使难溶性药物吸收程度增加,提高生物利用度,如地高辛。

2. 药物分布

(1) 分布容积:妊娠期妇女体内体液组成发生改变,体液总量约增加一倍,血浆增加多于红细胞,血液稀释,造成药物分布容积增加,故妊娠期妇女的血药浓度低于非妊娠期妇女。正常妊娠后期血浆容积约增加了 $35\% \sim 50\%$,若药物的清除率不变,维持剂量不变,则给药的负荷剂量应随分布容积的增加而加大。

(2) 血浆蛋白结合率:由于妊娠期妇女血浆容积增加,血浆蛋白被稀释,造成生理性血浆蛋白浓度低下。同时很多白蛋白结合部位被一些与妊娠有关的内分泌激素占据,使药物与蛋白结合能力下降,游离型药物增加,使药物的效应及不良反应均起变化,某些药物可经胎盘转运到胎儿体内。体外试验已证明,在妊娠期蛋白结合率降低的药物有地西泮、苯妥英钠、苯巴比妥、哌替啶、地塞米松、普萘洛尔、水杨酸类及磺胺异噁唑等。

3. 药物消除

(1) 代谢:妊娠期间,肝脏对药物的代谢能力有所增加。这与妊娠时孕激素浓度增高,引起肝脏微粒体药物羟化酶活性增加有关。

(2) 排泄:妊娠期由于心搏出量增加,肾血流量增加 $25\% \sim 50\%$,肾小球滤过率和肌酐清除率均有增加。一些主要以原形经肾排泄的药物或活性代谢物排出增多,如硫酸镁、地高辛、碳酸锂等,按非孕妇给药方案给药,其血药浓度降低。锂的清除率在妊娠 $7 \sim 8$ 个月时比分娩后高若干倍,地高辛的平均稳态血药浓度在此期间仅为分娩后的一半。许多抗菌药如青霉素类、氨基苷类及呋喃妥因等,在妊娠后期的血药浓度也有降低,这是妊娠期分布容积和肾清除率增加等的综合结果,为了达到有效浓度,需增加剂量。晚期妊娠仰卧位时,肾血流量减少而使经肾排出的药物作用延长,因此,孕妇应采用侧卧位,以免影响药物的消除。

4. 孕妇用药的剂量和给药间隔调整

由于孕妇的特殊生理导致的药动学特点不同于非孕妇,故在用药时需要对药物的剂量和给药时间间隔进行调整。如果已知某药非孕妇给药方案,孕妇的用药剂量及给药间隔以非孕妇女用药剂量或给药间隔乘以分数(Q_{ke})或分布容积分数(Q_v)获得。孕妇消除速率常数 K_{el} 与非孕妇消除速率常数 K_e 存在相关性,消除速率分数可用下式表示:

$$Q_{ke} = \frac{k_{e1}}{k_e} \tag{6.1}$$

Q_{ke} 表示孕妇与非孕妇消除速率的差别,与之相应的是孕妇表观分布容积 V_d 与非孕妇的表观分布容积 V_d 之间的差别,可用同样方式表示:

$$Q_V = \frac{V_{d1}}{V_d} \tag{6.2}$$

由于妊娠期妇女生理发生变化,体液组成变化,许多药物的表观分布容积发生变化,根据表观分布容积的定义,要想获得与非孕妇相同的血药浓度,则用药剂量需要用 Q_V 进行校正,孕妇的负荷剂量计算如下:

$$D_1 = D \times Q_V \tag{6.3}$$

符合一级消除动力学规律的药物的消除半衰期与其消除速率常数成反比。因此:

$$Q_{ke} = \frac{k_{e1}}{k_e} = \frac{t_{1/2,1}}{t_{1/2}} \tag{6.4}$$

如果已知某药的 Q_{ke} 或孕妇的半衰期或表观分布容积,则可据此进行给药方案的设计。

6.1.2　药物经胎盘的转运与代谢

在整个妊娠过程中,母体—胎盘—胎儿形成一个生物学和药物代谢动力学的单位,其中胎盘这个特殊的器官起着重要的营养物质和药物的转运功能。胎盘屏障为胎盘绒毛与子宫血窦之间的屏障。事实上,胎盘对药物的转运并无屏障作用,因为胎盘对药物的转运与一般的毛细血管无明显差异,几乎所有药物都能通过胎盘转运到胎儿体内。药物本身的特点和母体胎儿两侧药物浓度差是影响药物转运速度和程度的主要因素。简单扩散是胎盘药物转运的主要方式,相对分子质量小、脂溶性高、游离型、解离少的药物易通过胎盘。

1. 影响胎盘药物转运的因素

(1)药物因素

1)相对分子质量:相对分子质量在 250～500 的药物易通过胎盘,超过 1000 则很难通过。

2)药物的脂溶性和解离度:药物的胎盘转运受药物脂溶性和解离度的影响很大。多数药物均为弱电解质,当药物分子处在非解离状态,脂溶性较高,易通过胎盘,而解离后脂溶性降低,不易通过胎盘。由于药物的解离度与体液 pH 和药物的 pKa 有密切的关系,胎盘两侧的 pH 值差异可造成不同的药物在胎盘两侧的分布不同。在生理情况下,胎盘两侧存在 pH 梯度,胎儿血 pH 通常较母体低 0.1,因此,当药物转运达到平衡时,弱酸性药物较多集中在偏碱的母体一侧,而弱碱性药物较多集中偏酸的胎儿一侧。

3)血浆蛋白结合力:在母体内,药物与血浆蛋白结合形成大分子物质,妨碍药物通过胎盘,同量的药物与血浆蛋白结合越多时,进入胎儿体内的药物量就越少,反之,则越多。妊娠期母体的血浆容量增加,血液稀释导致血浆蛋白相对减少,分娩时胎儿的血浆白蛋白水平升高并可超过母体水平。妊娠期母体应用苯妥英钠、华法林、地西泮、地塞米松、普萘洛尔、水杨酸类、苯巴比妥类等均可使游离型药物浓度增高,通过胎盘增加。现已证实,临产时给予地西泮和其他苯二氮䓬类药物,均可经胎盘迅速转运,并在新生儿体内蓄积,产生有害影响。此时测得胎儿—母体地西泮浓度比率在 2 左右。

（2）胎盘因素：胎盘的有效膜面积、胎盘厚度和胎盘血流量会影响药物的转运。随胎儿的发育，可供母体—胎儿物质交换的有效膜面积迅速增大，胎盘灌流也会相应增加。妊娠早期胎盘膜较厚，药物通过时间会延长，但进入胎儿体内脂溶性药量并不减少。大多数药物的胎盘转运是通过子宫—胎盘循环和胎盘—胎儿循环完成。影响两种循环血流量的因素可相应改变药物的转运。例如，先兆子痫患者常伴有子宫—胎盘循环障碍，会使某些相关的胎盘转运能力下降。

2. 胎盘的药物代谢

胎盘除具有转运功能外，尚具有代谢药物的功能。药物在胎盘中的代谢远不及胎儿肝脏，但现已确定胎盘也具有氧化、还原、水解和结合等代谢形式的催化系统，以水解和还原最为活跃。一系列化学结构不同的内源性物质和外源性物质，除肾上腺素、组胺、雌激素可经胎盘代谢外，5-羟色胺、乙酰胆碱和多肽类激素如胰岛素、缩宫素、加压素和血管紧张素等亦可被胎盘代谢，某些药物经胎盘代谢，使其转变为能较快转运的物质再转入胎儿血液中，如核黄素，经胎盘转化成腺嘌呤核黄素二核苷酸再裂解为核黄素，释放到胎儿血液。又如氢化可的松、皮质醇及泼尼松通过胎盘转化失活为 11-酮衍生物，而地塞米松通过胎盘时不经代谢直接进入胎儿体内。因此治疗孕妇疾病，可用泼尼松；治疗胎儿疾病时则宜用地塞米松。胎盘含有特殊的混合功能氧化酶系的催化酶，它同肝药酶（CYP）一样被含有多环的芳香烃类化合物所诱导，妊娠期妇女吸烟可显著改变此酶的活性。

6.1.3　胎儿药动学特点

胎盘不能完全保护胎儿免受药物的影响，大多数药物仍可通过胎盘屏障进入胎儿体内，而胚胎和胎儿各阶段的各器官功能尚处于不断发育、完善阶段，容易受药物干扰和诱导而出现畸形甚至死胎，故药物在胎儿体内过程有它的特殊性。

1. 药物在胎儿体内吸收

大多数药物经胎盘直接转运到胎儿体内，部分药物可经羊膜进入羊水中；游离型药物可经胎儿皮肤吸收；妊娠 12～15 周后药物还可被胎儿吞饮羊水进入胃肠道吸收；从胎儿尿中排出的药物又可被胎儿吞饮羊水重新进入胎儿体内，形成羊水—消化道循环。故在羊膜腔内注药亦为胎儿给药途径之一。

2. 胎儿药物分布

有些物质在母体和胎儿组织内分布状态基本一致，如甲丙氨酯和尿素等；有些药物对母体和胎儿组织则有不同的选择性，在胎儿和母体组织内分布不同，如妊娠 12～16 周给母体 ^{14}C-地西泮，可见胎儿体内地西泮的浓度较母体血浆浓度高。药物在胎儿体内分布的特点与下列因素有关：

（1）在胎儿，药物的血浆蛋白结合率明显低于母体血浆蛋白，故进入组织的游离型药物增多。

（2）胎儿不同组织的摄取药物可能存在选择性，脂溶性大的药物分布于如脂质成分比例高的组织，如肾上腺、卵巢和肝脏等；然而，胎儿脑组织含水量较高，故脂溶性药物在脑组织内蓄积的概率较小。

（3）近有报道，在妊娠中期胎儿约有 1/3～2/3 脐静脉血可绕过肝脏经静脉导管分流，这将大大增加未经处理的有活性的药物直接到达胎儿心脏和中枢神经系统。这一点在孕妇快速静脉给药时应予足够的重视。

3. 胎儿药物代谢

由于胎儿组织发育或功能不全,胎儿对药物的代谢能力有限许多药物的代谢主要在肝脏组织中进行,胎龄 14～25 周的胎儿,每克肝组织含有与成人相当的 CYP 酶,但胎儿和成人的 CYP 酶的构型可能是不同的。此外,胎儿肝细胞微粒体中含有催化氧化过程的某些酶类,但不含催化葡萄糖醛酸苷类形成的酶类,故胎儿对药物的解毒功能是不足的。不少药物,如巴比妥、氨苯磺胺、水杨酸类和激素等,在某些条件下胎儿药物浓度可超过母体数倍,达到毒性浓度,特别是妊娠前半期,由于胎儿的血脑屏障不完善,巴比妥类等药物可在脑中及肝脏中蓄积。

芳香族化合物羟化时形成环氧化物,此物可同细胞大分子结合,因而影响正常器官发育。已证明在胎龄 6～7 周时,胎儿肝脏既有羟化芳香族化合物的能力,尽管此时羟化能力尚低,但可能与致畸有关。

还必须指出,药物在胎儿体内代谢规律是将极性小的脂溶性高的药物代谢为极性大的亲水性大的物质,但此亲水性的物质较难通过胎盘屏障,这将减少药物从胎儿循环通过胎盘扩散至母体,而在胎儿体内蓄积。有报道,地西泮的代谢 N－去甲地西泮在胎儿肝内蓄积与此过程有关,沙利度胺(Thalidomide 反应停)的亲水性代谢物在胎儿体内蓄积也与此有关。

4. 胎儿药物排泄

妊娠第 11～14 周开始,胎儿肾脏有排泄功能,但能力低下。胎儿肾脏结构于妊娠第 36 周基本发育成熟,但和成人相比还有很大的差距,肾小球滤过面积和肾小管容积都相对不足,故许多药物在胎儿体内排泄缓慢,易造成蓄积。如氯霉素和四环素在胎儿体内排泄速度较母体明显减慢,故反复大剂量注射有可能蓄积,并造成对胎儿损害。

6.1.4 妊娠期用药与致畸

1. 妊娠期用药与致畸的关系

致畸作用是指有的药物能影响胚胎的正常发育而导致畸形。由于妊娠期母体和胎儿各具特殊的生理特点,在此期间用药,药物可经胎盘转运进入胎儿体内,影响胎儿的生长发育。由于导致胎儿畸形的因素是多方面的,因此目前还很难估计究竟有多少畸形与药物有关,究竟有多少药物有潜在的致畸作用。

一般来说,生长迅速的器官最易受毒物的影响。快速分化的胚胎对某些能影响细胞分裂、酶、蛋白质和 DNA 合成的药物十分敏感,如细胞毒药、烷化剂和抗代谢药等,因此,如果在胚胎发育的关键阶段用药,可能导致畸胎发生。有些药物,如苯巴比妥在小剂量应用时可能无害,而在大剂量下就可能有致畸的危险,还有些药物的致畸作用在短期内还不易被发现,但是有些药物,如沙利度胺即使小剂量也会发生明显的致畸作用。沙利度胺曾在大约 10 个品系的大鼠和 15 个品系的小鼠中试验,并未发现有致畸作用,但在人类却能产生明显的致畸后果。现已证实,沙利度胺本身无致畸作用,但若在体内转化为环氧化代谢物后,就具有致畸毒性,而此转化过程仅在对沙度利胺致畸敏感的种属发生。由此看来,人类还应重视对药物代谢产物的致畸性的研究。

由于妊娠不同阶段胚胎发育的特点,药物的致畸作用也各不相同。不同药物可作用于怀孕的不同时期。一般来说,在妊娠的前 3 个月中用药易致胎儿畸形,因此时受精卵正处在相继分化的阶段,各系统尚未完全形成,易受药物的影响。妊娠 4 个月以上胎儿各器官已形成,此时药物的不良影响主要表现为发育迟缓和功能的缺陷。主要致畸的药物见表 6-1。

表 6-1　常见有致畸作用的药物

药　　　物		致畸时间	畸形(或毒性)表现	其　　他
中枢抑制药	苯巴比妥、苯妥英钠		腭裂、兔唇、先天性心脏病	血小板减少、肝功异常
	氯丙嗪	整个妊期	视网膜病变	
	氟哌啶醇	整个妊期	四肢畸形	
	眠尔通、地西泮、利眠宁	妊娠早期	多种畸形	
抗抑郁药	丙咪嗪	妊娠早期	短肢缺损、兔唇	
	苯丙胺	妊娠早期	无脑儿、心脏缺损、畸形足、兔唇	
抗过敏药	苯海拉明、扑尔敏、敏克静、安其敏	妊娠早期	腭裂、肢体缺损、小肢症、神经系统发育障碍	其他潜在性致畸作用
抗凝血药	双香豆素、华法令	整个妊期	软骨发育不全、鼻缺陷	出血或死亡
激素类药	己烯雌酚	整个妊期	脑积水、内脏畸形、女婴阴道腺癌、男婴睾丸发育不全	死胎、早产、肾上腺皮质功能不全
	孕酮、睾丸酮	妊娠早期	女婴男性化	
	口服避孕药	妊娠早期	先天性心脏病	
	可的松	妊娠早期	无脑儿、腭裂	
抗癌药	氨甲蝶呤	妊娠早期	脑积水、兔唇、腭裂、无脑儿腭裂、四肢或外耳缺损、多发性畸形、脑膜膨出	流产、死胎
	环磷酰胺	妊娠早期		
	马利兰	妊娠早期		
	6-巯基嘌呤	妊娠早期		
抗疟药	乙胺嘧啶、氯喹奎宁	整个妊期	脑积水、四肢缺陷、先天性耳聋	死胎
		整个妊期		
抗生素	卡那霉素、庆大霉素、链霉素	整个妊期	胎儿听力障碍	囟隆起、死胎
	四环素类	整个妊期	手指畸形、先天性白内障、溶血性贫血、牙发黄、齿、骨发育不良、先天性耳聋	
解热镇痛药	阿司匹林、氨基比林	妊娠早期	中枢神经系统和肾脏畸形	

改自：刘海田.药物不良反应检测技术与安全用药分析评价方法实用手册.北京：北京电子出版物出版中心，2003 年版第 76-77 页。

2. 与致畸有关的药物分类

美国食品药品管理局(FDA)根据动物致畸试验和临床经验将用于妊娠期的药物分为 A、B、C、D 和 X 五类。

A 类　妊娠早期应用，未见对胎儿有损害，其危险性相对较低，但仍必须坚持没有充分适应证绝不用药的原则。

B类　动物试验未证实有致畸作用,但尚缺乏临床对照观察资料,或在动物试验中观察到对胎仔有损害,但临床对照观察未能证实。许多临床常用药物均属此类。

C类　动物试验中观察到对胎仔有损害,但缺乏临床对照观察资料;或动物和临床观察资料皆缺乏。

D类　临床观察资料已说明对胎儿有一定损害,但又非常需要用于孕妇疾病治疗,一般无替代药物。此时,可权衡其危害性和临床适应证的大小,以决定取舍。

X类　动物实验资料和临床观察均证实对胎儿有严重的致畸作用,属妊娠期禁用之列。

目前各类药物对胎儿的影响仍知之甚少。由于多数药物的特点尚未被阐明,故妊娠期用药应当慎之又慎。见表6-2。

表6-2　妊娠期用药分类

人群研究	动物研究		
	＋	－	无确切资料
＋	X级或D级	X级或D级	X级或D级
－	B级	A级	A级或B级
无确切资料	C_1级	B级	C_2级

注:＋ 致畸阳性,－致畸阴性。A、B、C_2:仅在必需,在孕期可用。C_1:已证明对胎儿利大于弊,在怀孕期间可用。D:若怀孕使用,应告知对胎儿可能有危害,此类药物应慎用。X:孕期和准备怀孕妇女禁用。

6.1.5　妊娠期常用药物的选择

1. 妊娠期用药原则

(1)谨慎用药:孕期尽量避免非必需用药,用药不当对胎儿的有害影响包括致死、致畸、致病以及生长发育障碍等。避免应用不了解的新药。

(2)合理用药:当患病确实需要用药时,需权衡利弊选择疗效确切并对胎儿、母亲都比较安全的药物。要做到正确选择药物,首先要了解、清楚掌握妊娠期用药的分类系统,通过临床使用经验和研究资料分析,已证实哪些药物对孕妇、胎儿是安全的;哪些药物是相对安全;哪些药物对孕妇、胎儿是不安全的。已证实是安全的药物可以放心大胆使用,不安全的药物必须禁止使用。相对安全的药物,也一定要谨慎,权衡利弊使用。孕妇用药一定要在医生的指导下进行。就诊时,应向医生讲清怀孕的时间,以便医生恰当选用药物。为防止药物诱发胎儿畸形,在妊娠前3个月,以不用C、D类药物为好。在妊娠3个月后使用C类药时也需权衡利弊,确认利大于弊时方能应用。一般情况下D类药物在孕期禁止使用。

(3)避免滥用药物,防止发生意外。避免联合用药。

(4)注意个体化治疗:由于妊娠期妇女和胎儿的特殊生理,使用药物时注意选择个体化的药物方案。

2. 抗感染药物的选择

抗菌治疗学的一般性原则同样适用于妊娠期。然而由于妊娠期生理改变,往往会影响药物的药动学过程;必须考虑的重要问题是药物对胎儿的影响。虽然通常抗生素的应用有利于胎儿,但也有某些药物的作用是有害的。

（1）抗菌药物

1）B类抗菌药物抗生素:青霉素类该类抗生素阻碍细菌细胞壁的合成,哺乳类动物无细胞壁,故对人体毒性最小,不致畸。但其缺点是抗菌谱较窄,对细菌产生的β-内酰胺酶不稳定,易产生耐药性,对酸不稳定,不能口服,易出现过敏反应。如氨苄西林的蛋白结合率低,易透过胎盘屏障,适用于胎儿宫内感染。半合成、复合青霉素类制剂已从多方面弥补了这些缺点,既耐酸或耐酶又为广谱抗生素,还不易产生过敏反应。阿莫西林＋克拉维酸的复方制剂已在妊娠妇女中使用,尚未见不良反应的报道。虽然每一种制剂的抗菌谱有所不同,但共同点是无致畸胎作用。

第三代头孢菌素类也已广泛用于妊娠期,如头孢噻肟和头孢他啶,这类药物易通过胎盘屏障,在胎儿血及羊水中均可达到有效的杀菌浓度。与青霉素类抗生素比较,具有抗菌谱较广、耐β-内酰胺酶、耐酸及过敏发生率低的特点。

大环内酯类抗生素对一般细菌引起的呼吸道感染很有用,对支原体、衣原体、弓形体等也有效;血药浓度不高,但组织分布良好,毒性低,过敏反应少,是孕期可安全使用的抗生素,怀孕全过程可予应用。对青霉素过敏合并呼吸道感染的孕妇可首选此类药物,如阿奇霉素。但这类抗生素对胎儿感染的治疗较差,如红霉素的胎盘转运率为10％,故在胎儿的血液循环中的药物浓度相对较低,将限制其对胎儿潜在性感染的治疗,如梅毒。

2）C类抗菌药物:喹诺酮类抗菌药作为人工合成的抗菌药物,具有低毒、高效、广谱和分布广的特点,无致畸致突变作用。回顾性研究表明,该类抗菌药可引起年幼动物的关节病变,影响软骨发育,也影响神经精神活动,妊娠期避免应用。如诺氟沙星、环丙沙星等。

磺胺类药物虽无明确的致畸作用,但进入胎儿体内后,与胎儿血中胆红素竞争血浆蛋白的结合部位,使血浆游离型胆红素增高,通过血脑屏障,致胎儿脑损伤或出生后新生儿核黄疸,故妊娠期避免应用。

氯霉素类抗生素可通透胎盘进入胎儿体内,因胎儿肝脏中缺乏葡萄糖醛酸转移酶,而发生药物蓄积;孕后期用药胎儿娩出后可出现"灰婴综合征",且氯霉素可引起"再生障碍性贫血",故孕早、中期慎用,孕晚期禁用。

克林霉素对厌氧菌所致的软组织感染有效,故可用于绒毛羊膜炎及产后感染,偶可引起伪膜性结肠炎。

3）D类抗菌药物:氨基糖苷类药物具有耳毒性、肾毒性。四环素类该类药物是典型的致胎儿畸形药物,可致胎儿四肢发育不良和短肢畸形、牙蕾发育不良和孕妇肝功能衰竭。这些药物在孕期应禁用。

（2）抗真菌药:妊娠期约有10％妇女可能患有白色念珠菌阴道炎,常见于使用广谱抗生素或激素治疗后或糖尿病患者。应用制霉菌素、克霉唑和咪康唑常可奏效,且未见对胎儿有明显不良反应。由于这些抗菌药一般作局部用药,对胎儿的影响较小,相对较为安全。酮康唑对大鼠有致畸作用,故孕妇应避免使用。

（3）抗病毒药:此类药物对胎儿的危害尚未研究确证,阿昔洛韦对动物无致畸作用,目前已试用于中、晚期妊娠期疱疹病毒感染的治疗,未见不良影响,由于对其抗病毒的机制了解不确切,故最好不要用于无合并症的皮肤黏膜疱疹,仅用于重症病毒性全身感染。阿糖腺苷、齐多夫定亦可用于治疗全身性疱疹病毒感染及新生儿病毒性脑炎。

（4）抗寄生虫药：氯喹对妊娠中疟疾发作的治疗意义超过药物本身对胎儿的轻度危害。奎宁除具有堕胎作用之外，还可提高畸胎发生率。伯氨喹根治间日疟应推迟至妊娠之后。滴虫性阴道炎在孕妇中亦较常见，甲硝唑经几十年的临床应用，无明确的致畸报道，是较安全的药物，但口服时应禁酒。

2. 心血管系统药物

（1）抗高血压药物：近年来应用 β 受体阻断药治疗妊娠高血压取得一定疗效。普萘洛尔的疗效确切，但有报道可致胎儿宫内发育迟缓。阿替洛尔半衰期较长，对血压的控制较稳定。拉贝洛尔具有 α、β 受体阻断作用，未发现胎儿畸形，但由于拉贝洛尔可阻止新生儿的交感神经效应，故对其影响有待进一步研究。噻嗪类利尿药不宜用于妊娠期，一方面早孕期应用有致畸作用，另一方面可导致水电解质的平衡失调。钙拮抗药硝苯地平近年来用于治疗妊娠中、晚期高血压病，有较好的疗效，此外，对子宫平滑肌有松弛作用。适量应用硫酸镁治疗妊高征未见对胎儿有不良影响，但须严格控制剂量，否则会抑制中枢神经系统，并阻断神经肌肉接头传导，引起严重不良反应。目前，广泛应用的血管紧张素转换酶抑制剂及拮抗剂在妊娠高血压治疗中禁用，如卡托普利可诱发羊水过少，引起胎儿发育迟缓、宫内窒息、死胎，可增加胎盘早剥及新生儿低血压等并发症，这类药物还具有致畸危险和胎儿颅骨软化，禁用于妊娠期妇女。

（2）强心苷和抗心律失常药：地高辛常用于慢性心功能不全的孕妇，对母体不产生毒性的剂量下，对胎儿无不良影响，由于其易通过胎盘，故亦可用地高辛治疗控制胎儿室上性心动过速。其他抗心律失常药如利多卡因、普鲁卡因也可用于治疗胎儿宫内心动过速。

3. 镇静药和抗惊厥药

苯二氮䓬类、巴比妥类药物易通过胎盘，由于胎儿代谢能力有限，故其体内的药物浓度可达到甚至超过母体水平。妊娠早期应用巴比妥类是否致畸，说法不一，但小剂量、短期应用对胎儿可能无不良影响。分娩期使用，可产生广泛的抑制作用，并可缩短新生儿的快动眼睡眠时相（REM）。苯二氮䓬类镇静催眠药均为亲脂性物质，可迅速通过胎盘进入胎儿体内。研究发现，妊娠早期应用地西泮与婴儿口裂有关，但发生率较低，大约为自然发生率（0.1%）的 2～4 倍。妊娠后期重复给予容易造成胎儿体内蓄积，引起新生儿张力减退。分娩前 15h 给予 30mg 或更大剂量的地西泮能引起婴儿呼吸抑制、张力减退、进食减少和抑制产热等反应。母亲长期使用这些药物，新生儿可出现戒断综合征，表现为兴奋、不安、震颤、反射亢进、哭泣、睡眠障碍和呕吐等，故应避免习惯性使用。

苯妥英钠为常用抗癫痫药，但妊娠期母体单独使用苯妥英钠或合用其他抗惊厥药物，胎儿的唇裂和腭裂、先天性心脏损害或小头畸形的危险性可增加 2～3 倍。也有报道，接受苯妥英钠孕妇的婴儿 30% 有头面部及手指的小畸形，但严重畸形或智力迟钝的发生率无增加，因此须根据病情，权衡利弊作出合理选择。由于苯妥英钠是叶酸拮抗剂，故在应用时可适当补充叶酸，以减少畸形发生。

4. 平喘药

常用的哮喘治疗药物仍可在妊娠期间使用。氨茶碱是妊娠期治疗哮喘的常用药物。近年来，一些选择性 β₂ 受体激动剂，如沙丁胺醇和特布他林（间羟舒喘灵）亦常使用，该类药物也常作为宫缩抑制剂用于早产的治疗。哮喘急性发作时孕妇皮下注射肾上腺素对胎儿未见明显不良反应，除此之外，尚可选用糖皮质激素。

5. 肾上腺皮质激素

妊娠期哮喘、胶原性疾病或需免疫抑制治疗的患者,常需皮质类固醇治疗。氢化可的松注射可用于某些紧急状态,如哮喘持续状态、急性肾上腺功能减退症或肾上腺皮质危象,并可用于预防或治疗肾上腺皮质功能减退患者应激状态下发生的意外,如循环虚脱。强的松龙常可用于支气管哮喘和胶原病的治疗。地塞米松和倍他米松为强效糖皮质激素,广泛应用于早产儿呼吸窘迫综合征(RDS),分娩前 24h 和 48h 单次羊膜腔内注射,具有用量少起效快且不抑制母体免疫系统的优点。

6. 降血糖药

妊娠期糖尿病对胎儿产生巨大影响,如出现胎儿死亡、先天畸形、巨大儿、胎儿低血糖等后果,因此,需给予必要的治疗与监护。一般来讲,治疗糖尿病采用饮食控制、口服降糖药和注射胰岛素等措施降低血糖。考虑到饮食控制对胎儿的影响,单纯饮食控制不能按非妊娠糖尿病患者那样严格。饮食控制降血糖不理想,就需要增加药物治疗。常规的药物治疗包括两大类药物:一类是胰岛素类,此类药物不能通透胎盘屏障,对胎儿血糖无影响,能有效控制母体血糖,降少并发症,是妊娠期糖尿病的首选。注射胰岛素使孕妇血糖接近正常水平,可降低糖尿病患者围产儿死亡率和畸胎的发生率。另一类是口服降血糖药物,包括磺酰脲类、二甲双胍类及 α-葡萄糖苷酶抑制剂等。虽然磺脲类和双胍类两大类药物对治疗非妊娠期糖尿病的效果已得到公认,但对妊娠期糖尿病的治疗仍有待研究。由于磺脲类药物可通过胎盘进入胎儿体内,刺激胰岛分泌过多的胰岛素,致低血糖等反应;双胍类药物虽有较好的降糖效果,因其诱发乳酸性酸中毒,且能通过胎盘,同样可引起胎儿乳酸性酸中毒。这类药物对肝、肾功能都有影响,不适合孕妇使用。也有报道,口服降糖药物治疗妊娠期糖尿病取得较好的效果。

7. 镇吐药

妊娠早期出现的呕吐,在排除出现恶心呕吐的原因后,多数孕妇可通过调整她们的生活和饮食加以克服,而无需治疗。但是严重的妊娠呕吐,可导致酮症、脱水,进而出现电解质紊乱,甚至导致肝、肾损害,可酌情选用 H_1 受体阻断药如异丙嗪、茶苯海明和美克洛嗪,吩噻嗪类药物如氯丙嗪等药物,避免应用具有致畸作用的药物或尚无资料证明的新药。

6.1.6　哺乳期用药

母乳是婴儿最理想的营养品,且含有多种免疫物质,鼓励母乳喂养和提前授乳是有利于婴儿的保健措施。近年来,国内外均推崇母乳喂养。哺乳期妇女用药后,一方面有些药物通过乳汁分泌,一般浓度较低,对乳儿影响小,可视为无害;另一方面,有些药物从乳汁中排泄量相当大,如青霉素类、红霉素、氯霉素、巴比妥类、苯二氮䓬类、水合氯醛、甲硫咪唑和环磷酰胺等,这些药物进入正常乳儿体内,可能产生不良反应。

1. 药物在乳汁中的排泄

哺乳期药物可经乳汁排泄,大多数药物均以被动转运方式进入乳汁。而经乳汁进入婴儿体内的药物主要决定于以下 3 个因素。

(1) 母体的血浆药物浓度:血浆药物浓度依赖于母体内药物的药动学过程,并以药物的分布容积最为重要。由于大多数药物的分布容积均较高,血浆浓度相对较低,因此转运入乳汁中的药物含量有限,不足用药量的 1‰～2‰,但也有例外,如红霉素、地西泮、巴比妥类和磺胺药等。

（2）母体乳汁的转运能力：由于乳汁中脂肪含量较高，因此，脂溶性高的药物易进入乳汁。药物相对分子质量越小，也越容易转运，当相对分子质量小于 200 时，血浆和乳汁浓度相近。乳汁和母体血浆的 pH 值差异也影响药物在乳汁中的浓度，乳汁 pH 值在 7.0 左右，低于母体血浆 pH 值。弱酸性药物在乳汁中的浓度低于血浆浓度，而弱碱性药物在乳汁中的浓度等于或高于血浆浓度。此外，药物与母体血浆蛋白结合率高低也影响药物的扩散，只有游离型的药物才能扩散进入乳汁；结合率高，进入乳汁的药量少。

（3）乳儿生理因素和吸吮乳量：哺乳过程中药物在乳汁转运过程中会发生变化，乳儿胃肠道对乳汁转运也会发生相应改变。乳儿胃肠道对乳汁中的脂溶性药物均可吸收，早产儿、新生儿的胃肠道能吸收某些大分子物质，从而使婴儿对乳汁中的微量药物可能变得敏感。

2. 哺乳期用药

（1）抗感染药物：由于大多数抗生素有较高的分布容积和较低的血浆浓度，故实际进入乳汁的药量很少，多数抗生素的危害是低的。具体药物使用详见表 6-3。

表 6-3　哺乳期妇女抗菌药物用药

	分　类		
	禁用	慎用	可用
药物	四环素类、诺氟沙星、环丙沙星、氧氟沙星、呋喃唑酮、洁霉素、万古霉素、氯霉素	柳氮磺吡啶、大环内酯类药物、磺胺类药物、林可霉素、甲硝唑	青霉素 G、苯唑青霉素、氨苄青霉素、阿莫西林、哌拉西林。头孢氨苄、头孢唑啉、头孢呋新、头孢孟多、头孢噻肟等、氨基糖苷类

（2）抗癫痫药与镇静催眠药：通常在抗癫痫治疗中的母亲仍可进行哺乳。哺乳期妇女使用抗惊厥剂量的巴比妥类药物，一般不会影响婴儿，但当母亲长期或长期过量使用巴比妥类药物时，应十分谨慎。通常一次大剂量比多次小剂量给药更易引起婴儿倦睡。当母亲服用过量苯巴比妥或苯妥因时，除出现嗜睡症状外，婴儿还可能发生高铁血红蛋白血症。若癫痫母亲在用药后乳儿出现嗜睡，可通过减少母乳喂养，并人工喂养补充加以解决。

有报道，反复应用地西泮除可引起婴儿昏睡及体重降低外，还可在婴儿体内蓄积，导致新生儿黄疸，故应避免在哺乳期应用。给予母亲 5～10mg/d 硝基地西泮，母乳浓度 50～100ng/mL，对婴儿可能不会产生毒性作用。

（3）抗精神病药：对氯丙嗪的看法尚有争议，报道有个别婴儿表现倦睡，但也有治疗反应严重致死的病例。三环类抗抑郁药丙咪嗪、去甲丙咪嗪和阿米替林进入乳汁的总量很少，可安全使用。锂可进入乳汁，由于可经胃肠道吸收，对乳儿可引起低血压和倦睡等毒性反应，属禁忌。

（4）镇痛药与抗炎药：低剂量哌替啶、美沙酮虽在母乳中可检出，但含量很低，未必会影响婴儿。吗啡在乳汁中的浓度较高，易产生乳儿中枢神经系统的抑制反应，尤其是呼吸抑制，应禁用。扑热息痛、布洛芬和萘普生可用于产后期；有报道吲哚美辛，用于产后可引起婴儿惊厥；保泰松是一种毒性很强的药物，肌注 750mg 可发现乳汁中有药物存在，因此应谨慎应用保泰松。

（5）心血管药物：据报道，治疗量地高辛、普萘洛尔均可经乳汁中排泄，但因药量有限，对婴儿无害，肼肽嗪、卡托普利、甲基多巴胺等亦可安全应用。新型 β 受体阻断药与血浆蛋白结合率低，游离型药物浓度较高，给予哺乳妇女阿替洛尔、醋丁洛尔，婴儿可出现明显 β 受体阻断症状,应慎用。肾素—血管紧张素—醛固酮系统拮抗剂包括血管紧张素转换酶抑制剂及其受体拮抗剂,因其能通过乳汁分泌,影响乳儿血压,故需慎用。

(6) 抗凝药:肝素为高相对分子质量极性物质,不会进入母乳。华法林可与血浆白蛋白结合,也不会大量在母乳中出现。苯茚二酮则易进入母乳,可导致婴儿出血,若乳母服用苯茚二酮,乳儿在疝切除手术后可出严重血肿,此外,苯茚二酮的过敏发生率亦高,故不宜用于哺乳期。

(7) 抗甲状腺药:硫脲嘧啶与碘(包括放射性碘)是通过主动转运进入乳汁的。若哺乳期应用这些药物,可致乳儿甲状腺功能减退和甲状腺肿,故需用这些药物的母亲应停止哺乳或避免应用。据报道,母乳中丙基硫氧嘧啶的总量不足母亲用量的 0.1%,母亲每日接受 200～300mg,5 个月内乳儿的甲状腺激素未见改变。但在应用时仍应严密监测婴儿的甲状腺素水平。

(8) 其他:皮质类固醇类可少量进入乳汁,哺乳妇女应用强的松 10mg/d,婴儿摄入量有限,未必会对乳儿产生有害影响。乙醇进入乳儿体内的总量可达母亲摄入量的 20%,高浓度乙醇除可引起嗜睡外,尚会抑制排乳反射,故乳母应避免过度饮酒。吸烟可干扰泌乳,尼古丁被吸收可影响乳儿,故必须限量。麦角生物碱可进入乳汁,并影响乳儿,应避免应用。抗肿瘤药物甲氨蝶呤、环磷酰胺可进入乳汁被吸收,故属严格禁忌。

由于某些药物可通过乳汁进入婴儿体内,对婴儿产生影响,因此,哺乳期选药时要慎重,必须注意以下事项:① 乳母用药应具有明确指征,在不影响乳母治疗效果的情况下,选用进入乳汁最少的药物,不要轻易用药;② 乳母用药时间宜选在哺乳刚结束后,与下次哺乳时间相隔 4h;③ 乳母需大剂量、长时间用药,对乳儿可能产生不良影响时,须及时监测乳儿血药浓度或暂停哺乳;④ 若乳母需大剂量用药,但又不能证实该药对乳儿是否安全时,可暂停哺乳;⑤ 慎重考虑,综合各方面因素选择药物。

6.2　新生儿及儿童用药

儿童是指 14 周岁以下小儿,整个儿童期分为新生儿期(出生至 28 天),婴幼儿期(～1岁),幼儿期(～3 岁),学龄前期(～7 岁)及学龄期(～14 岁)。儿童特别是婴幼儿处于不断生长(指机体和器官的增加)和发育(指功能的完善)的过程中。新生儿、未成熟儿在解剖、生化、生理、免疫等诸方面都在经历着一系列迅速而连续的变化,有着许多与成年人明显不同的特点,因此,大多数药物的药动学和药物不良反应与成人有显著差别。在不同年龄组儿童也有一定差异,而且年龄越小,药物在体内的代谢过程差异越大,这构成了儿童用药的特点。"儿童不是小型成人"是儿科用药的众所周知的警句。儿童的不同阶段对药物的反应不仅可能产生量的差异,还可能引起质的不同,这就是儿童药理学要研究的主要内容。为了儿科合理用药,以提高疗效,须减少或避免不良反应,除了正确地选药、正确计算剂量时,深入了解和掌握新生儿和儿童药动学和药效学特点,有利于对儿童用药的理解和掌握。

6.2.1　新生儿及儿童药动学特点

1. 吸收

(1) 口服给药:药物在胃肠道的吸收及生物利用度有赖于药物的理化性质(如药物的崩解、相对分子质量及脂溶性大小等),也有赖于胃肠道 pH 值、吸收表面积、胃排空时间、胆汁合成速度、肠道寄生菌丛及疾病状态的影响。

1) 胃内 pH 值波动：刚出生的新生儿由于胃中有碱性羊水，胃液呈中性，pH 值 6~8，几小时后迅速降至 1~3，约 10d 又逐渐回升到中性，随后胃液 pH 值渐降，直至 2~3 岁才稳定在成人水平。胃酸的多少可影响药物的溶解及解离，但儿童多服用液体剂型，不存在药物溶解的问题；且胃不是药物吸收的主要器官，解离多少对药物的吸收影响不大。胃酸 pH 值的升高，可使某些药物免受胃酸破坏，如青霉素 G、红霉素。因此，胃液 pH 值通过影响药物的非离子扩散和化学稳定性而改变药物的吸收率。

2) 胃排空时间延长：新生儿出生后胃蠕动无规律，胃排空时间延长至 6~8h。约经 6~8 个月后达到成人水平。由于胃排空时间延长，药物在肠道中吸收减少而使峰浓度下降，达峰时间延后，但肠蠕动较慢，药物的生物利用度因此上升。对酸不稳定的药物，如青霉素、氨苄西林等，由于婴幼儿胃酸 pH 值高、肠壁薄、通透性高、胃排空时间延长，其口服吸收率比成人高，生物利用度增加；苯妥英钠、苯巴比妥、核黄素等在相对偏碱的 pH 值时保持解离状态，这些药物吸收减少，生物利用度降低。值得注意的是，新生儿胃排空时间会受喂养食物成分影响，其进食食物含热量越高，胃排空时间越长，食物含脂肪酸碳链越长，胃排空时间也越长。与母乳喂养相比，人工喂养的早产儿胃排空时间更慢，口服给药时应注意。胃排空时间延长可增加药物与胃黏膜接触时间，使吸收增多，但减少了药物在十二指肠的吸收率。

3) 胆汁生成功能低下：新生儿胆汁合成速度较成人慢，且含量少，因此，对某些脂溶性维生素吸收较差。如早产儿口服维生素 E，生物利用度减小，可能继发于胆汁酸和胰酶合成功能不足，随年龄增大，胆汁生成功能加强，维生素 E 吸收增多。

4) 肠黏膜主动转运机制：婴幼儿肠黏膜主动转运功能尚未充分发育，使需主动吸收的药物吸收受到限制，如核黄素。

5) 胃肠疾病状态：新生儿和儿童均易患消化道疾病，尤其是感染性疾病。消化道疾病的腹泻、呕吐等症状可恶化肠内情况，进一步减少药物吸收。脂肪泻的婴儿脂溶性维生素吸收减少；腹泻可减少某些药物吸收；缺氧可能会减少胃肠道血流量而减少药物吸收。

（2）注射给药

1) 静脉注射：当新生儿口服药物生物利用度过低时，常选用静脉给药。分布到作用部位发挥治疗作用，是危重患者的可靠给药途径，尤其是需要监护的新生儿，在复苏过程中短期内常有多种药物直接注入静脉。近年来已认识到，静脉高渗药物有致高渗血症的危险。动物实验和临床观察均表明：高渗血症可引起致命的颅内出血和坏死性肠炎；药物直接注入门静脉或脐静脉可致严重肝坏死；某些刺激性药物可引起血栓性静脉炎。10% 葡萄糖液是新生儿常用基本溶液，临床上用 10% 葡萄糖液稀释碳酸氢钠或其他高渗药物，并不能有效降低所注入高渗药物的渗透压，同时造成高血糖，对于新生儿、早产儿是不恰当的。在稀释碳酸氢钠时用蒸馏水或 2% 葡萄糖液做稀释液，是降低药物渗透压的有效方法。为了预防医源性高渗血症，临床医师应了解所应用的药物的渗透压，尽量避免在短期内重复大剂量应用各种高渗药物，有条件的应对新生儿血渗透压做必要的监测。

2) 肌内注射：如果药物难于静脉给药，肌内注射往往是首选途径。肌内注射吸收量决定于肌肉收缩力、局部血流量和肌肉大小。新生儿及婴儿肌肉尚未充分发育，血流少、活动弱，因此药物吸收常较缓慢。应注意：一是脂溶性高的药物易扩散进入毛细血管内，吸收较好；二是水溶性药物 pKa 值应接近生理的 pH 值，防止药物在注射部位发生沉淀，形成硬结；三是新生儿患外周血流灌注减少的疾病,如充血性心力衰竭、呼吸窘迫综合征或活动较差的新生儿,均可减少肌内注射时药物的吸收。

3) 皮下注射:由于新生儿皮下脂肪少,注射容量有限,药物容量过大时使流向皮肤的血流减少,导致周围循环不良影响药物吸收,并且药物的浓度或腐蚀性可能损害邻近组织,因此有人认为皮下注射不适用于新生儿。

(3) 皮肤黏膜给药:儿童皮肤、黏膜用药,药物吸收过量可产生不良反应乃至严重中毒,特别是用药面积大或皮肤、黏膜有炎症和破损时。皮肤用药的吸收与皮肤角化层厚度成反比,与皮肤水化程度成正比,新生儿、婴幼儿的皮肤嫩、角化层薄,药物易通过。新生儿、婴幼儿体表面积与体重之比较成人大(约为成人 2 倍),所以一般认为新生儿、婴幼儿经皮吸收药物较成人快而强。国外 20 世纪 60 年代流行给新生儿用 3‰六氯双酚溶液洗澡预防感染,导致中毒;皮肤涂红汞也可引起汞中毒,应予注意。新生儿及幼儿的黏膜同样易被药物通过,直肠给药及滴鼻给药在儿科是一种常用的给药途径,但同时应注意阿托品滴眼时如不充分冲洗,可因鼻咽黏膜吸收而引起中毒;甚至婴儿穿戴用樟脑丸保存的衣物,在部分葡萄糖-6-磷酸脱氢酶缺乏者也可经皮吸收,产生溶血性贫血和黄疸。

2. 分布

(1) 血浆蛋白结合率低:药物进入血循环后即与血浆蛋白可逆性结合,使药物暂时失去药理活性,药物在体内发挥药理作用的是游离型药物。新生儿及幼儿对药物的蛋白结合率低,血浆游离型药物相对较高。血浆蛋白水平较成人低以及血浆蛋白与药物结合能力低,同时新生儿体内存在较多内源性物质占据了白蛋白的结合位点,是引起新生儿及幼儿血浆蛋白结合率低的主要原因。

(2) 体液量大:新生儿体内水的比例比成人高(新生儿 70%,早产儿可达 85% 以上,成人 60%),新生儿过的水分主要存在于细胞外液(约 40%),而成人细胞外液仅占 20%,即新生儿细胞外液与体重之比为成人的 2 倍。体液量大,使水溶性药物的分布容积增大,导致:① 降低血药峰浓度,因而减弱药物的最大效应;② 使药物生物转化与排泄减慢,延长药物作用的维持时间。反之,由于新生儿细胞内液较少,药物在细胞内的浓度比成人高,这种特点可使水溶性药物能较快输送到靶细胞。当新生儿处于失水或水肿状态,由于此时细胞外体液容积发生了改变,水溶性药物的血浆浓度将升高或降低。

(3) 血脑屏障发育不健全:新生儿尤其是早产儿血脑屏障发育不健全,因此新生儿对有些药物较敏感,如中枢抑制药、吗啡、巴比妥类、全身麻醉药、四环素类抗生素、游离胆红素等药物容易通过血脑屏障,但哌替啶的脑转运低于吗啡,它在婴儿的脑摄入量与成人相似。另一方面,新生儿细菌性脑膜炎时应用庆大霉素,常不需用鞘内注射,脑脊液药物剂量就能达治疗浓度,这也与血脑屏障尚未发育完全有关。婴儿在酸中毒、缺氧、低体温、低血糖和脑膜炎症等病理状态下,可影响血脑屏障功能,药物入脑量增加。因此,在新生儿用药时,要充分考虑药物对血脑屏障的通透性,以免造成中枢神经损伤。

(4) 脂肪含量低:早产儿体脂含量仅为 3%,足月儿为 12%,出生后皮下组织相对量渐增,直至青春期。体脂含量的变化影响脂溶性药物的分布与再分布。脂肪含量少,脂溶性药物不能充分与之结合,分布容积小,使血浆游离药物浓度升高,这是新生儿易出现药物中毒的一个原因。脑组织富含脂质,新生儿和幼婴脑与身体比例较成人大很多,另外,血脑屏障发育尚未完善,均使脂溶性药物易分布入脑,是新生儿与幼婴易出现神经系统反应的重要机制之一。此外,应当注意,儿童从出生起,器官、组织一直处于不断发育过程中,不同器官、组织与体重的百分比不断增减,这也就意味着药动学上的周边室和中央室大小发生了变化。这种正常的与年龄相关的机体组成改变,有什么重要的药动学意义,还缺少直接证据。

3. 生物转化

(1)对生物转化能力不足

1)Ⅰ相反应酶活性低:催化Ⅰ相反应的主要酶是肝药酶,新生儿、婴幼儿该酶活性较低,使磺胺类、萘啶酸、对乙酰氨基酚、水杨酸盐、强心苷、巴比妥类、可待因及异烟肼等药物的氧化或结合反应延缓,影响地西泮、苯巴比妥、苯妥英钠等药物的代谢。新生儿和1岁以内婴儿脂性水解功能差,无论是血浆或组织的酯酶活性都低,因此,阿司匹林、普鲁卡因及氨苄西林水解缓慢。由于还原能力不足,新生儿对氢化可的松的酮基还原成醇不够,故大多排泄氢化可的松原形。

2)Ⅱ相反应中葡糖醛酸结合减少:新生儿葡糖醛酸转移酶活性仅为成人的1%,至3岁才能达到成人水平,与葡糖醛酸结合的药物包括氯霉素、吲哚美辛和水杨酸盐。氯霉素主要经此途径消除,因此,新生儿用一般剂量的氯霉素就能引起严重毒性反应——灰婴综合征。新生儿的硫酸结合能力强,有时可对葡糖醛酸结合力不足起补偿作用。

3)某些生物转化途径和产物不同:某些药物在新生儿与较大儿童或成人之间,不仅生物转化速度不同,而且转化途径和产物也存在差别。在新生儿有相当量的茶碱转化生成咖啡因,因此新生儿应用茶碱时,除茶碱作用外,尚需考虑咖啡因的药效,而在成人并不产生这种后果。

此外,由于肝药酶的活性受其他物质影响,肝药酶诱导剂、抑制剂同样在儿童身上对药物生物转化产生影响。临床上给产前母体或给新生儿用苯巴比妥防治新生儿核黄疸,就是通过肝药酶诱导作用,加速胆红素代谢。在先前用过苯妥英钠等酶诱导剂的儿童用药时,应注意调整药物剂量和给药时间间隔。

4. 排泄

新生儿特别是早产儿的肾组织结构未发育完全,肾小球数量较少,药物清除较慢,其原因包括以下方面:

(1)肾血流量及肾小球滤过率低:新生儿肾小球滤过率与其胎龄成正比,随出生后年龄而增加,半岁左右肾小球滤过率只有成人的70%,1~2岁接近成人水平。胎龄小于34周的早产儿仅1~3mL/min,足月新生儿出生时为2~4mL/min。

(2)肾小管排泌功能不足:新生儿出生后2~3个月,肾小管才有一定的排泄结合型药物的能力,分泌和重吸收能力约在7个月时达成人水平,肾小管最大排泄能力1岁半才达到成人水平,如青霉素类药物主要经肾小管排泌消除,其在新生儿的半衰期与胎龄及出生后年龄成反比。新生儿近曲小管对药物的主动排泄功能,在其发育成熟前存在着底物刺激作用,即经多次用同一药后,近曲小管对该药的主动排泄能力加强,如早产儿及足月新生儿多次应用氨苄西林后,其半衰期比单次用药时间缩短。由于肾功能不足,新生儿及婴幼儿肾脏对酸、碱与水、盐代谢调节能力差,应用利尿剂时,易出现酸碱及水、电解质平衡失调。

由于儿童处于迅速发育生长过程,出现许多正常生理变化都显著影响药物的体内过程,加上疾病影响,药物在体内吸收、分布、生物转化、排泄过程往往难以估计。因此,儿科临床开展治疗药物监测(TDM)对指导制订和调整用药方案尤为重要。

6.2.2　新生儿药效学及用药的特殊反应

许多药物的作用性质,在儿童及成人基本相似,但也有例外,常见小儿用药特殊反应包括以下方面:

1. 对药物有超敏反应

因中枢神经系统发育尚未健全,对作用于中枢神经系统药物敏感,易出现呼吸抑制或惊厥;对酸、碱、水、电解质平衡调节能力差,稍有呕吐、腹泻易引起脱水;利尿药易产生缺钠、缺钾;口服铁剂易引起呕吐;氯丙嗪易产生麻痹型肠梗阻。

2. 易致新生儿溶血、黄疸和脑核黄疸

磺胺类、呋喃类药物容易促进新生儿,尤其是早产儿黄疸,严重者可导致脑核黄疸。例如:磺胺类药物、阿司匹林等,把已与血浆蛋白结合的胆红素竞争性置换出来,产生严重后果——脑核黄疸。

3. 易产生高铁血红蛋白症

由于红细胞内葡萄糖 6-磷酸脱氢酶和谷胱苷肽还原酶不足,致使亚铁血红蛋白被氧化成高铁血红蛋白,故对导致高铁血红蛋白症药物敏感,慎重应用非那西丁、长效磺胺、亚甲蓝、硝酸盐及类似氧化性药物。

4. 易出血

因肝功能尚未发育完善,凝血因子活性低下,应用某些药物需慎重,如阿司匹林易引起消化道出血;糖皮质激素、氯丙嗪、氨基苷类抗生素、磺胺类药物及静注高渗药物均有可能导致颅内出血或出血性坏死性炎症。

5. 易产生中枢神经系统毒性

镇静催眠药、吗啡镇痛药易引起呼吸抑制;呼吸兴奋药、氨茶碱、阿托品等易产生惊厥;氨基苷类抗生素易引起第 8 对脑神经损伤;呋喃妥因可引起前额头痛及多发性神经炎;四环素类、维生素 A 过量可致颅内压增高。

6. 应用氯霉素可产生灰婴儿综合征

7. 生长发育障碍

皮质激素可抗生长激素,抑制儿童成长及蛋白质合成。苯巴比妥、苯妥因钠可诱导肝药酶加速 VitD 代谢,造成缺钙。对氨基水杨酸、磺胺类、保泰松等抑制甲状腺激素的合成,地高辛可导致甲状腺功能低下,这些药物均可影响甲状腺功能造成生长发育障碍。氯丙嗪可产生内分泌紊乱,抑制生长激素分泌使儿童生长抑制。长期使用雄激素制剂可严重影响儿童生长发育。喹诺酮类抗菌药被证实能引起骨骺损害,造成儿童、青少年的身高低于平均水平。

8. 智力发育障碍

长期应用中枢性抑制药可抑制儿童学习记忆功能,出现智力发育障碍或迟缓,影响患儿学习和成长,如苯二氮䓬类抗焦虑药物,有致遗忘作用;苯妥因钠、苯巴比妥、丙戊酸钠等抗癫痫药,均可影响儿童学习记忆能力。

9. 牙色素沉着

四环素、多西环素等四环素类药物,可沉积于骨组织和牙齿,引起永久性色素沉着,牙齿发黄,同时还可抑制骨质生长,8 岁以下儿童,除局部应用于眼科外都不得应用四环素类药物。

10. 某些药物在某些个体可出现与治疗目的相反的反应

西咪替丁是治疗儿童消化性溃疡的药物之一,近年发现,该药长期应用可诱发和加重发作;莨菪类药物是儿科治疗感染性休克等微循环障碍性疾病的常用药,近年来发现它本身可致微循环障碍。

6.2.3　儿童合理用药注意事项

1. 熟悉小儿特点、明确诊断、对症下药

首先是根据病史、体征及实验室检查结果,综合判断尽可能明确诊断;其次根据疾病性质、发生的轻重缓急确定治疗方案,掌握好用药指征,对症下药。

2. 熟悉感染药物本身的作用和副作用,合理选药、用药

大量新药、特药、新剂型的开发,目前可供临床选择的治疗药物越来越多。医生应在医学、药理学理论指引下,根据患者具体情况从社会效益和患者利益出发,选择最适合的治疗方案和药物,优先选用优质、高效、安全、可靠、使用方便、国内市场能保障供应、价格合理、病人能负担及儿童家属乐于接受的药物。老药不等于无效,新药不等于特效,贵药不等于好药,不能盲目迷信进口药。

要在合理用药上下工夫,单药能治疗尽量选用单药,联合用药适宜少数重病、顽固性或难治性病例。联合用药要注意两药的相互作用,和两药间的性质是否相同,有无拮抗等。例如维生素 C 和硝普钠不能合用;又如磺胺甲噁唑(抑制二氢叶酸合成酶)与甲氧苄啶(抑制二氢叶酸还原酶)合用,可协同增强抗菌作用。

3. 选择好药物剂型和用药途径

药物剂型和用药途径关系到药物生物利用度和药动学,明显影响药效,须仔细考虑和决断。口服给药对小儿来说,溶液剂优于片剂、粉剂;果浆流体小儿乐意口服,可提高小儿的用药依从性;含糖颗粒冲剂次于不含糖颗粒冲剂。应根据病情轻重缓急选用给药途径,危重期先静脉注射(静滴),病情稳定后可改为肌注,恢复期可口服给药治疗。一般口服药常规分三次服,尽可能安排在白天服,以免影响夜间睡眠;餐后服用有助于减少药物刺激反应,婴儿宜吃奶后1h,以免吐奶;开胃药则应餐前服;抗寄生虫药、镇静药、抗过敏药为一般睡前口服;特殊药物则可据时间药效学特点给药。

4. 防止滥用抗生素、糖皮质激素、生物制品和血制品

抗生素是儿科的重点用药,合理应用或联用抗生素是至关重要的。抗生素的确能防治感染,但仅限于细菌感染,对病毒性感染并不能缩短病程、减轻症状,也不能确保预防细菌性继发感染。滥用抗生素必然会导致耐药菌株的增多,给治疗带来困难。凡是滥用抗生素越严重的地区和医院,细菌耐药性越严重。有时患者不是死于原发病,而是死于继发感染或二重感染。

糖皮质激素虽有抗炎、抗毒、抗过敏、退热及抗休克等良好作用,但也有抑制免疫的负面作用,因而也不应滥用,尤其是在诊断不明时。滥用糖皮质激素导致免疫功能低下,诱发或加重感染,常见白色念珠菌感染(鹅口疮、胃肠炎、外阴炎、肺炎等),严重的尚有曲菌、毛霉菌感染,如不及时诊断治疗,经常致死。因此,儿科医生应注意防止滥用抗生素、皮质激素。

近年来各种生物制剂如丙种球蛋白、干扰素等大量应用,的确为临床提供了有力武器,但

生物制剂的生产技术上要求高,一般厂家难以达到严格的技术标准,因此选用时不可不慎。同样,全血、血浆、血液成分如 XII 因子(AHG)等,易受血清型肝炎(B、C、D 型肝炎)和艾滋病(AIDS)病毒(HIV)的污染,也不要滥用。国外进口的血液制品更不能采用。总之要严格控制用药指征,能不用的最好不用。

5. 注意药物反应性,监察药物不良反应(ADR)

给药后除了观察正面作用外,还必须同时密切观察药物不良反应。有时用药早期疗效好,以后却产生耐受性而需增加剂量。有的抗生素使用初期普遍敏感,经反复使用后开始出现耐药性,这与细菌质粒耐药因子生成有关。有条件可测血中抗生素最低抑制浓度,以指导选药。个别人对特殊药物出现特异质反应,例如个别儿童对氯霉素特别敏感,即使极小剂量也可引起不可逆再生障碍性贫血。

药物在上市和临床应用以前,均经严格的 I、II、III、IV 期临床试验。即使这样也不能保证每一药物百分百的有效和安全。随着时间的推移,用药人数的增多,常会发现一些少见的不良反应,因此,对新药、特药宜先用于成人,观察无明显的毒副作用后,再试用于儿童,最后才能用于小婴儿和新生儿。由于儿童期、新生儿期的特殊生理,需要对药物的不良反应进行监测,以保证用药安全。

6. 儿童药物剂量计算

儿科用药剂量的计算是治疗中重要的一环。儿童药物剂量计算方法有多种,但不论何种方法,必须根据临床具体情况取量的原则,适当选择用量。具体方法可采用表 6-4 中的方法计算:

表 6-4　儿童药物剂量计算简表

分　类		剂量计算方法	分　类		剂量计算方法
按年龄	新生儿	成人剂量 1/10～1/8	按成人用量	～12 岁	成人用量的 2‰×体重(kg)
	～6 个月	成人剂量 1/8～1/6			儿童月龄×成人剂量/150
	～12 个月	成人剂量 1/6～1/4			儿童年龄×成人剂量/(儿童年龄+12)
	～4 岁	成人剂量 1/3		按体表面积	30kg	成人剂量×[(0.035×体重(kg)+0.1)]/成人体表面积
	～8 岁	成人剂量 1/2			30kg 以上	成人剂量×[(0.035×体重(kg)+0.1+(体重-30)/5×0.1)]/成人体表面积
	～12 岁	成剂量人 2/3			
按体重	～6 个月	(出生体重+月龄×0.7)×D	按体重	～10 岁	[年龄×2+8(城市)或+7(农村)]×D
	～12 个月	(出生体重+月龄×0.6)×D		～12 岁	儿童体重(kg)×成人剂量/成人体重

注:(1)按体重计算方法是临床常用的方法。D:为儿童每公斤体重的药物用量,可将该剂量除以成人体重(按 60kg 计),即得每公斤体重药量,这种计算法对年幼儿童量偏小,年长儿偏高,应根据临床经验作适当调整。

(2)按成人用量计算是最为简便的方法。

(3)按体表面积计算,较精确,为推荐使用的方法。

除表 6-4 所列的常用方法外,尚可使用下列方法:

(1) 按药动学参数计算:更科学地合理用药应根据药动学参数来设计给药方案,目前越来越多的治疗方案都设法符合药动学原理和机体代谢特点。同一药物分为首次剂量(突击剂量)和维持剂量,或采用累加剂量,或用间歇剂量等。如苯巴比妥首剂可用到 20mg/kg,以后用维持量;泼尼松可应用服 4d、停 3d 的间歇用药等,这在药物治疗时应特别注意。由于儿童、新生儿的特殊生理,其药动学参数可能不同于成年人,但目前供临床应用的药物绝大多数缺乏儿童药代动力学方面的资料,实际上采用和推广这种计算方法有一定的难度。

(2) 其他:有些药物剂量不分年龄大小都一样,甚至和成人相同,如维生素类药物;有的用药目的不同,剂量亦不同,如抗风湿用阿司匹林剂量宜大,抗血小板凝集剂量很小;有的药物使用剂量限度较宽,如助消化药、中药等,仅分婴儿、儿童和成人剂量;有的根据病情用药有所不同,如有肝、肾功能不全时,应减少用药剂量。

总之,药物用量要根据儿童生理特点、病情轻重、药物作用及适用范围,结合临床经验,酌情使用,不可千篇一律。

6.3　老年人用药

社会发展、人类进步,人类的寿命也随之逐渐增长,老年人于总人口比例不断上升。无论是发达国家还是发展中国家均面临人口老龄化的问题。2009 年,中国 60 岁以上的老年人口总数已达 1.49 亿,2010 年老年人口将达 1.74 亿,2020 年进一步增至 2.48 亿,呈加速增长之势。老龄化社会的发展、老年人口剧增给医疗卫生事业提出许多新的课题。

老年人在生理、心理方面均处于衰老和退化状态,许多老年人同时患有多种疾病(以慢性病为主),需长期治疗,因此用药机会和种类增加,不合理用药而造成的不良反应较年轻人明显增加,而且一旦出现,其严重程度亦较年轻人为高,甚至导致死亡。因此,老年人用药,首先应掌握一定的用药原则,预防不良反应的发生。为了提高药物对老年人的治疗效果,减少或避免药物的毒副作用,老年人使用药物的特殊性及其规律应作为老年人合理用药的重要依据,在充分认识老年人疾病特点的基础上,采取多项用药安全策略,正确合理使用药物,尽量减少毒副反应和药源性疾病。

6.3.1　老年人疾病

1. 老年人疾病分类

人进入老年期后,由于组织器官的老化和生理功能的减退,常易患多种疾病。老年人所患疾病主要为:① 各年龄组均可发生的疾病,如感冒、胃炎、心律失常等;② 中年疾病延续到老年的疾病,如慢性支气管炎、慢性胃炎、风湿性和类风湿关节炎等;③ 老年期易患的疾病,如癌症、糖尿病、麻风等;④ 老年期起病,如股动脉硬化症、老年性白内障、老年性痴呆;⑤ 极少数老年人也可患儿童常见的传染病,如麻疹、水痘、猩红热等。

2. 老年人常患疾病

根据大量的流行病学调查发现,城市老年人主要疾病依次为:高血压、冠心病、高血脂症、慢性支气管炎、脑血栓病、糖尿病及恶性肿瘤等。在农村则以慢性支气管炎、肺气肿、慢性胃炎、消化性溃疡、风湿性和类风湿关节炎等。导致老年人死亡的主要疾病,按系统分则以脑血管疾病、心血管疾病、恶性肿瘤及呼吸系统疾病属前四位;按单个疾病依次为恶性肿瘤、冠心病、肺心病、脑血管栓形成及脑出血。

6.3.2　老年人药物代谢动力学特点

对老年人进行有效而安全的治疗,必须了解老年机体药动学特点。随着年龄增长,机体大多数器官的组织与功能都有相应的改变,尤其是肝、肾功能衰退明显影响药动学过程,因而造成药物在体内的处置也与健康年轻人不同。

1. 药物的吸收

口服是常用的给药途径。胃肠道对药物的吸收过程起着及其重要的作用。随着年龄的老化,胃黏膜、胃腺逐渐萎缩、肠细胞数减少、小肠绒毛变短、小肠黏膜表面积减少等,这些结构上的改变,必然影响药物的吸收过程。胃排空减慢使吸收峰延后,胃肠蠕动减慢增加胃肠吸收程度。基础胃酸分泌量及胃酸分泌的峰值皆随年龄的增加而下降,出现胃酸缺乏,老年人胃液酸度可比年轻人降低 25%～35%,女性比男性显著。内脏血流减少,影响药物在消化道的吸收速度。但有关老年人胃肠内药物吸收程度的影响报告甚少。胃肠道某些主动转运系统功能降低,可影响通过主动转运过程,如半乳糖、钙、铁、甲基葡萄糖、木糖、维生素 B_6 等的吸收随年龄增长而减慢。

胃肠道外吸收:一些学者发现抗生素从老年患者肌肉注射部位的吸收速率有所下降,可能与老年人肌肉组织血流减少有关。

2. 药物的分布

(1) 身体组成与药物分布:在机体老化过程中,每公斤体重的脂质或脂肪组织量明显增加。65 岁及以上老人,男性的脂肪含量为总体重的 35%,女性 50%,分别高于成年男性的7%～19%,成年女性的 27%～33%。脂肪组织的增加对药物分布的影响明显,具有很强脂溶性药物的分布容积将增大。如地西泮、巴比妥类、麻醉剂等在老年人的分布容积增加。肌肉组织的减少可解释亲水性药物的分布溶解减少,Hromazepam、oxaprozin 和乙醇均易于在缺乏脂肪的肌肉组织内分布和累积,随着年龄的增加,这类药物的分布容积逐渐减少。与年龄相关性的身体总水量减少对药物分布也有明显影响。研究表明,身体总水量随年龄增长而降低。这一改变对药物分布容积特别是亲水性药物分布容积有明显影响。

(2) 蛋白结合与药物分布:年龄相关性的蛋白结合的改变可能是源自于蛋白浓度和(或)药物对蛋白分子亲和性的改变。血清白蛋白随年龄降低,青年降低 4%,老年降低 3.5%,白蛋白的降低是继发于肝内蛋白质合成的减少和药物消除的改变。药物与蛋白的亲和力下降,导致游离型药物浓度的提高,因而引起分布容积及药物消除增加。未结合药物或药物的游离部分是与受体交互作用的实体,因而引起药理效应增强。血浆内游离型或未结合药物被转运到外周组织或被排泄器官所排除。总之,蛋白结合的改变不仅影响表观分布容积,也改变代谢的程度或肾的排泄。

(3) 器官血流量与药物分布:老年人循环系统退化,尤其是心功能的下降,加上心血管疾病,如心力衰竭、瓣膜病、动脉粥样硬化等,导致老年人的左心室增厚,心肌收缩力下降,心输出量减少,各器官血流量也受影响而发生改变,尤以肾、肝血流量减少最明显。老年人血管壁弹力纤维减少,血管基底膜变厚,血管内脂肪酸等物质沉积,使动脉变窄,局部血液灌流减少、减慢,影响药物的分布,尤其是肌肉、皮下注射后,药物停留在局部时间延长。

3. 药物的代谢

机体老化过程中的肝脏代谢反应变异很大并不可预测。老年化主要是通过三个因素即肝脏血流动力学、肝脏代谢能力和蛋白结合来影响药物的生物转化,主要表现在:① 内脏血流量减少;② 功能性肝细胞总数减少;③ 肝的总体积减少;④ 蛋白结合的改变。其中的每一个因素都具有改变肝脏对各类被肝脏清除的药物的代谢的能力。其结果是,药物在肝脏的清除降低和消除半衰期延长。一般而言,药物通过Ⅰ型相反应,如肝微粒的氧化,老年人呈现较慢的清除;另一方面,老化对氧化、还原和葡萄糖醛酸结合,Ⅱ型相反应无明显影响。除此之外,还应考虑基因、营养和环境因素(即碳氟化合物、吸烟)对药物代谢的影响。老年人肝脏代谢药物能力的下降不能由一般肝功能所预测,肝功能正常也不一定指示肝脏代谢药物的能力正常。

4. 药物的排泄

已证明,肾功能降低与年龄相关。人至 20 岁后,肾血流量呈进行性降低,每年约减少 1%～2%。老化过程中肾体积明显减少并伴有肾功能单位数目的减少。肾小球滤过率(GFR)每年以小于 1% 的速率在减少,肾小管分泌每年约降低 0.5%,肾脏血浆循环总量减少 1%。这些因素造成老年人肾脏的排泄功能显著下降,使主要经肾排泄的药物在体内蓄积,使血浆峰浓度提高,药理作用加强甚至出现毒性。为避免药物的蓄积与毒性反应的出现,必须减少给药剂量,延长给药间隔时间。当老年人患有脱水、充血性心力衰竭和肾脏疾患时,肾功能进一步衰退,肾小球滤过率、肾小管分泌和重吸收也减少。

6.3.3 老年人药效学特点

1. 神经系统结构和功能的改变对药物效应的影响

中枢神经系统的细胞一般无再生能力,因此随着年龄的增加,机体的老化,神经细胞丢失加速,脑重量减轻,而脑室却在扩大。脑萎缩的最大原因是神经细胞数减少,减少的最明显的部位是大脑和小脑,其次是脑干的黑质和蓝斑核。与上述变化相适应,老年人的神经递质和相应的受体都发生改变,导致脑功能变化(见表 6-5)。

表 6-5　老年人神经递质、受体改变

受体(R)	组织	受体密度	信息传递	功能变化
M-胆碱受体	脑	↓	↓	智力减退
α-肾上腺受体	脑	↓	↓	思维迟缓
DA 受体	锥体外系	↓	↓	运动失调
5-HT 受体	大脑	↓	↓	情绪失常
嘌呤(P)受体	大脑	↓	↓	焦虑、抑郁

因为老年人中枢神经系统结构和生化特点,对影响中枢神经系统功能的药物敏感性必然发生改变。老年人对中枢抑制药反应敏感,在老年机体可能引起更多的不良反应,如对地西泮、硝西泮、氯氮䓬比青年人敏感;对巴比妥类、抗胆碱药等耐受性差,易引起精神错乱;利血平、氯丙嗪可引起精神抑制和自杀倾向;镇痛药和非甾体类抗炎药老年人的不良反应可高达 60%,而在年轻人只有 29% 左右,临床用药时不可不慎。有些老年人易患情绪抑郁症,有些无

病疑病要求用药的不当心理,且随着记忆力下降,常发生误服药物现象,用药依从性下降,影响药物的疗效。

2. 心血管系统功能改变对药物疗效的影响

在老年人心血管功能衰退,如心脏舒张顺应性下降、血管弹性减弱、血管增厚、血管阻力上升等,导致循环时间延长和局部器官,尤其是肝、肾、肌肉血流量都明显下降,影响药物分布。老年人机体对内外环境变化的反应性降低,心肌对各种刺激如缺氧、高碳酸、儿茶酚胺的反应性下降。心脏的 β 受体数量减少,不仅对 β-受体的激动剂反应性降低,对 β-受体阻断药反应性也明显减弱,但对 α 受体敏感性却提高,使 β/α 比例下降,因此给予扩血管药、利尿药易产生体位性低血压;使用升压药物有血管破裂危险。老年机体往往血流缓慢,血液黏稠度增加,易致小血栓形成,但由于肝脏凝血因子合成能力下降,又对抗凝血药物敏感易出现自发性出血危险。老年机体对洋地黄等强心苷类药物反应敏感,尤其伴有肾功能减退易出现药物中毒;对抗心律失常药物反应也有变化,如奎尼丁对起搏点的抑制作用随年龄的增加而加强,对心室肌的抑制作用则随年龄增加而减弱。

3. 老年内分泌改变对药物效应影响

随着年龄的增加,机体各种激素的产量及与此相应的各种激素受体的数量均发生改变,尤其是老年妇女体内的激素及相应受体发生变化,如雌激素和雄激素水平明显改变,此外,糖皮质激素受体的密度和绝对数随细胞的老化而减少,所以机体的生物学效应也随机体的老化而发生相应的改变。

6.3.4　老年人的药物不良反应

药物不良反应的发生率往往随年龄增长而增加,有报道老年人不良反应发生率比年轻人增加 1 倍。我国有些地区由于用药不合理,老年人药物不良反应发生率已高达 40%,这是一个值得引起高度注意的问题。

1. 老年人药物不良反应发生率高的常见问题

(1) 多药合用:老年人常患多种疾病,接受多种药物治疗,由于药物相互作用,包括通过血浆蛋白结合部位的置换、抑制药物的肝代谢或肾排泄、药物作用的相加或协同、交叉过敏等,使药物不良反应发生率增高。例如,每个老年患者每日同时应用 3～14 种药物,合并用药数目与不良反应发生率呈正相关。另据报道,同时接受 5 种以下药物的药物不良反应发生率仅为 4.2%,合用 5～10 种药物的不良反应发生率为 10%,合用 11～15 种药物时,不良反应发生率则提高到 28%,而合用 16～20 种药物时不良反应发生率高达 54%。所以,合并用药时应注意调整剂量,同时尽量减少药物的品种,避免采用一种药物来对抗另一种药物不良反应的联合用药。

(2) 药动学改变:很多药物的半衰期随年龄增长而延长,这导致血浆药物浓度增高,易产生药物不良反应。致老年人应用治疗指数低的药物必须减少剂量和(或)延长给药间隔时间,以减少不良反应的发生。

(3) 内环境稳定功能减退:老年人许多器官系统的功能衰退,生理反应储备能力减小,也即内环境稳定功能减退,故影响内环境稳定的药物产生强烈的作用而易于出现药物不良反应。例如在老年人,氯丙嗪、巴比妥类、地西泮、三环类抗抑郁药、强镇痛剂、乙醇均容易引起体温降低;影响血糖、肠与膀胱功能的药物在老年人也都特别敏感。

（4）对某些药物敏感性增高：老年人的一些系统，特别是中枢神经系统对某些药物尤其敏感。例如，有镇静作用或镇静不良反应的药物均可引起中枢的过度抑制；中枢抗胆碱药可能会引起痴呆，损害近时记忆与智力功能；抗精神病药在老年人可产生明显的异常行为反应；又如，作用于胃肠道的药物在老年人更容易引起胃肠道功能障碍。

（5）病理因素：老年人常患老年性耳聋，故老年人对耳毒性药物如氨基苷类抗生素、依他尼酸（利尿酸）等更敏感，易致听力损害。老年人心肌有变性损害、疤痕组织，使用洋地黄治疗时易出现异位节律；伴有缺血性心脏病的老年人应用三环类抗抑郁药或噻嗪类利尿药，可引起致命性心律失常。老年男性患者伴有前列腺肥大者在应用利尿药或抗胆碱药后，常容易出现急性尿潴留；老年女性患者常伴有尿道括约肌的松弛，在应用利尿剂后易引起尿失禁。伴有痛风的老年人在应用利尿药后常诱发痛风。

（6）部分老年人具有特殊的心理状态，如认识偏颇、迷信名药、新药、贵药；治疗心切胡乱投医购药；缺乏医疗卫生知识，偏听偏信"神方古方"；不遵医嘱，看广告用药。

2. 老年人常见药不良反应

大多数老年人的药物不良反应是非特异性的，它既是药物本身作用的延伸，又是机体衰老过程中各种病理生理特点综合影响的结果。常见的有以下几方面：

（1）药物过敏反应：亦称变态反应，是指易感个体再次应用这种药物时，机体发生抗原和抗体的特异性免疫反应，老年人免疫功能改变，更易出现药物过敏反应，常见的有药热（发热）、皮炎麻疹、血管性水肿，甚至过敏性休克。

（2）神经系统毒性反应：老年人中枢神经系统中枢性抑制药敏感性增加，如地西泮、消炎痛、利血平、氯丙嗪等，长期使用易引起精神忧郁症；苯巴比妥、地西泮等长期用药可出现兴奋、惊厥，产生精神及身体依赖性；氯丙嗪、异烟肼等引起视神经炎；另一些非中枢性抑制药，如氯喹引起视网膜退行性色素变性、视力减退甚至失明；长期应用糖皮质激素眼药水滴眼可诱发青光眼、白内障；氨基苷类抗生素、万古霉素、呋塞米、氯喹等，可引起耳毒性；青霉素大剂量静脉给药可出现青霉素脑病。

（3）肝肾功能毒性反应：老年人肝肾功能减退，对有肝肾功能毒性的药物极为敏感。

（4）呼吸系统不良反应：中枢抑制药物用量稍大可引起呼吸抑制；阿司匹林、青霉素、氨基苷类抗生素、磺胺类可引起过敏性哮喘；博莱霉素、白消安、乙胺碘呋酮等易引发弥漫性间质性肺炎、肺纤维化。

（5）维生素及微量元素过量：如维生素 A 过量可引起厌食、毛发脱落、易发怒等中毒症状；维生素 E 过量会产生静脉血栓形成、头痛、腹泻等副作用。微量元素补充过量可致高血脂症及贫血；硒补充过多，可引起恶心、呕吐、毛发脱落、指甲开裂等慢性中毒症状。

6.3.5　老年人用药一般原则

1. 药物的选择

（1）明确诊断，对症选药：贸然滥用药物不但延误必要的治疗，且能干扰正确的诊断而造成误诊。

（2）按药理药性选药物：医生必须有针对性地选择疗效好、副作用少的药物，如老年人易患失眠症，常服用镇静催眠药，选用劳拉西泮（氯羟安定）作为催眠药最宜，因它影响快波睡眠小，停药没有明显反跳，安全指数大，且药物代谢不受年龄的影响，但长期用药有一定的依赖性,停药可产生戒断症状。

(3) 从近期和远期疗效结合上考虑选用药物:如利尿药、β-受体阻断药虽是一线抗高血压药物,但长期应用可升高血脂,对老年高血压患者不利。可选用不宜引起电解质紊乱和脂质代谢障碍,又可防止和逆转高血压血管壁增厚和心肌肥大增生,发挥直接及间接心脏保护作用的抗高血压药物,如血管紧张素转化酶抑制剂或血管紧张素Ⅱ受体拮抗剂等。

2. 剂量和用药时间的选择

在剂量选择上,尽量做到用药方案个体化,根据老年人年龄、体重、体质等情况应用安全有效剂量。一般可用成人剂量的 1/2～3/4,用药间隔时间亦应根据老年肝肾功能情况来决定。要尽量简化治疗方案,药物种类尽量少,使老年人易于领会和接受,病情好转及时停药,避免长期用药产生依赖性。

3. 联合用药问题

(1) 用药时主次分明,抓住疾病主要矛盾,有针对性少而精用药,因为服用药物数与不良反应之间成正比。在不了解药物可否联用时,宜分别单独用药。

(2) 合理配伍,提高疗效,减少毒副作用,如 β-内酰胺类抗生素合用氨基苷类抗生素,可提高抗菌效果。联合用药务必注意药物的配伍禁忌,否则增加毒性,如氨基苷类抗菌药物合用头孢噻啶,肾毒性增加;呋塞米合用氨基苷类或万古霉素,耳毒性增加;氯霉素合用氨基苷类,可出现神经肌肉接头阻滞,出现呼吸抑制。又如理论上青霉素合用庆大霉素具有协同作用,抗菌作用增强,但两药在同一个输液瓶中配伍时,青霉素的 β-内酰胺环可使庆大霉素失活,疗效下降,需联合用药时宜采用庆大霉素肌注,青霉素静脉滴注。

(3) 合理应用保健品:老年人适量或经常补充维生素 C、E、A、D 和钙剂、铁是有益的,但不遵医嘱盲目服用或长期过量服用,非但收不到保健效果,反而招致机体功能失调。如人参虽大补元气,但每日服用人参 3g 以上,有人会出现“人参综合征”,表现为高血压、皮疹、失眠、流鼻涕以及精神错乱等症状,因此,服用补药也要“辨证施补”,要坚持不虚不补,缺啥补啥才有益于健康。

(4) 重视老年人的依从性:依从性是指患者对医生处方的执行情况,非依从性并不是老年人用药的特殊问题。老年人依从性差除了老年理解、记忆力差、视力不佳、听力减退、药物标记不清、缺乏亲友的监督等因素外,更为重要的原因是患者同时应用多种药物,特别是外形类似的药物。临床研究发现依从性差与药品种类多有密切关系。在长期药物治疗的患者中约 50% 呈现非依从性,但老年人的非依从性更为突出,一般表现为:不服药或不按时服药;服错药或服用以前处方的药物;自购的非处方药物或服用家庭中其他成员的药物;多服药或少服药;过早停药。

(虞希冲　朱桐君)

【复习思考题】

1. 试述妊娠用药特点的注意事项。

2. 试述老年阶段用药特点及注意事项。

第 7 章

遗传因素与临床用药

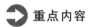 重点内容

1. 遗传药理学的基本概念。
2. 药物代谢酶遗传变异及对药物效应的影响。
3. 药物受体基因多态性对药物效应的影响。

药物反应的个体差异是临床药物治疗中的常见现象,影响因素很多,包括遗传、环境、健康状态等等,其中最重要的决定因素是遗传。遗传药理学(pharmacogenetics)是研究遗传变异引起药物反应异常的学科。由遗传基因决定的药物代谢酶、药物转运体和药物作用靶点的异常,最终导致了药物代谢和效应的差异。

7.1 遗传药理学概况

7.1.1 基本概念

(1) 表型和基因型:表型是在环境影响下,由基因型产生的机体物理表现和可见性状,具有可见的表现或可以定量的生物学指标。它反映了个体间遗传药理学差异的最终结果。基因型是生物机体的遗传学结构,是形成表型的遗传结构,反映了个体差异的根本原因。表型由基因型决定,但又受环境因素的影响。

(2) 遗传药理学多态性:由同一正常人群中的同一基因位点上的多个等位基因引起,由此导致药物和机体的相互作用出现多种表型。一般认为,任何一对等位基因决定的表型发生频率在1%以上,称为遗传多态性,少于1%,称为罕见变异。

(3) 单基因遗传:某些性状的遗传主要受一对等位基因的控制。某些特定药物发生代谢障碍,就是由于该代谢酶的特异性基因的等位基因发生变异。单基因遗传可分为常染色体遗

传和性连锁遗传。常染色体遗传又可分为显性遗传和隐性遗传。杂合状态若表现出与正常基因有关的性状，为隐性遗传；杂合状态表现出与突变基因有关的性状，则为显性遗传。

（4）多基因遗传：遗传性状的表达受许多基因控制，每一个基因对表型的影响效应都很小，一般是由于环境因素影响所致。

（5）单核苷酸多态性（SNP）：主要是指在基因组水平上由单个核苷酸的变异所引起的 DNA 序列多态性。是第三代遗传标记。在"药物基因组学"研究中，可通过检测 SNP 的遗传多态性标记揭示人群中不同个体对不同药物的敏感性差异。

遗传多态性在与药物代谢或药物效应方面相关的蛋白中非常普遍，因此遗传因素是引起药物代谢和药物效应差异的决定因素。

7.1.2　遗传因素对药代动力学的影响

遗传因素影响药物在体内的吸收、分布、代谢和排泄过程，使药物在体内的处置存在明显个体差异。如幼年恶性贫血，遗传变异使胃黏膜缺乏内因子，影响维生素 B_{12} 的吸收。血浆蛋白的遗传多态性改变药物的血浆蛋白结合率，影响药物在体内的分布，进而影响药物的作用或产生药物不良反应，尤其是高血浆蛋白结合率的药物。游离型药物的比例个体间差异很大，如水杨酸、奎尼丁等。

药代动力学过程包括药物的转运和代谢两个基本过程。因此，介导这两个基本过程的分子基础——药物转运体和代谢酶多态性，对药代动力学过程起决定作用。如 P-糖蛋白多态性是影响许多药物吸收的重要因素。药物代谢酶多态性引起药物代谢异常：如引起作为其底物的药物的药理学作用增强或延长；引起药物不良反应或不良反应加重；不能使前药代谢成活性产物而产生药理作用；使药物相互作用增强。

7.1.3　遗传因素对药效动力学的影响

遗传因素除了通过改变药代动力学特点而影响药物效应外，也可直接引起药物效应的差异。大多数药物通过作用于靶蛋白发挥药理学作用，如受体、酶等。因此遗传因素对药效学的影响主要表现为药物靶酶的遗传多态性和药物受体的多态性。药物靶酶的量或活性改变、受体数量或功能的异常，均可使药效强度发生变化。如β受体的多态性影响β受体对激动药的敏感性，从而影响药效。

7.2　药物代谢酶多态性

药物代谢酶通过Ⅰ相反应氧化、还原或水解化合物，代谢外源性药物；通过Ⅱ相反应结合化合物，增加外源性药物的水溶性，促进排出。药物代谢酶遗传多态性是由同一个基因位点上具有多个等位基因引起的，决定表型多态性和药物代谢酶的活性变异常导致药酶活性降低，并呈现显著的基因剂量—效应关系，造成不同个体间药物代谢反应的差异，从而影响药效和不良反应，临床可出现药物疗效降低和不良反应加重等现象。

7.2.1　药物氧化代谢酶多态性

细胞色素 P450（cytochrome P450，即 CYP450）酶系由一群基因超家族编码的酶蛋白，是参与内源性物质和外源性物质氧化代谢的主要酶系。人类许多药物的代谢酶 CYP450 具有遗传变异，大量研究表明，CYP1A1、CYP1A2、CYP2A6、CYP2C9、CYP2C19、CYP2D6 和 CYP2E1 酶在人群的遗传多态性具有明显种族或地域差异。其中异喹胍羟化多态性（CYP2D6 遗传多态性）和 S-美芬妥英-4-羟化多态性（CYP2C19 遗传多态性）和多种药物的氧化代谢存在密切关系，影响多种药物的临床疗效和安全性，已成为遗传药理学研究的模型。

1. 异喹胍羟化多态性（CYP2D6 遗传多态性）

CYP2D 亚家族是第一个被发现存在药物氧化代谢遗传多态性的 P450 酶。CYP2D 酶不仅氧化代谢某些内源性类固醇激素，而且催化代谢药物 80 余种，占临床重要药物的 18.8%。目前在哺乳动物体内至少发现 21 个成员，在人类仅发现 CYP2D6 有功能表达。异喹胍（DB）为抗高血压药，其在不同个体代谢速率的差异达到 20 倍左右；DB 经 CYP2D6 氧化代谢生成 $4'$-羟异喹胍经尿排泄，是 CYP2D6 的活性探针药。

根据人群对 DB 的氧化代谢呈二态分布，可分为强代谢者（EM）和弱代谢者（PM）两种表型。PMs 表型的发生率存在种族差异。PMs 发生率在白种人高达 5%～10%，东方人 1% 左右，非洲黑人 0%～2%；而且，EMs 中，东方人的 DB 代谢能力均比欧洲白种人弱。中国不同民族 PMs 发生率也存在显著差异。因此，遗传因素引起的药物代谢多态性，可使不同种族的患者对这些相关药物所需的剂量不同。

CYP2D6 酶的缺陷为常染色体隐性遗传，由 CYP2D6 的 2 个等位基因控制。正常基因用 wt 表示，突变基因用 m 表示。PM 基因型是隐性等位基因 CYP2D6 的突变型纯合子（m/m），EM 基因型是显性等位基因的杂合子（wt/m）和野生型纯合子（wt/wt）。表型为 PM 的羟化能力低下或缺少是因为肝内缺乏 CYP2D6，CYP2D6 基因座上的等位基因发生突变，这些突变基因使酶的活性消失，并因此决定为 PM 表型。

经 CYP2D6 代谢的药物包括抗心律失常药、β受体阻断药、抗高血压药、三环类抗抑郁药等。弱代谢者代谢这些药物的能力受损，可能使毒副作用增加。CYP2D6 多态性还与某些疾病的易感性有关。弱代谢者易发生红斑狼疮和帕金森病；强代谢者易发生肺癌、膀胱癌、肝癌和胃肠癌；环境中的许多前致癌物依赖于肝的氧化能力。美国国家癌症中心发现 EM 人群发生肺癌的危险是 PM 人群的 4 倍。中国 EM 高达 99%，是肺癌的高危人群。

2. S-美芬妥英-$4'$-羟化多态性（CYP2C19 遗传多态性）

美芬妥英属于抗癫痫药物，但因长期用药毒副作用较多，所以少用。CYP2C19 为代谢 S-美芬妥英的氧化酶，也称 S-美芬妥英 $4'$-羟化酶。除 S-美芬妥英外，CYP2C19 的底物还有奥美拉唑、普萘洛尔、地西泮、氯胍、丙咪嗪、黄体酮、巴比妥类等。另外，去甲安定、阿米替林、氯丙咪嗪、西酞普兰和吗氯贝胺等药物氧化代谢也由 CYP2C19 介导。

S-美芬妥英的 $4'$-羟化代谢在人群中呈二态分布，根据 CYP2C19 酶活性大小，有强代谢者（EMs）和弱代谢者（PMs）之分，PMs 的 CYP2C19 缺损，CYP2C19 多态性直接影响这些药物在体内的代谢，从而导致这些药物的药效及毒副作用的个体差异。PM 发生率在白人中为 3%～5%，东方人为 13%～23%，黑人介于两者之间。中国各民族因具有不同的遗传背景、饮食、环境等因素，也影响药物代谢酶蛋白的含量和活性。

研究发现在中国人中，男女受试者对 S-美芬妥英的代谢存在性别差异，EM 纯合子的酶活性女性显著高于男性，这为该酶底物地西泮在人体内代谢女性比男性快提供了有利证据。另据文献报道，奥美拉唑合用阿莫西林等抗生素治疗幽门螺旋杆菌感染性消化道溃疡，PM 和

EM 杂合子愈合率明显高于 EM 纯合子,也表明药物疗效与 CYP2C19 遗传多态性有关。

此外,CYP2C19 遗传多态性可能与某些癌症的发病有关。1996 年,Brockmoller 等认为 CYP2C19 酶活性可能与膀胱癌发病有关。Roddam 等认为 CYP2C19 的 PM 是罹患急性白血病的危险因子。日本学者发现,PM 个体与鳞状细胞肺癌和 HCV -血清阳性的肝硬化及合并肝癌患者间可能存在相关性。

7.2.2　药物代谢转移酶多态性

1. NAT₂ 遗传多态性

N -乙酰基转移酶(NAT)是人类乙酰化反应的代谢酶,具有两种亚型 NAT_1 和 NAT_2。NAT_1 主要代谢对氨基水杨酸和对氨基苯甲酸。NAT_2 则主要代谢异烟肼、磺胺二甲嘧啶和普鲁卡因胺等。由于 NAT_2 的显著多态性在药物代谢及环境致癌物激活或失活过程中表现出相对更为重要的意义,因此这里主要阐述 NAT_2 的基因多态性。

药物的乙酰化能力在人群中表现出多态性,分为慢型、快型和中间型乙酰化代谢者。NAT_2 的多态性存在显著的种族和地域差异,快型乙酰化者中,白种人占 30%~50%,中国人 70%~80%,爱斯基摩人可高达 95%以上。

由于乙酰化能力的显著差异,药物及其代谢产物血浆浓度在个体间存在显著差别,查明乙酰化多态性分布有助于控制经乙酰化代谢药物的疗效和不良反应。异烟肼、肼屈嗪、普鲁卡因胺、氨苯砜、磺胺类、咖啡因、硝西泮、柳氮磺吡啶等均经乙酰化代谢,它们在慢型乙酰化者体内有较高的血药浓度,对药物的敏感性高,或不良反应明显。

异烟肼治疗结核,由于慢型乙酰化者体内相对缺少乙酰化辅酶 A,导致维生素 B_6 缺少,易发生外周神经病变,可同时服用维生素 B_6 预防;异烟肼经乙酰化代谢后产生肝毒性产物,快型乙酰化代谢的结核患者服用后,肝毒性发生率明显增高。降压药肼屈嗪在快型乙酰化代谢者体内灭活速率快,需加大剂量才能有效,而肼屈嗪在慢型乙酰化代谢者体内产生不良反应系统性红斑狼疮的风险远高于快型乙酰化代谢者。普鲁卡因胺长期使用,易引起免疫失调,体内抗核抗体阳性,故慢型乙酰化者较快型乙酰化者更早出现系统性红斑狼疮,且发生率高。所以,患者服用经乙酰化代谢的药物,事先对患者进行乙酰化代谢分型测试是非常有意义的。

乙酰化多态性与某些疾病的易感性密切相关。慢型乙酰化者发生膀胱癌的风险比正常人高 30%,由于其不能充分代谢致癌物芳香胺类物质,致使到达膀胱的芳香胺类物质增多;而快型乙酰化者比慢型乙酰化者容易发生大肠癌,是因为前者容易代谢产生致癌性代谢产物。不同的基因分型为疾病的预防提供参考依据。

2. 甲基转移酶遗传多态性

甲基化反应是许多药物及其他外源性物质、神经递质和激素在体内生物转化中的重要途径。甲基转移酶是催化甲基化反应的代谢酶,主要代谢酶类有硫嘌呤甲基转移酶(TPMT)、儿茶酚-O-甲基转移酶(COMT)、组胺 N -甲基转移酶(HNMT)等。

(1)儿茶酚-O-甲基转移酶(COMT):COMT 广泛分布于包括红细胞在内的人体各组织细胞中,催化含有儿茶酚基团化合物的 O-甲基化反应。COMT 的底物不仅包括多巴胺、去甲肾上腺素、肾上腺素等儿茶酚胺类神经递质,而且包括儿茶酚类药物,如治疗帕金森病的左旋多巴和抗高血压药甲基多巴,并且可以催化体内儿茶酚类雌激素的甲基化。

COMT 的多态性分布存在种族差异。红细胞 COMT 活性在白种人群中呈三态分布,酶活性较高及较低的个体各占 25%,其余 50% 的个体表现出中等酶活性;中国汉族人群中酶活性高、中、低所占百分比分别为 67%、30%、30%。亚洲人 COMT 活性水平要高于白种人,美国黑人的 COMT 活性水平也高于美国白人。COMT 的遗传多态性在儿茶酚类药物甲基化代谢的个体差异中具有重要意义。

(2) 硫嘌呤甲基转移酶(TPMT):TPMT 是催化杂环类和芳香类化合物的巯基甲基化反应的细胞内酶,对临床常用的硫嘌呤类药物的代谢过程和疗效发挥起关键作用。广泛分布在肝、肾、胃肠道、肺、脑、血液等各组织中,其中肝肾活性最高。在多数人群中呈多态分布,并存在一定的种族差异。在白种人中 TPMT 活性呈三态分布,高酶活性个体约 89%~94%、中等活性约 6%~11%、低活性占 0.3%。美国黑人 TPMT 活性平均值比白人低 17%,挪威北部人群酶活性平均值比白种人高 29%,而中国人群活性明显高于美国白人。

TPMT 作为灭活硫嘌呤类抗肿瘤药 6-巯基嘌呤(MP)、咪唑硫嘌呤、6-硫鸟嘌呤(TG)的药物代谢酶,其活性表现出遗传多态性;TPMT 遗传性缺乏患者使用标准剂量的 6-MP,会出现严重造血系统毒性,而低于标准剂量 10~15 倍的 6-MP 则可成功治疗这些患者。所以,在使用硫嘌呤类药物之前,检测 TMPT 多态性,有助于临床合理用药,减少严重不良反应的发生。

(3) 组胺 N-甲基转移酶(HNMT):组胺是人体内重要的自身活性物质和神经递质,具有十分重要而广泛的生理、病理学意义。组胺甲基转移酶(HNMT)作为组胺及其类似结构化合物的主要代谢酶受到人们广泛的关注。

HNMT 广泛表达于人类肝脏、脑、肾、肺、皮肤、胃肠道、呼吸道黏膜和红细胞等各种组织和细胞。红细胞内 HNMT 酶活性与其他组织内酶的活性显著相关,并具有明显家族聚集性,说明该酶活性受遗传控制。HNMT 活性在个体间差异达 5 倍以上。通常采用红细胞内 HNMT 的活性检测研究 HNMT 的遗传多态性。

目前对 HNMT 的研究主要源于其在体内对组胺代谢所起的重要作用。由于组胺在变态反应、哮喘、消化性溃疡及精神分裂症等疾病中起非常重要的作用,因此,HNMT 遗传多态性与一些组胺相关性疾病的易感性有关。

7.2.3　药物脱氢酶多态性

药物脱氢酶是维持机体正常生理功能和外源性化学物质生物转化的药物代谢酶。对乙醇的耐受程度与其在体内的代谢有关。乙醇在体内乙醇脱氢酶的作用下水解成乙醛,在乙醛脱氢酶作用下又水解为乙酸;接触乙醇类物质后出现的面红耳赤、心跳加快等醉酒现象是血浆中乙醛含量升高,促进肾上腺素和去甲肾上腺素分泌引起的。乙醇脱氢酶和乙醛脱氢酶在人群中具有遗传多态性。

1. 乙醇脱氢酶(ADH)多态性

乙醇脱氢酶(ADH)是参与酒精在体内氧化的主要代谢酶,至少有 5 种结构基因(ADH$_1$、ADH$_2$、ADH$_3$、ADH$_4$、ADH$_5$)编码人体 ADH,它们分别产生 8 个多肽亚基(α、β_1、β_2、β_3、γ_1、γ_2、π、χ),组成不同的二聚体蛋白质。根据蛋白质结构、亲电子性和酶促动力学特征,ADH 可分为三类:Ⅰ类为 ADH$_{1\sim3}$,主要在肝脏表达,胃肠道和肺亦有表达;Ⅱ类为 ADH$_4$,只存在于肝脏;Ⅲ类为 ADH$_5$,分布较广,主要存在于睾丸、胎盘、大脑。对乙醇代谢起主要作用的是Ⅰ类。

ADH 基因多态性导致乙醇代谢出现明显的个体差异。其中 ADH$_2$ 产生一种变异体,即非典型 ADH,它较典型 ADH 具有更高的活性。非典型 ADH 的分布存在着明显的种族差异。东方人发生率高达 90%,白种人不到 5%。高代谢活性使急性饮酒后乙醇迅速代谢为乙醛,引起脸红、头晕等乙醇不耐受现象。

2. 乙醛脱氢酶多态性(ALDH)

乙醛脱氢酶多态性(ALDH)主要代谢体内的乙醛,起到解毒作用。根据电泳迁移率、等电点、酶促动力学等特征,至少由 7 种基因编码 ALDH(ALDH$_{1\sim7}$),但根据底物特异性和亚基组成的不同,只有 ALDH$_1$ 和 ALDH$_2$ 属于"真"ALDH,它们是人体肝脏内两种主要的 ALDH 同工酶,为纯四聚体,其中 ALDH$_2$ 位于线粒体内,是乙醛的主要代谢酶,与 60% 以上的乙醛代谢有关。

ALDH$_2$ 的表型分布有显著的种族差异,东方人缺失发生率最高,45% 的汉族人、30% 蒙古人、25% 壮族人、50% 日本人肝内均缺失 ALDH$_2$;而白人和黑人体内未发现有此酶缺失。

ALDH 缺失使饮酒后血液中乙醛浓度升高,不能即时被氧化代谢,促进儿茶酚胺释放,引起脸部潮红、头晕、心率加快等醉酒现象,甚至酒精中毒。所以,ALDH 异常个体比正常人对酒精更敏感,容易出现不良反应。

7.3　药物受体遗传多态性

药物效应的发挥除了受到药物代谢酶遗传多态性的影响,还受到与药物结合的受体多态性的影响。药物到达靶器官或组织以后,主要通过与组织细胞内受体结合,发挥药理作用。受体是选择性结合配体的大分子蛋白质,通过信号传递,启动一系列过程,最终表现出生物学效应。根据靶细胞上受体存在部位的不同,可将受体分为细胞内受体和细胞表面受体。细胞内受体,如甾体类激素受体。细胞表面受体主要分为:① 离子通道型受体;② G 蛋白耦联型受体;③ 酶耦联型受体。这些受体基因的遗传多态性,影响其特异性药物的敏感性。

受体基因多态性是指人群中一定数量(>1%)的个体发生受体结构基因或调节基因的突变。由于受体在疾病发生和治疗过程中的重要作用,受体遗传多态性对药物疗效的影响也越来越引起人们的关注。

7.3.1　胰岛素抵抗

胰岛素本身并不能直接发挥作用,只与特异性受体结合后才产生效应。我们将这种能与胰岛素特异性结合的物质称为胰岛素受体。人体内胰岛素受体分布较广,几乎所有细胞膜上都有胰岛素受体。胰岛素抵抗就是组织对胰岛素敏感性降低,它是 2 型糖尿病发病机制的重要组成部分,与外周组织对胰岛素受体的结合能力有关。

胰岛素抵抗状态的遗传易感性是一种罕见的多基因遗传性状。研究发现,胰岛素受体基因突变可导致受体 mRNA 水平降低,受体数目减少,受体和胰岛素的亲和力改变。胰岛素受体突变的患者,均对胰岛素抵抗,每天需要给予数千个单位的外源性胰岛素。

7.3.2　恶性高热

恶性高热是临床麻醉中一种罕见的以体温异常迅速增高为特征的高代谢、高死亡率遗传性疾病。患者平时正常,在全麻过程中接触挥发性吸入麻醉药(如氟烷、安氟醚、异氟醚等)和去极化肌松药(琥珀酰胆碱)后出现骨骼肌强直性收缩,产生大量能量,导致体温持续快速增高,在没有特异性治疗药物的情况下,一般的临床降温措施难以控制体温,最终可导致患者死亡。研究发现,它主要与肌浆网钙释放通道的雷诺定受体基因缺陷有关,为常染色体显性遗传病。成人发病率为 1/50000,小儿为 1/15000;男性发病多于女性。细胞内肌松药丹曲林是预防和治疗恶性高热的特殊药物。通过对确诊患者进行基因检测,寻找突变基因,若在其亲属中发现相同的基因突变,则其亲属可以诊断为恶性高热易感者,有利于恶性高热的预防。

7.3.3　肾性尿崩症

血管加压素(AVP)又称抗利尿激素,通过与受体结合,在维持机体的渗透平衡、心血管功能和止血等方面发挥重要作用。血管升压素受体主要有 3 型,与抗利尿相关的是分布于肾脏髓质的肾小管Ⅱ型受体(AVPR2),基因位点与肾性尿崩症染色体位点接近。肾性尿崩症表现为尿液浓缩能力丧失,即使血液中高浓度的 AVP 或类似物,症状仍不能缓解。遗传性肾性尿崩症与 AVPR2 基因变异有关,现有报道表明该遗传变异系 X 连锁隐性遗传。

7.3.4　香豆素类抗凝药耐受性

香豆素类抗凝药(华法林、双香豆素等)为维生素 K 拮抗药。维生素 K 参与凝血因子Ⅱ、Ⅶ、Ⅸ、Ⅹ前体活化的过程,无活性的维生素 K 在维生素 K 环氧化物还原酶的作用下被氧化成有活性的环氧化物。香豆素类通过竞争性抑制维生素 K 环氧化物还原酶,拮抗维生素 K 的活性作用。对香豆素类抗凝药耐受的患者需要 20 倍的常规剂量才能显示抗凝效果。这种耐受现象是维生素 K 环氧化物还原酶的受体发生缺陷,对抗凝药的亲和力下降所引起的。这种遗传变异属常染色体显性遗传。

7.4　药物基因组学

遗传多样性引起个体对药物反应的差异。根据个人的遗传信息,在合适的时间给合适的患者合适的药物。药物基因组学的启动为临床合理的个体化用药,研制符合不同个体的新药,提高疗效,降低不良反应开辟了新的前景。药物基因组学区别于一般意义的基因组学,不是以发现新基因、探明疾病发生机制和预见发病风险为目的,而是以药物效应和安全性为主要目标,利用已知的基因组学理论,研究个人的基因遗传如何影响身体对药物的反应。

单核苷酸多态性(SNP),主要是指在基因组水平上由单个核苷酸的变异所引起的 DNA 序列多态性。它是人类可遗传的变异中最常见的一种。占所有已知多态性的 90% 以上。单核苷酸多态性(SNP)与人体表型差异、药物或疾病的易感性有关。SNP 作为遗传标志,适于进行快速、规模化筛查;SNP 的二态性,也有利于对个体进行基因分型,可用于高危群体的发现、疾病相关基因的鉴定、药物的设计和测试等。目前 SNP 的检测方法有多种,如根据 DNA 列阵的微测序法、动态等位基因特异的杂交、寡聚核苷酸特异的连接、DNA 芯片等。

药物基因组学的快速增长推动了新药开发以及临床个体化用药的发展。通过研究遗传因素对药物疗效的影响,改变"千人一药"的状态。在新药临床试验期间分析 SNPs 遗传标记,发现药物作用和不良反应的相关基因片段,为靶向药物的研究提供指导依据。药物代谢酶和药物受体的遗传多态性是引发药物疗效个体差异的主要因素。在基因诊断水平上进行基因型分析,有助于将合适的药物及剂量更加准确、合理、有效地用到适合的人群。如急性淋巴细胞性白血病的儿童,若 TPMP 正常则可以接受高剂量 6 - MP 治疗,若 TPMP 基因缺失,则只能给予 1/10~1/15 的治疗剂量,否则就会出现严重造血系统毒性。

随着药物基因组学的发展,传统的这种通过计算药代动力学参数,进行个体化给药设计的这种方法有望改进,运用基因检测的手段,结合患者以前用药情况和效果,评估患者对药物的代谢能力、药物的转运率以及药靶的作用效果,给出个性化用药指导,合理选择药物的种类、剂量和剂型,运用"基因处方"提供最佳治疗方案,真正实现临床合理的"个体化给药"。

(陈冰冰　胡国新)

【复习思考题】

1. 名词解释:表型、基因型、遗传药理学多态性、单基因遗传、多基因遗传、单核苷酸多态性(SNP)。

2. 简述药物代谢酶遗传多态性的分型及意义。

3. 药物受体遗传多态性的概念并举例。

4. 什么是药物基因组学。

第8章

药物滥用

重点内容

1. 滥用的定义及常见被滥用的化学物质。
2. 麻醉性镇痛药滥用的表现及治疗。
3. 苯丙胺类滥用的表现及治疗。
4. 酒精的药理作用、慢性中毒的临床表现及治疗。

药物滥用通常指的是人们间断或不间断地自行反复过量使用与医疗目的无关的具有依赖性潜力的物质。一旦产生依赖性，个体便会不可自制地、不断地追求药物，以感受精神效应和避免不适。

目前，全世界滥用的药物（或称化学物质）主要有三大类，它们是：① 麻醉药品，包括阿片类、可卡因、大麻等；② 精神药物，包括镇静催眠药、中枢兴奋药、致幻觉药等；③ 其他物质，包括酒、烟草、挥发性有机溶媒等。在当今许多国家中，各种药物滥用极为普遍并不断升级，与之相关的种种问题，也日益引起人们的担忧。

8.1 麻醉性镇痛药

8.1.1 概述及分类

麻醉性镇痛药（narcoticanalgesics）是一类主要作用于中枢神经系统，选择性地消除或缓解痛觉的药物。此类药镇痛作用强大，多用于各类剧痛，反复应用易致成瘾。

这里所指的麻醉性镇痛药包括：① 阿片；② 阿片生物碱及其衍生物，如吗啡、可待因、海洛因；③ 具有吗啡样作用的化合物，如哌替啶（杜冷丁）、美沙酮等。所有这些药品都具有与吗啡类似的药理作用，都能形成吗啡型的药物依赖性。

8.1.2 主要药物的作用,成瘾表现和防治

1. 滥用情况

阿片是极为古老的药物。原产地大约在欧洲和西亚一带。古希腊的医学鼻祖希波克拉底(Hippocrates,公元前 460—前 377 年)已经开始用阿片治病。阿片在我国隋唐时期,即公元 7 世纪时由波斯(即今中东伊朗等阿拉伯国家)传入我国。唐、宋、明等本草书籍中均有记载,主治痢疾等诸病,但使用量少,流传极为有限。但是,近代大规模的阿片滥用在中国却是非常严重。中华人民共和国建立以后,扫毒措施有力,取得完全成功。阿片在中国禁绝之时,却在东南亚、美国、欧洲泛滥起来,至今未得到控制。20 世纪 80 年代后期,阿片类药物滥用又在我国出现。首先出现在西南边境地区并向内地蔓延。

2. 用药方式

(1)海洛因:初吸者大都将海洛因粉混入香烟烟丝之中,以吸过滤嘴香烟的方式吸入。一段时间后,因耐受性增加,抽吸含海洛因的香烟感觉得不过瘾了,于是将海洛因粉置于锡纸上,下面加热,海洛因粉化烟,用吸管将烟吸入气道,此法称之为"嗄"。再过一段时间,连"嗄"也不过瘾了,就改为静脉注射。将海洛因粉溶于水中,以医用注射器注入静脉。有时吸毒者互相注射。多数情况下是自己注射。

(2)医用麻醉药品:医源性麻醉药品主要是吗啡、哌替啶、阿片酊、复方樟脑酊、阿片粉,医学性麻醉药品依赖者缺药时可待因、强痛定等也用以救急。

3. 药理作用

(1)对中枢神经系统的作用:吗啡对中枢神经系统的作用比较复杂,它既有抑制作用又有兴奋作用。从它的镇静、安眠、镇痛、呼吸抑制、降温等作用看来,可以说明它是以中枢抑制为主的。而它对某些部位的作用却又是兴奋的,如恶心、呕吐是兴奋了延脑的化学催吐感受区,瞳孔缩小是兴奋了动眼神经核,心动过缓和胃肠痉挛则是迷走神经兴奋引起的,骨骼肌的活动增强表明了运动系统特别是脊髓的兴奋。

(2)对心血管系统的作用:吗啡在治疗剂量下,对心血管系统无明显作用。个别患者可出现血压降低。一般认为系由组织胺释放引起的,部分可为抗组织胺药所阻断。

(3)对胃肠系统的作用:吗啡可降低胃的活动性,增加胃窦的弹性,从而延缓胃内容物进入十二指肠,使其排空时间延长,并常常引起便秘。

(4)其他方面:吗啡可提高膀胱逼尿肌、支气管平滑肌以及胆道平滑肌的张力,可影响碳水化合物的代谢,并能产生一时性的高血糖。

4. 滥用者的临床表现

(1)滥用者对药物的体验:初尝阿片类药品时,滋味并不好受。许多人恶心呕吐、头昏、全身无力、思睡、不能集中注意力、视物不清、焦虑。这种难受的感觉几次以后逐渐消退,而快感则逐渐显露。难受感与快感可以并存。快感的强烈程度及呈现早迟因人而异。极端的情况是,有人第一次用药就有强烈的快感,并无难受感。然而,也有人只有难受感,从未体验过快感。

以静脉注射海洛因为例,描述阿片类麻醉药品产生的快感如下:药品刚一注入,立即有强烈的快感发自下腹部,向全身扩散。这是一种温暖的感觉,由于组织胺的释放,皮肤毛细血管扩张,有人可见全身发红。还会觉得皮肤痒感,抓搔起来特别舒服。在药品注入的短暂时间

内,快感十分强烈。这种强烈的快感一会儿便过去了,大约就是一分钟,继之以似睡非睡的松弛状态。这时,烦恼、忧愁、焦虑、紧张一扫而空,人觉得宁静、平安、快慰、温暖,愉悦的幻想驰骋,"想要什么,就能得到什么"。静脉注射海洛因,快感后的松弛效应可延续 $0.5\sim2h$。其后,还有 $2\sim4h$ 显得精神抖擞,自身感觉良好。形成身体依赖性以后,每 $3\sim6h$ 要重复用药,才能维持身体的功能状态。

(2) 耐受性:麻醉药品很容易产生耐受性。需要不断地提高剂量,才能维持原来的药效。耐受性增长的幅度也是惊人的。当初海洛因作为镇静药使用时,常规剂量是皮下注射 3mg。而今海洛因依赖者中,有人每日静脉注射量达到 5g。竟然对血压、脉搏、呼吸无明显影响。耐受性产生的快慢与用药模式有关。医疗上有控制地间断用药,可在一定时间内保持治疗剂量和镇痛、镇静等药效。海洛因依赖者为了追求快感和无忧状态,必然不断地增加剂量。阿片类麻醉药品停止使用之后,耐受性的消失也很快。这就是导致了两种值得重视的现象。一种是,有些依赖者用药剂量很高,快感没有了,戒断症状很严重,于是他们自愿脱瘾消除耐受性,然后重新开始用药,以取得快感。另一种后果是,当他们重新开始用药时,如果沿用过去的高剂量,可能发生中毒和身亡,因为耐受性已经消失了。重新开始用药后,耐受性发生得更快。阿片类麻醉药品互相间有交叉耐受性。

(3) 身体依赖性和撤药症状:阿片类麻醉药品慢性使用,导致身体功能状态的改变。神经细胞适应了药物的存在,产生耐受性。身体内的药物必须维持一定浓度,才能保持身体功能状态的稳态。药物浓度水平的降低,导致神经细胞的脱抑制现象,出现撤药症状。撤药症状又称戒断症状,于撤药后发生。撤药症状的出现表明已经形成了身体依赖性。撤药症状有轻重,取决于很多因素。诸如用药种类,海洛因最重;每日剂量,剂量越高越重。可是也有一个极限,譬如吗啡,日量 500mg 时,撤药症状最重,日量继续增加,撤药症状不继续加重;每日用药次数,次数越多者越重;用药持续时间,持续时间久者重。当然,症状的轻重还受用药者健康状况和性格特征的影响。戒断症状包括瞳孔散大,打喷嚏,起鸡皮疙瘩、寒战,厌食,恶心呕吐,腹绞痛,腹泻,全身骨和肌肉酸痛,有时肌肉抽动,软弱,怕冷,不眠,心搏加快,血压上升;情绪更加激惹,出现攻击行为,或转为抑制。这些戒断症状在 $36\sim72h$ 之间达到高峰。在出现撤药症状的任何阶段,只要恢复用药,情况便戏剧性地好转起来。如果坚持不予阿片类麻醉药品,则以上大部分症状于 $7\sim10d$ 内平息。依赖者的体力开始恢复。有些依赖者出现迁延性戒断症状,顽固失眠,身体各部疼痛,胃肠道不适,无力,不安,焦虑,抑郁。迁延性戒断症状是导致重新用药的重要因素之一。

(4) 精神依赖性:精神依赖性表现为一种渴求感。依赖者们称之为"想瘾",想瘾发了,会不顾一切地弄药。有些依赖者因犯罪判刑劳改,身体依赖性早没有了,但是想瘾克服不了,释放后第一件事就是想去找海洛因。

(5) 依赖者的行为特征:对依赖者的生活模式起决定性影响的是强迫性用药。经济开支中,买药第一重要。日常生活安排中,用药第一重要。用药比工作学习重要,甚至比进食、睡眠等基本的需要重要。为了用药可以牺牲一切,放弃对家庭、对社会的责任,放弃自尊自爱,放弃前途,放弃健康,放弃一切。

(6) 孕妇和婴儿的麻醉药品依赖:孕妇滥用麻醉药品对胎儿不利,可以发生死胎、早产、婴儿体重过低,新生儿死亡率达 $2\%\sim5\%$。由于孕妇滥用麻醉药品,胎儿在子宫内已形成身体依赖性,出生后出现撤药症状。对麻醉药品产生了依赖性的新生儿,体重多半不足。在出生后 1～2d 逐渐出现戒断症状。婴儿的戒断症状表现为激惹不安,呼吸快,高声哭叫,睡眠障碍,拼命把小手往嘴里塞,时时打呵欠,打喷嚏,打嗝,发热,四肢出现粗大震颤或扑翼样震颤;偶然可有痉挛发作;呕吐,腹泻。

麻醉药品滥用和依赖的诊断并不容易,首先是因为难于得到准确可靠的病史。滥用者本来就存在否认的心理防御,他不愿把吸毒的事告诉任何人。询问病史的医生可能很难克服对吸毒者的厌恶之情或好奇感,这种情感难免流露出来而为对方所察觉,其结果是一句真话也听不到。

5. 诊断

(1) 阿片类药物滥用的诊断:符合以下三条者,诊断为阿片类药物滥用。

1) 病理性的用药模式:在过去一个月中,几乎每天用药,停不下来,也减不了量。可能还发生过药物过量,出现过呼吸困难或意识模糊。

2) 因为用阿片类药物的缘故,工作、学习、社会交往、家庭生活受到了不良影响。如旷工、缺课、正当朋友换成了烟友、干违法犯罪勾当、引起家庭矛盾等。

3) 时间至少一个月。

有些人达不到以上三条标准,而是在"玩两口",遇到烟友相邀便吸一次,尚无主动求药行为。这种人需要的是心理咨询,让他看到前面就是深渊,要赶紧止步,同时帮助他查明和解决心理困难,调整生活模式。

够滥用标准的人则要立即戒除,接受相应的治疗康复措施。

(2) 阿片类药物依赖的诊断:符合以下三条者诊断为阿片类药物依赖。

1) 已经符合阿片类药物滥用标准:即具有病理性的用药模式;工作、学习、社会、交往、家庭生活受到了不良影响;时间至少一个月。

2) 产生了耐受性:原用剂量药效减弱,故明显加大了用药剂量。

3) 出现了撤药症状:每日用药至少两三次。停药或减量时便出现撤药症状。

诊断为阿片类药物依赖者,应接受治疗康复措施。

体格检查和实验室检查对诊断有辅助意义。

体格检查时,可能发现:瞳孔呈针尖样;沿静脉走向皮肤色素沉着;新鲜或陈旧的注射疤痕。

当怀疑某人是阿片类药物依赖,而本人拒不承认时,可用纳洛酮诱发试验辅助诊断。肌肉注射纳洛酮 0.16mg,15min 前后可见瞳孔散大,全身出汗,体毛竖直。如 20～30min 反应不明显,再加 0.24mg 肌肉注射。如仍无反应,可认为无身体依赖性。

(3) 阿片类药物撤药症状的诊断:诊断阿片类药物撤药症状时,应根据以下三条标准。

1) 长时间大剂量使用阿片类麻醉药品。

2) 停药或减量时,出现下列症状中至少 4 种。

流泪;打呵欠;流鼻涕;血压轻度上升;瞳孔散大;心搏加快;体毛竖直;发热;出汗;腹泻;失眠。

3) 以上症状不是由于其他躯体疾病或精神疾病引起。

(4) 阿片类药物过量的诊断:阿片类药物过量的三联征:针尖样瞳孔,呼吸抑制(每分钟 2～4 次)和昏迷。

6. 治疗

（1）脱瘾：治疗的核心是脱瘾，要在隔离的环境中进行。因为麻醉药物依赖者没有能力控制自己的求药行为。

常用的脱瘾方法如下：

1）冷火鸡法：所谓冷火鸡法，就是硬性撤药，让戒断症状自然发展，自然消退。当然，对症处理和身体、心理的支持还是需要的。

戒断症状的极期大约在第三天。熬过以后，便开始好转。7～10d，大部分明显的症状都消失了。或者说，身体依赖性基本克服了。

冷火鸡法的应用由来已久。至今许多国家，特别是东南亚诸国，强制戒毒系统中，仍普遍推行硬性撤药。这种方法简单明快，需时最短。有人还认为，让依赖者体验到难受和痛苦，有助于吸取教训，不再重犯。

对冷火鸡法持批评态度的人认为，世界各地应用硬性撤药法已数十年，未见出现吸取教训、不再重犯的效果。反而使依赖者对戒毒系统产生恐惧，尽量躲开，失去求治的积极性。硬性撤药对年老体弱者不适用，有时可能危及生命。

2）美沙酮替代递减法：美沙酮是合成的麻醉药，有吗啡样的药理作用。但是，它的作用时间长，而且口服效果良好。这两大特点使其成为替代递减法的主要用药。更由于它对人的思维和行为不产生毒性影响，故又用作美沙酮维持疗法。

确定美沙酮的替代用量。按药理学换算，1mg 美沙酮可替代 2mg 海洛因，4mg 吗啡或 20mg 杜冷丁。但是海洛因的换算公式在我国没有实用价值。因为我国黑市海洛因皆非纯品，成色起伏不定。

从经验得知，重度海洛因依赖（日用黑市海洛因 1～3g，分 3～6 次）的替代量约为每日 30～40mg；轻中度依赖者每日 10～20mg。

此剂量可日服 1 次，或 2 次分服。

第一次给药剂量宁可偏小一点，不足时再补。夸大吸毒量的人比较多。很多人想把多余的美沙酮藏起来。

3）可乐定脱瘾法：可乐定是作用于中枢的高血压治疗药。与阿片一样，能够抑制蓝斑神经元放电。临床实践证明，可乐定用于阿片类药物依赖的脱瘾治疗有效，但只能用于依赖程度较轻的患者。但是，它指引了一个方向，它虽不是阿片类麻醉药品，但用于脱瘾却取得了一定成功。

可乐定用于脱瘾时的剂量比治疗高血压的剂量大。成人可由 0.1mg，每日三次开始，增加到日量 1.5mg 以下，以能较好地控制戒断症状，而副反应又不太严重为度。治疗剂量维持一周，然后用另一周将药减完。疗程不能再延长，因为可乐定也会发生耐受性和撤药症状。

4）孕妇和新生儿脱瘾：麻醉药物依赖的妇女在治疗康复以前不宜怀孕。发现怀孕应人工流产。如果已经怀孕，又想保住胎儿。则应作美沙酮替代疗法，逐渐将剂量减至日量 10～20mg，并维持到分娩。如果美沙酮以高剂量维持，孕妇自然是舒服的，也不至于死胎，但是新生儿将出现极严重的戒断症状，并常因此而死亡。

（2）美沙酮维持治疗：脱瘾治疗的复发率很高，吸海洛因与犯罪之间的循环打不断。美沙酮维持治疗是在不得已情况下的一种补救措施。

美沙酮维持治疗的病例选择标准,以美国为例,有以下三条:年龄在 18 岁以上(有的地区规定 16 岁以上);海洛因依赖史在 1 年以上(有的地区规定 2 年以上);两次脱瘾治疗失败,两次之间的间隔在 1 月以上。

给药方法:每天早晨(亦可为傍晚),依赖者到发药处,在监督下服当日剂量。有的发药处每周发药 6 次,允许星期六带一剂药于星期日早晨自服。服药多年,经尿液药物监测证实为忠实服药者,可隔日带药一次。

剂量调节:由医生为每人选定一合适的维持量。多数依赖者的维持日量在 40～100mg 之间。

(3)纳屈酮预防复发治疗:纳屈酮(naltrexone)是纯粹的阿片拮抗剂,没有激动作用。纳屈酮对脑内的阿片受体有很强的亲和力,可以阻断阿片类药物作用于这些受体。当阿片类药物依赖者经过脱瘾治疗,身体依赖性消除之后,给予纳屈酮治疗,使之与阿片受体亲和,此时如果再用阿片类药物,因阿片受体被阻断,便产生不了快感。既然没有快感,阿片类药物就失去了强化剂的作用,复吸的可能性由之减少,纳屈酮服用者不再有强烈的求药行为。

纳屈酮作为预防复发药还有三个长处:作用时间较长,可维持 24h;可以口服,方便用药;副反应轻微。多数人服药全无感觉。

8.2　可卡因类

8.2.1　概述

可卡因俗称"可可精",是从古柯叶中分离出来的一种最主要的生物碱,属于中枢神经兴奋剂,其盐类呈白色晶体状,无气味,味略苦而麻,易溶于水和酒精,兴奋作用强,也是一种局部麻醉剂。几个世纪以来,当地土著均以咀嚼古柯树叶以增加劳动的耐力与增进幸福感。

8.2.2　主要药物的作用,成瘾表现和防治

1. 药理作用

(1)对中枢神经系统的作用:可卡因可对中枢神经产生兴奋作用。人体应用后可产生幸福感与欣快感。使用小剂量时,可以协调运动性活动,但随着用量的增多可出现震颤乃至由脊髓反射强化而产生肌强直性抽搐。

(2)对心血管系统的作用:小剂量可卡因兴奋中枢迷走神经使心率变缓,而中等剂量时心率反而增快。静注大量可卡因对心肌产生毒性作用,使心脏急性衰竭致死。

(3)对骨骼肌的作用:可卡因没有使肌肉收缩力增强的内在力量。用药后的消除疲劳感主要产生自中枢兴奋作用,然后掩盖了疲乏的感觉。

(4)对体温调节作用:可卡因具有明显产热性。超量使用可卡因后产生的高热为可卡因中毒的重要指征。

(5)对交感神经系统的作用:可卡因可强化交感能神经所支配器官对去甲肾上腺素作用

的反应。在肾上腺能神经末梢阻断了儿茶酚胺的再摄取。

此外,可卡因还可以在局部组织阻断神经传导,故可作为良好的局麻药使用。

2. 滥用者的临床表现

滥用可卡因者表现差别不同,大多数人为了追逐可卡因的振奋情绪作用,偶用而不成瘾;另一部分经久使用已形成依赖,久而久之,造成人格衰退,一蹶不振。一旦中断用药则产生强烈的渴求感,周身疲乏无力,昏睡沉沉,倦怠,食欲增加和情绪抑郁,在一定程度上表现了可卡因的戒断症状群。据文献报道,某些成瘾者在中断用药后可产生一种偏执意念,认为有人跟踪加害,心情紧张。这种反常心理可持续存在数日或十数日,然后逐渐消退。可卡因用量过量或急性中毒时,可产生视物显小性幻视(即小人国性幻视),伴随皮肤感知异常,如蚂蚁爬行于体表的现象,也有的伴随发生刻板动作。

3. 诊断

可卡因滥用者或依赖者常可出现可卡因中毒、可卡因撤药综合征、可卡因谵妄和可卡因妄想。

(1) 可卡因中毒:可卡因中毒是可卡因滥用者或是依赖者刻意追求的一种愉悦状态。如静脉注射可卡因或吸入克赖克后,用药者会发生一种"电击"般的愉悦感,自信心增强,出现欣快,夸夸其谈,警觉性增高。中毒情况加重可出现精神运动性激越、判断力受损、行为紊乱、言语散漫或是语无伦次、焦虑、抑郁和恐惧,有时可致急性惊恐发作或幻觉症。躯体症状可出现头痛、心悸、心律紊乱、瞳孔扩大、血压升高、出汗或是寒战、恶心、呕吐。

可卡因中毒常有自限性,一般48h可完全恢复正常。

可卡因中毒的诊断标准为:近来有使用可卡因的历史;出现适应不良行为改变,如欣快感、打架、夸大、警觉性增高、精神运动性激越、判断力受损、社会和职业功能受损;在使用可卡因1h内出现下面症状中的至少两项:心动过速;瞳孔扩大;血压升高;出汗或寒战;恶心或呕吐;视幻觉或触幻觉。这些症状不是由于任何躯体疾病或其他精神疾病所引起。

(2) 可卡因撤药综合征:可卡因撤药综合征的基本特征是在长时间(几天或更长)大剂量使用可卡因后突然停药,或是降低可卡因的使用后出现情绪障碍(如抑郁、易激惹、焦虑)、疲惫、失眠或过度睡眠、精神运动性激越。在停止使用可卡因后以上症状持续24h以上。可伴有偏执观念和自杀观念。情绪障碍严重者可导致自杀。

诊断标准:在长时间(几天或更长)大剂量使用可卡因后突然停药,或是降低可卡因的使用量后,出现情绪障碍(如抑郁、易激惹、焦虑)。出现下列症状中的至少一项:疲惫;失眠或是过度睡眠;精神运动性激越;且持续时间在停药后超过24h。不是由于任何躯体疾患或其他精神疾患所引起的妄想症。

(3) 可卡因滥用:可卡因的使用者不论其起始用药时是基于什么动机,一旦形成病理性的用药模式,即成为可卡因的滥用者。

诊断标准:病理性用药模式,即不能降低可卡因的使用量或是停止使用可卡因;由于使用可卡因而出现社会功能和职业功能的损害;持续时间至少1个月。

(4) 可卡因依赖:在可卡因滥用的基础上,滥用者如开始出现撤药综合征,或对可卡因产生耐受性,即可诊断为可卡因依赖。

(5) 可卡因谵妄:基本特征是在摄入可卡因后24h内出现谵妄状态。情绪不稳定,出现触幻觉和嗅觉异常。通常可伴有暴力或者攻击性行为,需要约束。

诊断标准:使用可卡因后 24h 内发生谵妄;不是由于任何躯体疾患或其他精神疾患所引起。

(6)可卡因妄想:主要临床表现为在中断使用可卡因后短时间内迅速发展而成的被害妄想。

诊断标准:器质性妄想症状群在中断使用可卡因后短时间内形成;主要临床特征为迅速发展的被害妄想;不是由于任何躯体疾患或是其他精神疾患所致。

4. 治疗

对可卡因滥用者或是依赖者的治疗主要是解除身体依赖加上心理康复,而后者是真正戒断可卡因的关键所在。解除身体依赖系迅速断绝可卡因,以后根据具体情况进行对症处理即可。但随后仍会出现对可卡因的渴求感,因此,长时间的心理康复过程是保持操守的必要前提条件。

可卡因中毒常有自限性,可不作处理。可卡因妄想和可卡因谵妄也仅需对症处理。如兴奋躁动,出现攻击性和暴力行为可给予少量的氟哌啶醇或氯丙嗪。紧张、焦虑严重时可用少量的苯二氮䓬类药物。三环类抗抑郁药物可减轻抑郁情绪。

8.3　苯丙胺类

8.3.1　概述

苯丙胺类兴奋剂(amphetamine-typestimulans,ATS)是苯丙胺及其衍生物的统称,涉及几十个品种,具有药物依赖性(主要是精神依赖性)、中枢神经兴奋、致幻、食欲抑制和拟交感能效应等药理、毒理学特性,是联合国精神药品公约管制的精神活性物质。由于此类物质具有较强的依赖性(成瘾性),滥用潜力很大。苯丙胺具强有力的中枢兴奋作用及外周 α 与 β 拟交感胺作用。有舒张支气管、呼吸兴奋与复苏作用。用来治疗肥胖症、疲乏无力、帕金森氏病或解救中枢神经抑制。

8.3.2　主要药物的作用,成瘾表现和防治

1. 药理作用

(1)对心血管系统的作用:口服后可使收缩压与舒张压升高。在一般剂量下,心率则反射性地变缓;剂量增大时可产生心律不齐。

(2)对中枢神经系统的作用:它可以兴奋延髓呼吸中枢,从而减轻许多中枢神经镇静药引致的中枢抑制。

(3)对人类的心理影响:口服 10~30mg 的苯丙胺后,个体可具有清晰的意识,警觉提高,疲乏感消除。随之可见情绪饱满,机动性强,信心十足,注意力易于集中。不少人顿感情感昂扬或是欣快,言语与活动随而增多。此时,其精神活动性操作显得机敏,体育活动技巧变得更为熟练,终使成绩提高。如果连续、重复地使用,仍能获得相同的效果,由此易于使人产生滥用,随后成瘾。

（4）食欲抑制作用：苯丙胺及其同类化合物常用来抑制食欲,治疗肥胖症。其中枢作用部位可能位于视丘侧部的食物中枢。

2. 滥用者的临床表现

（1）急性中毒：苯丙胺使用过量可产生急性中毒。急性中毒时中枢神经系统的症状表现常为不安、头昏、震颤、腱反射亢进、话多、易激惹、无力、失眠、体重增高,有时产生欣快。严重者可出现精神混乱、性欲亢进、焦虑、烦躁、谵妄、偏执性幻觉或惊恐状态。处于中毒状态下的患者可出现心血管症状如头痛、寒战、面色苍白或发赤、心悸、心律不齐、心绞痛、血压升高、血压降低或循环性虚脱。胃肠功能障碍方面则表现为口干、口中金属味道、厌食、恶心、呕吐、腹泻、腹部绞痛。极重病例,可产生惊厥、脑出血和昏迷致死。

（2）慢性中毒：多表现为体重减轻与精神异常。后者多出现幻觉妄想状态,酷似精神分裂症。

3. 诊断

与可卡因滥用或依赖一样,苯丙胺滥用或依赖者同样可产生苯丙胺中毒、苯丙胺撤药综合征、苯丙胺谵妄和苯丙胺妄想。其诊断标准同可卡因依赖节中的诊断标准。但要注意与可卡因滥用或依赖作鉴别诊断。详细询问病史、尿液和血液的毒理学检查可资鉴别。

4. 治疗

同可卡因依赖一节中的治疗部分。

8.4　巴比妥类药物

8.4.1　概述及分类

巴比妥类为催眠药中主要的一类。是巴比妥酸的衍生物,具有丙二酰脲结构类型。难溶于水;其钠盐则易溶于水。依其催眠作用时间的长短分类：长效类,持续 6～8h,如巴比妥和苯巴比妥;中效类,4～6h,如异戊巴比妥和戊巴比妥;短效类,2～3h,如司可巴比妥。硫喷妥钠作用时间更短,可作静脉麻醉药,属超短效类。巴比妥类药物于 1903 年投入临床使用。在镇静催眠药物之中,巴比妥类使用历史最悠久,用药人数最多,药物依赖的临床表现研究得最详尽。在巴比妥类药物之中,依赖者大都选用中等时间作用药,如异戊巴比妥（amobarbital）、戊巴比妥（pentobarbital）、司可巴比妥（secobarbital）等,这些都是临床用药,片剂或胶囊使用方便,药效也强烈。

8.4.2　主要药物的作用,成瘾表现和防治

1. 药理作用

（1）对中枢神经系统的作用：小剂量巴比妥类可抑制大脑皮层运动区,产生镇静催眠作用,较大剂量巴比妥类可以使感觉迟钝、活动减少引起困倦和睡眠。巴比妥类诱导的睡眠与正常睡眠的区别在于：无梦和缩短睡眠的快速动眼期。长期用药者一旦大幅度减药或突然停药,会引起快速动眼期的反跳,可出现多梦和噩梦干扰失眠。

（2）其他作用：巴比妥类的各种药物均有抗惊厥作用。较大剂量时,对延髓中枢产生

直接影响,使呼吸频率减慢,呼吸深度增加。静脉注射过快,可出现呼吸被抑制和低血压的状况。中毒剂量可损害心肌和抑制呼吸中枢,致使呼吸浅表,速度加快,呼吸麻痹与窒息而致死。

2. 滥用者的临床表现

(1)耐受性:人体对巴比妥类药物具有耐受性。目前认为,酶诱导产生的药物代谢率增加是导致巴比妥耐受性增强的主要机制。据研究发现,巴比妥与麻醉剂和酒精具有交叉耐受性。值得提醒注意的是,人们对镇静和催眠的治疗剂量可以产生耐药性,但对于致死剂量则与常人无大差异。

(2)精神与躯体依赖性:对巴比妥类的依赖,随药物滥用程度而发展,而且多需要持续大剂量的用药。巴比妥类药物依赖的戒断症状是很严重的。

突然停止或显著减少服用剂量,可以出现断药症状。其症状的严重性取决于滥用药物的剂量和滥用药物时间的长短。用药剂量越大、时间越长,戒断症状越严重。在突然停药 12~24h 内,戒断症状可以陆续出现,如厌食、躯体软弱、焦虑不眠,随之出现肢体的粗大震颤。停药 2~3d,戒断症状可达高峰,出现呕吐不食、身体无力加重、体重锐减、心跳过速、眩晕、血压下降、四肢震颤加重、全身肌肉抽搐或出现癫痫大发作。

(3)巴比妥类中毒:分为急性与慢性两种。中毒与服药剂量、给药途径有关。同时也与年龄、身体状况、情绪状态以及合并应用其他中枢神经抑制剂有关。

急性中毒　误服或欲自杀,一次大剂量吞服巴比妥类,可引起急性中毒。静脉注射用量过大,注射速度过快,也可造成急性中毒。口服催眠剂量的 5~10 倍,可引起中等程度的中毒;超过 15~20 倍,可发生严重中毒。患者主要表现为兴奋、谵妄,继而出现嗜睡、昏迷,呼吸表浅而快、黏膜、皮肤发绀,痛觉消失,瞳孔缩小,严重者也可散大。早期多因呼吸中枢麻痹致死,晚期多因呼吸循环衰竭、脑水肿或合并肺部感染而死亡。

慢性中毒　一般症状为倦睡、思维联想困难、记忆损伤、判断力差、情绪不稳定、激动易怒。

3. 诊断

巴比妥类慢性中毒的症状,如果临床医生缺乏药物依赖的知识,可能误以为是震颤麻痹、脑炎、脑肿瘤、多发性硬化。与慢性酒中毒也很相像。戒断时的癫痫大发作,要与各种痉挛性疾病鉴别。戒断时的谵妄与震颤谵妄非常相像。

正确的诊断在于想到药物依赖的可能性,仔细询问服药史,结合典型的临床表现。由血、尿中检出巴比妥类药物可使真相大白。

脑电图有参考价值。为每秒 15~30 次波型,或快波的背景上出现慢波。

4. 治疗

因为巴比妥类药物依赖的戒断症状通常都很严重,所以治疗应该住院进行。

治疗包括两个部分,即戒除药物和心理康复。

戒除药物时,首先用长时间作用的苯比妥类替代原来的中等时间作用药。苯比妥类 0.03g 可替代戊巴比妥 0.1g。多数患者的替代剂量为 0.1~0.3g 苯比妥类日量,分 4 次口服。不能口服者先肌肉注射,然后改为口服。日量不应超过 0.6g。亦可用地西泮替代,每 15mg 地西泮可替代戊巴比妥 0.1g。

掌握替代剂量的原则是,首先肌注苯比妥类 0.1g,不要出现严重中毒症状。稳定替代剂量,保持 1~2d。然后,每天减苯巴比妥类 0.03g。观察 1~2d,待情况稳定后再减。如果在减药过程中,出现了明显的戒断症状,要立即肌肉注射苯比妥类 0.1g。如果出现癫痫大发作、谵妄、发热等紧急情况,则要迅速增加药量,或加地西泮静脉注射,使患者安睡 8～12h,随之重新用一个稳定剂量,待患者情况稳定后,再开始缓慢减药。

在减药过程中,要注意液体和电解质的平衡,加强营养,补充维生素,鼓励患者进食,多起床活动。

减药是一个缓慢过程,常需 2～3 周,急躁不得。

苯巴比妥类减完后,患者可较长时间存在慢性戒断症状,可变得孤独、抑郁,甚至自杀;也可能重新用药。

在住院阶段,就要开始心理治疗。出院即应转入康复机构,帮助他恢复体力,坚定戒药意志,解决实际存在的心理社会问题,适应没有药物的生活方式。

8.5　酒

8.5.1　概述

酒与人们的生活有着密切联系。全世界酒的年产量约 15 亿吨,消费量也在不断地增长。醉酒、酗酒、慢性酒精中毒造成对人体和社会的危害性也在增加。低剂量饮用酒精饮料,与人体健康无损,并使人愉悦、增加活力;中等剂量,可产生镇静,抑制人的兴奋作用;进行性的高剂量饮用,可削弱人的认知能力;过量时则导致意识障碍、昏迷和死亡。酒精饮料容易大量生产,并可以长期贮存。社会各阶层的人们,频繁消费的比例是很大的。普遍应用的结果,导致许多人的长期滥用,造成躯体的病理变化和形成依赖性。酒精饮料早已被社会认识,在人类生存的早期已经有了制酒工艺。根据酒的商品特性分为白酒、葡萄酒、果露酒、啤酒等。按照酒的酿造工艺的主要特征又可分为发酵酒、蒸馏酒和配制酒三大类。

对酒精饮料的度量,惯用的专业名词是酒精百分率,用容量之比表示(L/L)。也可以用克、毫克表示重量。人们饮用酒量的标准化表示,用克或毫克比体重公斤[g(mg)/kg]计算。一个人一次能喝多少酒,根据体质的差异和对酒精耐受能力的大小而定。一般说:身体健康者比病、弱者喝的多,青壮年比老年人喝的多。有饮酒习惯的国家对酒精产生耐药性的人,饮酒量可以超过正常人的饮酒量 1～2 倍。最低安全量为 0.1g/kg。

8.5.2　主要药物的作用,成瘾表现和防治

1. 药理作用

(1) 对神经系统的作用:酒精是中枢神经系统抑制剂,随着浓度的加大,抑制的范围不断扩展,由皮层开始,逐渐往下,最后达到延髓中枢。酒精最先减弱的是大脑皮层的抑制过程,使兴奋过程相对地占了优势,再扩散到已经失去皮层抑制影响的皮层下中枢,往往易放纵在正常情况下被克制的行为,使大脑皮层的高级神经活动功能受到影响。

(2) 对行为和情感的作用:酒精对行为和情感的作用常具有特殊的刺激作用,如显著的欣快体验。酒精的脱抑制作用,使人体会到宁静缓和,又体会带刺激性的兴奋,增加一种新奇的欣快情绪。过量饮酒醉后或慢性酒客可出现情绪失控。

（3）其他药理作用

1）对胃肠道的作用：小剂量的酒精可刺激唾液和胃酸的分泌，增加肠的蠕动。其浓度在 6％左右时，产生的局部作用是抑制胃的排空活动；在 12％以上时，可以出现局部的刺激作用；超过 20％会发生胃黏膜等组织损伤。高浓度酒精对胃肠道功能产生抑制作用。

2）对心血管和呼吸系统的作用：酒精可直接抑制血管运动中枢的皮肤血管部分，使外周皮肤血管扩张，增加心率与呼吸。大量的酒精可轻微地减少冠状动脉血流量，还可以损伤心肌。

3）对泌尿生殖系统的作用：酒精抑制抗利尿激素，饮酒后尿的生成增多。性器官组织可以被酒精损伤，大剂量酒精能破坏女性生殖能力，并能抑制分娩和哺乳期内子宫收缩能力。对男性，可以使精细胞活力减弱，并发生结构改变，因而降低生育能力。

酒精还能促使脂肪在肝细胞内沉着，久之可以形成脂肪肝或肝硬化。

2. 滥用者的临床表现

（1）耐受性：饮用小剂量可以使人产生欣快、兴奋和轻松的作用，从而诱使人们经常饮用。只有增加酒量才能保持以上的状态，故越饮酒量越大，形成了对酒精的耐受性。

（2）依赖性：长期大量饮酒的人们，形成了心理对酒的渴望，喝不到酒时就不舒服，于是就利用一切手段去获得酒类。对饮酒的控制能力显著降低，形成了对酒需求的一种强烈嗜好，最终形成了对酒类的依赖。一般多在 5～10 年内形成，妇女和青少年要快些。

（3）戒断反应：长期大量的饮酒者，突然停饮，会发生戒断症状。主要出现震颤，首先是手和手指活动时明显震颤。出汗、焦虑不安、烦躁易激怒、心跳过速、身体各部位的疼痛，甚至出现精神症状，如幻觉等。

3. 酒依赖的形成因素及其病理变化

（1）酒依赖的原因

1）家族性：酒依赖不是遗传性疾病，但是酒依赖的家庭容易再出现酒依赖的患者。

2）人格因素：据研究，各种人格不健全又缺乏社会适应技能的人，多难于克服生活中的困难，又易受到酗酒者的引诱，常用醉酒方式逃避现实和追求快感，乃易形成对酒的依赖。这些人占形成酒依赖的较大比例。

（2）酒依赖者的中枢神经系统的变化：经研究发现，嗜酒者左脑的功能受到明显的损害，右脑半球被迫放弃本身一些功能来代偿左脑半球被损害的功能。时间久了，导致右脑半球负担过重，以致功能大大降低，加快了全脑的衰退速度。

（3）酒依赖对躯体的损害

1）消化系统的损害：胃黏膜充血水肿、炎症、糜烂、萎缩、斑片状出血、细胞组织变性。

2）对心脏血管的损害：18％的酒依赖者有心电图的改变，动脉硬化发生的早，50％酒依赖者血压升高。

3）泌尿生殖系统的损害：13％的嗜酒者，肾脏有肿胀甚至萎缩。酗酒影响性功能，使生育能力下降。

4. 酒中毒的临床表现

（1）急性酒中毒：一个成年人，每公斤体重酒精含量达 0.8g(0.8g/kg)，相当标准饮酒量的 4 倍，即可出现明显的醉酒状态。6 倍剂量(1.2g/kg)时，出现严重的酒中毒现象，意识不清，瞳孔中等散大，眼球震颤。10 倍剂量(2g/kg)时，充分表现为酒中毒性昏迷、大小便失控。

超过 16 倍剂量(3.2g/kg)时,发生深层感觉丧失、深昏迷。人的最低酒精致死量,大约为3.2～6.4g/kg。

(2)慢性酒中毒:慢性酒中毒是在精神与躯体对酒产生严重依赖的基础上发展而成。患者控制能力减弱,无法节制其饮酒行为。性情变得暴躁,生活懒散,人格及心理活动呈现进行性的变化,不能适应社会生活,不能继续工作。

5. 急性酒中毒诊断

诊断急性酒中毒的要点:

(1)饮酒史:发生症状以前曾经饮酒,饮酒量足够引起相应症状。

(2)适应不良性行为改变:如控制不住性冲动或攻击行为,情绪变化大,判断力受损,社交或职业功能受损。

(3)至少出现以下 5 项中之 1 项:说话含糊不清;共济失调;步态不稳;眼球震颤;面色发红或发青。

(4)排除其他躯体疾病或精神疾病。

6. 急性酒中毒治疗

对一般的醉酒者,要点在于加强监护,防止意外,无需药物治疗,劝其安静入睡,等待自然清醒。

恶心呕吐严重以致失水者,或出现低血糖现象、大汗淋漓、神志不清者,常有必要静脉输液,补充葡萄糖、电解质及维生素等。

对兴奋躁动者可善言安慰,必要时约束,待其入睡。严重兴奋躁动,难以控制时,可以安定注射液 10mg 稀释,缓慢静脉注射。

醉酒者体温散发加快,要注意保暖。

纳洛酮可试用于酒中毒昏迷之催醒,以 0.4mg 静脉注射,宜缓慢。

7. 慢性酒中毒诊断

经过换算,平均每日摄入量超过纯酒精 80g,我们便称之为"无节制饮酒",就有可能向慢性酒中毒发展。

判断无节制饮酒的标准是危险饮酒量,白酒、果酒、啤酒均按度数换算。

严格说来,无节制饮酒还算不得是真正的慢性酒中毒。身体依赖性尚未产生。可逆性还相当大,很多人在此阶段悬崖勒马,戒酒成功。无节制饮酒可视为酒滥用。它已经危害了身心健康,对工作、学习、家庭和人际关系带来了不利的影响。

酒依赖:从经常性饮酒发展到酒依赖大约要经过 10～20 年。女性的发展过程比男性快。青少年更快,只要 4 年左右。

酒依赖是真正的慢性酒中毒,其明确标志是出现戒断症状群和遗忘现象。

(1)单纯性酒戒断症状群(uncomplicated alcohol with drawal):酒依赖者连续多日大量饮酒,突然停止饮酒或减少了饮酒量,数小时之内,出现两手、舌或眼球的粗大震颤,同时伴有以下诸项中之一项或多项:恶心或呕吐;全身不适或虚弱;植物神经功能亢进,诸如心搏加快,出汗,血压上升等;焦虑;情绪低落或激惹;一次性的幻觉或错觉;头痛;失眠。

单纯性酒戒断症状群的轻重程度悬殊。营养不良、疲劳、事先存在的抑郁以及躯体疾病可以加重症状。及时饮酒,可使戒断症状群缓解;如继续断酒,这些症状于第二天达到高峰,然后开始好转,于 5～7d 缓解。

（2）局限性遗忘现象（blackout）：酒依赖者可发生遗忘现象，随着病程的进展越来越频繁。遗忘现象多种多样。最常见数小时的局限性遗忘，当时虽可完成复杂的有目的之行动，事后却一点也记不起来，或者记得一部分。记忆力下降是明显的。遗忘现象可视为由酒滥用进展为酒依赖的信号之一。

8. 慢性酒中毒治疗

慢性酒中毒的治疗应分为两个部分。第一部分是戒断症状群及各种精神障碍的临床治疗。第二部分是永远戒酒的问题。

（1）单纯性酒戒断症状群的治疗：对酒依赖者应做详细体格检查，以免在戒断阶段出现严重并发症。如果患者身体状况还可以，而酒依赖程度不深，戒断症状群一般不严重。只需加强营养，保证睡眠，多支持鼓励，便能顺利度过，一周左右转入恢复期。

如果症状严重，标准用药是苯二氮䓬类。这类药物能够缓解焦虑紧张情绪，保证睡眠，减轻震颤，防止呕吐和癫痫大发作。第一天分多次将剂量用足，然后，在 1 周左右将药减完，减量法先快减，后慢减。以安定为例，第一天日量可为 30～40mg，分 3 次或 4 次口服或肌肉注射；第二天日量 20mg；第三天 10mg；其后再慢减。

（2）酒戒断谵妄的治疗：治疗原则与对单纯性酒戒断症状群相同。当谵妄严重，患者兴奋躁动时，要加以约束并使用抗精神病药物。

（3）酒中毒幻觉症的治疗：加强护理，防止伤人自伤等事故，选用抗精神病药物治疗。

9. 永远戒酒

慢性酒中毒患者必须永远戒酒，可是难度很大。以下方法取得了一定程度的成效。

（1）药物戒酒：酒畏。酒畏破坏醛脱氢酶。饮酒者血液内的乙醇在肝脏内氧化成乙醛，由于醛脱氢酶缺乏，不能进一步代谢，造成体内乙醛蓄积，引起一系列很难受的反应。酒依赖者在完全断酒，戒断症状消除之后，如果永远戒酒的动机强烈，又完全了解酒畏的作用性质，可以开始服用酒畏。因为自己知道服酒畏期间是一定不能饮酒的，这就加强了戒酒的保证，不致因一时软弱，重蹈覆辙。

在体内完全没有酒的情况下才能开始服用酒畏。每日口服 250mg，如能坚持一年，大致可以认为其人戒酒较有保证。

（2）康复措施：动员家庭和社会力量，帮助依赖者永远戒酒。要点在于使大家都认识到酒的危害，尤其要动员患者本人的积极性。

（朱新波）

【复习思考题】

1. 如何判断急性酒中毒？
2. 阿片类药物常见脱瘾方法有哪些？
3. 如何治疗巴比妥类药物依赖？

第 9 章

精神分裂症的药物治疗

精神分裂症(schizophrenia)是一组病因未明的精神疾病,多起病于青壮年,表现为思维、情感、行为等方面的障碍,以精神活动和环境不协调为特征。一般无意识或智能障碍。常缓慢起病,病程迁延,有慢性化倾向和衰退的可能。

9.1 精神分裂症的发病机制与临床表现

9.1.1 病因及发病机制

迄今为止,精神分裂症的病因未明,研究表明其发病可能与多种因素相关,例如:遗传、大脑结构改变、神经生化异常、神经发育异常、社会环境因素的作用等。但与药物治疗相关的研究主要集中在神经生化方面。

精神分裂症神经生化基础方面的研究,主要有三个方面的假说。

1. 多巴胺(DA)假说

20 世纪 60 年代提出了精神分裂症的 DA 假说,即认为精神分裂症是由于中枢 DA 系统功能亢进所致。许多研究资料支持这一假说。如:① 拟精神病药物苯丙胺促进 DA 释放,过量中毒能使正常人产生幻觉、妄想和思维障碍等精神病性症状,并可加重原有精神分裂症患者的症状。② 目前使用的经典治疗药物主要通过阻断 DA 受体,可用来治疗精神分裂症的阳性症状。③ 正电子发射计算机断层扫描(PET)研究发现,未经抗精神病药物治疗的患者纹状体 D_2 受体数量增加。

2. 5-羟色胺(5-HT)假说

5-HT 的中枢功能相当复杂,参与感觉、运动、睡眠、情感等多种功能的调节。早在 1954 年 Wolley 等就提出精神分裂症可能与 5-HT 代谢障碍有关的假说。近几年来,非典型抗精神病药得到了较快的发展,这些药物的共同特点是:除了对中枢神经系统中 DA 受体有拮抗作用外,还对 5-HT$_{2A}$ 受体有很强的拮抗作用。5-HT$_{2A}$ 受体可能与情感、行为控制及调节 DA 释放有关。5-HT$_{2A}$ 受体激动剂可促进 DA 的合成和释放,而 5-HT$_{2A}$ 受体拮抗剂可使 DA 神经元放电减少,并能减少中脑皮质及中脑边缘系统 DA 的释放,其抗精神病作用及较少的锥体外系反应可能与此有关。广泛临床研究结果提示,非典型抗精神病药物对阳性和阴性症状都有效,可能就是由于它们对 5-HT 有相对高的亲和力,而 5-HT 神经元传递也可调节 DA 的激动和释放。以上间接提示 5-HT 在精神分裂症病理生理机制中起着重要作用。

3. 谷氨酸水平低下

中枢谷氨酸不足可能参与精神分裂症发病过程。使用放射配基结合法及磁共振波谱技术,发现与正常人群相比,精神分裂症患者大脑某些区域谷氨酸受体亚型的结合力有显著变化,谷氨酸受体拮抗剂如苯环己哌啶(PCP)可使正常受试者出现类精神分裂症表现,包括幻觉、妄想等阳性症状和情感淡漠、退缩等阴性症状。

4. 其他神经递质

乙酰胆碱(ACh)在几个脑区内都有抗多巴胺(DA)能效应。目前有人提出了精神分裂症的乙酰胆碱假说,还有待将来进一步研究。

有关血小板单胺氧化酶活性(MAO),多项研究发现精神分裂症患者 MAO 活性较健康人低。关于神经肽,主要涉及内啡肽、促甲状腺激素释放激素、促肾上腺皮质激素、促肾上腺激素释放激素、胆囊收缩素、生长抑素以及神经肽 Y 等的研究,目前在精神分裂症发病中的作用尚不清楚。

9.1.2　临床表现

1. 感知觉障碍

精神分裂症最突出的感知觉障碍是幻觉,以幻听最为常见,主要是言语性幻听。特征性的幻听是听到多个声音在议论患者;或评论性的,声音不断对患者的所作所为评头论足;或命令性的,指挥命令患者。

2. 思维内容及思维联想障碍

(1)妄想:妄想是精神分裂症最常见的症状之一,有被害妄想、关系妄想、影响妄想、夸大妄想、钟情妄想、嫉妒妄想。精神分裂症患者妄想的主要特点是:① 内容荒谬离奇;② 患者对妄想的内容坚信不疑;③ 妄想内容与切身利益、个人需要及安全密切有关。

(2)联想障碍:思维联想过程缺乏连贯性和逻辑性,是精神分裂症最具有特征性的障碍。常见的思维联想障碍有思维散漫、思维破裂、象征性思维或内向性思维等。

(3)思维贫乏:语量贫乏,概念与词汇贫乏,缺乏主动言语,在回答问题时异常简短,多为“是”、“否”。虽然有的患者在回答问题时语量足够,内容却含糊、过于概括,传达的信息量十分有限。

3. 情感障碍

精神分裂症的情感障碍主要表现为情感迟钝或淡漠,情感反应与思维内容以及外界刺激不配合,即情感不协调或情感倒错。

4. 意志与行为障碍

(1) 意志减退:患者活动减少、行为被动懒散、社交退缩,严重时甚至个人卫生不能自理。

(2) 紧张综合征:以患者全身肌张力增高而得名,包括紧张性木僵和紧张性兴奋两种状态,两者可交替出现。木僵时以缄默、随意运动减少或缺失为特征。严重时患者保持一个固定姿势,不语、不动、不吃不喝、不自动排便、有唾液不吐、对任何刺激均不起反应。木僵患者有时可以突然出现冲动行为,即紧张性兴奋。

9.1.3 临床分型

可根据精神分裂症的临床特征将其划分为几个亚型。这种划分的依据偏重于精神病理学。

1. 偏执型(paranoidtype)

最为常见,起病多在 30 岁以后,病程发展较其他类型缓慢,起初常敏感多疑,逐渐发展成为妄想,以关系妄想、被害妄想多见。一般不伴有感知觉障碍,可有幻觉(特别是幻听)。这类患者较少出现显著的人格改变和衰退,但自发缓解少见。

2. 青春型(hebephrenictype)

多于青春期急性或亚急性起病。以情感改变为突出表现,情感肤浅、不协调、喜怒无常;思维零乱、破裂、不连贯;行为幼稚。有时会伴有片断的幻觉、妄想。患者的本能活动(性欲、食欲)常亢进。病情进展迅速,虽可有自发缓解,但易复发,预后欠佳。

3. 紧张型(catatonictype)

少见,多起病于青年或中年,起病急,发作性病程。主要表现为紧张性木僵与紧张性兴奋,木僵多见。

4. 单纯型(simpletype)

青少年缓慢起病,持续发展。早期多表现"神经衰弱"的症状,如主观的疲劳感、失眠、学习成绩下降等。逐渐加重出现孤僻退缩、情感淡漠、懒散、兴趣缺乏、社交活动贫乏、生活毫无目的。一般无幻觉和妄想。在疾病初期,常不被人注意,往往在病程多年较严重时才就诊。治疗效果较差。

5. 其他类型

有些患者的临床表现同时具备一种以上亚型的特点,又没有明显的分型特征,临床上将其归入未分化型(undifferentiatedtype),也称未定型或混合型。

一些患者症状部分控制或病情基本稳定后,出现抑郁状态,称为精神分裂症后抑郁。精神分裂症患病后的转归,可进一步区分为缓解期、残留期、慢性期和衰退期。

9.1.4 阳性症状与阴性症状

20 世纪 80 年代初,Crow 根据前人与自己的研究,提出精神分裂症生物异质性观点,将精神分裂症按阳性、阴性症状群进行分型。阳性症状指精神功能的异常或亢进,包括幻觉、妄想、明显的思维紊乱和行为障碍等;阴性症状指精神功能的减退或缺失,包括思维贫乏、情感淡漠、意志减退、社交能力显著降低等。Ⅰ型精神分裂症以阳性症状为主,而Ⅱ型精神分裂症则以阴性症状为主;混合型精神分裂症包括不符合Ⅰ型和Ⅱ型精神分裂症的标准或同时符合两者的患者。

9.2　常用抗精神病药物

抗精神病药物(antipsychoticdrugs)是用于治疗精神病性症状的药物,主要用于精神分裂症,也用于其他精神病性症状。主要有以下几类抗精神病药物。

1. 第一代抗精神病药(传统抗精神病药、典型抗精神病药)

代表药物为氯丙嗪、氟哌啶醇等,其主要药理作用是阻断中枢多巴胺 D_2 受体,治疗中可产生锥体外系反应和催乳素水平升高。按临床作用特点又可分为低效价/高剂量和高效价/低剂量两类。前者以氯丙嗪为代表,镇静作用强,抗胆碱能作用明显,对心血管和肝脏毒性较大,锥体外系副反应较小,有效剂量大;后者以氟哌啶醇为代表,其特点是镇静作用小,对心血管和肝脏的毒性相对轻,锥体外系副反应较大,有效剂量较小。

2. 第二代抗精神病药(又称非传统抗精神病药、非典型抗精神病药或新型抗精神病药物等)

第一代抗精神病药物上市多年后,出现了新一代药物,即第二代抗精神病药物。与吩噻嗪类等药物相比,它们具有较高的 $5-HT_2$ 受体阻断作用,称 DA-5-HT 受体拮抗剂(dopamine-serotoninantagonists,SDAs),对中脑边缘系统的作用比对纹状体系统作用更具有选择性,包括氯氮平、利培酮、奥氮平、喹硫平、齐拉西酮和阿立哌唑。这类药物由于临床作用谱广、通常对阴性症状有效,引发锥体外系症状比率较小或不明显,今后在精神病学领域将有更广阔的应用前景。

根据化学结构,可将抗精神病药物分为:① 吩噻嗪类(phenothiazines);② 硫杂蒽类(thioxanthenes);③ 丁酰苯类(butyrophenones):④ 二苯丁酰哌啶类;⑤ 苯甲酰胺类(benzamides);⑥ 二苯二氮䓬类(dibenzodiazepines);⑦ 其他类(见表 9-1)。

表 9-1　抗精神病药物分类

类　别	代表药物	常用治疗量(mg/d)	效　价
第一代抗精神病药			
吩噻嗪类			
1. 二甲胺类	氯丙嗪	300～9001	
2. 哌啶类	甲硫哒嗪	200～600	1.5～2
3. 哌嗪类	奋乃静	20～60	10～15
	氟奋乃静	10～40	20～30
	三氟拉嗪	15～60	15～20
硫杂蒽类	泰尔登	50～400	3～5
	氯噻吨	50～200	3～6
	三氟噻吨	2～10	40～50
丁酰苯类	氟哌啶醇	6～40	25～50
二苯丁酰哌啶类	哌迷清	4～12	30～50
	五氟利多	60～120(mg/w)	20～50

续　表

类　别	代表药物	常用治疗量(mg/d)	效　价
苯甲酰胺类 第二代抗精神病药	氟司必林	3～12(mg/w)	200～300
	舒必利	300～1000	0.8～1
	氯氮平	200～600	1.5～2
	利培酮	4～8	40～60
	奥氮平	10～20	15～30
	奎硫平	300～700	0.9～1
	齐哌西酮 20～40	10～20	
	阿立哌唑	10～30	

9.2.1　典型抗精神病药

氯　丙　嗪

氯丙嗪又名冬眠灵(wintermine),是吩噻嗪类药物的典型代表,主要阻断脑内 DA 受体,这是其抗精神病作用的主要机制,也是长期应用产生严重不良反应的基础。氯丙嗪还能阻断 α 肾上腺素受体和 M 胆碱受体,因而其药理作用广泛。

【体内过程】

口服吸收慢而不规则,肌注吸收迅速。治疗精神分裂症的有效浓度为 100～300ng/mL。不同患者之间的血药浓度、临床效应存在较大个体差异。单次口服药效持续时间为 6h 左右。

口服生物利用度为 32%,血浆蛋白结合率为 90%～99%,氯丙嗪分布于全身,在脑、肺、肝、脾、肾中较多,其脑脊液中的浓度是血浆浓度的 5 倍。因其脂溶性高,易蓄积于脂肪组织中。大部分在肝内以氧化或与葡萄糖醛酸结合的方式代谢。母药的消除半衰期为 6h,但停药 6 个月后,仍可从尿中检出氯丙嗪代谢物。肝脏疾病并不明显影响半衰期。

【药理作用及作用机制】

(1) 抗精神病作用:目前认为氯丙嗪通过阻断中脑—边缘系统和中脑—皮层系统的 D_2 样受体而发挥抗精神病作用。而阻断网状结构上行激活系统的 α 肾上腺素受体,则与镇静安定的作用有关。正常人服用治疗量后,出现安静、活动减少、感情淡漠、注意力降低、对周围事物不感兴趣等反应。安静时可诱导入睡,但易被唤醒。精神患者服药后,在不过分抑制的情况下,可迅速控制躁狂症状,减少或消除幻觉、妄想等症状,使思维活动及行为趋于正常。对抑郁无效,甚至可使之加剧。

(2) 镇吐作用:氯丙嗪具有较强的镇吐作用。小剂量可抑制延脑催吐化学感受区的 DA 受体,大剂量时可直接抑制呕吐中枢。但对前庭刺激引起的呕吐无效。对顽固性呃逆有效。

(3) 降温作用:氯丙嗪对下丘脑体温调节中枢有很强的抑制作用,降低体温调节功能,不仅降低发热患者的体温,也能降低正常体温。此点与一般解热药不同,后者只降低发热体温,而不降低正常体温。氯丙嗪的降温作用随外界温度而变化,环境温度越低其降温作用越明显,与物理降温同时运用具有协同作用;在炎热的天气,氯丙嗪反可使体温升高,这是干扰了机体正常散热的结果。

(4) 对自主神经系统的作用:氯丙嗪能阻断 α 肾上腺素受体,可致血管扩张、血压下降,大剂量时可引起体位性低血压;对 M 胆碱受体的阻断作用较弱,引起口干、便秘和视物模糊等不良反应。

(5) 对内分泌系统的影响:可阻滞结节—漏斗系统中的 D_2 亚型受体,使血中催乳素浓度增高,出现乳房肿大和溢乳。抑制促性腺激素释放、促皮质素及促生长激素分泌,延迟排卵。氯丙嗪也可抑制垂体生长激素的分泌,故可试用于巨人症的治疗。

【临床应用】

(1) 治疗精神病:主要用于 I 型精神分裂症(以精神运动性兴奋和幻觉妄想为主),尤其对急性患者效果显著,但不能根治。对慢性精神分裂症患者疗效较差,对 II 型精神分裂症患者无效,甚至加重病情。还可用于治疗其他精神病的兴奋躁动、紧张不安、幻觉、妄想等症状。

(2) 镇吐:几乎对各种原因引起的呕吐有效,也可治疗顽固性呃逆。但对晕动病的呕吐无效。

(3) 低温麻醉与人工冬眠:用于低温麻醉时可防止休克发生。人工冬眠时,与哌替啶、异丙嗪配成冬眠合剂用于创伤性休克、中毒性休克、烧伤、高烧及甲状腺危象的辅助治疗。

【不良反应】

由于氯丙嗪的药理作用广泛,所以不良反应也较多,并且涉及各个系统。

(1) 中枢神经系统:主要有乏力、嗜睡,有时可引起抑郁状态,用药时应注意。长期大剂量应用时可引起锥体外系反应(EPS),是药物治疗时最常见的不良反应,包括 4 种临床表现,如急性肌张力障碍、静坐不能、类帕金森症和迟发性运动障碍等。其中发性运动障碍主要表现为不自主的刻板运动,停药后仍长期不消失,抗胆碱能药物会促进和加重该反应,应避免使用。

(2) 心血管系统:体位性低血压常见,氯丙嗪静脉注射时最容易出现。严重病例应输液并给予去甲肾上腺素、间羟胺(阿拉明)等药物升压。可有心电图异常和心律失常。

(3) 代谢和内分泌:女性常见乳房肿胀、泌乳、闭经和性欲减退;男性可见乳房发育、阳痿和射精困难。体重增加也较常见,与食欲增加和活动减少有关,患者应节制饮食。

(4) 消化系统:主要有口干、上腹部不适、便秘。对肝功能有一定影响,常见谷丙转氨酶(ALT)升高,往往无明显症状,轻者不必停药。偶可引起胆汁郁积性黄疸、肝肿大,停药后可恢复。

(5) 过量中毒:一次服用过量氯丙嗪可引起急性中毒。患者出现昏迷、低血压以及心律失常、体温降低等。此时应立即进行对症治疗和支持治疗。

【禁忌证】

氯丙嗪能降低惊厥阈,诱发癫痫,故有癫痫及惊厥史者禁用;肝功能严重减退者、青光眼患者、乳腺增生症和乳腺癌患者禁用。

【用法与剂量】

急性期有效治疗量为 200~600mg/d。常用有效量为 400mg/d,宜从小剂量开始,缓慢加量;恢复期巩固治疗以原有效量为宜,维持期剂量可酌情减至 200mg/d。治疗 6~8 周疗效不佳可换用其他不同化学结构的典型药物或非典型药物。

奋 乃 静

奋乃静(perphenazine),属吩噻嗪类药,药理作用与氯丙嗪相似,抗精神病的效价比氯丙嗪强 6～10 倍,镇吐作用较强,镇静作用较弱,毒性较低。适用于老年或伴有躯体疾病患者。主要副作用为锥体外系症状,尤其是静坐不能。口服剂量每日 20～40mg。

三 氟 拉 嗪

三氟拉嗪(trifluoperrazine)药理作用与氯丙嗪相似,但抗精神病作用与镇吐作用均比氯丙嗪强。其作用出现快而持久,催眠及镇静作用较弱。尚有抗组胺及抗抽搐作用。可引起心电改变,偶见粒细胞缺乏或再生障碍性贫血。开始时口服剂量 5mg,每日 1～2 次,然后根据需要和耐受情况调整至每日 20～40mg。

氟 哌 啶 醇

氟哌啶醇(haloperidol)是第一个合成的丁酰苯类药物,化学结构与吩噻嗪类完全不同,但其药理作用和临床应用与吩噻嗪类相似。抗焦虑症、抗精神病的作用强而持久;镇吐作用亦较强;镇静作用弱;降温作用不明显。注射剂常用于处理精神科的急诊问题(兴奋躁动)。因心血管和肝脏副作用轻,因此也适用于老年或伴有躯体疾患的精神病患者。小剂量也可用于治疗儿童多发性抽动与秽语综合征。长效注射制剂可每月注射一次,适合依从性差的患者。锥体外系反应常见。成人常用剂量每日 10～40mg。

舒 必 利

舒必利(sulpiride)为苯甲酰胺类药物。口服吸收较慢,3～8h 达血浆峰浓度,透过血脑屏障略困难,$t_{1/2}$ 约 8h。舒必利是选择性 D_2 受体阻断剂,主要作用于边缘系统。对纹状体 DA 受体作用较弱,临床引发 EPS 作用较其他典型抗精神病药物低。该药低剂量(200～600mg/d)有一定抗焦虑抑郁作用。治疗阳性症状的剂量可高于 1000mg/d。静脉滴注舒必利 200～600mg/d,连续 1～2 周,有较好的缓解紧张症的疗效。对伴发抑郁症状的精神分裂症可选用。主要的不良反应为内分泌改变,如体重增加、泌乳、闭经、性功能减退。也可出现心电图改变及一过性 GPT 升高。

五 氟 利 多

五氟利多(penfluridol),属二苯丁哌啶类衍生物。是口服长效抗精神病药。其特点是进出脑组织较慢,作用时间相对较长。五氟利多的半衰期是 65～70h,一次用药疗效可维持一周。适用于依从性不良或用药不便的患者,主要用于慢性精神分裂症的维持治疗,预防复发;也用于某些急性病例,依从性差的患者。常用剂量 20～80mg,每周(口服)。

9.2.2　非典型抗精神药物

氯 氮 平

氯氮平(clozapine)为二苯二氮䓬类药物,是第一个非典型抗精神病药,对精神分裂症的阴性和阳性症状都有治疗作用,是目前国内用量较大的抗精神病药之一。

【体内过程】

口服吸收迅速而完全,服药约 2h 后达血浆峰浓度,蛋白结合率达 95%,消除半衰期大约是 12h,一周后达稳态血浆浓度。氯氮平的血浆浓度个体差异很大,服用同一剂量血浆浓度差异可达 45 倍,女性血浆浓度轻度高于男性,吸烟者轻度低于非吸烟者,老年人可能比年轻人高出约两倍。急性氯氮平过量中毒或氯氮平治疗出现严重不良反应的时候,监测氯氮平血浆浓度可能有帮助。氯氮平主要在肝脏经去甲基和氧化代谢,80% 以代谢产物形式从尿液或粪便中排泄,不足 5% 的母体药物在尿中以原形存在。

【药理作用及作用机制】

氯氮平对多种受体包括 D_1、D_2、D_4、$5-HT_{2A}$、$5-HT_{2b}$、肾上腺素 α 受体和胆碱 M 受体有亲和性,对 $5-HT_2$ 受体亲和性大于与 D_2 受体的亲和性,氯氮平能特异性阻断中脑边缘系统和中脑皮层系统的 D_4 亚型受体;对黑质—纹状体系统的 D_2 和 D_3 亚型受体几无亲和力,这可能与其高效且锥体外系反应发生率低的作用有关。由于氯氮平不与结节漏系统的 D_2 亚型受体结合,故甚少或不影响血清催乳素的含量。

【临床应用】

适用于治疗精神分裂症,对精神分裂症的阳性或阴性症状及难治性精神分裂症有较好疗效。还可用于严重迟发性运动障碍及锥体外系不良反应发生阈值低的患者。但由于其有导致粒细胞减少的不良反应,故不作为首选药。

【不良反应】

常见的有头痛、头昏、过度镇静、多汗、流涎、恶心、呕吐、便秘、体重增加等。严重的是粒细胞减少或缺乏症,其发生率大约是其他抗精神病药物的 10 倍。也有血小板减少症的报道。

【用法与用量】

初始剂量为 12.5mg,一日 1~2 次。适应后每日增加 5~50mg,直至第 2 周末达到每日 300~450mg。随后用药剂量的增加每周不超过 1~2 次;每日最大剂量不应超过 900mg。如果治疗中断 2d 或 2d 以上,必须重新以 12.5mg,每日 1~2 次的初始剂量开始。

奥 氮 平

奥氮平(olanzapine)由氯氮平改造而来,口服后 5h 达血浆峰浓度,半衰期为 31h(21~54h),可以每日一次用药。奥氮平的药理作用与氯氮平类似,最大优点就是具有氯氮平相似疗效但没有典型的氯氮平样不良反应如粒细胞缺乏症。对精神分裂症阳性或阴性症状均有较好的疗效。主要的不良反应为短暂的镇静、体位性低血压和体重增加,锥体外系症状的危险较低。治疗剂量每日 5~20mg。

利 培 酮

利培酮(risperidone)利培酮是第一个继氯氮平之后获得美国 FDA 批准的 SDAs 抗精神病药。是一种高选择性的 $5-HT_2/DA_2$ 受体平衡拮抗剂,但对前者的阻断作用显著强于后者。对精神分裂症阳性症状以及阴性症状均有良效,而且对伴有的情感障碍亦有效。适用于治疗首发急性和慢性患者。由于利培酮有效剂量小、用药方便、见效快。锥体外系反应轻且抗胆碱样作用及镇静作用小,易被患者耐受,治疗依从性优于其他抗精神病药。自 20 世纪 90 年代推广应用于临床以来,已成为治疗精神分裂症的一线药物。常见的不良反应有锥体外系反应、失眠以及溢乳或男性乳房增大等。常用剂量每日 2~6mg。

阿立哌唑

阿立哌唑(aripiprazole)为喹啉酮衍生物,称之为第三代非典型抗精神病药物。阿立哌唑口服吸收良好,达峰时间 3~5h,生物利用度 87%,进食无影响。多次服药 14d 达稳态血浆浓度。平均消除相半衰期为 75h。在肝脏该药经 CYP3A4、CYP2D6 多重生物转换途径消除,肝肾功能对阿立哌唑的使用剂量无明显影响。阿立哌唑与 D_2、D_3、$5-HT_{1A}$ 和 $5-HT_{2A}$ 受体有很高的亲和力,是 D_2 受体的部分激动剂,在活体 DA 功能亢进的模型中显示出较强的阻滞作用,从而改善精神分裂症的阳性症状;而在活体 DA 功能低下的模型中显示出较强的激动作用,从而改善精神分裂症的阴性症状;同时阿立哌唑又是 $5-HT_{1A}$ 受体的部分激动剂和 $5-HT_{2A}$ 受体的拮抗剂,从而改善焦虑、抑郁、认知缺损等症状。锥体外系反应与内分泌紊乱的发生率低,但有增加糖尿病的风险。与其他作用于中枢神经系统的药物或酒精合用时应慎用,有增强某些降压药作用的可能性。常见不良反应有头痛、困倦、兴奋、焦虑、静坐不能、消化不良、恶心等。有效剂量每日 10~30mg。

喹 硫 平

喹硫平(quetiapine)为脑内多种神经递质受体拮抗剂,可能是通过抗 D_2 受体和 $5-HT_2$ 受体发挥抗精神病作用。有效剂量范围较宽,具有一定的量效关系。优点是几乎不引起锥体外系反应及迟发性运动障碍,不引起泌乳素升高,因此治疗依从性较好。主要副作用是嗜睡、体位性低血压等。对心境障碍也有一定疗效,具有稳定心境的作用。

齐拉西酮

齐拉西酮(ziprasidone)是苯异噻唑哌嗪类药物,口服吸收完全,达峰时间为 6~8h,生物利用度约为 60%,与食物同服生物利用度增加一倍,达 100%,蛋白结合率>99%,多次用药 1~3d 达稳态,稳态时其消除相半衰期为 6~10h。齐拉西酮是 $5-HT_{2A}/D_2$ 受体阻滞剂,对精神分裂症的阳性症状、阴性症状、情感症状有治疗效果。齐拉西酮由于对 NE 能受体、H_1 受体和 M 受体的拮抗作用较弱,因此在治疗过程较少引起体位性低血压、镇静、认知功能损害、体重增加等不良反应,即使是老年人及轻中度肝肾损害者也不必作较大的剂量调整。不良反应较少而轻,主要有头痛、嗜睡、恶心和消化不良,偶见失眠、心动过速、体位性低血压、便秘及体重增加。治疗急性精神分裂症患者,剂量为 80~160mg/d,分两次与食物同用。慢性患者或预防复发维持治疗为 40~160mg/d,分次服用。

9.3 精神分裂症的药物治疗

9.3.1 精神分裂症药物治疗原则

(1)一旦确定精神分裂症的诊断,即开始药物治疗。根据临床症状群的表现,可选择一种非典型药物如利培酮、奥氮平、喹硫平、齐拉西酮或阿立哌唑,也可选择典型药物如氯丙嗪、奋乃静、氟哌啶醇或舒必利,如经 6～8 周疗效不佳,也可选用非典型抗精神病药物氯氮平。以单一用药为原则。急性发作病例,包括复发和病情恶化的患者,根据既往用药情况继续使用原有效药物,剂量低于有效治疗剂量者,可增加至治疗剂量继续观察;如果已达治疗剂量仍无效者,酌情加量或考虑换用另一种化学结构的非典型药物或典型药物,仍以单一治疗为主。治疗个体化,因人而异。

（2）经上述治疗疗效仍不满意者,考虑两种药物合并治疗,以化学结构不同、药理作用不尽相同的药物联用比较合适;达到预期治疗目标后仍以单一用药为宜。常见的联合用药如两种以上吩噻嗪类药物联用;吩噻嗪类和其他抗精神病药联用;长效制剂和短效药物联用。

（3）从小剂量起始逐渐加到有效推荐剂量,药物递增速度视药物特性及患者特质而定。维持剂量可酌情减少,并需足疗程治疗。

（4）积极认真定期评价疗效以调整治疗方案。认真观察评定药物不良反应,并作积极处理。

（5）根据当今国外包括美国、欧洲、世界精神卫生协会（WPA）治疗规则系统的建议,一般推荐第二代（非典型）抗精神病药物如利培酮、奥氮平、喹硫平等作为一线药物选用。第一代及第二代抗精神病药物的氯氮平作为二线药物使用。根据我国目前实际用药情况调查,典型药物氯丙嗪、奋乃静、氟哌啶醇和舒必利在不少地区仍为治疗精神分裂症首选,可作为首选药物选用。氯氮平在国内应用比较广泛,医生有一定的临床用药经验,但考虑氯氮平诱发不良反应（EPS 除外）较其他抗精神病药物多见,特别是粒细胞缺乏症及致痉挛发作,建议谨慎使用。

9.3.2　治疗药物的选用

选用治疗药物时,应将精神分裂症的临床特点、临床类型、病程和病期（急性或慢性阶段）、占主导的临床症状（阳性症状或阴性症状）等加以综合考虑。

1. 急性期（初发和复发）用药

用药前必须排除禁忌证,做好常规体格检查以及血常规、血生化（特别是肝肾功能）和心电图检查,以便对患者的躯体情况有较全面的了解。首次发作、首次起病或复发、病情加剧患者的治疗,均应视为急性期治疗。

（1）兴奋状态的用药:宜选用控制兴奋和躁动作用较强的药物,如氯丙嗪、氟哌啶醇或氯氮平、奥氮平等。使用时需从小剂量开始,例如氯丙嗪 50mg 口服,每日 2 次,逐渐递增,一个月内增至每日 200～300mg,观察疗效,最多递增到每日 400～600mg。用氟哌啶醇口服每次 2mg,每日 2～3 次,无效时逐渐递增,成人常用量每日 16～20mg。氯氮平可用至每日 300～450mg。对于兴奋躁动、不合作或不肯服药的患者,常采用注射给药。通常使用氟哌啶醇或氯丙嗪,可肌注氟哌啶醇 5～10mg 或氯丙嗪 50～100mg,也可以采用静脉滴注给药,但要注意药物副反应,如急性肌张力障碍、体位性低血压、过度镇静等。也可以应用苯二氮䓬类药物注射给药,如地西泮和氯硝西泮等。

（2）幻觉、妄想状态的用药:急性期的幻觉妄想和思维障碍的患者,除上述 4 种药物口服以外,还有多种药物可选用,如奋乃静（每日 20～40mg）、氟奋乃静（每日 10～40mg）、利培酮（每日 6～8mg）、三氟拉嗪（每日 10～20mg）等。一般患者服药 4～8 周即可得以控制。

（3）淡漠退缩状态用药:可选用口服奥氮平（每日 10～15mg）,氯氮平（每日 300～450mg）或舒必利（每日 600～800mg）。亦可用舒必利每日 200～400mg 静滴,其他可选药物有利培酮、氟奋乃静及三氟拉嗪等。这类患者对药物治疗的反应较慢,需 6～8 周方能见效,故不宜过早更换药物。

2. 慢性精神分裂症患者的用药

精神分裂症患者进入慢性期后,可残留部分幻觉妄想,其思维贫乏、情感混沌、意志力减退等症状较突出,且病程迁延,症状固定,需长期甚至终生治疗。因此,宜选用对淡漠退缩症状疗效好,有振奋、激活作用的药物,如三氟拉嗪、氟奋乃静、舒必利等;还可选用长效制剂以减少用药次数,增加用药的依从性。口服五氟利多 120mg,每周 1 次;氟奋乃静癸酸酯 25mg,每 2～4 周肌注 1 次。

3. 继续治疗和维持治疗

(1)继续治疗:在急性期症状得到控制后,应继续以治疗剂量维持一段时间,以期疗效获得巩固,一般 1 个月左右为宜。

(2)维持治疗:抗精神病药物的长期维持治疗可以显著减少精神分裂症的复发。一般维持剂量比治疗剂量低,典型药物的维持剂量一般为最大治疗剂量的 1/4～2/3;非典型药物除氯氮平外,安全性较高,可以采用略低于急性期有效剂量维持治疗。初发的精神分裂症,治疗缓解后一般需要维持治疗不少于 2 年,再发者 3～5 年。急性发作、缓解迅速彻底的患者,维持治疗时间可以相应缩短。反复发作、经常波动或缓解不全的精神分裂症患者常需要终身治疗。

(陈醒言　郑荣远)

【复习思考题】

1. 引起药源性锥体外系症状的药物是哪类药物,简述其临床表现及其治疗措施。

2. 典型抗精神病药与非典型抗精神病药的作用机制、疗效及不良反应方面有何不同?

第 10 章

心境障碍的药物治疗

➡ **重点内容**

1. 心境障碍的临床类型。
2. 心境障碍的神经生化基础。
3. 心境稳定剂、三环类抗抑郁药、选择性 5－HT 摄取抑制剂及曲唑酮、文拉法辛、米氮平等新型抗抑郁药的药理学特点。
4. 抑郁症药物治疗的原则。
5. 双相障碍的药物治疗。

心境障碍（mood disorders），也称情感型精神障碍（affective disorders），基本临床表现为显著而持久的情感高涨或低落，并伴有认知和行为改变。根据其发作的特点不同，心境障碍可分为躁狂和抑郁交替发作的双相障碍和仅有躁狂或抑郁发作的单相障碍。常见的临床类型有：

（1）躁狂症：表现为单次的躁狂发作或仅有躁狂的反复发作，临床比较少见。

躁狂状态的典型特征是情绪高涨、思维奔逸和精神运动性兴奋。患者兴高采烈，自我感觉良好，言语多，思维联想快，热心助人；但行为轻率，注意力不能集中，易激惹。可伴有交感神经亢进的症状。严重者可出现妄想、幻觉等精神症状。

躁狂发作临床表现较轻者称为轻躁狂，对患者社会功能没有影响或影响轻微，一般人常不易觉察。

（2）抑郁症：单次抑郁发作或仅有抑郁的反复发作，后者即单相抑郁。

抑郁状态的典型表现为情绪低落，思维缓慢，语言动作减少和迟缓。患者愁眉苦脸，话少，思维联想缓慢，反应迟钝，生活被动，伴有睡眠障碍及多种躯体症状。严重时可发展为不语、不动、不食的木僵状态，称为"抑郁性木僵"。

严重抑郁发作的患者常伴有消极自杀的观念或行为，这是抑郁障碍最危险的症状，应提高警惕。

（3）双相障碍：常见的表现是躁狂症状和抑郁症状反复（至少两次）、交替地出现，而发作间期完全缓解。

躁狂症状和抑郁症状在一次发作中同时出现，称为混合性发作，如躁狂与抑郁快速转相，在短时间内表现为混合症状，或患者同时有躁狂和抑郁的表现（持续时间较短）。

患者在过去的 12 个月内，至少有 4 次心境障碍发作，不管发作形式如何，但都符合轻躁狂或躁狂发作、抑郁发作、混合性发作的标准，称为快速循环发作。

（4）环性心境障碍：指情感高涨与低落反复交替出现，但程度较轻，未达到躁狂或抑郁发作的诊断标准。其主要特征是持续性心境不稳定，这种心境的波动与生活应激无明显关系，而与患者的人格特征有密切关系。

（5）恶劣心境：恶劣心境指一种以持久的心境低落状态为主的轻度抑郁，从不出现躁狂。常伴有焦虑、躯体不适感和睡眠障碍。

10.1　心境障碍的病理机制

心境障碍的病理机制尚不十分清楚。目前认为，其发病主要跟遗传因素、社会心理因素及神经生化异常有关。

1. 遗传因素

家系调查表明，心境障碍患者的亲属发病率高于一般人群；单卵双生子间的同病率高于双卵双生子；患有心境障碍的寄养子，其亲生父母的发病率高于养父母。说明心境障碍发病中遗传因素的影响远甚于环境因素。

2. 社会心理因素

在遗传因素的基础上，个体内在的心理异常，人际交往的社会影响，以及负性生活事件的刺激都可能直接或间接地诱发心境障碍。尤其是负性生活事件与抑郁症的关系较为密切，如丧偶常可导致老年人抑郁症发作。

3. 神经生化异常

目前认为，心境障碍发病的神经生化基础主要是脑内单胺类递质失平衡。研究表明，抑郁发作与 5-HT 系统功能活动降低有关；双相障碍的患者抑郁发作时尿中去甲肾上腺素代谢产物 3-甲氧基-4-羟基苯乙二醇（MHPG）含量降低，躁狂发作时则升高；抑郁患者脑内多巴胺功能降低，躁狂则增高；躁狂患者脑内 γ-氨基丁酸不足，而细胞内信号转导通路失平衡，cAMP 通路功能降低，PI 系统功能亢进。

也有许多研究发现，心境障碍患者存在神经内分泌功能异常，如下丘脑—垂体—肾上腺轴、下丘脑—垂体—甲状腺轴以及下丘脑—垂体—生长素轴的昼夜规律消失，抑郁症患者促皮质激素释放激素（CRH）和糖皮质激素释放增加，而甲状腺刺激素（TSH）和 3,5,3-三碘甲状腺原胺酸（T_3）释放减少等。

10.2　心境障碍的常用药物

10.2.1　抗躁狂症药物

抗躁狂症药物（antimanic drugs），也称心境稳定剂（mood stabilizers），是防治躁狂，且不会诱发双向障碍患者躁狂与抑郁转相的一类药物。目前，具有抗躁狂作用的药物包括碳酸锂、抗癫痫药丙戊酸盐、卡马西平、拉莫三嗪，以及第二代抗精神病药物氯氮平、奥氮平、喹硫平等。以碳酸锂最为常用。

碳　酸　锂

【体内过程】

碳酸锂（lithium carbonate）口服主要由小肠吸收，生物利用度接近 100%，达峰时间 $0.5\sim2h$，$t_{1/2}$ 为 $12\sim24h$。碳酸锂连续给药达到血浆稳态浓度需要 $5\sim7d$，脑脊液达稳态浓度则更慢。锂离子不与血浆和组织蛋白结合，随体液分布至全身，先分布于细胞外液，逐渐进入细胞内蓄积，因此疗效及毒性相对于血浆浓度滞后。体内分布以甲状腺和肾组织含量最高，脑脊液浓度约为血浓度的一半。

在体内以原形排泄。95% 经肾脏从尿中排出，少量从粪、汗、唾液和乳汁排出。锂的血浆清除率较稳定，为 $15\sim30mL/min$，老人可低至 $10\sim15mL/min$，在近曲小管有 80% 与钠离子竞争重吸收，食盐摄入量和血锂水平呈负相关，增加钠摄入可促进锂排出，缺钠和患肾脏疾病肾小球滤出减低时可导致体内锂潴留，引起锂中毒。

【药理作用及作用机制】

锂具有抗躁狂作用。躁狂症主要表现为情绪高涨，烦躁不安，活动增加，语言思维不能自控等，治疗量锂可使患者言语行为恢复正常，且不会诱导转为抑郁。治疗量锂对正常人的精神行为没有明显影响。

主要以锂离子的形式发挥作用，可能通过以下几个环节：

（1）调节环磷酸腺苷（cAMP）和磷脂酰肌醇（PI）通路的平衡：cAMP 和 PI 属第二信使系统，去甲肾上腺素受体激动时通过 G 蛋白介导可以激活这两条信息传导通路。

心境障碍可能是 cAMP 系统和 PI 系统不平衡所致。研究表明，cAMP 系统功能亢进，PI 系统功能相对减退，可导致躁狂发作；反之，则可导致抑郁发作。锂抑制脑中肾上腺素敏感性腺苷酸环化酶（AC），减少 cAMP 生成，产生抗躁狂作用，同时抑制肌醇 - 1 - 磷酸酶，减少 4,5 - 二磷酸磷脂酰肌醇（PIP_2）生成，下调 PI 系统功能，有利于防止抑郁发作。

（2）影响细胞内离子的作用：锂经离子通道进入细胞置换细胞内钠，引起细胞兴奋性降低；锂的许多化学性质与钙和镁离子相似，可能取代钙和镁的某些生理功能，如钙离子调控的递质释放，镁离子参与的 cAMP 生成等。

（3）神经递质

已知脑内 NE、DA 功能亢进引起躁狂发作，ACh 功能亢进则引起抑郁。锂离子干扰去极化和 Ca^{2+} 依赖的递质释放过程，增加突触间隙对单胺类递质的摄取及灭活，使脑内 NA 和 DA

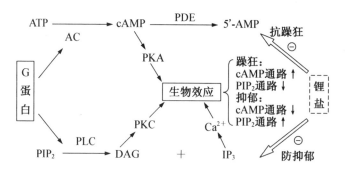

AC：环磷酸腺苷；PDE：磷酸二酯酶；5′－AMP：5′－磷酸腺苷；
PKA：蛋白激酶 A；PKC：蛋白激酶 C；PIP2：4,5－二磷酸肌醇；
DAG：二酰甘油；IP3：1,4,5－三磷酸肌醇。

图 10-1　信号转导通路与锂盐的作用

减少，产生抗抑郁作用，同时防止 Ca^{2+} 内流过度造成的 ACh 功能亢进，逆转抑郁。

【临床应用】

碳酸锂是目前治疗躁狂发作的首选药物，对躁狂发作和双相障碍的躁狂或抑郁发作还有预防作用。分裂情感性精神病也可用锂盐治疗。对精神分裂症伴有情绪障碍或兴奋躁动者，可以作为抗精神病药物治疗的增效药物。

【不良反应】

锂盐的不良反应一般发生在服药后 1～2 周，有的出现较晚。早期主要表现为恶心、呕吐、腹泻、手细震颤、多尿、烦渴等；后期胃肠道反应消失，除了仍有震颤、多尿、烦渴外，还可出现体重增加、甲状腺功能减退和黏液性水肿；再次出现胃肠症状，手的震颤由细变粗，以及出现呆滞、困倦、眩晕、构音不清、意识障碍等明显的中枢症状则为中毒先兆。锂在肾脏与钠竞争重吸收，常饮淡盐水可以减少副作用。

锂盐治疗范围狭窄，有效血药浓度为 0.6～1.2mmol/L，而中毒浓度为 2mmol/L。治疗时浓度达到 1.2mmol/L 即需要监测和护理。血锂浓度越高脑电图改变越明显，因而监测脑电图有一定价值。

肾功能减退、钠摄入减少、用药过量、老年人等易发生蓄积中毒。中毒症状包括共济失调、肢体运动协调障碍、肌肉抽动、言语不清和意识模糊，重者昏迷、死亡。一旦出现毒性反应需立即停用锂盐，大量给予生理盐水或高渗钠盐加速锂的排泄，或进行血液透析。一般无后遗症。

【禁忌证】

急慢性肾炎、肾功能不全、严重心血管疾病、重症肌无力、妊娠头 3 月以及缺钠或低盐饮食患者禁用。帕金森病、癫痫、糖尿病、甲状腺功能低下、神经性皮炎、老年性白内障患者慎用。

【药物相互作用】

非甾体抗炎药、灭滴灵、血管紧张素转化酶抑制剂、氟西汀、利尿药增加血锂浓度；钠盐降低血锂浓度。锂盐与抗精神病药物及抗抑郁药合用，容易诱发锥体外系症状；与卡马西平、钙拮抗剂合用，容易发生神经毒性。

【用法与用量】

一般小剂量开始给药（250mg/次），每日 2～3 次，逐渐增加剂量，有效剂量范围为 750～

1500mg/d,偶尔可达 2000mg/d。一般 1 周左右起效,6~8 周可以完全缓解,有效率 70%。此后应以有效治疗剂量继续巩固治疗 2~3 月。可以停药的患者应逐步缓慢进行。

锂盐的中毒剂量与治疗剂量接近,有必要监测血锂浓度,可以据此调整剂量。在治疗急性发作时,血锂浓度宜为 0.8~1.0mmol/L,超过 1.4mmol/L 易产生中毒反应,尤其老年人和有器质性疾病患者更易发生。

为尽快控制急性躁狂症状,可在治疗开始时合并使用氯丙嗪等抗精神病药,但合用氟哌啶醇要谨慎,可能加剧锂盐的神经毒性。待兴奋症状控制后,应逐渐将抗精神病药物撤去,否则较长时间合用可以掩盖锂中毒的早期症状。

躁狂首次发作治愈后,一般可以不用维持治疗。锂盐的维持治疗适用于双相障碍及躁狂症的反复发作者,锂盐能减少复发次数和减轻发作的严重程度。维持时间可考虑持续到病情稳定达到既往发作 2~3 个循环的间歇期或持续 2~3 年。维持治疗量为治疗量的一半,即每日 500~750mg,保持血锂浓度约为 0.4~0.8mmol/L。

卡马西平

卡马西平(carbamazepinne,CBZ)为抗癫痫药,目前也作为治疗躁狂的一线药物使用。主要用于治疗急性躁狂发作和双相 I 型障碍,对锂盐治疗无效或无法耐受锂盐不良反应者有效,也可作为辅助药物提高锂盐的疗效;对快速循环型疗效优于锂盐;对双相障碍患者有预防作用。卡马西平及经肝脏代谢后的多种代谢产物有神经毒性,因此与锂盐合用时,两者神经毒性叠加,即使血锂浓度在正常范围内,也有可能出现神经毒性。维拉帕米、红霉素、异烟肼、选择性 5-HT 摄取抑制剂可提高卡马西平浓度。卡马西平的不良反应包括困倦、头晕、共济失调、恶心呕吐、嗜睡、转氨酶升高、致畸及粒细胞减少等。应定期检查肝功能和白细胞计数。

卡马西平的用法治疗应从小剂量开始,逐渐增加至 600~1200mg/d,分 2~3 次口服,血液浓度应达 4~12mg/L。也可与碳酸锂联用,但剂量应适当减小。

丙戊酸钠

抗癫痫药丙戊酸钠(sod valproate,VPA)对急性躁狂和双向 I 型障碍有效,对锂盐和卡马西平无效者也有防治作用。可与锂盐、卡马西平、抗精神病药及抗抑郁药合用。丙戊酸钠与卡马西平合用会提高卡马西平活性代谢产物的浓度,降低卡马西平的血浆蛋白结合率,因此可能增加卡马西平的毒性,但丙戊酸钠的浓度未受影响;氯丙嗪可抑制丙戊酸钠的代谢,导致其毒性出现。

丙戊酸钠的用法治疗应从小剂量开始,每次 200mg,每日 2~3 次,逐渐增加至 800~1200mg/d,最大剂量不超过 1.8g/d。可参考血药浓度调整剂量,有效血药浓度为 50~100mg/L。

其他抗躁狂药物

抗癫痫药托吡酯对躁狂发作和双相 I 型障碍有效;传统抗精神病药物氯丙嗪和氟哌啶醇对急性躁狂发作有效,但可能诱发抑郁;一些新型的抗精神病药物利培酮、奥氮平、喹硫平也可用于躁狂发作和双相障碍的治疗,未发现有诱发转相的现象;躁狂患者有明显焦虑、兴奋者可合用抗焦虑药氯硝西泮、劳拉西泮、丁螺环酮、坦度螺酮等。

10.2.2 抗抑郁药

抗抑郁药物(antidepressant drugs)能有效解除抑郁心境及伴随的焦虑、紧张和躯体症状，但不会提高正常人情绪，部分抗抑郁药对强迫、焦虑有治疗效果。目前抗抑郁药物根据结构及作用机制的不同可分为5类。

（1）单胺氧化酶抑制剂(monoamine oxidase inhibtors,MAOIs)：吗氯贝胺(clobemide)。

（2）三环类抗抑郁药(tricyclic antidepressants,TCAs)：米帕明(丙米嗪,imipramine)、氯米帕明(氯丙咪嗪,chomipramine)、阿米替林(amitriptyline)、多塞平(多虑平,doxepin)。

（3）选择性5-HT摄取抑制剂(selective serotonin reuptake inhibitors,SSRIs)：氟西汀(fluxetine,prozac,百优解)、帕罗西汀(paroxetine,seroxat,赛乐特)、氟伏沙明(fluvoxamine)、舍曲林(sertraline,zoloft,左洛复)、西酞普兰(citalopram)。

（4）去甲肾上腺素摄取抑制剂：地西帕明(desipramine,去甲丙咪嗪)、马普替林(maprotiline)、去甲替林(nortriptyline)。

（5）其他新型机制的抗抑郁药：曲唑酮(trazodone)、文拉法辛(venlafaxine)、米氮平(mirtazapine)、安非他酮(ainfbutamone,bupropion,布普品)、噻奈普丁(tianeptine)、路忧泰(neurostan)、米安舍林(mianserin)、阿莫沙平(amoxapine)。

1. 单胺氧化酶抑制剂(MAOIs)

体内单胺类递质可通过单胺氧化酶(monoamine oxidase,MAO)降解灭活。MAOIs抑制单胺氧化酶的活性，减少单胺类递质的降解，提高突触间隙递质水平，从而产生抗抑郁作用。单胺氧化酶存在于细胞微粒体中，分为MAO-A和MAO-B两种亚型。MAO-A选择性氧化NA和5-HT，而MAO-B仅存在于血小板，选择性氧化苯乙胺。

第一代MAOIs以苯乙肼及超苯环丙胺为代表，选择性低，对酶的抑制不可逆。此类药物起效慢，作用时间长，血药浓度与药效相关性不强；同时副作用大，禁忌多，食物或药物相互作用可诱发严重不良反应。如服药期间进食富含酪胺的食物如奶酪、啤酒，因酪胺代谢被阻断，在体内生成大量儿茶酚胺，可引起高血压危象；与其他抗抑郁药TCAs、SSRIs联用，可能因5-HT过多而引起危象。因上述诸多缺点，临床已基本没有使用。

第二代MAOIs以吗氯贝胺为代表，为选择性和可逆性的抑制剂。主要抑制MAO-A，MAO-B对酪胺的降解不受影响，因此酪胺类食物诱发高血压危象的风险明显降低。目前第二代MAOIs主要作为二线药物用于三环类或其他药物治疗无效的抑郁症，对伴睡眠过多、食欲和体重增加的非典型抑郁或轻性抑郁或焦虑抑郁混合状态效果较好。

单胺氧化酶抑制剂治疗初始剂量为300～450mg/d，分3次服用。从第2周起，逐渐增加剂量，最大可达到600mg/d。

2. 三环类抗抑郁药(TCAs)

TCAs因结构中含两个苯环和一个咪嗪中央环而得名，为非选择性的单胺摄取抑制剂。TCAs通过抑制NA和5-HT摄取，提高突触间隙中这两种递质的浓度，而产生抗抑郁作用。此类药物起效较慢，选择性不高，大多数药物都有抗胆碱副作用。TCAs为传统抗抑郁药物，临床使用时间长，疗效确切，价格便宜，目前仍为一线药物。常用的三环类抗抑郁药有米帕明、氯米帕明、阿米替林及多塞平。

米　帕　明

【体内过程】

口服吸收快,达峰时间约 2~8h,有首过效应。$t_{1/2}$ 为 10~12h。在脑、肝、肾、心等组织分布较多。50% 经肠肝循环。药物在体内经肝脏 2-羟基化代谢后,与葡萄糖醛酸结合自尿中排出。

【药理作用及作用机制】

(1) 抗抑郁作用:正常人用药后有安静、嗜睡、头晕等反应,连续用药可造成注意力不集中和思维能力下降。但对抑郁患者有精神振奋作用,使情绪高涨,抑郁症状减轻。一般须连续用药 2~3 周才能见效。

早期认为,TCAs 抗抑郁作用的机制是抑制 NA 和 5-HT 摄取,提高突触间隙的递质浓度,但抑制摄取作用在用药后几小时内即可发生,而抗抑郁作用却需连续用药 2~3 周才起效,因此必然还存在其他的作用环节。有报道,TCAs 可阻断突触前膜 α_2 受体,促进末梢释放 NA,而且连续给药后突触前膜 α_2 受体的数目向下调节,这可能是其疗效滞后的原因。

(2) M 受体阻断作用:治疗量对 M_1 受体有明显阻断作用,可出现口干、便秘、视物模糊、尿潴留、心动过速等副作用。

(3) 心血管效应:有 α_1 受体阻断作用,血管扩张,血压下降,可引起直立性低血压;抑制 NE 和 5-HT 摄取使心肌细胞内 NA 浓度增加,可导致心律失常;另外,米帕明对心肌有奎尼丁样直接抑制作用。

【临床应用】

(1) 抑郁症:用于各种原因引起的抑郁症。对内源性抑郁症、更年期抑郁症疗效较好,其次是反应性抑郁症,对精神病的抑郁症状效果较差。对强迫症有效。

(2) 遗尿症:可试用于儿童遗尿症,临睡前服用。

(3) 焦虑和恐惧症:对伴有焦虑的抑郁症疗效显著,也用于恐惧症的治疗。

【不良反应及注意事项】

(1) 常见口干、瞳孔扩大、便秘、视物模糊、尿潴留、心动过速等抗胆碱副作用。因易致尿潴留和升高眼内压,前列腺肥大和青光眼患者禁用。

(2) 其他:多汗、头晕、失眠、共济失调、体位性低血压、肝功能异常、粒细胞缺乏症等。

(3) 与 MAOIs 合用可引起血压明显升高,高热和惊厥,因两者协同作用导致 NA 浓度过度增高所致。

【用法与用量】

开始剂量 25~75mg/d,逐渐增加到 200mg/d 左右。如有必要再加大剂量,应先在此剂量维持 1 周左右再予增加,严重病例可达 300mg/d。年老体弱者开始剂量减半。一般睡前服用以避免过度镇静和抗胆碱副作用。

急性期治疗得到缓解后,应继续以有效剂量巩固治疗 6 个月,然后视病情及副作用情况逐步减少到维持剂量,维持治疗不少于 6 个月。最后应缓慢减量停药。

其他三环类抗抑郁药

阿米替林对 5-HT 摄取的抑制作用强于对 NA 的抑制,镇静和抗焦虑作用较强,适用于激越性伴有焦虑的抑郁症。抗胆碱作用明显,不良反应比米帕明严重,偶有加重糖尿病的报道。双相患者比较容易诱发转相。

氯米帕明原形药物对 5－HT 摄取抑制作用较强,而其代谢产物去甲氯米帕明对 NA 抑制较强。抗抑郁作用强,镇静作用弱,适用于行为思维均较迟钝的抑郁症患者。治疗强迫症和恐惧症效果好。

多塞平抗抑郁作用较弱,抗焦虑、镇静作用强,对伴有焦虑症状的抑郁症疗效最佳。也用于神经症性抑郁和慢性疼痛。抗胆碱和心血管副作用较少,可用于其他 TCAs 不能耐受的患者。

3. 选择性 5－HT 摄取抑制剂(SSRIs)

选择性 5－HT 摄取抑制剂是 20 世纪 80 年代开发并试用于临床的一类新型抗抑郁药物。这类药物选择性抑制突触前膜对 5－HT 的回收,对 NE 影响很小,几乎不影响 DA 的回收。SSRIs 对抑郁症的疗效与 TCAs 相当,但安全性好,抗胆碱副作用及心脏的不良反应少,前列腺肥大和青光眼患者仍可应用。而且半衰期都较长,每日只需服药一次,使用方便。因此正逐步取代 TCAs。

目前临床常用的 SSRIs 有氟西汀、帕罗西汀、舍曲林、氟伏沙明和西酞普兰,均为一线药物。见表 10-1,表 10-2。

氟 西 汀

【体内过程】

氟西汀口服吸收良好,达峰时间 6～8h。血浆蛋白结合率 95％。单次给药 $t_{1/2}$ 约 2～3d,长期给药可延长到 4～6d,其活性代谢产物去甲氟西汀的半衰期可达 7～15d。

【药理作用及作用机制】

氟西汀是强效 5－HT 摄取抑制剂,使突触间隙 5－HT 浓度升高而产生药理作用。选择性高,对 5－HT 的抑制比对 NA 的抑制强 200 倍,对肾上腺素受体、组胺受体、GABA 受体、M 受体及 5－HT 受体基本没有影响。

(1)抗抑郁作用:一般须用药 2～3 周才显效。中枢抑制作用轻,嗜睡副作用不明显。一般表现为一定的精神振奋作用,能显著改善抑郁症的精神运动性抑制和无力、疲乏等症状。有时可能导致某些患者焦虑、激动和失眠。

(2)抑制食欲:激动 5－HT 系统,使食欲减退,有效抑制神经性贪食和暴食发作。有减轻体重的作用,可用于贪食症及肥胖的治疗,但体重减轻可能是一过性的,有些患者可出现体重增加。

【临床应用】

主要用于抑郁症和神经性贪食症。对抑郁症疗效与 TCAs 相似,但不良反应轻,用药方便。对 8 岁以上儿童和青少年患者,躯体疾病伴发的抑郁症状均有效。也可用于强迫症的治疗。

【不良反应及注意事项】

不良反应较少,偶有恶心呕吐、头痛头晕、乏力失眠、厌食、体重减轻、震颤、惊厥、性欲减退等。肝肾功能不良者半衰期延长,须慎用。

氟西汀与 MAOIs 合用可导致严重的 5－HT 综合征,表现为不安、激越、恶心呕吐、腹泻、高热、骨骼肌震颤、植物神经功能紊乱、痉挛、意识模糊、昏迷等。严重者可致死。

氟西汀及其代谢产物去甲氟西汀均抑制肝药酶 CYP2D6,导致阿普唑仑、普罗帕酮、地高辛、环孢素、苯妥英等药物的代谢减慢,血药浓度升高。

【用法与用量】

氟西汀推荐起始剂量 10～20mg/d,最佳剂量为 20～40mg/d。相对大剂量(60mg/d)可以改善强迫症状,减少暴食和呕吐发作频率。

帕罗西汀

帕罗西汀口服吸收良好,达峰时间 3～8h。血浆蛋白结合率 95%。$t_{1/2}$ 约 20h。经肝脏代谢后从肾脏排出,代谢产物无活性。血药浓度个体差异较大。

最强的 5-HT 摄取抑制剂,在抗抑郁的同时改善焦虑和失眠。主要用于防治重度抑郁障碍,适合各种类型抑郁,包括伴焦虑的抑郁症、老年性抑郁,也可用于惊恐发作、强迫症、焦虑症等。

副作用可有恶心、头痛、嗜睡、失眠等。引起性功能障碍较多。停药太快易发生停药综合征,主要表现为困倦、恶心、失眠、头痛、噩梦、神经过敏、无力、腹泻等。

帕罗西汀对 CYP2D6 等酶的抑制作用低于氟西汀。

帕罗西汀剂量范围是 20～50mg/d,20mg/d 既是最小有效量也是多数成人抑郁的最佳剂量,如果 20mg/d 两周无效,可隔周增加 10mg。老年人、肝肾患者初始量和维持量应小,初始剂量为 10mg/d。有失眠体验者应早餐后服,白天嗜睡者宜晚上服用。

氟伏沙明

氟伏沙明口服后 2～8h 达峰,血浆蛋白结合率 77%,同类药物中表观分布容积较大。$t_{1/2}$ 约 15h,一般达到稳态血药浓度需要 10d 左右。在体内经肝脏代谢,90% 从尿中排泄,代谢产物无活性。

对抑郁患者伴有的焦虑、激动、失眠及精神症状均有改善作用,适用于各种抑郁症、强迫症、社交焦虑症、惊恐性障碍、身体变形障碍等。对自杀企图明显的抑郁症患者改善效果好。对强迫症的疗效是目前 SSRIs 中最好的。

氟伏沙明不良反应少。无抗胆碱效应,对心血管系统影响小,可用于伴有青光眼、前列腺肥大、心脏病的抑郁症患者。偶有肝酶升高和心动过缓、低血压。

氟伏沙明对肝脏 CYP1A2 酶抑制作用最强,也能抑制 CYP2C19,CYP2C9 和 CYP3A4。其代谢产物对 CYP2D6 也有很强的抑制作用。因此在同类药物中氟伏沙明最易发生药物相互作用。氟伏沙明可抑制苯妥英、美西律、华法林、咖啡因、茶碱、氯氮平、环孢素、氟哌啶醇、阿米替林、丙米嗪、氯丙米嗪等药物在体内的代谢,导致血药浓度升高;氟伏沙明与西沙必利、特非那定和阿司咪唑合用,可出现 QT 间期延长和节律位点改变等,诱发尖端扭转型室性心律失常的危险,临床上禁止合用。氟伏沙明也是最容易导致 5-HT 综合征的药物。

氟伏沙明口服开始 50mg,晚上服用,治疗量 100～200mg/d,分次服或睡前顿服,最高剂量 300mg/d。

舍　曲　林

舍曲林口服易吸收,达峰时间 6～8h,蛋白结合 97%,$t_{1/2}$ 约为 25h,代谢产物去甲舍曲林活性为母体的 1/10,$t_{1/2}$ 达 66h,由尿和粪便排出。舍曲林在每天 50～200mg 的剂量范围内,血药浓度与剂量呈线性相关。

舍曲林主要用于抑郁症和强迫症的治疗,安全性好,适用于老年人、女性、儿童及伴有躯体疾病的患者。

主要副作用有恶心、呕吐、厌食、腹泻、失眠和射精延迟等。对肝脏细胞色素 P450 酶抑制作用弱,较少与其他药物发生配伍禁忌。

舍曲林剂量范围 50～200mg/d,抗抑郁的开始剂量为 50mg/d,最佳剂量 50～100mg/d,约 2/3 患者 50mg/d 效果满意。

西酞普兰

西酞普兰口服 1～8h 达峰,血浆蛋白结合率 80%,$t_{1/2}$ 约为 36h,经肾排出。西酞普兰对 5-HT 摄取的抑制作用在同类药物中选择性最高,对 NA、DA 的影响极小。其抗抑郁作用起效快且副作用少,对肝细胞色素 P450 酶系的影响小,对 CYP2D6 几乎没有药物配伍禁忌,安全性较强。比较适合老年性抑郁障碍和躯体疾病伴发的抑郁障碍。

西酞普兰适应证与其他 SSRIs 类似,常用剂量 20mg/d。

表 10-1　SSRIs 与 TCAs 作用的比较

药物	抗抑郁	抗焦虑	镇静	抗胆碱	心血管	性功能障碍
TCAs	＋＋＋	＋＋	多数	＋＋	＋＋	＋
氟西汀	＋＋	＋	－	－	－	＋＋
帕罗西汀	＋＋	＋＋	＋	＋	－	＋＋
舍曲林	＋＋	＋＋	＋	－	－	＋＋
氟伏沙明	＋＋	＋＋	＋＋	－	－	＋
西酞普兰	＋＋	＋＋	＋	－	－	＋

表 10-2　常用 SSRIs 的剂量和用法

药名	开始剂量 mg/d	用法 mg/d	常用量	最高量 mg/d
氟西汀	20	qd	20～40	60
帕罗西汀	20	qd	20～40	60
舍曲林	50	qd	50～100	200
氟伏沙明	50	qd 或 bid	100～200	300
西酞普兰	20	qd	20～60	120

4. NA 摄取抑制剂

此类药物对 NA 摄取的抑制强于对 5-HT 的抑制,与 TCAs 相比起效快,副作用轻,尤其适用于脑内以 NA 缺乏为主的抑郁症患者。

地昔帕明

地昔帕明又称去甲丙咪嗪,为丙咪嗪的活性代谢物。对轻中度抑郁疗效较好。与丙咪嗪不同的是,地昔帕明是强效的选择性 NA 摄取抑制剂,其对 NA 摄取的抑制效率是对 5-HT 的 100

倍以上。地昔帕明对 H_1 受体有强效拮抗作用,有轻度镇静催眠作用,能延长深睡眠时间,但压缩 REM 时相;对胆碱系统影响小,抗胆碱副作用轻微,但对心血管的副作用与地昔帕明相似。

马普替林

马普替林选择性抑制 NA 的摄取,对 5-HT 基本无影响。抗抑郁作用,镇静作用及抗胆碱和心血管副作用均与米帕明相似,但对睡眠的影响不同,马普替林能延长 REM 时相。

去甲替林

去甲替林为阿米替林的衍生物,作用与阿米替林相似,但对 NA 摄取的抑制作用强于对 5-HT 的抑制。去甲替林起效较快,治疗内源性抑郁的疗效比反应性抑郁疗效好。镇静、抗胆碱和心血管副作用比阿米替林和米帕明弱。双相患者容易诱发躁狂发作。可降低癫痫发作的阈值,癫痫患者慎用。

5. 其他新型机制的抗抑郁药

曲 唑 酮

主要通过调节 5-HT 系统而发挥抗抑郁作用。据报道,抑郁患者脑内 5-HT 系统的功能失平衡,表现为 5-HT$_{1A}$ 受体功能低下,而 5-HT$_{2A}$、5-HT$_{2C}$ 受体功能亢进。曲唑酮可拮抗 5-HT$_2$ 受体,继发地兴奋 5-HT$_{1A}$ 受体,从而恢复 5-HT 系统功能的平衡。

曲唑酮抗焦虑、镇静效果明显,适用于伴有焦虑、失眠、激越、自杀观念的抑郁患者。曲唑酮不阻断 M 受体,也不影响 NA 摄取,无抗胆碱和心血管副作用。曲唑酮不像多数抗抑郁药那样引起性功能障碍,相反,由于曲唑酮有扩张海绵体血管的作用,促使阴茎勃起,可用于治疗阳痿。

不良反应可有困倦、头晕、头痛、乏力、恶心、呕吐、体位性低血压、心律失常等。偶有皮疹粒细胞减少。应避免与丁螺环酮联用,可能引起 5-HT 综合征。

曲唑酮口服开始 50mg,每日 2~3 次,最高 300mg/d。

米 氮 平

米氮平是具有双重作用机制的抗抑郁药,可同时调节脑内 NE 和 5-HT 两大系统。米氮平通过拮抗突触前 α_2 受体,增加 NA 的释放,而间接提高 5-HT 的更新率;同时又能直接阻断 5-HT$_2$、5-HT$_3$ 受体,从而具有抗抑郁、减轻焦虑、防止头痛、增强记忆等作用。

米氮平对 H_1 受体亲和力较高,具有较强的镇静作用。对重度抑郁和明显焦虑、激越和睡眠障碍的患者,比仅作用于单一递质的药物更有效。

米氮平不良反应少,抗胆碱能不明显,心、肝、肾影响小,但有镇静、倦睡、头晕、疲乏以及食欲和体重增加等副作用,少有性功能障碍或恶心腹泻。粒细胞减少罕见,虽停药可恢复,临床应用时仍需谨慎。米氮平对 P450 同工酶 CYP1A2、CYP2D6 和 CYP3A4 的抑制作用弱。

米氮平剂量范围 15~45mg/d,可日服 1 次,不宜与乙醇、地西泮、其他抗抑郁药联用。

安非他酮

抑制 NE 和 DA 的再摄取,作用缓和。无镇静和抗胆碱副作用,心血管副作用小。适用于迟滞性抑郁、睡眠过多、对 5-HT 能药物无效或不能耐受者,对儿童注意缺损多动障碍、慢性疲劳综合征有效。

常见的副作用有坐立不安、失眠、头痛、恶心和出汗,少见但严重的副作用是诱发癫痫,与 SSRI 类合用可能导致 5-HT 综合征。因增加脑内 NE 和 DA,少数患者可能出现兴奋、激动、激越、谵妄、紧张、幻觉和妄想等,称为布普品精神病。

安非他酮剂量 $150\sim450\text{mg/d}$。

路 忧 泰

路忧泰系贯叶连翘(Hypericum perforatum,St. John'swort,圣·约翰草)提取物,主要活性成分为贯叶金丝桃素(hyperforin)和金丝桃素(hypericin),其血浆浓度与用量成正比,$t_{1/2}$ 为 $24\sim48\text{h}$。可通过血脑屏障,主要在肝脏代谢,代谢产物由尿排出。

路忧泰主要适用于抑郁症和焦虑症。作用机制包括:

① 明显抑制作用 5-HT、NE、DA 的摄取,并维持 3 个系统的作用平衡;② 较高剂量时也抑制 MAOA 和 MAOB;③ 抑制应激所致的皮质醇升高,同时提高夜间褪黑素的水平,调整昼夜节律,改善睡眠;④ 贯叶金丝桃素抑制脑内 γ-氨基丁酸(GABA)和 L-谷氨酸的摄取,对 L-谷氨酸摄取的抑制作用更强;⑤ 提高大脑皮质的 5-HT$_2$ 受体的密度。

主要不良反应有胃肠道反应、头晕、疲劳、镇静、过敏反应(如皮肤红、肿、痒)。有光敏性皮肤的患者慎用。由于路忧泰有抑制 MAO 的作用,应限制乳酪制品的摄入及避免与 MAOIs 合用。可诱导 P450 酶代谢,促进 CYP3A4 和 CYP1A2 活性,导致其他药物效价降低。

路忧泰成人和 12 岁以上儿童剂量为每次 300mg,$2\sim3$ 次/d,日剂量不超过 1800mg,维持剂量为 $300\sim600\text{mg/d}$,疗程为 $3\sim6$ 个月。

米安舍林

阻断突触前膜的 α$_2$ 受体,使末梢 NA 释放增加;对 5-HT$_1$ 受体和 5-HT$_2$ 受体也有拮抗作用。抗抑郁作用与 TCAs 相近或稍逊,有镇静、抗焦虑作用,用于各种抑郁症治疗,特别适用于伴有焦虑、失眠的患者。抗胆碱和心血管副作用小,对肝、肾功能影响小。主要不良反应有头晕、乏力、思睡等,个别有粒细胞减少。

噻奈普汀

传统的抗抑郁药都是以突触间隙单胺类递质水平降低的理论为基础而开发的,在临床有确切的疗效。但近年来发现不直接引起单胺类递质水平增高的药物,同样有明确的抗抑郁疗效。噻奈普汀的作用机制就与传统药物完全相反,为促进 5-HT 再摄取的药物,用药后降低突触间隙 5-HT 浓度降低,提示其具有更为复杂的作用机制。

已知抑郁症患者因反复心理应激,出现神经元重塑,如海马体积明显变小,杏仁核活动亢进并伴有组织过度增生等。噻奈普汀可能通过促进 5-HT 再摄取,并加快其在神经元内的更新代谢,阻止并逆转海马神经元树突的萎缩,抑制杏仁核过度增生。此外,噻奈普汀还抑制抑郁症患者异常增加的下丘脑—垂体—肾上腺轴活性,促进海马胆碱能神经纤维再生,抑制某些区域神经细胞凋亡的发生,保护神经元免受兴奋性损伤等,因此具有抗抑郁、抗焦虑、神经元保护、恢复学习记忆能力等作用。

噻奈普汀口服经消化道迅速完全吸收,蛋白结合率高达 94%。$t_{1/2}$ 为 2.5h,在肝脏通过

b-氧化作用和 N-脱甲基代谢,代谢物随尿排出。对老年抑郁症具有较好的疗效。能改善抑郁症伴发的焦虑症状,其抗焦虑作用与氯咪帕明相当。

不良反应比传统的三环类抗抑郁药轻,镇静、抗胆碱能及心血管系统的不良反应较少,较常见的副作用有口干、便秘、失眠/多梦、头晕、恶心、激惹/紧张等。

噻奈普汀常用剂量为 12.5mg/次,每日 3 次,肾功能损害者及老年人应适当减少剂量,建议服用 25mg/d。

文拉法辛

万拉法辛及其活性代谢产物 O-去甲基文拉法辛均可抑制 5-HT 和 NE 的再摄取,其作用具有明显的剂量依赖性:低剂量仅抑制 5-HT 再摄取,中、高剂量同时抑制 5-HT 和 NE 再摄取,极高剂量时还可抑制 DA 再摄取。万拉法辛单次或多次给药均能使 β 受体快速下调,可能是其抗抑郁作用能够快速见效的原因之一。万拉法辛起效比 TCA 快,一般用药 1~2 周后(最快只需 4d)即可出现明显抗抑郁作用。

低剂量时作用及不良反应与 SSRIs 相似,可用于迟滞、睡眠过多、体重增加和非典型抑郁,对伴有焦虑者也有效。不良反应有恶心、激越、性功能障碍和失眠等;治疗严重抑郁和难治性抑郁时,中高剂量可出现失眠、激越、恶心以及头痛和高血压等不良反应。

万拉法辛剂量范围 75~375mg/d,一般 200mg/d,缓释片 75 或 150mg/d。

阿莫沙平

口服吸收迅速而完全,1~2h 达峰,在肺、心、肾、脑、脾组织中浓度较高。消除 $t_{1/2}$ 为 8h,需连续用药 7d 才达稳态浓度。血药浓度与临床疗效间无明显相关性。在体内经肝脏代谢为 7-羟基阿莫沙平和 8-羟基阿莫沙平,均有抗抑郁活性,其 $t_{1/2}$ 分别为 6.5h 和 30h。大部分代谢产物与葡萄糖醛酸结合,最后从肾脏排出,小量自粪便排出。

阿莫沙平为苯二氮䓬类衍生物,对 NE 摄取抑制作用强,5-HT 摄取抑制作用弱,其 7-羟代谢物对 D_2 受体有较强抑制作用,有一定的抗精神病作用。阿莫沙平镇静作用及抗胆碱副作用均轻。

阿莫沙平抗抑郁作用与丙米嗪相似,但起效较快,镇静作用、抗胆碱作用及心血管副作用均低。适用于治疗各型抑郁症,对其他抗抑郁药治疗无效的内源性抑郁症患者亦有效,可用于精神病性抑郁症的治疗。

治疗范围内不良反应轻,但有口干、体位性低血压,老年患者可能出现心律失常,大剂量可出现静坐不能和运动障碍,少数患者有性功能障碍、溢乳,偶见粒细胞减少。

10.3 心境障碍的药物治疗

心境障碍的治疗包括药物治疗、电击治疗及心理治疗。近年来大量精神神经药物的开发给心境障碍的治疗带来了十分乐观的前景。心境障碍的药物治疗,必须针对不同的临床类型,选用合适的药物,制订合理的给药方案,使患者得到安全有效的治疗。

10.3.1　抑郁症的治疗

1. 治疗原则

（1）早期诊断,早期治疗。

（2）个体化给药方案:全面考虑患者症状特点、年龄、躯体状况、药物的耐受性、有无合并症等情况,做到个体化合理用药。

（3）单一用药:用药尽量单一,尤其在开始治疗时,为了便于观察效果及预防不良反应,不宜合并使用多种抗抑郁药。难治病例或伴有精神病性症状除外。

（4）逐渐加量:从小剂量开始,逐步增加剂量,尽可能才用最小有效量,使不良反应减至最少。SSRIs 不良反应轻,无需逐步调整过程。

（5）全疗程治疗:抑郁症复发率高,症状缓解后不能立即停药,应坚持全疗程充分治疗。

（6）不宜频繁更换药物:通常抗抑郁药起效需要 2～4 周的时间,通常选择一种药物后至少要治疗 4～6 周才能判断是否有效,只有经过足够时间和足够剂量的治疗而抑郁症状仍然未得到缓解,才考虑换药。

（7）尽可能选择安全性好,不良反应少,服用方便的药物,提高患者依从性。

（8）辅以心理治疗:心理应激因素对抑郁症的发生发展有重要影响,患者的某些症状如消极、自我评价低往往与心理社会问题密切相关,在药物治疗基础上辅以心理治疗,才能取得良好疗效。

2. 药物的选择

抗抑郁药是当前治疗各种抑郁障碍的主要药物,能有效解除抑郁心境及伴随的焦虑、紧张和躯体症状,有效率约 60%～80%。其中除了单胺氧化酶抑制剂通常作为二线药外,TCAs、SSRIs 和多数新型抗抑郁药均为一线药物。抗抑郁药选择的主要依据是患者的病情特点、发作时伴随的症状及药物的不良反应等。SSRIs 和一些新型机制的抗抑郁药物由于副作用小,具有很好的优势,已逐渐取代传统的 TCAs,而成为首选药物。

（1）根据药物特点

1）TCAs:TCAs 疗效可靠,价格低廉,目前仍为一线药,特别是对于重度抑郁疗效优于选择性 5-HT 摄取抑制剂。但不良反应较多,伴有心血管疾病的中老年患者往往难以适应。

适用于内因性抑郁、神经症性抑郁、反应性抑郁及器质性抑郁,还可以治疗焦虑症、惊恐发作和恐怖症。对精神分裂症患者伴发的抑郁症状宜慎用,可能会加重精神病症状。

老年人与癫痫患者慎用。患有严重心肝肾疾病、粒细胞减少、青光眼、前列腺肥大、妊娠头 3 个月禁用。

2）SSRIs:SSRIs 是目前应用最广的抗抑郁药,因其副作用少,安全有效,且具有良好的药动学特性,已成为临床常用的一线药物。缺点是对严重抑郁疗效不如 TCAs,起效也不如 TCAs 快。适用于抑郁症、强迫症、惊恐症和贪食症。

3）其他新型抗抑郁药:临床比较常用的有曲唑酮、文拉法辛、米氮平等。曲唑酮抗焦虑、镇静作用强,对自杀观念明显的抑郁患者有较好疗效,不引起性功能障碍;文拉法辛起效比其他抗抑郁药快速,适用于伴有迟滞、睡眠过多及焦虑的患者,对严重抑郁和难治性抑郁有效;米氮平具有较强的镇静作用,对重度抑郁和明显焦虑、激越和睡眠障碍的患者疗效好。

（2）根据伴发的症状

1）伴有焦虑症状：焦虑与抑郁共病的现象很普遍，一般不需要合并抗焦虑药，因为抑郁改善的同时焦虑也随之改善。采用具有镇静作用的抗抑郁药物如阿米替林、多虑平、曲唑酮、米安舍林等可能会使焦虑、失眠症状得到较快的改善，提高治疗的依从性，但不能缩短其抗抑郁疗效出现的时间。新型抗抑郁药如帕罗西汀、曲唑酮、米氮平等兼有抗抑郁和抗焦虑的作用，可作为首选。

2）伴有精神病症状：阿莫沙平可能是唯一一对精神病性症状有效的抗抑郁药。不过临床最常用的方法是将抗抑郁药和抗精神病药联用。这种合用要注意药物之间的交互作用。丁胺苯丙酮对 DA 摄取有轻度抑制作用，可能导致精神病性症状的加重，因此应当避免用于治疗伴精神病性症状的抑郁症患者。

3）伴有躯体疾病：需要采用安全性较好的抗抑郁药物，如新型抗抑郁药，但要注意新型抗抑郁药对 P450 酶系统的影响，其中以 SSRI 类的舍曲林和西酞普兰较为安全。

3. 药物的剂量和换药问题

抗抑郁药治疗无效的主要原因来自剂量不足或疗程不够，必要时治疗浓度监测可帮助判断。要判断一次抗抑郁治疗疗效，需要采用足量足疗程的治疗。只有当一种药物足量治疗4～6周仍无效时才考虑换药。初次治疗可以换用同类的另一种药物，如果出现药物耐受则应注意换用作用机制不同、药物结构不同的药物。换用不同种类的抗抑郁药物时，应该停留一定的时间，以利于药物的清除，防止药物相互作用。氟西汀治疗后需停药 5 周才能换用 MAOIs，其他 SSRIs 需 2 周，MAOIs 停用 2 周后才能换用 SSRIs。

4. 疗程

抑郁症治疗应有足够的疗程，否则容易出现复燃或复发。复燃指本次发作尚未结束，但药物治疗已经起效，患者的症状再现；复发指本次发作已经痊愈，患者重新发作。因此其药物治疗可分为三个阶段：急性治疗、巩固治疗和维持治疗。急性治疗的目的是消除症状、体征；巩固治疗的目的是恢复患者的社会功能和认知功能，防止复燃；维持治疗的目的是防止复发。

通常急性期治疗需要 6～8 周。在症状缓解后应及时与患者沟通，商定巩固治疗方案，避免患者自行停药。巩固和维持治疗的时间不少于 6 个月。

抑郁症的复发率较高，首次抑郁发作恢复后的复发率大概为 50％左右。如果首次发作的抑郁症患者应用抗抑郁药物治愈后立即停止抗抑郁药物治疗，患者极有可能在短期内就成为反复发作的抑郁症患者。所以，即使是首次发作已经治愈的抑郁患者，也需要药物维持治疗。WHO 专家咨询组的建议是：首次抑郁发作治愈后应预防用药至少 6 个月到 1 年；若是第二次发作治愈后应预防用药 2～3 年；若为第三次发作，则需要维持治疗 5 年以上甚至长期维持治疗。

维持用药最好选用不良反应较小的抗抑郁药物，一般采用最低有效剂量。虽然抗抑郁药的维持用药在一定程度上可预防抑郁症的复发，但不能防止转向躁狂发作，甚至可能促发躁狂的发作，当使用抗抑郁药物发生转向躁狂发作时，应按双相障碍治疗。

5. 难治性抑郁

采用的至少两种作用机制不同的抗抑郁药物足量、足疗程（6～8 周）治疗无效者可定义为难治性抑郁。应考虑换用与原用药作用机理不同的药物，如 SSRI 类无效可换用 NaSSA 类。也可考虑两种不同作用机理的抗抑郁药合用，但要注意新型抗抑郁药不要与 MAOIs 合用。

另外可以用抗抑郁药合用抗精神病药、锂盐或甲状腺素制剂。但需注意药物交互作用。

　　6. 抗抑郁药的快速抵抗反应

　　部分在抗抑郁治疗中已经达到临床痊愈的患者,在维持治疗期间药物剂量未变,也没有任何心理社会应激事件,却出现了抑郁复发,此时机体对药物产生耐受性,也称为"快速抵抗反应"或失效现象(tachyphylaxis)。原因目前尚不清楚,国外报道发生率在25%左右,一般出现在维持治疗期的第31周左右。一般发生耐受时可采用换药或联合治疗。换用药物应选择作用机制不同、药物结构不同类型的药物,如某些患者经选择性5-HT再摄取抑制剂治疗无效,可以考虑文拉法辛、曲唑酮、米氮平等新型抗抑郁药物或单胺氧化酶抑制剂如吗氯贝胺等。联合治疗可采用两种抗抑郁药合用、抗抑郁药与情感稳定剂(如锂盐)合用或抗抑郁药与非典型抗精神病药物合用。氟西汀与新型抗精神病药物如奥氮平、利培酮等联合应用,治疗抑郁症的疗效和安全性均比较理想;选择性5-HT摄取抑制剂和单胺氧化酶抑制剂不能合用,否则可导致5-HT综合征,严重者可致死。

10.3.2　双相障碍的治疗

　　双相障碍应遵循长期治疗的原则,因为双相障碍几乎终生以循环方式反复发作,其发作的频率远较抑郁障碍为高。

　　1. 抑郁发作

　　目前基本上所有的抗抑郁药物都可以诱发双相障碍患者出现躁狂,因此,对双相障碍抑郁发作的治疗不宜单独使用抗抑郁药。可单独使用心境稳定剂治疗,或在使用心境稳定剂的基础上联用抗抑郁药物如SSRIs治疗,待抑郁症状缓解后逐渐减少、停止抗抑郁药物,同时继续给予心境稳定剂维持治疗,避免转为躁狂。

　　2. 躁狂发作

　　公认的心境稳定剂有锂盐、卡马西平和丙戊酸盐。单纯躁狂发作,既往锂盐治疗有效的患者,锂盐应作为首选。对于混合性发作、快速循环型发作、继发性躁狂发作、伴有物质依赖的躁狂发作可以卡马西平或丙戊酸盐作为首选。由于锂盐起效慢,所有在躁狂治疗的早期,常常配合具有镇静作用的抗精神病药物以控制兴奋。

　　3. 预防复发

　　双相障碍具有反复发作的特性,若在过去的两年中,双相患者每年均有一次以上的发作者,主张应服用锂盐长期维持治疗。服用锂盐预防性治疗,可有效防止躁狂或抑郁的复发,且预防躁狂发作更有效,有效率达80%以上。预防性治疗时锂盐的剂量因人而异,但一般服药期间血锂浓度保持在0.4~0.8mmol/L范围之内即可获得满意的效果。卡马西平预防复发不如锂盐。

　　4. 快速循环的预防的治疗

　　即使同时服用锂盐,抗抑郁药也可在部分患者身上引起快速循环,应尽可能在抑郁发作时限制抗抑郁药的应用。

　　对于确定为快速循环型的患者,须逐步停用一切可能导致循环发作的药物,特别是抗抑郁药,避免饮酒,最好住院治疗。

　　为获得最佳疗效,可以联合应用心境稳定剂,如锂盐与抗癫痫药物合用,通常须把这两种药的剂量控制在常规用量的1/2~2/3。避免采用卡马西平—丙戊酸钠,丙戊酸钠—拉莫三嗪组合,可能发生有害的相互药物作用。

对于甲状腺功能减退的快速循环型,添加左旋甲状腺素 $100\sim200\mu g/d$ 往往有效。另外,钙离子通道阻滞剂尼莫地平 90mg/次,2 次/d,也可能对快速循环有效。

10.3.3　特殊人群心境障碍的治疗

1. 妇女

妇女在月经期、妊娠期、产后、绝经期等不同的生理阶段对情绪容易有一定影响。月经期和绝经期的抑郁症可以考虑配合雌激素、甲状腺素治疗。患病妇女如欲生育,最好坚持 2 年的维持治疗,减少停药后的复发率。妊娠 3 个月里需停用锂盐和抗癫痫药物,因为锂盐可导致心脏畸形,卡马西平和丙戊酸钠有导致神经管畸形的风险。在妊娠头三个月内病情严重复发者,电休克治疗相对要安全。如果有绝对的必要接受药物治疗,可以在妊娠的 4~9 个月期间使用心境稳定剂,但在分娩前 1~2 周必须停用,产后一段时间可逐渐恢复用药,但要避免哺乳。

2. 老年人

老年人的抑郁症与大脑的退行性变化、生活应激等因素有关;往往伴有焦虑、激越等症状;且伴有较多的躯体疾病,如心血管疾病、前列腺肥大等。宜采取综合性治疗、尽量避免使用三环类药物、起始剂量减半等。

（周红宇　郑荣远）

【复习思考题】

1. 名词解释:心境障碍、心境稳定剂、抗抑郁药、抗抑郁药快速抵抗反应、5-HT 综合征。

2. 简述 TCAs 的优缺点。

3. 选择性 5-HT 摄取抑制药有哪些? 简述各药的药理学特点。

4. 简述曲唑酮、文拉法辛、米氮平的抗抑郁作用机制,临床应用及主要不良反应。

5. 简述锂盐的作用机制和不良反应。

第 11 章

癫痫的药物治疗

 重点内容

1. 癫痫发作类型。
2. 治疗癫痫的常用药物。
3. 癫痫治疗的原则。
4. 苯妥英钠的作用机制、临床用途和不良反应。

11.1 癫 痫

癫痫发作(seizure)是指大脑神经元广泛同步放电所致的大脑功能紊乱。若反复发作则称为癫痫(epilepsy)或癫痫综合征。癫痫是一类慢性、反复性、突然发作性大脑功能失调,其特征为脑神经元突发性异常高频率放电并向周围扩散。临床表现为不同的运动、感觉、意识、行为和自主神经功能紊乱等临床症状。癫痫发作分型复杂,下面为临床常见的几种类型:

11.1.1 局限性发作

仅限于一侧大脑的某一部分。

1. 单纯局限性发作

单纯局限性发作又称局灶性癫痫。多无意识障碍,表现为:

(1) 运动症状:如口角、眼睑、手指和足趾等局部重复动作;

(2) 特殊感觉症状:如麻木感、针刺感和幻觉等;

(3) 自主神经症状;

(4) 精神症状。

2. 复杂局限性发作

复杂局限性发作又称精神运动性发作,伴有意识障碍,即对环境接触不良,对别人言语无反应,做出无意识的动作,事后不能回忆。

3. 局限性发作继发为全面性强直阵挛性发作

上述两种发作可发展为伴意识丧失的强直阵挛性发作。

11.1.2　全身性发作

两侧大脑半球同时受累,意识障碍。

1. 失神性发作

失神性发作以意识障碍为主,可分为典型和非典型发作。前者又称为小发作,意识丧失,突然发生并突然停止,一次发作持续 5～30s,清醒后对发作无记忆。

2. 强直阵挛性发作

强直阵挛性发作又称大发作,以意识丧失和全身强直性阵挛性抽搐为特征。自发作开始到意识恢复一般需要 5～10min。一次癫痫发作持续 30min 以上或连续多次发作,发作间期意识或神经功能未恢复至正常水平,则为癫痫持续状态。

3. 肌阵挛性发作

肌阵挛性发作为突然、短暂、快速的肌肉收缩,可能遍及全身,也可能限于面部、躯干或者肢体。

11.2　常用抗癫痫药物

苯妥英钠

苯妥英钠(sodiumphenytoin)又称为大仑丁(dilantin)。

【体内过程】

口服吸收慢且不规则,起效慢,连服 6～10d(0.3～0.6g/d)才达到有效血浆浓度(10～20μg/mL)。由于本品呈强碱性(pH=10.4),刺激性大,故不宜肌内注射。癫痫持续状态时可作静脉注射。血浆蛋白结合率约 90%。大部分在肝内质网中代谢为无活性的对羟基苯基衍生物,以原形由尿排出者不足 5%。消除速率与血浆浓度有密切关系,低于 10μg/mL 时,按一级动力学消除,血浆 $t_{1/2}$ 约 20h;高于此浓度时,则按零级动力学消除,血浆 $t_{1/2}$ 可延长至 20～60h,且血药浓度与剂量不成比例地迅速升高,容易出现毒性反应。由于常用量时血浆浓度有较大个体差异,又受诸多因素影响,应进行血药浓度监测,指导临床合理用药。苯妥英钠 10μg/mL 可控制癫痫发作,20μg/mL 则出现轻度毒性反应。

【作用机制】

苯妥英钠的膜稳定作用的可能机制如下:

(1) 阻断 Na^+ 通道:苯妥英钠与失活状态的 Na^+ 通道结合,抑制 Na^+ 内流,且具有电压—使用—依赖性,对高频异常放电的神经元的 Na^+ 通道阻滞作用明显,抑制其高频反复放电,而对正常的低频放电并无明显影响。

(2) 阻断 Ca^{2+} 通道:苯妥英钠阻断 L 和 N 型 Ca^{2+} 通道,抑制 Ca^{2+} 内流,但对哺乳动物丘脑神经元的 T 型 Ca^{2+} 通道无阻断作用,可能与治疗失神性发作无效有关。

（3）影响钙调素激酶系统：苯妥英钠抑制钙调素激酶的活性，影响突触传递功能。抑制突触前膜的磷酸化，减少谷氨酸等兴奋性神经递质的释放；抑制突触后膜的磷酸化，减弱递质—受体结合引起的去极化反应。

（4）选择性阻断突触传递的强直后增强：反复高频电刺激突触前神经纤维，可导致突触传递易化，使突触后反应增强，此种现象称为强直后增强（posttetanicpotentiation，PTP）。PTP在癫痫病灶异常放电的扩散中起重要作用。苯妥英钠可选择性阻断PTP。

【药理作用】

苯妥英钠对癫痫病灶的异常高频放电无抑制作用，但可阻止癫痫病灶异常放电的扩散从而达到治疗作用。苯妥英钠具膜稳定作用（包括神经细胞膜和心肌细胞膜），降低细胞兴奋性，此种作用为其抗癫痫，治疗三叉神经痛、舌咽神经痛等疼痛综合征，以及抗心律失常的药理作用基础。

【临床应用】

（1）抗癫痫作用：苯妥英钠是治疗癫痫大发作和局限性发作的首选药。对精神运动性发作也有效。但对小发作（失神发作）无效，有时甚至使病情恶化。

（2）治疗三叉神经痛、舌咽神经痛等疼痛综合征：三叉神经痛、舌咽神经痛的发作与癫痫发作有相似机制。即感觉通路神经元在轻微刺激下产生强烈放电，引起剧烈疼痛。苯妥英钠能减轻疼痛，减少发作次数。

（3）抗心律失常。

【不良反应】

（1）局部刺激：本品碱性较强，对胃肠道有刺激性，口服易引起食欲减退、恶心、呕吐、腹痛等症状，宜饭后服。静脉注射易引起静脉炎。长期应用后部分药物从唾液排出刺激结缔组织增生，引起牙龈增生，多见于青年和儿童。按摩牙龈，可防止或减轻。一般停药3～6个月后可恢复。

（2）神经系统反应：血药浓度＞20μg/mL出现眩晕、眼球震颤，＞30μg/mL出现共济失调等小脑前庭系统功能障碍，＞40μg/mL可致精神错乱；＞50μg/mL出现严重昏睡以至昏迷。

（3）造血系统反应：药后1～3周常出现巨幼红细胞性贫血，少数患者可出现血细胞和血小板减少，偶致再生障碍性贫血。须定期检查血象。

（4）过敏反应如皮疹亦较常见：可见粒细胞缺乏、血小板减少、再生障碍性贫血。偶见肝脏损害。应定期作血常规和肝功能检查。

（5）骨骼系统：诱导肝药酶，加速维生素的代谢，长期应用儿童患者发生佝偻病样改变，少数成年患者出现骨软化症。

（6）其他：偶见男性乳房增大、女性多毛、皮疹等。妊娠早期用药偶致畸胎如腭裂等，孕妇禁用。

【药物相互作用】

苯妥英钠为肝药酶诱导剂，能加速多种药物代谢如皮质类固醇和避孕药，使其疗效下降。苯妥英钠可被肝药酶代谢，故与异烟肼、氯霉素等肝药酶抑制剂合用时，血药浓度升高，疗效增强；与苯巴比妥、卡马西平、乙醇等肝药酶诱导剂合用时，血药浓度降低，疗效减弱。

苯巴比妥

苯巴比妥(phenobarbital),又名鲁米那(luminal)。可降低病灶内细胞膜兴奋性,抑制病灶异常高频放电,且提高病灶周围正常组织的兴奋阈值,限制癫痫病灶异常放电的扩散。该药作用于 $GABA_A$ 受体,增加 Cl^- 电导,使膜超极化,降低兴奋性;还可减少兴奋性递质的释放。起效快、疗效好,价格低廉。苯巴比妥是巴比妥中最有效的抗癫痫药物,对除失神小发作以外的各型癫痫,包括癫痫持续状态,都有效。但因其中枢抑制作用明显,不作为首选药,常以静脉注射治疗癫痫持续状态。常见的不良反应为镇静、嗜睡、眩晕和共济失调等。偶可引起巨幼细胞性贫血、白细胞减少和血小板减少。因其为肝药酶诱导剂,能加速多种药物如皮质类固醇和避孕药等以及自身的代谢而降低药效。

扑 米 酮

扑米酮(primidone),又名去氧苯比妥,扑痫酮。口服吸收迅速完全,3h 血药浓度达高峰,血浆 $t_{1/2}$ 为 7~14h,在体内主要转化成苯巴比妥和苯乙丙二酰胺,仍有抗癫痫作用,消除较慢,长期服用易在体内蓄积。对癫痫大发作和局限性发作疗效较好,对精神运动性发作也有效。与苯妥英钠和卡马西平有协同作用。与苯巴比妥相比无特殊优点,仅用于其他药物不能控制的患者。

卡马西平

卡马西平(carbamazepine),又名酰胺咪嗪,结构类似三环类抗抑郁药。

【体内过程】

口服吸收良好,大约 2~6h 血浆浓度达高峰,75％与血浆蛋白结合。在肝中代谢为环氧化物,后者也具有抗癫痫作用。用药初期 $t_{1/2}$ 为 35h,因本品为药酶诱导剂,连续用药 3~4 周后,半衰期可缩短 50％。

【药理作用】

治疗浓度时能阻滞 Na^+ 通道,抑制癫痫灶及其周围神经元放电。还可增强 GABA 神经元的突触传递功能。

【临床应用】

(1)抗癫痫作用:对癫痫复杂部分性发作有良效,为首选药;对癫痫强直阵挛性发作和单纯部分性发作也有一定疗效。

(2)治疗三叉神经痛、舌咽神经痛等疼痛综合征:对三叉神经痛和舌咽神经痛的疗效优于苯妥英钠。

(3)躁狂症:对防治躁狂抑郁症包括对锂盐无效者有一定疗效。

【不良反应】

用药早期可出现头昏、眩晕、恶心、呕吐和共济失调等,也可有皮疹和心血管反应。一般不需停药,一周左右逐渐消失。偶致再生障碍性贫血和粒细胞减少等。

丙戊酸钠

丙戊酸钠(sodiumvalproate)口服吸收良好,1~4h 血药浓度达高峰,主要在肝内代谢。其抗癫痫作用机制除抑制电压敏感性 Na^+ 通道外,还与抑制 γ-氨基丁酸转氨酶活性,增强谷氨酸脱羧酶活性,使脑内 GABA 含量增高有关。对小发作疗效最好,优于乙琥胺,但因丙戊酸钠有肝毒性,临床多用乙琥胺。对强直阵挛性发作和难治性癫痫也有一定疗效。不良反应轻微而短暂,治疗早期多见恶心、呕吐、嗜睡、震颤和脱发等。

乙 琥 胺

乙琥胺(ethosuximide)口服吸收迅速。血浆 $t_{1/2}$ 为 $30\sim60h$。其作用机制与选择性阻滞丘脑神经元 T 型 Ca^{2+} 通道有关。仅对失神发作有效,为小发作首选药。常见副作用为嗜睡、眩晕、呃逆、食欲不振和恶心呕吐等。

氯硝西泮

氯硝西泮(clonazepam)用于各型癫痫,特别是癫痫失神性发作和肌阵挛性发作。

地 西 泮

地西泮(diazepam)为癫痫持续状态首选药。

硝 西 泮

硝西泮(nitrazepam)用于癫痫肌阵挛性发作和不典型失神性发作。

加巴喷丁

加巴喷丁(gabapentin)又名格巴品亭。口服易吸收,$2\sim3h$ 血药浓度达高峰。生物利用度与剂量有关,口服单剂量 300mg 时,生物利用度为 60%;但剂量增加,生物利用度反而降低。食物不影响吸收,几乎不与血浆蛋白结合,广泛分布于全身,尤其胰腺和肾。体内几乎不被代谢,原形由肾排出,$t_{1/2}$ 为 $5\sim7h$。抗癫痫作用机制未完全阐明,其化学结构与抑制性神经递质 GABA 有关,但抗癫痫机制可能与改变 GABA 代谢有关。对多种动物癫痫模型均有对抗作用,为广谱抗癫痫药。主要与其他抗癫痫药合用治疗顽固性局限性发作。常见不良反应有嗜睡、头晕、运动失调和疲劳等。与其他抗癫痫药合用不发生相互影响。

拉莫三嗪

拉莫三嗪(lamotrigine)口服吸收完全,生物利用度为 100%。药后 2.5h 血药浓度达高峰,平均血浆 $t_{1/2}$ 为 29h。该药可阻断电压—使用—依赖性 Na^+ 通道,并减少脑内兴奋性氨基酸——谷氨酸、天门冬氨酸的释放。对癫痫单纯部分性、复杂部分性及失神性发作效果较好,主要用于其他抗癫痫药不能控制的部分性和全身性癫痫发作的辅助治疗。常见不良反应为恶心、头痛、视物模糊、眩晕和共济失调等。卡马西平、苯妥英钠和扑米酮可加速拉莫三嗪的消除。丙戊酸钠可减慢本品代谢。

托 吡 酯

托吡酯(topiramate),又名妥泰,妥派马特。口服吸收完全,药后 2h 血药浓度达高峰。该药为新型广谱抗癫痫药,阻断电压依赖性钠通道,加强 GABA 诱导氯离子内流的能力。用于局限性发作的治疗。

氟桂利嗪

氟桂利嗪(flunarizine)为新型选择性钙离子通道阻滞剂,选择性阻断 L 和 T 型 Ca^{2+} 通道,减少钙超载,防止阵发性去极化改变和脑癫痫放电起到抗癫痫作用。

奥卡西平

奥卡西平(oxcarbazepine)及其在体内的代谢物 10 -羟基衍生物均具有抗癫痫活性。其作用可能在于阻断脑细胞的电压依赖性钠通道,因而可阻止病灶放电的散布。该药治疗癫痫的适应证与卡马西平相同,但弱于卡马西平。有研究报道其变态反应较少,且对肝药酶的影响较卡马西平小。本品可单独应用或与其他抗癫痫药合用于治疗局限性及全身性癫痫发作。用药开始时可能出现轻度的不良反应,如乏力、头晕、头痛等,继续用药后这些不良反应可消失。偶见胃肠功能障碍、皮肤潮红、血细胞计数下降等不良反应。

一些常用的抗癫痫药的抗癫痫作用见表 11-1。

表 11-1　抗癫痫药的抗癫痫作用

药物	癫 痫 发 作 类 型 及 选 药					
	强直阵挛性发作	复杂部分性发作	失神性发作	单纯部分性发作	肌阵挛性发作	癫痫持续状态
苯妥英钠	+*	+		+		+(静注)
苯巴比妥	+*	+				+(钠盐)
扑米酮	+					
卡马西平	+	+*		+		
丙戊酸钠	+		+*			
乙琥胺			+*			
氯硝西泮	+		+		+	
地西泮						+*

注:+表示有效,但不代表强度;+* 可作该型的首选药物。

11.3　癫痫的药物治疗

11.3.1　用药原则

临床常用的第一代抗癫痫药物包括苯妥英钠、卡马西平、扑米酮、丙戊酸钠和乙琥胺等。近十年又研发了第二代抗癫痫药物如拉莫三嗪、加巴喷丁等。

1. 抗癫痫药物的用药原则

(1) 尽早用药。

（2）按照癫痫发作类型选药。

（3）坚持服药至最后发作后 2～4 年。

（4）注意药物的毒副作用。

2. 减药、停药原则

（1）患者经 2～5 年药物治疗，治疗期间完全无发作，可考虑停药。

（2）虽然患者在用药期间无癫痫发作，但脑电图显示异常，或有明显的神经系统功能缺陷、存在多种发作类型的患者，停药后复发风险大，应延长用药期，不可过早停药。

（3）缓慢停药是减少癫痫再次发作的关键。停药过程需半年至一年，千万不可停药过快，更不可骤然停药。尤其使用苯巴比妥及苯二氮䓬类药物时，停药过程应在一年左右，方可降低再发率。

（4）使用两种或两种以上抗癫痫药，减药或停药必须先从 1 种药物开始。1～2 个月后无发作，方可考虑逐渐撤药或停用另一种药物。

（5）一旦撤药或停药过程中出现再次发作，必须停止撤药，维持原有治疗方案。

11.3.2 药物治疗方案

1. 全身强直阵挛性发作

强直阵挛性发作又称大发作。可选苯妥英钠，成人维持量为 0.2～0.5g/d，儿童为 5～8mg/(kg·d)，分两到三次服用。需用静脉注射时速度宜缓，不超过 50mg/h，总量控制在 900mg 以内，儿童用量不超过 5mg/kg，以免抑制心脏和致心律不齐，本药不宜肌肉注射。对婴幼儿尽量少用苯妥英钠，因其有效量与中毒量接近，且临床难以及时发现副作用。对于婴幼儿，传统的苯巴比妥仍不失为常用药。苯巴比妥 90～300mg/d。

2. 失神发作

可选用乙琥胺，成人每 0.5～1.5g/d，儿童为 10～15mg/(kg·d)，分两次口服。或选用氯硝西泮 5～25mg/d 或地西泮 7.5～40mg/d。

3. 癫痫持续状态

癫痫持续状态是神经内科常见急症，发病率为 18/10 万～41/10 万，若不及时控制，惊厥持续时间越长，产生不可逆脑损伤的可能性越大，其致残率和死亡率极高。癫痫持续状态的发病诱因主要为抗癫痫药物的停用、减量、突然换药或急性脑病、脑卒中、外伤、肿瘤等引起，感染、发热和过度疲劳等均可诱发。癫痫持续状态治疗原则为：① 选用快速有效的抗惊厥药物控制发作；② 控制脑水肿、酸中毒、呼吸衰竭及高热等；③ 积极寻找病因，控制原发病；④ 发作停止后，应进行长期抗癫痫治疗。

常用抗癫痫药物如下：

（1）地西泮是治疗各型癫痫持续状态有效的首选药，1～3min 生效。成人 10～20mg 静脉推注，最大剂量不超过 20mg，速度应控制在 3～5mg/min，儿童 0.3～0.5mg/kg。地西泮迅速广泛分布于各器官和组织，20min 后其血清浓度可降低 50% 以上，因此停药后 10～20min 可复发。维持疗效可采取：① 地西泮 10mg，每隔 10～15min 重复给药。② 地西泮 100～200mg 加入 5% 葡萄糖盐水中，以 40mL/h 速度缓慢静滴。③ 肌注苯巴比妥钠 0.1～0.2g。地西泮肌注效果差，偶可抑制呼吸（特别是与苯巴比妥钠或水合氯醛合用时），注意保持呼吸道通畅。

（2）苯巴比妥钠为慢、长效抗惊厥药，对癫痫持续状态效果较好，且不影响意识。与地西泮联合用药效果较好,因此常在地西泮控制后作为长效抗惊厥药使用。用生理盐水稀释成 5%溶液,作缓慢静脉滴注,滴速<1mg/min。本药的毒副作用与静脉速度有关,静滴过快可使血压下降、呼吸减慢、甚至心跳骤停,故静滴时应注意观察血压及心率,进行心电监护。

4. 难治性癫痫

首先须区分是否是医源性难治性癫痫。未能合理用药是医源性难治性癫痫中的重要原因。剂量过小、用药时间不足、服药间隔过长、过频换药、毒副反应判断失误、不适当的联合用药都可引起治疗失败。服药时间应根据药物的半衰期,苯妥英钠、苯巴比妥半衰期长,用药稳定后可 1～2 次/d,但卡马西平需 3 次/d,丙戊酸钠 3～4 次/d。还要及时调整剂量,如卡马西平治疗 3～4 周后,半衰期降低一半,需增加剂量才能维持疗效。氯硝西泮用药半年后产生耐药性,应及时更换或停用。

(祁　红)

【复习思考题】

   1. 简述苯妥英钠的药理作用、临床用途及不良反应

   2. 为何抗癫痫药不能突然停药或换药?

第 12 章

退行性疾病的药物治疗

> **重点内容**
>
> 1. 抗帕金森病药的药理学特点及应用。
> 2. 治疗阿尔茨海默病药物的药理作用特点。

中枢神经系统退行性疾病是一组由慢性进行性中枢神经组织退行性变性而产生的疾病总称。病理上可见脑和(或)脊髓发生神经元退行变性、丢失。包括帕金森病(Parkinson's disease, PD)、阿尔茨海默病(Alzheimer's disease, AD)、亨廷顿病(Huntington disease, HD)和肌萎缩侧索硬化症(amyotrophic lateral sclerosis, ALS)。

12.1 帕金森病

12.1.1 帕金森病临床表现与病理机制

帕金森病又称震颤麻痹,是一种慢性进行性运动障碍,绝大多数发生于老年人。临床主要症状为静止性震颤、肌僵直、运动迟缓和姿势反射受损,严重者可出现记忆障碍和痴呆等症状,如不及时治疗,病情呈慢性进行性加重。晚期往往全身僵硬,不能活动,严重影响生活质量。

现认为帕金森病是因纹状体内缺乏多巴胺所致,主要病变在黑质—纹状体多巴胺能神经通路。黑质中多巴胺能神经元发出上行纤维到达纹状体(尾核和壳核),其末梢与尾—壳核神经元形成突触,以多巴胺为递质,对脊髓前角运动神经元起抑制作用。同时尾核中也有胆碱能神经元,与尾—壳核神经元所形成的突触以乙酰胆碱为递质,对脊髓前角运动神经元起兴奋作用。正常时两种递质处于平衡状态,共同调节运动功能。若黑色素细胞缺失达 $70\% \sim 80\%$,胆碱能神经元功能相对亢进造成多巴胺能神经功能和胆碱能神经功能失衡,则产生帕金森病症状。该学说得到以下事实的支持:① 左旋多巴(levodopa, L-dopa)或多巴胺受体激动剂可显著缓解震颤麻痹的症状；② 破坏黑质纹状体多巴胺神经元的神经毒素 MPTP(1 - methyl - 4 - phenyl - 1,2,5,6 - tetrahydropyridine)和长期应用多巴胺受体拮抗剂可致震颤麻痹。新近提出氧化应激—自由基学说，认为多巴胺在代谢过程中产生 H_2O_2 和 O_2，H_2O_2 和 O_2 在黑质部位 Fe^{3+} 催化下生成 O^{-2} 和 OH，促进神经膜类脂质氧化而破坏多巴胺能神经细胞膜功能。

老年性血管硬化、病毒性脑炎、一氧化碳中毒、脑外伤及抗精神病药物等均可引起类似帕金森病的症状，称为帕金森综合征。

12.1.2　常用抗帕金森病药

1. 左旋多巴及其增强药

左旋多巴

左旋多巴(levodopa,L-dopa)是儿茶酚胺类神经递质酶促合成过程中的中间代谢产物，也是多巴胺递质的前体物质，由酪氨酸羟化酶催化左旋酪氨酸生成。

【体内过程】

口服经小肠迅速吸收，0.5～2h 达峰。胃排空减慢、胃液 pH 偏低和抗胆碱药等均可降低生物利用度。易通过血脑屏障，由脑内 L - 芳香族氨基酸脱羧酶将其转化为多巴胺，产生疗效。主要通过肝代谢，脱羧后生成多巴胺，多巴胺难以通过血脑屏障，故进入中枢的量仅为用药量的 1%，不仅疗效减弱而且外周不良反应增多。若同时用多巴胺脱羧酶抑制剂，可减少外周多巴胺生成，使左旋多巴较大量地进入脑内，转化为多巴胺而生效。该药主要经肾排泄，$t_{1/2}$ 约 1～3h。

【药理作用】

帕金森患者的多巴胺神经元退变，而左旋多巴转化为多巴胺的能力依然存在，因此，可采用外源性左旋多巴替代治疗。左旋多巴在脑内转变生成多巴胺，补充纹状体中多巴胺不足。

【临床应用】

(1) 抗帕金森病：约 75% 的帕金森病患者用药后可获较好疗效，起病初期用药疗效更为显著。应用左旋多巴后，患者感觉良好，首先改善运动障碍和肌肉强直，然后改善震颤；对步态不协调，面部无表情和流涎者也有效，使患者精神活力增加，情绪好转，思维表达能力有改善，但对痴呆症状不易改善。然而长期服药的效果有较大的个体差异。

左旋多巴作用特点：

1) 疗效与黑质纹状体病损程度相关，轻症患者和较年轻患者疗效好，重症和年老体弱者疗效较差。

2) 对肌肉僵直和运动困难疗效好，对改善肌肉震颤症状疗效差。

3) 起效慢，一般在用药 2～3 周出现体征改善，1～6 个月以后疗效最强。疗效持久。

4) 左旋多巴对其他原因引起的帕金森综合征也有效，但对抗精神病药如吩噻嗪类引起的锥体外系不良反应无效，这与该类药物阻断多巴胺受体有关。

5) 缓解症状但不能阻止病情发展。

(2) 治疗肝昏迷：左旋多巴进入脑内，可合成 NA，恢复中枢神经功能，使肝昏迷患者清醒，但不能改善肝功能。

【不良反应】

左旋多巴的不良反应较多,因其在体内脱羧转变为多巴胺所致。分为早期反应和长期反应两类。早期反应主要有胃肠道反应及心血管反应。

(1)胃肠道反应:治疗初期约80%患者出现恶心、呕吐和食欲不振等,与多巴胺兴奋延脑催吐化学感受器触发区 D_2 受体有关。还可引起腹胀气、腹痛、腹泻等,饭后服药或剂量递增速度减慢可使上述症状减轻。偶见溃疡出血或穿孔。

(2)心血管反应:治疗初期约30%患者出现体位性低血压,原因不清。另外,可引起心动过速、心绞痛和心律失常等。

(3)精神症状:出现失眠、焦虑、幻觉、夜间谵妄和精神错乱等。可能与多巴胺作用于大脑边缘叶有关,需减量或更换其他抗震颤麻痹药。

(4)长期反应:高龄患者可出现头颈前后、左右不规则扭动、皱眉、伸舌等多种头面部不自主运动,年轻患者出现舞蹈样异常运动。与黑质—纹状体变性引起去神经敏化及服药后纹状体内多巴胺浓度过高有关。

另外还可出现"开—关现象"(on-off)。大多数发生于持续服药1年以上。突然发生短暂少动(关状态),持续10min至数小时,突然又自然恢复良好状态(开状态),可数天发作1次,也可一日发作数次。一旦发生应减量或停用。

【药物相互作用】

维生素 B_6 是多巴脱羧酶辅基,能加速左旋多巴在肝中转化成多巴胺,降低其疗效。利舍平可耗竭黑质纹状体中多巴胺,故降低左旋多巴疗效。抗精神病药能阻断中枢多巴胺受体,故除降低左旋多巴疗效外,还可引起帕金森综合征。

卡比多巴

卡比多巴(cabidopa)又称甲基多巴肼(α - methyldopahydrazine),是较强的 L -芳香氨基酸脱羧酶抑制剂。左旋多巴可由 L -芳香族氨基酸脱羧酶将其转化为多巴胺,因此,抑制左旋多巴代谢的药物可作为左旋多巴的增效剂。卡比多巴不易通过血脑屏障,可抑制外周左旋多巴的脱羧作用,降低外周多巴胺生成,不仅可减轻左旋多巴副作用,而且可使血中更多左旋多巴进入中枢,增强其疗效。与左旋多巴组成复方制剂称心宁美(sinemet)。

苄丝肼

苄丝肼(benserazide)药理作用与临床应用类似卡比多巴,与左旋多巴合用组成复方制剂称美多巴(madopa)片。

2. 多巴胺受体激动剂

帕金森病中晚期患者用左旋多巴治疗疗效较差,且"开—关现象"等副作用严重,需用激动剂直接兴奋多巴胺受体。多巴胺受体激动剂具有如下优点:不依赖黑质—纹状体多巴胺神经末梢的功能,对晚期患者效好;选择作用于某些亚型,不像左旋多巴影响脑内所有受体;作用时程持久,"开—关现象"较少;可减少内源性多巴胺和外源性左旋多巴产生自由基的机会。

溴隐亭

溴隐亭(bromocriptine)是一种半合成的麦角生物碱。口服易吸收, $t_{1/2}$ 为3～8h,主要在肝脏代谢,经胆汁排出。大剂量口服可激动黑质纹状体通路的多巴胺受体,用于治疗帕金森病。不良反应较左旋多巴和卡比多巴多见。仅适合不能耐受左旋多巴治疗的 PD 患者。小剂量可激动结节漏斗部的多巴胺受体,减少催乳素和生长激素释放。用于回乳、治疗催乳素分泌过多症和肢端肥大症的治疗。

吡贝地尔

吡贝地尔(piribedil)能直接激动多巴胺受体,抑制谷氨酰胺的过度释放。对以震颤为主要症状的帕金森患者效果较好。

3. 中枢性抗胆碱药

本类药物可阻断中枢 M 受体,减弱纹状体中乙酰胆碱的作用,疗效不如左旋多巴。用于:① 轻症患者;② 不能耐受左旋多巴或禁用左旋多巴患者;③ 治疗抗精神病药所致锥体外系反应。

苯 海 索

苯海索(benzhexol,trihexyphenidyl)又称安坦(artane),其外周抗胆碱作用为阿托品的 $1/10\sim1/2$,抗震颤疗效好但改善僵直及动作迟缓较差。有口干、散瞳和视力模糊等副作用,但比较轻。偶见精神紊乱、激动、谵妄和幻觉等。青光眼和前列腺肥大患者禁用。

苯 扎 托 品

苯扎托品(benzatropine)又称苄托品(benztropine),作用近似阿托品,具有抗胆碱、抗组胺和局部麻醉作用,对大脑皮层运动有抑制效应。用于治疗 PD 和药物引起的帕金森综合征,外周副反应轻。

其他中枢性抗胆碱药见 12-1 表。

表 12-1　中枢性抗胆碱药比较表

药　　名	药理作用	用　　途	注　　意
丙环定(procyclidine,卡马特灵,开马君)	中枢性抗胆碱作用与苯海索相似,且具有松弛平滑肌作用	用于帕金森病及药物所致帕金森综合征	老年人比较敏感
吡派立登(biperiden,安克痉)	类似苯海索	同上	同上
普罗酚胺(profenamine)	具有抗胆碱作用	用于帕金森病及脑炎、动脉硬化后引起的帕金森综合征。对僵直效果好,对震颤、流涎也有效	青光眼、前列腺肥大者禁用;口干、恶心、呕吐、困倦、无力等为常见不良反应

4. 金刚烷胺

金刚烷胺(amantadine)原是抗病毒药,在预防流感时发现有抗帕金森病作用。疗效不及左旋多巴但优于胆碱受体阻断药,与左旋多巴合用有协同作用。主要促使纹状体中残存的多巴胺能神经元释放多巴胺;抑制 DA 再摄取;且可直接激动多巴胺受体并具较弱的抗胆碱作用。

本药易从肠道吸收,主要以原形由肾排出。见效快,连用数天即可获最大疗效,但连用6～8周后疗效逐渐减弱。

长期用药后,常见下肢皮肤网状青斑,可能与儿茶酚胺释放致外周血管收缩有关。另外,可引起精神不安、失眠和运动失调等。偶致惊厥,故癫痫患者禁用。

12.1.3 帕金森病的药物治疗

1. 用药原则

(1) 药物选择:常用药物分为拟多巴胺类药物和中枢性抗胆碱药物。两类药物合用可增强疗效,恢复多巴胺能和胆碱能神经系统功能的平衡状态。

帕金森病轻症者首选抗胆碱类药物(如安坦)或金刚烷胺等;对中度和重症者可用复方左旋多巴(左旋多巴加用左旋多巴增效剂),或复方左旋多巴与抗胆碱能药物联合应用。对左旋多巴失效的患者,可应用多巴胺受体激动剂,直接兴奋多巴胺受体。

(2) 剂量与药效:最理想的剂量是达到满意疗效的最小剂量。"满意疗效"是指疾病症状消除60%～80%;最小剂量是指平均最低有效剂量(375mg/d的左旋多巴)。遵守这一原则,可减少短期使用复方左旋多巴类药物出现不良反应的可能性,并可避免或推迟长期服用左旋多巴类药物引起的问题,如运动困难、"开—关现象"、药效减退和精神错乱等。

(3) 剂量与不良反应:药物治疗只能改善症状,不能治愈,也无法阻止疾病进展。一般用药从小剂量开始,逐渐加量,达到满意疗效即可。若遇不良反应,可以调整剂量,仍应坚持服药,不可随意停药。

(4) 长期服药、控制症状:几乎所有患者均需终生服药。晚期的治疗目的是使患者保持生活自理的能力。大多数患者药物治疗可获得良好的症状改善,时间可维持4～5年或更长,一般5～10年将会逐渐药效减退。酌情加减药物,治疗强调个体化,根据患者年龄、症状类型、严重程度、功能受损的严重程度、所给药物的预期效果和不良反应等,选择药物、制订给药方案。最小剂量、最佳效果,权衡利弊。

(5) 治疗并发症。

2. 药物治疗方案

(1) 早期治疗:在疾病进展期,多巴胺缺乏的临床症状占主导地位,如震颤、僵硬强直、运动迟缓等。早期用药可减少脑内神经元及受体的废用性萎缩,使患者保持工作能力,提高生活质量。左旋多巴是治疗帕金森病的常用药物,一般从小剂量开始,如复方左旋多巴的剂量一般在300～450mg/d。在早期,还可服用一些神经保护剂。虽然目前没有特异的治疗帕金森病的神经保护药物,但有研究表明使用抗氧化剂辅酶Q_1(320～1200mg/d)可延缓病情进展。

(2) 中晚期治疗:疾病后期,病变累及其他脑区,非多巴胺能的症状变得明显。可表现为活动障碍、植物神经功能障碍、精神抑郁症状以及认知功能障碍等。对中晚期PD患者的治疗目标是保持或恢复生活自理能力,减轻痛苦,延长生命。若在早期阶段首选受体激动剂、金刚烷胺或抗胆碱能药治疗的患者,发展至中期阶段时,则症状改善往往已不明显,此时应添加复方左旋多巴治疗。若早期选择低剂量复方左旋多巴治疗的患者,应加大剂量或添加受体激动剂、金刚烷胺等。新一代非麦角类多巴胺受体激动剂,高选择性作用于D_2受体,在控制运动相关症状的同时,可缓解精神心理症状。用于晚期帕金森病患者缓解运动症状、降低左旋多巴用量及减少并发症的发生。

12.2　阿尔茨海默病

12.2.1　病理机制与表现

随着人类平均寿命的增加,老年性痴呆症的发病率呈逐年上升趋势,已成为威胁人类晚年生活质量的主要疾病之一。老年性痴呆症在临床常见 3 种类型,包括阿尔茨海默病(Alzheimer disease,AD)、血管性痴呆(vascular dementia,VD)以及其他原因引起的痴呆,如帕金森病、中毒脑外伤等,其中约 50%～70% 为阿尔茨海默病。本文主要介绍治疗阿尔茨海默病的药物。

阿尔茨海默病是一种以进行性认知障碍和记忆力损害为主的中枢神经系统退行性疾病。其发病隐袭,早期仅表现为记忆力减退,后期可出现认知功能减退(痴呆)和死亡。以大脑萎缩、脑组织内老年斑、脑血管沉淀物和神经原纤维缠结、选择性神经元死亡为主要病理改变。

阿尔茨海默病的病因仍未阐明。大多研究认为,淀粉样蛋白前体(APP)的代谢产物 β-淀粉样蛋白(Aβ)的过量产生是 AD 发病的重要原因。其引起神经毒的主要作用机制是钙稳态的破坏、活性氧的产生、神经细胞对各种伤害性刺激的反应增强或放大以及神经细胞的凋亡。同时,病理学研究发现阿尔茨海默病的认知障碍和记忆力损害与神经递质乙酰胆碱的缺乏密切相关。其胆碱功能缺乏的症状早于其他任何症状。阿尔茨海默病患者脑内胆碱能神经系统发生退行性改变,脑脊液和脑组织中乙酰胆碱酯酶(acetylcholinesterase,AChE)的活性及乙酰胆碱合成、释放、摄取等多种胆碱能系统的功能均有缺陷,形态学也证实在胆碱能神经元集中的部位有严重的缺失及变性。增加脑内乙酰胆碱水平可明显改善阿尔茨海默病患者的症状。

12.2.2　常用药物

1. 胆碱酯酶抑制剂(cholinesterase inhibitors,ChEls)

他 克 林

他克林(tacrine,THA)是第一个获美国 FDA 批准用于治疗阿尔茨海默病的药物,具有高度脂溶性,极易透过血脑屏障。为非选择性、可逆性的抗胆碱酯酶药。大剂量他克林可明显改善轻、中度阿尔茨海默病患者的认知功能。

他克林对阿尔茨海默病患者的治疗作用是多方面共同作用的结果,具体机制如下:

(1) 延缓胆碱能神经元分泌的胆碱酯酶的降解,提高脑皮质内胆碱酯酶水平;

(2) 促进乙酰胆碱释放,该作用可被阿托品抑制;

(3) 直接作用于 M 受体及 N 受体,且对 M 受体的亲和力是对 N 受体亲和力的 100 倍,治疗量的他克林可与 30% 以上 M 受体结合;

(4) 抑制单胺氧化酶活性并阻止单胺类神经递质的摄取;

(5) 部分或间接影响多巴胺能、血清素能及生长抑素能神经系统而发挥作用,提高患者脑脊液中高香草酸(HVA)、5-羟基吲哚乙酸(5-HIAA)及生长抑素的浓度。

他克林的主要不良反应为肝毒性,表现为无症状转氨酶升高。多数患者于停药 3 周内转氨酶可恢复正常。引起转氨酶升高的机制目前尚不清楚,一般认为是由他克林的代谢产物产生的毒性所致。由于他克林的严重肝毒性、高剂量、短半衰期等原因限制了其临床应用。其他不良反应包括消化道反应和尿频、流涎、多汗、眩晕和皮疹等。

利斯的明

利斯的明(rivastigmine)又名卡巴拉汀、艾斯能(exelon)。已获准在欧洲、亚洲以及南美洲的一些国家上市。为第二代新型胆碱酯酶抑制剂,具安全、耐受性好、几无毒性、对肝功能无影响等优点。

该药不与血浆蛋白结合,且不通过肝脏代谢,不受肝微粒细胞影响,对同时接受多种药物治疗的老年人较适宜。

选择性抑制大脑皮层和海马中的胆碱酯酶活性,而对纹状体、脑桥/髓质以及心脏中的胆碱酯酶活性抑制效应很弱,不会引起延髓控制中枢或髓质小脑突触联系的紊乱。抑制作用可持续 10h,较他克林和多奈哌齐的作用时间长且不可逆。

利斯的明最显著的效果表现在认知能力上,如记忆力、注意力和方位感。可显著改善识别能力、记忆能力及综合能力,对阿尔茨海默病有良好的治疗作用。且无外周活性,对伴有心脏、肝脏以及肾脏等疾病的阿尔茨海默病患者具有独特的疗效。

不良反应少且轻微,可有恶心、呕吐、腹泻、头晕等,服药 2~3 周后大多自行消失。

石杉碱甲

石杉碱甲(huperzine A)是中国学者从中药千层塔中提取的一种石松类生物碱。20 世纪 90 年代初被卫生部批准为治疗阿尔茨海默病的新药,又名哈伯因、双益平。

石杉碱甲的化学结构独特,是一种高选择性、可逆性的胆碱酯酶抑制剂。石杉碱甲对皮质、海马、中隔、延髓、小脑和下丘脑乙酰胆碱酯酶的活力均有明显抑制作用,其抑制胆碱酯酶的作用强度和作用时间优于毒扁豆碱、加兰他敏和他克林。此外石杉碱甲还具有作用时间长、易透过血脑脊液屏障、口服生物利用度高、外周不良反应轻微、耐受性好,安全性高等多种优点。

石杉碱甲具有多靶点作用,除抑制乙酰胆碱酯酶活性外,还能上调脑组织 M 受体结合容量,增强脑内胆碱能神经元的功能,明显提高额叶、颞叶、海马等脑区内乙酰胆碱含量。而且可能参与了 γ-氨基丁酸(GABA)能、单胺能系统等多个环节,并通过抗氧化应激和抗细胞凋亡途径对神经元产生保护作用,增强脑细胞活力和增强脑血流量,延缓脑衰老。

石杉碱甲对多种实验性记忆损害均有改善作用,较他克林及多奈哌齐作用强,且对记忆保持过程的作用持续时间更长。石杉碱甲可显著改善阿尔茨海默病患者的认知功能、行为和心境障碍、日常生活活动能力和总体功能,可用于各型阿尔茨海默病的治疗。对血管性痴呆智力低下、精神分裂症等患者的学习、记忆障碍以及神经退行性疾病也有一定的治疗作用。

加兰他敏

加兰他敏(galantamine)是从石蒜科植物中提取的一种生物碱,为第二代竞争性胆碱酯酶抑制剂。

吸收快,不受进食和同时服药的影响,作用时间长,不与蛋白质结合。

加兰他敏对胆碱酯酶的抑制作用有高度选择性,其对神经元的胆碱酯酶抑制能力较对血浆中的丁酰胆碱酯酶抑制能力强 50 倍,在胆碱能不足的区域如突触后区其活性最大。

加兰他敏能抑制阿尔茨海默病患者认知功能的退化，改善患者总体功能，维持日常生活能力。临床治疗轻、中度阿尔茨海默病的有效率为 50%～60%，疗效与他克林相似。

无肝毒性，耐受性良好，外周胆碱能不良反应轻微。

多奈哌齐

多奈哌齐（donepezil）又名安理申（aricept），为哌啶衍生物，属第二代可逆性胆碱酯酶抑制剂。高度选择性作用于大脑内的胆碱酯酶，与他克林相比，选择性更高。

易通过血脑屏障，作用时间长，每日只需口服 1 次。

用于治疗轻、中度阿尔茨海默病，作用强，有效率比他克林高 3 倍。临床试验显示，多奈哌齐对阿尔茨海默病患者在记忆力的客观测试方面有较大改善，可提高轻度至中度阿尔茨海默病患者的认知能力和临床综合功能。比他克林更适用于老年患者。

安全性高，不良反应轻微，无肝毒性，无需作肝功能监测。主要为消化系统不良反应及胆碱能作用，如恶心、腹泻、肌肉痉挛和乏力等，大部分患者可耐受，反应轻微、短暂，连续服药 2～3 周后自行消失，无需停药。

2. M 受体激动药

占诺美林

占诺美林（xanomeline）是 M_1 受体选择性激动剂，对 M_2，M_3，M_4，M_5 受体作用很弱，是目前发现的选择性最高的 M_1 受体激动剂之一。

易透过血脑屏障，且皮质和纹状体的摄取率较高。

高剂量可明显改善阿尔茨海默病患者的认知功能和动作行为。但因胃肠不适以及心血管方面的不良反应，部分患者中断治疗。皮肤给药可避免高剂量用药引起的胃肠不适。

米拉美林

米拉美林（milameline，RU35926）为非亚型选择性 M 受体部分激动剂。米拉美林只对 M 受体有亲和力，对 M_1 和 M_2 受体亲和力几乎相同。

米拉美林分布广泛，主要从尿排泄。

能提高中枢胆碱活性并改善认知能力。临床剂量不引起外周胆碱能不良反应，主要不良反应有出汗、流涎、恶心、腹泻、低血压、头痛以及尿频。

3. 神经细胞生长因子增强药

神经生长因子（NGF）不能透过血脑屏障，需经脑室内导管或安装注射泵给药。一些药物可通过刺激中枢神经系统内其他细胞的间接产生神经生长因子。

AIT 082

AIT 082（neotrofin）是第 1 个进入 Ⅱ 期临床试验用于增强神经再生的药物，可用于治疗轻、中度老年性痴呆。

口服疗效好，能迅速透过血脑屏障，单独一次高剂量给药，持续 7d 有效。

主要通过提高受损害或退化的神经元中的神经营养因子水平来增强神经细胞功能。AIT082 可使培养细胞的神经生长因子和成纤维细胞生长因子的 mRNA 表达提高 3 至 5 倍。

能刺激轴突生长,改善神经营养素的合成,改善记忆能力,增强认知功能。

未发现明显不良反应。

丙戊茶碱

丙戊茶碱(propentofylline)为血管和神经保护药,Ⅲ期临床试验研究显示,该药具有确切的改善痴呆症状的作用,且有良好的安全性。

丙戊茶碱可抑制神经元对腺苷的重摄取及 cAMP 的降解,还可抑制小胶质细胞的过度活跃并降低氧自由基水平,发挥长期的神经保护作用,从而改善和延缓阿尔茨海默病患者的病程进展。

常见不良反应有头痛、恶心、腹泻,但持续时间短。

4. 代谢激活药

吡拉西坦

吡拉西坦(piracetam)又名脑复康。为 GABA 衍生物,对中枢作用选择性高,可改善脑功能。优点是精神兴奋作用弱、无精神药物的副作用,久用无依赖性。

口服后 30～40min 达到最大血药浓度,可分布到全身大部分组织器官,易透过血脑屏障。蛋白结合率为 30% 左右,$t_{1/2}$ 为 4～6h,以原形由尿排出。

可直接作用于大脑皮层,促进大脑蛋白质合成和增加腺苷激酶的活性,增进大脑对磷脂及氨基酸的吸收、能量转换、保护并修复脑神经细胞,提高大脑对葡萄糖的利用和能量储存,有利于脑组织对氧的摄取和利用,推迟缺氧性记忆障碍的形成,促进智能恢复和延缓衰老。

可显著改善轻、中度阿尔茨海默病患者的认知能力,但对重度阿尔茨海默病患者无效。也可用于治疗脑外伤所致的记忆障碍。对于衰老、脑血管意外、一氧化氮中毒等原因所致的记忆、思维障碍、中风、偏瘫等均有一定的疗效。

吡硫醇

吡硫醇(pyritinol)通过促进大脑摄取葡萄糖,使脑的糖代谢恢复正常,并增加脑血流量,从而改善脑电活动及脑功能。正常人服用本品后,脑电图显示中枢神经激活,注意力集中,记忆力明显提高。临床用于治疗老年性痴呆症及脑功能障碍如脑损伤后的意识障碍、儿童学习能力低下等。

都 可 喜

都可喜(duxil)是一种糖衣片,每片含烯丙哌三嗪(almitrine,Ⅰ)、双甲磺酸盐及阿吗碱(ajmalicine,raubasine,Ⅱ)。

该药可增加大脑组织氧供,改善脑代谢和微循环,增强脑功能。对精神运动表现和行为也有改善作用。

临床用于老年人智能障碍(如记忆力丧失、智能降低、注意力及集中力减退)、精神行为障碍(如活动能力减弱、个性改变、情感不稳定)、缺血性耳蜗前庭功能障碍。对脑缺血性头晕,老年性痴呆有一定疗效。

偶可致恶心、昏睡感,大量可引起心动过速、低血压、气促等,孕妇忌用。

盐酸赖氨酸

盐酸赖氨酸(lysine hydrochloride)为盐酸 L-赖氨酸的冲剂或干糖浆。

　　促进人体发育、增强免疫功能,且可提高中枢神经组织功能。

　　临床上多用于由于赖氨酸缺乏所致发育不良、食欲不振、低蛋白血症、衰弱以及脑动脉硬化、老年性痴呆、记忆力减退、各种颅脑损伤等。高血氯、酸中毒及肾功能不全者需慎用。

12.2.3　阿尔茨海默病的药物治疗

　　1. 用药原则

　　阿尔茨海默病病程长、致病因素多、病理机制复杂且相互交叉,仅阻断某一病理过程而不兼顾其他,未必能产生好的治疗效果。治疗中要考虑到患者的发病阶段、痴呆程度、脑功能损伤程度、遗传因素(散发型与家族型)的不同和对药物反应的个体差异,选择适宜的治疗措施。

　　2. 治疗方案

　　阿尔茨海默病的治疗包括对认知功能减退和非认知功能即精神症状的治疗,后者主要用精神药物治疗。目前治疗阿尔茨海默病的药物主要是改善患者的认知功能。具体如下:

　　(1) 改善胆碱系统功能的药物

　　1) 乙酰胆碱酯酶前体药物;

　　2) 乙酰胆碱酯酶抑制剂抑制乙酰胆碱酯酶的活性,减少脑内乙酰胆碱的分解;

　　3) 激活突触后毒蕈碱型受体及烟碱型受体(M 和 N 受体);

　　4) 增加胆碱酯酶的合成释放等。

　　作用于胆碱能神经系统,缓解症状,延缓疾病进展,提高生活质量。但不能阻止疾病的发生和发展。早期疗效较好,晚期效果较差。其中胆碱酯酶抑制剂是治疗阿尔茨海默病的首选药物,能改善阿尔茨海默病患者的认知功能,适用于轻度和中度患者。由于本类药物的疗效与剂量、疗程、用法方面存在差异,故应个体化给药。胆碱酯酶抑制剂的共同不良反应有恶心、呕吐、腹泻、胃肠不适等。

　　(2) 纠正钙稳态失调和抗氧化的药物:胞内钙稳态失调和自由基生成增多存在于疾病的全过程,是神经细胞死亡和神经结构破坏的"必经之途"和"交汇点"。神经营养因子如成纤维细胞生长因子(bFGF)、神经生长因子(NGF)、脑源性神经营养因子(BDNF)是存在于哺乳动物体内的一种天然物质,具有促进神经元生长、分化、存活和修复损伤的作用,是突触可塑性的介导剂、修饰剂。它还是纠正钙稳态失调、增强中枢胆碱系统功能的药物,已成为当前治疗神经退行性疾病包括阿尔茨海默病的重要途径。

　　双氢吡啶类钙通道阻滞药尼莫地平(nimodipine)对多种化学性记忆障碍模型均显示出良好的效果。尼莫地平试用于早老性痴呆、血管性痴呆和其他类型痴呆。该药在认知障碍、操作、情感和社会行为等方面均有明显改善作用。

(祁　红)

【复习思考题】

　　1. 简述常用抗帕金森病药物的药理学特点及应用。

　　2. 简述联合用药在抗帕金森病药物治疗中的药理依据。

　　3. 简述常用的治疗阿尔茨海默病的药物特点及不良反应。

第 13 章

疼痛的药物治疗

> **重点内容**
>
> 1. 疼痛的类型和机制。
> 2. 疼痛常用的药物的分类和临床应用。
> 3. 癌痛的药物学治疗原则。
> 4. 偏头痛的药物治疗。
> 5. 三叉神经痛的治疗药物。

13.1 概 论

国际疼痛研究协会(IASP,2001)定义,疼痛是一种与实际的或潜在的组织损伤相关的不愉快感觉和情绪体验。疼痛是主观性的,它可以是身体局部感觉,也可以是整体的,它是机体对各种外源性和内源性伤害性刺激通过神经系统的传递在大脑中产生的复杂的感觉体验。

疼痛有其生物学意义,一方面,疼痛起到警报作用,根据疼痛避免危险、做出防御性保护反射;另一面,剧烈的疼痛可引发休克等一系列机体功能变化,某些慢性疼痛甚至使患者痛不欲生。所以控制疼痛是临床药物治疗的一大任务。

13.1.1 疼痛的分类

1. 根据病理学性质分类

浅表痛:特点为定位明确、呈局限性。伤害性刺激所致的皮肤黏膜痛,多为针刺刀割样锐痛。

深部痛:常为定位不精确的钝痛。如韧带、肌腱、关节、筋膜、胸腹膜、内脏等部位产生的疼痛。

牵涉痛:指从疼痛刺激部位扩散至其他部位的疼痛,如胆囊炎表现为右肩痛,心肌梗死表现为左肩痛等。

神经性疼痛：烧灼样、剧烈弥散持久，可有痛觉过敏、异样疼痛等。可发生于神经系统任何部位的病损。

心理性疼痛：无明确的病变和组织损伤而患者却感到顽固性疼痛，属精神性，可伴有焦虑、忧郁、恐惧等。

2. 根据疼痛的病程分类

短暂性疼痛：一过性疼痛发作，由轻微损伤刺激引起，持续时间短暂。

急性疼痛：急剧发病，持续时间短。常有较明显的损伤存在。

慢性疼痛：发病缓慢或由急性疼痛转化而来，持续时间长，亦可呈间断性发作。很多慢性疼痛查不出明显的损伤。

13.1.2　疼痛产生的机制

疼痛发生的机制尚不完全清楚。目前认为疼痛是由一定的刺激（伤害性刺激）作用于外周感受器（伤害性感受器）换能后转变成神经冲动（伤害性信息），循着相应的感觉传入通路（伤害性传入通路）进入中枢神经系统，经脊髓、脑干、间脑中继后直到大脑边缘系统和大脑皮质，通过各级中枢整合后产生疼痛感觉和疼痛反应。伤害性感受器是游离于外周的神经末梢，广泛分布于机体的皮肤、肌肉、关节和内脏组织，直接接受伤害性刺激或间接被致痛物质所激活。脊髓后角汇聚来自外周的传入神经及来自脑干和大脑皮质的下行投射神经，加上后角局部中间神经元，组成复杂的神经网络，并含有丰富的生物活性物质，接受、传递和加工处理伤害性传入信息。丘脑和大脑皮质是痛觉的高级中枢。

痛觉调制存在外周机制和中枢机制，前者为伤害性刺激引起外周组织释放和生成多种化学和细胞因子，参与激活和调节伤害性感受器，包括缓激肽、前列腺素、5-HT、组织胺、乙酰胆碱、三磷酸腺苷（ATP）、H^+ 和 K^+、谷氨酸（Glu）、P 物质（SP）等；后者为在外周敏感化的基础上，中枢敏感化形成，不断的外周刺激导致传入纤维在脊髓后角持续释放神经递质、细胞因子、P 物质等，作用于后角神经元，进而通过上行传导束传入大脑，形成疼痛感觉。同时，由脑干网状结构发出的与疼痛有关的下行抑制通路，主要通过缝际核产生的5-HT以及网状结构产生的脑啡肽和内啡肽，形成内源性抗痛觉调制系统，使脊髓后角的传入信号减弱。

13.2　疼痛常用的药物

常用于疼痛治疗的药物包括麻醉性镇痛药、抗炎药、局部麻醉药等。

13.2.1　麻醉性镇痛药

麻醉性镇痛药主要是指阿片类镇痛药，是一类能消除或减轻疼痛并改变对疼痛情绪反应的药物，除少数作用弱的药物外，此类药物若使用不当多具有成瘾性，但规范化用于临床时，其止痛效果好，成瘾少。目前常用的分为阿片生物碱类（吗啡、可待因）与人工合成品（哌替啶、芬太尼、美沙酮、喷他佐辛、羟考酮等）。

【作用机制】

痛觉向中枢传导过程中,痛觉刺激感觉神经末梢并释放 Glu 和 SP,作用于相应受体而完成痛觉冲动向中枢的传递引起疼痛。而在人体体内同时存在抗痛系统,它由脑啡肽神经元、脑啡肽及阿片受体共同组成。内源性阿片肽类由特定的神经元释放后可激动感觉神经突触前、后膜上的阿片受体,通过 G-蛋白耦联机制,抑制腺苷酸环化酶、促进 K^+ 外流、减少 Ca^{2+} 内流,使突触前膜递质释放减少、突触后膜超极化,最终减弱或阻滞痛觉信号的传递,发挥生理性止痛功能。外源性镇痛药的作用就是激动此系统阿片受体,激活了脑内抗痛系统,阻断痛觉传导,产生中枢性镇痛作用。

阿片类药物主要是通过与体内各部位的特异性阿片受体结合而产生多种药理效应。阿片受体有多种类型。通过对阿片受体配体结合的实验研究,现认为阿片受体可分为 μ、δ、κ、及 σ 型。μ_1 受体主要参与脊髓以上水平的镇痛,μ_2 受体主要参与呼吸抑制、心率减慢、欣快等阿片效应。阿片类药物通过激动脊髓胶质区、丘脑内侧、脑室及导水管周围灰质 μ 受体,模拟内源性阿片肽而发挥镇痛作用;作用于边缘系统和蓝斑的阿片 μ 受体,则可减缓疼痛所引起的不愉快、焦虑等情绪和致欣快。

【药理作用】

(1) 中枢神经系统

1) 镇痛与镇静作用:阿片类药物有强大的镇痛作用,同时缓解疼痛引起的紧张、焦虑情绪,减轻对疼痛的恐惧感,提高患者对疼痛的耐受能力。在安静环境下,易于入睡,加大剂量可引起深睡,甚至昏迷。阿片受体激动剂与大脑皮质、海马、伏隔核和腹侧被盖区等中脑边缘多巴胺系统的神经元的阿片受体结合,提高脑内相应区域的兴奋性,使用药者出现愉悦欣快的感觉,即阿片类药物产生欣快精神效应。这是导致滥用这类药物的神经生理基础。

2) 抑制呼吸作用:如常用的吗啡在治疗量即可引起呼吸频率、分钟通气量下降,使呼吸频率减慢、潮气量降低,剂量增大,则抑制作用增强。急性中毒时呼吸频率可减慢至 3~4 次/min。阿片类药物呼吸抑制作用是通过降低呼吸中枢对血液 CO_2 张力的敏感性,同时,对桥脑内呼吸调整中枢也有抑制作用。阿片类药物引起的呼吸抑制可以被阿片受体拮抗剂纳洛酮完全阻断。

3) 其他中枢作用:阿片类药物能抑制咳嗽中枢,具有镇咳作用。由于药物直接作用于延髓极后区的阿片受体,兴奋延髓催吐化学感受器,引起恶心、呕吐,同时也增加前庭敏感性,因此阿片类药物所引起的恶心呕吐会由于运动而加重。出现恶心呕吐后可以给予抗多巴胺能药物、抗胆碱能药物或 5-HT 能阻滞剂进行治疗。

(2) 消化道系统:阿片类药物能减弱胃动力,延长胃排空时间,增加食管反流的危险。μ 受体激动剂还可以降低消化液分泌,食物消化变慢,肠内容物在大肠内通过减慢而水分被充分吸收,出现便秘。此外,阿片类药物还能引起奥狄括约肌收缩,增加胆道内压力,诱发胆绞痛。

(3) 心脑血管系统:可引起组胺释放,使外周血管舒张,继而降低心肌耗氧和心肌做功。大剂量的阿片类药物还可降低交感张力,引起心率下降,使一些心血管系统处于应激状态的患者可能发生低血压。阿片类药物抑制呼吸引起血液中二氧化碳(CO_2)分压升高,促使脑血管扩张,增加脑血流量,升高颅内压。

(4) 其他:能兴奋动眼神经缩瞳,使瞳孔缩小,瞳孔呈针尖样大小是阿片类药物中毒诊断的重要体征。大量快速静脉给予阿片类药物时,由于其对脊髓的多突触传导途径有抑制作用,而对单突触传导途径有兴奋作用,因而脊髓反射和肌张力可增加,常见引起胸壁僵硬的药物是芬太尼、舒芬太尼和阿芬太尼。这种效应可被肌松药或阿片拮抗剂缓解。治疗剂量的阿片类药物还能引起输尿管收缩力和张力增加,而引起尿潴留。此外,由于组胺释放,皮肤血管舒张,还可引起皮肤瘙痒。

1. 阿片类镇痛药

吗　啡

吗啡(morphine)为水溶性,1/3 与血浆蛋白结合,组织穿透性低。由肝脏代谢,肾脏排出,因此肾功能受损的患者作用时间延长。静脉注射吗啡后,其达到效应部位的作用时间为 15～30min,血浆半衰期 2～3h。由于其口服的首过效应,吗啡的口服剂量约为静脉应用剂量的 3 倍。硬膜外应用(1～4mg)或蛛网膜下腔应用(0.1～0.4mg)后作用时间可达 12～24h。

【临床应用】

(1) 镇痛:吗啡对躯体痛和内脏痛均有效,对持续性钝痛效果优于间断性锐痛。用于急性锐痛、严重创伤、烧伤等造成的剧烈疼痛;术后疼痛的治疗;心肌梗死引起的心绞痛如果患者的血压正常,但疼痛剧烈,亦可用吗啡镇痛;癌症患者常伴有严重的持续性疼痛。

(2) 镇静:调整患者的情绪,可作为术前用药。

(3) 治疗急性肺水肿。

【用法与用量】

(1) 初始剂量:普通吗啡即释片 5～10mg,1 次/6h 给药,吗啡缓释剂 10～30mg。

(2) 调整剂量:普通吗啡即释片可根据初始剂量增加幅度为 25%～100%,每天极量皮下为 60mg,口服为 100mg。

【不良反应及注意事项】

(1) 临床上使用镇痛药之前,必须诊断明确,查明引起疼痛的原因,尤其急腹症疼痛者。但某些急性剧烈疼痛,有时又必须在全部诊断完成之前使用镇痛药物,防治剧烈疼痛对患者的伤害。

(2) 注意用药后的观察,防止患者用药过量产生严重的副作用。

(3) 急性中毒症状,患者会出现神志不清或昏迷、呼吸次数减少、发绀、血压下降、瞳孔缩小。治疗主要使用纳洛酮拮抗呼吸抑制。

哌 替 啶

哌替啶(pethidine,dolandin)又名杜冷丁,是人工合成阿片类药物。血浆蛋白结合率为70%,静脉注射后 10min 起效,高峰期约 1h。镇痛强度约为吗啡的 1/10,临床镇痛效果持续2～4h,10%～20%的患者用药后可产生欣快感。口服给药的效力是肌内注射的 1/3 左右,但口服吸收的变异性较吗啡更大,口服用药的可靠性差,临床基本不作为常规口服镇痛药物。哌替啶作用时间较吗啡短,无镇咳作用。哌替啶在体内代谢为去甲哌替啶,其有中枢神经毒作用,因此,大剂量重复使用或连续输注可能造成去甲哌替啶积聚,促使出现神经中毒症状,如震颤、抽搐、肌阵挛和癫痫发作。

【临床应用】

（1）急性创伤性疼痛，术后疼痛等。

（2）麻醉前用药，减少麻药的用量。

【用法与用量】

治疗急性疼痛一般 100～150mg 肌内注射，或 50～100mg 静脉注射，1 次/2～4h。

【不良反应及注意事项】

（1）哌替啶与单胺氧化酶抑制药物同时使用时，能引起兴奋、谵妄、惊厥及呼吸抑制，注意避免同时使用。哌替啶过量使用引起中毒时，可以使用纳洛酮拮抗同时应用抗惊厥药。

（2）哌替啶的用药量是有限度的，由于其特有的副作用，超过 200mg，1 次/3h 的剂量，明显增加中枢神经系统的不良反应，因此哌替啶不能作为替代吗啡的药物使用。不适合用于慢性癌痛治疗，应该避免在癌症疼痛患者中使用。

美 沙 酮

美沙酮（methadone，amidon）是一种合成的阿片类镇痛药，是碱性脂溶性药物，在所有的给药途径均吸收良好，单次给药时，片剂和溶液的口服生物利用度为 80%，生物利用度高。在直肠内吸收良好，与口服用药一样，直肠给药应注意药物蓄积中毒的危险。口服起效时间30～60min，3h 达到血药浓度峰值。美沙酮也可以通过颊部或舌下给药，在偏碱的环境可以明显增加药物的吸收。所以，当患者不能口服用药时，可以选择美沙酮口含或直肠给药。

【临床应用】

可以用于癌症引起的神经源性疼痛。当患者对吗啡镇痛效果不佳时，改用美沙酮应从小剂量开始，根据患者的反应给予恰当的药量。

【用法与用量】

（1）口服：成人 3 次/d，5～10mg/次；儿童 0.7mg/(kg·d)，分 4～6 次服，长期使用，1 次/8～12h 服药。

（2）肌注或皮下注射：2.5～5mg/次，采用三角肌注射，极量是 10mg/次，20mg/d，必要时1 次/6～8h。

【不良反应及注意事项】

美沙酮的副作用反应存在个体差异。便秘是常见的主诉之一，与服用吗啡比较恶心呕吐稍轻些，一般对症治疗可很快缓解。较为严重的副作用是呼吸抑制，正确用药很少出现呼吸抑制表现。由于美沙酮缺乏大剂量使用的经验，不建议用于需要大剂量镇痛药物的患者。

可 待 因

可待因（codeine）是阿片中的天然成分，其止痛效力大约是吗啡的 1/12，为弱阿片类典型药物，主要用于轻度至中度的止痛。可待因口服吸收良好，生物利用率大约平均为 40%，在肝脏约 1/10 的可待因会脱甲基转变成吗啡。其止痛作用主要通过部分在体内生物转化成吗啡而产生。临床主要使用口服片剂，一般不主张大剂量使用。

【临床应用】

（1）轻中度癌症疼痛。

（2）可短时间用于中度非癌性疼痛的治疗。

（3）可用于治疗严重咳嗽,尤其是肺癌引起的干咳,对于痰多的患者要慎重使用。

【用法与用量】

常用剂量 30～90mg/次,1 次/q4～6h。治疗肺癌引起的咳嗽应控制剂量在 30～60mg/次。

【不良反应及注意事项】

（1）可待因的副作用与吗啡类似,最常见的副作用是便秘,但较吗啡轻。恶心呕吐较少见,正常使用可待因很少发生呼吸抑制。

（2）可待因是一种弱阿片类药物。值得注意的是,应加用非甾体类药物如对乙酰氨基酚、阿司匹林和布洛芬等,而并不是使用可待因代替非甾体类药。

羟 考 酮

羟考酮(oxycodone)是从生物碱蒂巴因提取合成的半合成阿片类药物,等效止痛作用强度是吗啡的两倍,药效作用个体间差异较小,年龄及性别对药效作用影响不大。其血浆半衰期 5h,是吗啡血浆半衰期的 1 倍。口服的生物利用度达 60%～87%,为吗啡的 2～3 倍。

【临床应用】

（1）临床上常与非甾体类抗炎药制成复方制剂,用于中重度急性疼痛的治疗。

（2）缓释剂型用于治疗癌痛和慢性疼痛。老年人,对吗啡的镇静作用较为敏感,或者精神状态有改变的患者,羟考酮可替代吗啡。

【用法与用量】

根据阿片类止痛药服药史及疼痛程度决定起始剂量。未使用过强阿片类药物的患者初始剂量为 10mg/12h。

【不良反应及注意事项】

急性酒精中毒、肾上腺皮质功能不全、昏迷、妄想、体质虚弱、脊柱后侧凸、呼吸抑制、甲状腺功能低下、前列腺肥大、尿道狭窄、中毒性精神错乱者和严重的肝、肺、肾功能损伤,慎用或禁用羟考酮。

芬太尼及衍生物

包括芬太尼（fentanyl）、舒芬太尼（sufentanil）、阿芬太尼（alfentanil）、瑞芬太尼(remifentanil)均是人工合成的阿片类镇痛药。芬太尼的镇痛强度为吗啡的 50～80 倍,静脉注射后立即起效,作用约持续 30min。镇痛强度为舒芬太尼＞芬太尼＞阿芬太尼,瑞芬太尼为短效阿片药,起效快,恢复迅速且无蓄积。

【临床应用】

（1）经皮芬太尼贴剂常用于治疗慢性疼痛,特别对于不能口服给药的癌痛患者。

（2）芬太尼和舒芬太尼还可用于硬膜外给药进行镇痛治疗。

【用法与用量】

芬太尼类药物用于重度慢性疼痛。芬太尼用于镇痛时有多种给药途径,可经静脉,也可黏膜给药和经皮给药。肌注 0.05～0.1mg,可控制手术后疼痛、烦躁和呼吸急迫,必要时可于 1～2h后重复给药。未使用过阿片类药物的患者一般以 25μg 贴剂开始,可以贴敷 72h,更换时要选另外部位。

【不良反应及注意事项】

(1) 芬太尼的呼吸抑制比吗啡更明显,且剂量稍大,即能引起胸壁肌肉强直,加重呼吸抑制。静注时应缓慢进行,过速可抑制呼吸。一旦出现,需用呼吸兴奋剂、肌松剂或纳洛酮对抗。

(2) 禁用于支气管哮喘、呼吸抑制、对本品特别敏感者、重症肌无力、颅脑肿瘤或颅脑外伤引起昏迷者及 2 岁以下小儿。

丁丙诺啡

丁丙诺啡(buprenorphine)为天然阿片生物碱蒂巴因的衍生物,高脂溶性,是 μ 受体部分激动剂,主要在肝脏代谢,首过效应明显,生物利用度低,口服没有临床价值。舌下含服吸收良好,生物利用度为 50%,30min 显效,1~2h 达到作用高峰,持续时间为 6~8h,舌下含化是方便有效的给药途径,适合需长期用药的患者。

【临床应用】

可用于中重度疼痛的治疗。如术后镇痛、癌痛、心肌梗死的疼痛等。

【用法与用量】

(1) 舌下含服:0.2~0.8mg/次,1 次/6~8h。

(2) 肌内注射:0.15~0.3mg/次,可每隔 6~8h 或按需注射。疗效不佳时可适当增加用量。

【不良反应及注意事项】

(1) 本品不能用于呼吸抑制、呼吸道阻塞性疾病、妊娠疼痛、瘫痪、胃排空迟缓、急性肝炎和对吗啡过敏的患者。

(2) 丁丙诺啡的副作用与吗啡类似,但较吗啡轻些。呼吸抑制轻,用药安全。若丁丙诺啡过量产生的呼吸抑制,不需要大剂量纳洛酮(10 倍常规量)拮抗,必要时使用呼吸兴奋剂。

2. 非阿片类镇痛药

曲 马 朵

曲马朵(tramadol)是一种人工合成中枢性镇痛药,严格说来不属于阿片类药物,但曲马朵有弱阿片作用,可与阿片受体结合,但亲和力低。此外,它可通过抑制神经元突触对去甲肾上腺素和 5-HT 再摄取,增强中枢神经系统对疼痛下行性抑制作用而产生镇痛作用。镇痛强度约为吗啡的 1/10,不产生欣快感,治疗剂量时不抑制呼吸,不会引起便秘和排尿困难。口服 30min 起效,2h 而达峰值,作用 3~6h。曲马朵主要用于中重度急性疼痛和术后疼痛,也可用于中度癌症疼痛和慢性疼痛。

氯 胺 酮

氯胺酮(ketamine)为环乙哌啶衍生物,目前仍然是唯一的非巴比妥类静脉麻醉药中具有确切镇痛作用的麻醉药。氯胺酮的镇痛作用强、呼吸循环抑制轻,小剂量氯胺酮对循环有轻度兴奋,阈下剂量有显著镇痛作用,在麻醉领域广泛使用的同时逐步应用于疼痛治疗。氯胺酮是一种可以用于临床的 N-甲基-D-天门冬氨酸(NMDA)受体拮抗剂,可用于神经病理性疼痛及癌症等慢性顽固性疼痛的治疗。与阿片类镇痛药物联合用于对阿片类药物镇痛不敏感的内脏痛。

强 痛 定

强痛定又称布桂嗪(fortanodyn),为速效镇痛药,镇痛作用为吗啡的 1/3,但比解热镇痛药强,为氨基比林的 4～20 倍。由胃肠道吸收,口服后 10～30min 起效,镇痛效果维持 3～6h。对皮肤、黏膜、运动器官(包括关节、肌肉、肌腱等)的疼痛有明显的抑制作用,对内脏器官疼痛的镇痛效果较差。无抑制肠蠕动作用,对平滑肌痉挛的镇痛效果差。与吗啡相比,本品不易成瘾,但有不同程度的耐受性。为中等强度的镇痛药,适用于偏头痛、三叉神经痛、牙痛、炎症性疼痛、神经痛、关节病、外伤性疼痛、手术后疼痛,以及癌症痛等。

13.2.2　非甾体类抗炎药

非甾体类抗炎药(nonsteroidalanti-inflammatory drugs,NSAIDs)是一类化学结构不同,却有相同临床疗效的药物,能减轻炎性肿胀,缓减疼痛,改善功能;但该类药不能对因治疗,不能防止疾病的发展和并发症的发生,停药后症状可再现或加重。NSAIDs 以其抗炎、镇痛、抗风湿、影响免疫/血液功能的特点而广泛应用于临床。

【药理作用及作用机制】

解热镇痛药的作用机制是通过抑制机体内前列腺素(prostaglandin,PG)生物合成中的 PG 合成酶,又称环氧酶(cyclo-oxygenase,COX),从而发挥其作用的。COX 有两种同工酶,简称 COX-1 与 COX-2。COX-1 多参与血管紧张度的调节等一些机体生理反应。而各种损伤性因子诱导多种细胞因子,如 IL-1、IL-6、IL-8、TNF 等的合成,这些因子能诱导 COX-2 表达,增加 PGs 合成,参与机体的炎症反应等病理过程。NSAIDs 的解热镇痛抗炎作用与抑制 COX-2 有关;而抗血栓作用及多数不良反应则可能与 COX-1 有关,而不同的药物对两种 COX 的选择性不同。

NSAIDs 的药物繁多,大都具有解热、镇痛、抗炎、抗风湿等相似的作用。其镇痛作用主要对于高热、长期低热、感冒、急性风湿性关节炎等疾病引起的疼痛以及各种中等程度慢性钝痛,如头痛、神经痛、牙痛、关节痛、肌肉痛等效果较好,但对于外伤性剧痛及内脏平滑肌绞痛如肠痉挛、胃疼等无效。本类药物在解热镇痛治疗剂量之下,对精神意识状态及其他感觉无影响,久用亦无成瘾性,故临床广泛应用。对炎症引起的轻、中度疼痛有较强的镇痛作用,其机制主要是抑制外周及炎症组织的 PGs 的合成,并削弱引起痛感受器的增敏和缓激肽等致痛效应。

尼 美 舒 利

尼美舒利(nimesulide)又名美舒宁,为高度选择性抑制 COX-2 的活性。其镇痛作用强而持久,为阿司匹林的 25 倍,丙氧芬的 5 倍。可用于慢性关节炎症(如类风湿关节炎和骨关节炎等)、手术和急性创伤后的疼痛和炎症、耳鼻咽部炎症引起的疼痛、痛经、上呼吸道感染引起的发热等症状的治疗。口服 2 次/d,每次 100mg,餐后服用;儿童常用剂量 5mg/(kg·d),分 2～3 次服用;外用;直肠给药 2 次/d,每次塞入肛门栓剂 1 枚(200mg)。

吡 罗 昔 康

吡罗昔康(piroxicam)又名炎痛喜康,用于治疗风湿性及类风湿关节炎,有明显的镇痛、抗炎及一定的消肿作用,近期有效率达 85% 以上,副作用较轻微。有报道其疗效优于吲哚美辛、布洛芬及萘普生。用于急慢性类风湿关节炎、骨关节炎、强直性脊髓炎、术后及创伤后疼痛及急性痛风。口服 20mg/次，1 次/d，晨服；肌内注射每次 10～20mg，1 次/d。

美洛昔康

美洛昔康(meloxicam)又名美依西康、莫比可，对 COX-2 有高度的选择性，具有良好的抗炎作用，而胃肠的不良反应较少。短期治疗急关节炎，长期治疗类风湿关节炎。口服 7.5mg 或 15mg，1 次/d，进食时服用。最大建议剂量为 15mg/d。

阿司匹林

阿司匹林(aspirin)又名乙酰水杨酸(acetylsalicylic acid)，解热、镇痛作用温和确实，抗炎抗风湿作用较强，并有促进尿酸排泄作用。此外，尚有抗血小板聚集作用。用于发热、头痛、神经痛、肌肉痛、风湿热、急性风湿性关节炎及类风湿关节炎等，为风湿热、风湿性关节炎及类风湿关节炎首选药，可迅速缓解急性风湿性关节炎的症状。阿司匹林用于解热镇痛 0.3～0.6g/次，0.9～1.8g/d；小儿 1～3 岁，0.1g/次，1 次/d；3～6 岁，0.1～0.15g/次，1～2 次/d；6 岁以上，0.15～0.3g/次，2 次/d。或需要时服，最大推荐剂量 4g/d。

酮咯酸

酮咯酸(ketorolac)又名痛力克，本品有强力止痛作用和中等抗炎、解热作用，30mg 的治疗效果相当于肌注吗啡 10mg。动物实验表明，本品的止痛作用比阿司匹林强 800 倍。本品不同于麻醉性镇痛药，它不抑制呼吸，对心脏功能影响极小，对中枢神经系统无明显损害，无成瘾性趋向。用于短期手术后止痛，缓解癌症疼痛。口服，成人 10mg/次，2 次/d。剧痛时增至每次 20mg，用药时间不宜超过 2d，剂量不能超过 150mg/d。

萘普生

萘普生(naproxen)又名消痛灵，本品为长效抗炎、解热、镇痛药。其镇痛作用为阿司匹林的 7 倍。对于类风湿关节炎、骨关节炎、强直性脊柱炎、痛风、运动系统(如关节、肌肉及肌腱)的慢性变性疾病及轻、中度疼痛如痛经等，均有肯定疗效。中等度疼痛可于服药后 1h 缓解，镇痛作用可持续 7h 以上。轻、中度疼痛或痛经时，开始用 0.5g，必要时经 6～8h 后再服 0.25g，日剂量不得超过 1.25g；肌内注射 100～200mg/次，1 次/d；栓剂直肠给药 0.25g/次，2 次/d。

布洛芬

布洛芬(ibuprofen)又名异丁苯丙酸、芬必得、炎痛停，其消炎、镇痛、解热作用，与阿司匹林、保泰松相似，比对乙酰氨基酚好。在患者不能耐受阿司匹林、保泰松等时，可试用。特点对血象与肾功能无明显影响，胃肠道刺激性小，体内无药物蓄积的趋向。用于风湿及类风湿关节炎及牙痛等轻中度疼痛。止痛为 0.2～0.4g/次，1 次/4～6h，剂量不得超过 2.4g/d。

吲哚美辛

吲哚美辛(indometacin)又名消炎痛，解热作用、缓解炎性疼痛作用明显。用于急、慢性风湿性关节炎、痛风性关节炎及癌性疼痛。开始时每次服 25mg，2～3 次/d，饭时或饭后立即服，日剂量不得超过 100mg。现亦可采用胶丸或栓剂,直肠给药 50mg/次,50～100mg/d,一般连用 10d 为 1 疗程。控释胶囊 1 次/d,75mg/次,或 25mg/次,2 次/d。必要时 75mg/次,2 次/d。

双氯芬酸钠

双氯芬酸钠(diclofenac sodium)又名双氯芬酸、扶他林,为强效消炎镇痛药,其镇痛、消炎及解热作用比吲哚美辛强 2～2.5 倍,比阿司匹林强 26～50 倍。用于类风湿关节炎、神经炎、红斑狼疮及癌症、手术后疼痛以及各种原因引起的发热。成人口服 25～50mg/次,3 次/d,最大剂量 200mg/d;儿童 1～3mg/(kg·d);栓剂 50mg/次,2 次/d;缓释制剂成人 1 次/d,75mg/次,最大推荐剂量 150mg,分两次服用。

对乙酰氨基酚

对乙酰氨基酚(paracetamol)又名扑热息痛、醋氨酚,解热镇痛作用缓和持久,解热作用强度和阿司匹林相似,镇痛作用较弱,几乎无抗炎抗风湿作用。用于感冒发烧、关节痛、神经痛及偏头痛,癌性痛及手术后止痛。对阿司匹林过敏和不能耐受的患者,本品尤为适用。口服 0.3～0.6g/次,0.6～1.8g/d。1 日量不宜超过 2g,疗程不宜超过 10d。按年龄计,2～3 岁,160mg;4～5 岁,240mg;6～8 岁,320mg;9～10 岁,400mg;11 岁,480mg。每 4h 或必要时服 1 次。肌内注射,0.15～0.25g/次。

13.2.3　甾体类抗炎药

糖皮质激素由于其强大的抗炎作用,被临床各科广泛用于治疗多种疾病,也成为疼痛科的常用药物,甚至有人视为治疗疼痛的常规用药,加之近年来此类药物更新频繁,在临床应用中出现混乱和滥用等现象。

糖皮质激素对人体的作用与所用的剂量有关,临床上主要利用它超生理剂量而发挥药理作用,用来治疗一系列疾病。其具有抗炎作用、免疫抑制与抗过敏作用、抗休克作用、退热作用、影响血液和造血系统等多方面的作用,但其应用于疼痛治疗,关键在于其强大的抗炎作用。

糖皮质激素的药理学剂量对多种疾病都有治疗作用,因而临床应用广泛,其用法也根据患者、病情、药物特性而各不相同,常用于急、慢性疼痛,诸如炎症及创伤后疼痛、肌肉韧带劳损、神经根病变引起的疼痛、软组织或骨关节无菌性炎性疼痛、风湿性疼痛、癌性疼痛及复杂区域疼痛综合征。

目前临床应用的都是人工合成的糖皮质激素,诸如地塞米松、泼尼松、去炎松(曲安西龙)等。

(1)地塞米松:适于椎间孔阻滞、硬膜外隙、关节腔内、扳机点注射及各种神经阻滞,局部注射时应用 5mg/次,1 次～2 次/周,是最常应用的激素。

(2)醋酸氢化可的松及醋酸泼尼松龙混悬剂:适用于作腱鞘内注射,12.5～25mg/次,注射 1 次/1～2 周。

(3)曲安西龙混悬剂:其抗炎效力与泼尼松相似,是氢化可的松的 4 倍,作用时间持续2～3 周以上,适用于各种神经阻滞局部应用,10～25mg/次,1 次/1～2 周。

(4)曲安奈德混悬液:局部抗炎作用更强,肌注后 1～2d 可达最大效应,作用可维持 2～3

周,适用于各种神经阻滞局部注射,20～40mg/次,1次/1至数周。关节腔内注射可能引起关节损害。

（5）利美达松（地塞米松棕榈酸酯）脂肪乳剂：利美达松作为活性物质的前体在体内经酯酶缓慢水解释放活性物质地塞米松而发挥持久的抗炎作用。具有趋炎性的特点,全身副作用小于地塞米松,除用于一般神经阻滞之外,还可作静脉和关节腔内注射,4mg（1mL）相当于地塞米松2.5mg,1次/1～2周。

13.2.4　局部麻醉药

【分类】

局麻药根据结构的不同分为酯类局麻药和酰胺类局麻药。

酯类和酰胺类局麻药在临床上的差异在于产生不良反应的可能性和代谢机制均不相同。酯类局麻药的代谢是在血浆内被胆碱酯酶所分解,其所含对氨基化合物可形成半抗原而引起变态反应,如普鲁卡因、氯普鲁卡因、丁卡因、可卡因等;酰胺类局麻药则是在肝内微粒体中酰胺酶所分解,不能形成半抗原,故引起变态反应者极罕见。如利多卡因、甲哌卡因、布比卡因、依替卡因、左旋布比卡因、丙胺卡因和罗哌卡因等。

【作用机制】

局麻药通过阻滞神经轴突动作电位的传导,而起到神经阻滞作用。局麻药产生神经阻滞的确切机制仍未明了。目前认为,最为重视机制是通过对细胞膜电压门控性钠通道的阻滞来实现神经阻滞作用。

【临床应用】

在疼痛治疗中,局部麻醉药主要用于神经阻滞疗法和局部浸润治疗各种急慢性疼痛。局部麻醉药神经阻滞可用于诊断性、预测性、预防性和治疗性措施的实施。局部麻醉药还可作为辅助性镇痛药全身给药。

【常用的局部麻醉药】

（1）普鲁卡因（procaine）：又名奴佛卡因,起效快又短,仅能维持45～60min,在生理pH范围内呈高解离状态,扩散和穿透力均较差。具有扩张血管作用,表面麻醉效能差。临床常用0.5%溶液进行局部注射,一次最大剂量不超过1000mg。蛛网膜下腔阻滞用3%～5%溶液,常规剂量一般不超过150mg。常见的副作用为变态反应,血药浓度过高有明显抑制心脏传导和心肌力的作用。

（2）氯普鲁卡因（chloroprocaine）：氯普鲁卡因与普鲁卡因相似,在血中水解的速度较普鲁卡因快4倍,故毒性低,起效快,时效为30～60min。临床常用1%溶液可用于局部浸润麻醉,一次成人最大剂量800～1000mg。氯普鲁卡因溶液的pH为3.3,若不慎将大量的药液注入蛛网膜下腔有可能引起严重的神经并发症;与布比卡因或依替卡因混合应用时,氯普鲁卡因的代谢有可能受到抑制,增加其神经毒性。

（3）利多卡因（lidocaine）：又名赛罗卡因,酰胺类中效局麻药。起效快,穿透性强,无明显扩血管作用。血药浓度较低时,患者表现为镇静,痛阈值增高,因此静脉输注可用于疼痛治疗。利多卡因主要用于神经阻滞治疗各种急慢性疼痛。可用于局部注射,椎管内给药和表面麻醉镇痛。成人最大安全剂量400mg,小儿单次给药量不超过4mg/kg。疼痛治疗常用浓度为1%溶液加入其他药物合用。痛点注射可用0.2%～1%浓度,神经阻滞可用0.5%～1%浓度。血

药浓度超过 $5\mu g/mL$,出现毒性反应,如惊厥等。

（4）丁卡因（tetracaine）：又名地卡因,为酯类长效局麻药。局麻作用起效慢,但穿透性强,黏膜表面麻醉效果好,作用时间较长,2～3h。丁卡因和利多卡因配成合剂用于神经阻滞镇痛治疗,以减少用量并延长作用时间。常用浓度 0.2%～0.3%,成人单次用量不超过 100mg。

（5）布比卡因（丁哌卡因,bupivacaine）：酰胺类长效局麻药。起效慢,麻醉效能强,作用时间长,可达 5～6h。疼痛治疗中,常用布比卡因进行神经阻滞治疗慢性疼痛、术后镇痛和分娩镇痛。硬膜外镇痛常用浓度为 0.1%～0.15%,一般不超过 0.25%；小儿单次用药量不超过 $2mg/kg$。血药浓度达 $4\mu g/mL$ 可产生毒性反应。如心脏毒性反应,可出现心跳骤停,且难以复苏成功,使用时应小心避免误伤血管。

（6）罗哌卡因（ropivacaine）：酰胺类局麻药,起效时间和作用时间与布比卡因相同,麻醉效能比布比卡因稍弱。心脏毒性比布比卡因小。使用高浓度时可产生有效的麻醉作用,感觉和运动神经均受到阻滞；低浓度时,产生较好的镇痛作用,而对运动神经影响较小。常用于局部注射疗法及硬膜外镇痛用 0.125%～0.25% 溶液,硬膜外阻滞用 0.25%～0.5% 溶液,随着用药浓度的增加,可产生较强的运动神经阻滞。引起惊厥和心脏毒性大于利多卡因,而小于布比卡因。

13.2.5　辅助性镇痛药物

在疼痛治疗中,除了上述常用的镇痛药物外,有一些药物也用于疼痛科的治疗,它们的首要作用不是用于疼痛治疗,但常常被用作阿片药或非甾体类抗炎药等镇痛药的辅助治疗药物用于治疗疼痛,特别是慢性疼痛,也起到一定的镇痛作用,称为辅助性镇痛药物。这些药物包括抗抑郁药、抗癫痫药、抗焦虑药、神经安定药等。

1. 抗抑郁药

慢性疼痛不仅给患者造成躯体上的痛苦,同时也产生心理上的反应,其中抑郁情绪尤其突出,对合并抑郁情绪的慢性疼痛患者,积极治疗抑郁情绪后,镇痛疗效明显提高。抗抑郁药的镇痛作用主要是通过改变中枢神经系统的递质功能实现的,既有继发于抗抑郁作用的效应,也有不依赖于抗抑郁作用的独立镇痛作用。常用的抗抑郁药分为三环类抗抑郁药,去甲肾上腺素再摄取抑制剂,5-HT 再摄取抑制剂等。常见的药物有三环类抗抑郁药阿米替林、丙咪嗪、多塞平和 5-HT 再摄取抑制剂氟西汀、帕罗西汀、舍曲林等,详见本章的第五节。

2. 抗癫痫药

从治疗学的观点来看,疼痛通常可分为伤害感受性疼痛和神经性疼痛两大类,前者通常对抗炎镇痛药和阿片类药物反应较好,而后者对这两类药物反应差,但神经性疼痛对抗癫痫药物却有很好的反应。因此抗癫痫药常用于控制神经性疼痛。可能的机制是它们通过抑制神经元自发放电和神经损伤后的神经元过度兴奋,发挥抗神经性疼痛的作用。用于神经性疼痛的抗癫痫药物有卡马西平、加巴喷丁、奥卡西平、苯妥英钠、普瑞巴林、拉莫三嗪、托吡酯、氯硝西泮、丙戊酸钠等,详见本章第五节。

3. 神经安定药

有研究显示神经安定药对伴有幻觉、妄想、兴奋躁动、失眠和焦虑不安等精神病症状的急慢性疼痛有良好的镇痛作用,对三环类抗抑郁药无效的慢性疼痛也具有缓解症状的作用。因此,临床上伴有精神病症状的疼痛是应用神经安定药的绝对适应证。对神经病理性疼痛和癌性痛也有一定疗效。这些药物无镇痛作用,但可强化镇痛药的作用,如氟哌利多、咪唑安定等。

13.2.6　抗偏头痛药物

1. 5 - HT$_{1D}$受体激动剂

舒马曲坦

舒马曲坦(sumatriptan)为 5 - HT$_{1D}$受体激动剂,可迅速缓解偏头痛患者的头痛、恶心等症状,还因具有较强烈的血管收缩作用,使偏头痛发作期出现的血管收缩和舒张异常导致的脑血液循环障碍得到恢复。口服后 30～40min,70％以上的患者疼痛得以缓解。

【临床应用】

应用于有先兆偏头痛和普通偏头痛的急性发作期。

【用法与用量】

口服,100mg/次。

【不良反应及注意事项】

主要的不良反应有头晕、恶心、皮肤温热感。慎用于高血压和冠心病患者。

佐米曲普坦

佐米曲普坦(zolmitriptan)为高度选择性的 5 - HT$_{1D}$受体激动剂,通过激动中枢和外周的 5 - HT 受体引起头颅的血管收缩,减少局部血流量,并通过三叉神经—血管系统抑制神经肽的释放,迅速缓解偏头痛的发作,减轻与偏头痛发作有关的恶心、呕吐、畏光和畏声症状。口服后 1h 血药浓度可达峰值的 75％,有效浓度可维持 6h。

【临床应用】

有或无先兆的偏头痛发作急性期。

【用法与用量】

头痛发作时服用 2.5mg,如果症状持续不缓解,可在 2h 后再服用 2.5mg,但 24h 之内最大剂量不得超过 15mg。

【不良反应及注意事项】

主要的不良反应有恶心、头晕、嗜睡、温热感、感觉异常、肌肉无力和口干;在服用本品 12h 之内不得使用其他 5 - HT$_{1D}$受体激动剂;禁用于儿童和 65 岁以上的老年患者、过敏体质、血压未得到控制的高血压患者。

2. 5 - HT 受体拮抗剂

酒石酸麦角胺

酒石酸麦角胺(ergotamini tartras)为作用较弱的 5 - HT$_{1A}$受体拮抗剂,具有收缩偏头痛患者已发生扩张的颅内血管的作用,在有先兆的偏头痛患者出现先兆后立即服用,可缓解发作急性期因血管扩张而导致的剧烈头痛和恶心。本品在胃肠道内吸收不良,与咖啡因配伍后可增加吸收率,服药后 0.5～3h 血药浓度达峰,$t_{1/2}$ 为 2h。

【临床应用】

应用于先兆偏头痛。

【用法与用量】

1～2mg/次口服，1～2h后可重复给药，24h之内总量不得超过 6mg，每周总量不得超过 12mg。

【不良反应及注意事项】

常见的不良反应有恶心、呕吐、肌肉无力酸痛、肢端麻木、胸痛、血压波动；禁用于高血压、周围血管病、甲状腺功能亢进、肝肾功能不全、妊娠及哺乳妇女。

苯 噻 啶

苯噻啶（pizotifen）为 $5-HT_{1A}$ 受体拮抗剂，对 $5-HT_2$ 受体和组胺受体也有较强的拮抗作用，对 ACh 受体有较弱的作用，具有镇痛、镇静和抗抑郁作用，口服后 5h 药物浓度达峰值，$t_{1/2}$ 为 23h。

【临床应用】

反复发作的偏头痛、丛集性头痛、红斑性肢痛、血管神经性水肿、慢性荨麻疹。

【用法与用量】

预防偏头痛发作开始剂量每晚 0.5mg 口服，3～5d 后改为 0.5mg，3 次/d 口服，用药 2 周后发挥作用，服药时间 4～6 个月。

【不良反应及注意事项】

60%的患者在用药两周之内出现嗜睡、食欲亢进和体重增加；其他不良反应有肌肉疼痛、面部潮红、性欲减退、月经紊乱和白细胞减少；禁用于青光眼、前列腺增生患者及孕妇；慎用于驾驶员和高空作业者。

3. 钙离子拮抗剂

氟桂利嗪

氟桂利嗪（flunarizine）为哌嗪的双氟化衍生物，属于第四类钙通道阻滞剂，可选择性阻止钙离子进入血管平滑肌和内皮细胞膜，对血管活性物质引起的血管收缩有持续的抑制作用，并能透过血脑屏障，防止因钙超载所致的神经细胞损伤。口服后 2～4h 血浆浓度达峰值，$t_{1/2}$ 为 18d。

【临床应用】

预防偏头痛发作。

【用法与用量】

5～10mg 每晚口服 1 次，2 个月为 1 个疗程。

【不良反应及注意事项】

常见的不良反应有困倦、嗜睡、乏力、情绪低落和体重增加，老年人用药超过 4 周可出现震颤；与酒精和镇静安眠药物合用时，可出现中枢神经系统过度镇静；禁用于抑郁症、帕金森病、其他锥体外系疾病。

尼莫地平

尼莫地平（nimodipine）为二氢吡啶类衍生物，可抑制钙离子内流，调节血管平滑肌的张力,预防和消除多种血管活性物质所引起的血管痉挛,通过扩张脑血管和增加脑供血,保护神经元,促进学习和记忆功能的改善。口服吸收迅速,$t_{1/2}$为 1.7～7.2h。

【临床应用】

预防偏头痛发作。

【用法与用量】

20～40mg/次,3 次/d 口服,连续用药 3～6 个月 1 个疗程。

【不良反应及注意事项】

主要的不良反应有血压下降、心动过缓、面红、头晕、头痛、恶心、胃肠不适、末梢水肿、失眠、情绪激动或抑郁、血小板减少和肠麻痹等;与肾上腺素能受体拮抗剂合用可导致低血压;禁用于低血压、心功能不全、严重肝肾功能障碍、常规服用抗癫痫药物者、妊娠期妇女。

4. 肾上腺素受体阻滞剂

普萘洛尔

普萘洛尔(propranolol)为非选择性 β_1 和 β_2 受体阻滞剂,无内在活性,具有膜稳定作用。可减慢心率,抑制心肌收缩力,减少心排出量,减慢房室传导,降低血压,对 β_2 受体的阻断作用表现为支气管和血管平滑肌收缩,可减轻因血管舒缩功能障碍而发生的颅外血管扩张和偏头痛。口服吸收好,血浆浓度在 1～3h 达峰值,$t_{1/2}$ 为 2～5h。

【临床应用】

用于预防偏头痛发作。

【用法与用量】

10～20mg/次,3 次/d 口服,连续用药 3～6 个月为 1 个疗程,老年及肝肾功能减退者适当减少剂量。

【不良反应及注意事项】

常见的不良反应有心动过缓、血压下降、房室传导阻滞、哮喘、恶心、呕吐、头晕、乏力、失眠、抑郁等;与硝苯地平、呋塞米、西咪替丁、氯丙嗪和奎尼丁等药物同时服用,可使本品的血药浓度增高;禁用于支气管哮喘、窦性心动过缓、房室传导阻滞、低血压患者;慎用于心、肝、肾功能不全患者。

13.3 癌痛的药物治疗

癌痛是一种复杂的疼痛综合征,其发生原因含有病理与心理等多种因素。癌症的起始,一般无疼痛。由于这种无痛性肿块深藏在体内,故发现多较迟,一旦出现疼痛,往往已向周围侵犯,甚至已进入晚期,治疗原发病灶常很困难,不得不将症状治疗,即癌痛的治疗放在首位,以期达到无痛状态,提高生活质量。

癌症出现疼痛的病理性因素,主要是由于肿瘤的扩展、侵犯、压迫周围神经以及胸膜、腹膜、骨膜和脑膜等疼痛敏感部位所致。这种疼痛往往异常剧烈,呈刀割样、触电样的突然发作,患者难以忍受。肿瘤扩展到或发生在内脏空腔脏器,其症状出现较迟,常在发生梗阻症状后才发现原发疾病。至于肿瘤手术切除后或放射治疗后、化学药物治疗后的再发和转移,其疼痛治疗更为棘手。药物治疗是癌症疼痛最基本的治疗方法,其特点是方法简单、便于掌握、普及和推广。

13.3.1　癌痛药物治疗原则

使用镇痛药物来止痛改善患者的生存质量,对此,世界卫生组织也给出了下述 6 条具体治疗原则。

(1) 个体化原则:所选药物与给药剂量应个体化,并应用必要的辅助药。阿片类药物长期应用会产生耐药性,且由于个体差异,给药剂量应事先确定并随时调整或更换。

(2) 以口服给药为主:这样方便患者自行服药,也便于普及,目的是期望达到所有癌症患者都消除疼痛。消化道肿瘤吞咽困难者可采用经直肠、皮肤、舌下含化及注射法给药。

(3) 按时给药:即应该按照药物的时效,不管当时是否疼痛,包括夜间都应定时给予药物,而不是按照通常人的习惯在出现疼痛时才用药,以便维持稳定的、具有镇痛效果的血药浓度,从而预防疼痛的发作,达到理想的镇痛效果。积极治疗失眠,疼痛经常在夜间加重,干扰患者的睡眠。这种情况可导致患者身体衰竭。夜间应用较大剂量的药物,可延长镇痛时间并使患者安睡。

(4) 对副作用的处理要及时:强阿片类药物的常见副作用如便秘、恶心及呕吐,应给予止吐药和缓泻剂。

(5) 仔细观察效果:患者接受镇痛药物治疗时,无论是哪种镇痛药,都需要仔细地观察以取得最好疗效及最少的副作用。

(6) 掌握癌痛性质:俗话说“对症下药”,治疗癌痛也不例外。如阿片类药物虽是现今效果最好的镇痛药,但对骨转移疼痛和神经病理性疼痛的效果并不理想。

13.3.2　癌痛药物治疗方案

癌痛药物治疗的典型治疗方案是 1986 年由世界卫生组织(WHO)提出的镇痛药物三级阶梯用药原则,经过 20 年的实践,证明此方案是行之有效的,仍应继续推广。但由于新的镇痛药不断涌现,现今的三级阶梯用药已和原始用药有较大的改进。

1. 第一阶梯药物治疗镇痛方案

轻度癌痛一般可以忍受,能正常生活、睡眠基本不受干扰,应按照第一阶梯治疗。第一阶梯治疗原则上是口服非甾体类抗炎镇痛药,WHO 推荐的代表药物为阿司匹林,临床常用如下:

(1) 阿司匹林:用于癌痛治疗,成人剂量每次 500～1000mg,1 次/4～6h,宜在用餐时口服,与抗酸药如胃舒平同服,可减少酸性对胃的刺激,并有局部止血和保护胃黏膜的作用。来比林(赖氨酸乙酰水杨酸、赖氨匹林)为阿司匹林和赖氨酸的复盐,因其剂型改变,故适宜肌注或静脉注射,对消化道的刺激减小,成人 0.9～1.8g/次,1～2 次/d。

(2) 对乙酰氨基酚:一般对轻到中度疼痛有良好治疗效果,有时对严重的疼痛也能取得良好的镇痛效果。剂量为 0.3～0.6g/次,0.6～1.8g/d,极量 4g/d。鉴于该药的安全性高,与其他药物联合使用不良反应发生率低,已成为公认的第一阶梯首选镇痛药或联合镇痛时合并用药的首选配伍药。

(3) 吲哚美辛:普通吲哚美辛常用剂量为 25～50mg/次,3～4 次/d,饭后口服。不能口服的患者,可用吲哚美辛栓剂直肠给药,不但减轻了胃肠刺激,而且可消除首过效应。

(4)双氯芬酸:口服 25mg/次,3 次/d 或栓剂 50mg/次,2 次/d。

(5)其他:在治疗中还应经常更换药物,如优散痛、布洛芬、芬布芬等,以减少胃肠道并发症及不良反应。

2. 第二阶梯药物治疗镇痛方案

中度的癌痛常为持续性疼痛,睡眠已受到干扰,食欲有所减退。此类疼痛患者需应用镇痛药物,但用药原则上应采取逐步向第二阶梯过渡的原则,即弱效阿片类药物如可待因为主,常与对乙酰氨基酚复合使用。两药合用具有镇痛协同作用,使镇痛效果增强,同时使其具有镇咳和解热的效果。WHO 推荐的代表药物为可待因,临床常用如下:

(1)可待因:为弱效阿片类药物,通常剂量为 60mg(2 片)/片,如果无效,应考虑更换强效镇痛药,因再提高剂量,镇痛作用也不会继续加强。尼柯康为磷酸可待因缓释剂,药效可维持12h。一般 2 次/d,由口服 1 片(45mg)开始,逐渐调整剂量至不痛为止。口服时不能嚼碎。

(2)双可因:即酒石酸双氢可待因控释片,镇痛作用为可待因的两倍,并可延长用药间隔,不影响睡眠,1 次/12h,60～120mg/次,必须整片吞服。

(3)氨酚待因:为双氢可待因 10mg 与对乙酰氨基酚 500mg 的复方制剂,复方制剂的优点是利用其协同作用,增强镇痛效果。一般性疼痛治疗,通常剂量成人为 1 片/次,3 次/d;癌痛治疗成人 1～2 片/次,1 次/4～6h。

(4)曲马多:一般认为曲马多为非阿片类中枢镇痛药物,通常不受麻醉药品处方管理的限制,使用较为方便。标准剂量为 50～100mg,1 次/6h。奇曼丁为盐酸曲马多缓释口服片剂,可以延长治疗浓度的维持时间,减少血药浓度的波动,故两次服药的间隔时间不得少于 8h,单次剂量为 50～100mg,最大剂量为 400mg/d,癌痛治疗时剂量可稍大,副作用与曲马多相同。氨酚曲马多,商品名为及通安,1 片含对乙酰氨基酚 325mg,曲马多 37.5mg。1～2 片/次,1 次/4～6h,不超过 6 片/d。

(5)喷他佐辛:为阿片受体部分激动药,镇痛强度约为吗啡的 1/4～1/3,即此药 30～40mg 相当于吗啡 10mg,口服 1h 起效,作用持续约 3h,也可采用肌肉、静脉或皮下给药,通常剂量口服为 50mg,其他途径为 30mg/次,1 次/3～4h。

3. 第三阶梯药物治疗镇痛方案

重度或难以忍受的剧烈疼痛,睡眠和饮食受到严重干扰,晚间入睡困难、疼痛加剧。此种重度的剧烈疼痛应由第二阶梯向第三阶梯治疗过渡,以强效阿片类药物为主。WHO 推荐的代表药物为吗啡,临床常用如下:

(1)吗啡即释剂和控释片(美施康定):口服吗啡有两种剂型。即释型因作用时效短,可用于剂量滴定或治疗突发性疼痛。标准剂量 10mg/次,1 次/4h,按时服用。控释型可使吗啡缓慢释放,可减少给药次数,维持较稳定血药浓度而减少不良反应的发生。临床常用吗啡控释片有每片 10mg、30mg、60mg 三种,1 次/12h 给药。

(2)芬太尼透皮贴剂:有 2.5mg/贴、5mg/贴、7.5mg/贴、10.0mg/贴等剂型,患者用药方便,按体重和体质选择剂量常可良好耐受,可连续作用 48～72h,而且比口服阿片类药物产生便秘的机会少。

(3)丁丙诺啡:舌下含化每次 0.4mg 或 0.3mg 注射。

13.3.3　癌痛药物治疗中镇痛药物的辅助用药

辅助用药是贯穿于整个"三级阶梯方案"中的一个部分。辅助用药适用包括两个部分：一是增强阿片类药物的镇痛效果并解决由于疼痛带来的焦虑、抑郁和烦躁等精神症状；二是有针对性地预防或减轻各种镇痛药物带来的不良反应。

前者包括苯二氮䓬类药物如地西泮、阿普唑仑；抗抑郁药物如阿米替林、氟西汀、帕罗西汀；抗癫痫药物如卡马西平、加巴喷丁等，这些药物有轻度镇痛作用，更重要的是调节患者的精神状态，改善睡眠，提高生活质量。后者包括胃黏膜保护剂、胃肠动力药物和通便缓泻药物。

几乎每个接受癌痛治疗的患者，不管应用非阿片制剂还是阿片制剂，均难以避免地或早或晚遭遇镇痛药物带来的不良反应，如恶心、呕吐、便秘等，严重不良反应的出现会妨碍"三级阶梯方案"的顺利进行而被迫中断治疗。因此，从癌痛治疗的开始重视镇痛药物不良反应的防治，已作为常规用药方案，力争使患者顺利接受"三级阶梯方案"治疗。

13.4　偏头痛的药物治疗

偏头痛(migraine)是一种因神经—血管功能障碍引起的一种持续性头痛，临床常见，但发病机制不清。可能与内分泌、代谢、遗传等多种因素有关。目前认为，$5-HT_{1D}$ 和 $5-HT_2$ 受体与偏头痛发生关系密切。$5-HT$ 水平降低在偏头痛发生中具有重要意义。利血平是中枢神经 $5-HT$ 耗竭药，可诱发偏头痛，而睡眠可减少 $5-HT$ 神经元的点燃，终止偏头痛发作。$5-HT_2$ 拮抗药有预防偏头痛作用。$5-HT_{1D}$ 受体激动药舒马曲坦对偏头痛有较满意疗效。

(1) 药物治疗目的是减少头痛发作的频度、强度及持续时间，减少头痛带来的不适，预防偏头痛再次发作，提高生活质量，避免头痛药物的滥用。

(2) 偏头痛的治疗强调个体化。针对不同的患者、不同的病情和不同的病期，应该选用不同的治疗方案。有些患者，头痛发作稀少，程度较轻，可采用非药物的治疗手段，通过去除偏头痛发作加重的因素，如缓解社会心理上的压力、避免摄取酒精类饮料和过度疲劳、增加睡眠时间等，可以缓解和终止偏头痛的急性发作；通过去除偏头痛诱发因素，如调节生物时钟、改变周末睡眠习惯，避免突击加班，避免饥饿、着凉，调整饮食规律，不吃富含奶酪、巧克力食品，多吃纤维素食物，纠正月经内分泌失调等，也常常能起到预防偏头痛发作的功效。但是，对于发作次数频繁，且头痛程度严重的患者，尤其是影响到患者的工作、学习和正常生活的偏头痛，应分别采用缓解偏头痛发作和预防偏头痛复发的药物治疗措施。

(3) 偏头痛的治疗分为发作期的治疗和预防性治疗。发作期治疗重点在于消除发作期的临床症状，预防性治疗主要是减少或阻止偏头痛的发作。

偏头痛发作期治疗一般采用分级治疗的方法。首先应用于治疗的常用药物为普通止痛药物如去痛片、阿司匹林(300～600mg，1 次/q6h)、对乙酰氨基酚(最大剂量为 1000mg，1 次/q6h)和布洛芬(200～400mg，1 次/q4～6h)等。如果患者对一线治疗药物效果比较满意则继续服用。如效果不满意，常用的二线药物为复合止痛药物如加合百服宁(对乙酰氨基酚＋咖啡因)等。如果二线药物也不起作用，可应用三线药物，即上述的特异性抗偏头痛药物。

此外，应尽量去除头痛的诱发因素。此方法的某些阶段可能由第一级治疗直接转到第三级治疗。应注意的是治疗应个体化,对有的患者可直接应用特异性抗偏头痛药物。应避免长期大量应用止痛药物,以免引起止痛药物依赖性头痛。极重度头痛,尤其是急诊患者,可静脉注射双氢麦角胺同时静注甲哌氯丙嗪(丙氯拉嗪)或胃复安(甲氧氯普胺)。对双氢麦角胺不能耐受或有不良反应的患者可试用多巴胺拮抗剂如氯丙嗪、氟哌啶、苯海拉明。

偏头痛的预防性治疗的目标包括降低偏头痛发作的频率和严重程度,增加急性发作对终止发作治疗的反应,改善生活质量。

13.5 神经病理性疼痛的药物治疗

神经病理性疼痛是指由中枢或外周神经系统原发性病变或功能障碍而引起的疼痛综合征,简称神经痛。可由外伤或(和)疾病致末梢神经、脊髓后根、脊髓及其以上中枢神经某些部位损伤而引发,病变部位可在神经根、神经丛或神经干。神经痛表现为电击样痛、刺痛、灼痛、隐痛,而且可能随咳嗽、打喷嚏和用力时激发或加重疼痛,甚至可因持续某一姿势或体位而加重疼痛,有时由于脊柱结构病变(如椎间盘突出)引起根性神经痛后,使脊柱活动受限,或活动时疼痛加剧。

神经痛常以病变所涉及的周围神经来命名病症,根据神经损伤的病因、性质和程度不同,在临床上分为中枢神经性疼痛和外周神经性疼痛两大类。中枢神经性疼痛简称中枢痛,为中枢神经系统的疼痛传导通路发生损害或功能障碍而引起的原发性疼痛,如多发性硬化相关的疼痛、帕金森症相关的疼痛以及缺血后脊髓病变、放射后脊髓病变、中风后疼痛等,常见于脊髓的创伤、脑血管疾病、肿瘤等。外周神经性疼痛系外伤、缺血、压迫、感染、炎症、代谢等因素损伤外周神经所致,如幻肢痛、带状疱疹后神经痛、多发性神经炎、糖尿病性周围神经痛、三叉神经痛、坐骨神经痛、肋间神经痛等。

神经病理性疼痛的机制尚未明确,目前认为的可能机制:

(1)异位放电:神经损伤后,损伤部位附近传入神经元的放电水平可明显增加。这种异位放电是由钠通道亚基构型改变,使钠通道功能发生变化所致。此外,钙通道在神经病理性疼痛的痛觉过敏和异常性疼痛中也具有一定的作用。

(2)交感—感觉耦联:正常情况下,交感神经节后神经元和外周传入感觉神经元之间没有功能上的联系。因此,从躯体组织到脊髓的传入途径和从脊髓到外周组织的交感神经传出途经在功能上是相互独立的。但在周围神经损伤后,交感神经节后神经纤维传出兴奋可引起传入感觉神经元的敏感化和兴奋。

(3)解剖重构:周围神经损伤可导致初级传入末梢在脊髓后角分布的改变,导致痛觉过敏和异常性疼痛。

(4)相关受体机制:N-甲基-D-天冬氨酸(N-Methyl-D-Aspartate,NMDA)受体激活和嘌呤核苷 2X 受体(purinenucleotide 2X receptor,P2X)激活均与神经病理性疼痛的发生和维持有关。

对中枢神经性疼痛的有效的治疗方法几乎没有。除少数中枢神经性疼痛患者对三环类抗抑郁药有疗效反应,一些人对吗啡或抗癫痫药有疗效反应,和部分患者对大脑运动皮层刺激术或丘脑刺激术能获益以外,还没有发现可以使这类患者中的大部分获得有长久的疗效的疗法和药物。而外周神经性疼痛的治疗方法很多,包括神经调节术、神经消融术、静态磁场疗法等,但药物仍是其主要治疗方法。

13.5.1　神经病理性疼痛的治疗原则

对神经病理性疼痛的治疗理想目的是对因而不是对症。但对于因神经损伤而引起疼痛的患者,这通常是不可能的。药物、心理治疗、物理治疗、微创治疗等多种方法治疗仍是目前最主要的治疗手段。70%患者对单一疗法有效,其余30%患者疼痛缓解程度不够,在这种情况下就需要联合用药。药物联合疗法虽有研究证实效果较好,但仍然面临很多问题需要解决。因此,一旦治疗,就应采取系统规范化的治疗,一般采用方案如图 13-1。

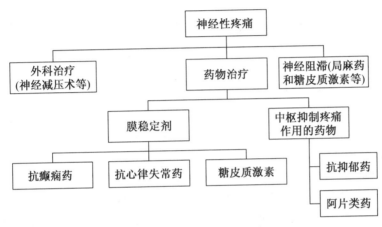

图 13-1　神经性疼痛的治疗

13.5.2　常用的药物

1. 抗癫痫药物

抗癫痫药治疗神经病理性疼痛的主要机制有:减少神经元 Na^+ 和 Ca^{2+} 的内流,直接和间接加强 GABA 的抑制作用,通过消耗神经递质谷氨酸的存储或阻断谷氨酸的作用位点 NMDA 受体以减少兴奋性神经递质谷氨酸的活性。抗癫痫药可通过一种或多种机制抑制神经元的高兴奋性。抗癫痫药物可分为钠通道阻滞性和非钠通道阻滞性抗癫痫药物。

(1) 卡马西平(carbamazepine):是治疗三叉神经痛的一线药物和用于治疗神经性疼痛的抗癫痫药物。治疗多种神经病理性疼痛有效,开始 100mg,2 次/d;第二日后每隔一日增加 100~200mg,直到疼痛缓解,维持量剂量 400~800mg/d,分次服用;最高量不超过 1200mg/d。卡马西平主要副作用是镇静、共济失调、肝功能损害、药物的相互作用和罕见再生障碍性贫血,需要不断监测血常规。

(2) 拉莫三嗪(lamotrigine):通过阻滞电压依赖性钠通道和抑制周围神经产生的异位冲动,减少中枢兴奋性递质谷氨酸和天冬氨酸的释放。拉莫三嗪 300~400mg/d 用于治疗糖尿病神经病变、中枢性疼痛、HIV-相关神经病变有效。拉莫三嗪的缺点是出疹的发生率相对较高。

(3) 托吡酯(topiramate):通过阻滞电压依赖钠通道、增加 $GABA_A$ 受体部位的 GABA 浓度、激动谷氨酸受体的 kainate 亚型减少神经元活动。200mg/d 可减轻坐骨神经痛。但托吡酯的缺点副反应发生率较高,如镇静发生率较高、精神运动性缓慢、对碳酸脱水酶的抑制、肾结石等,所以不推荐使用,除非有较好的治疗指数。

（4）加巴喷丁（gabapentin）：加巴喷丁是新抗癫痫药物,目前已成为治疗神经病理性疼痛的一线药物。加巴喷丁的作用机制可能存在多种作用途径：① 对GABA介导传入通路的抑制,减少了兴奋性传入信号；② 通过增加神经末梢释放GABA,发挥GABA能作用；③ NMDA受体拮抗作用；④ 中枢神经系统钙通道的拮抗作用和对外周神经的抑制作用。加巴喷丁有很好的生物利用率和较好的安全性,不用担心药物间的反应和对肝脏酶的影响。加巴喷丁可用于带状疱疹后神经痛、糖尿病神经痛、癌性神经痛、三叉神经痛、多发性硬化症引起的神经痛、复杂局部疼痛综合征以及其他神经痛的治疗或辅助治疗。加巴喷丁治疗神经痛开始推荐剂量为300mg,3次/d,根据需要可逐渐加大剂量,最大剂量为3600mg/d,但不超过4200mg。

（5）丙戊酸（valproicacid）：丙戊酸增加GABA能的传递、增加脑内GABA浓度和改变脑内兴奋性氨基酸水平。推荐剂量为丙戊酸1200mg/d。镇静、胃肠道反应、脱发、肝功能异常、抑制血小板聚集等副作用和严重的毒性反应限制了丙戊酸在慢性疼痛治疗中的应用。

2. 抗抑郁药

抗抑郁药被广泛应用于各种神经病理性疼痛的治疗,包括三叉神经痛、糖尿病患者周围神经痛和带状疱疹后神经痛等。抗抑郁药主要通过阻断中枢神经系统下行防感受伤害通路中释放的NE和5-HT的再摄取而起效,也可以阻断Na$^+$和Ca^{2+}通道,还有腺苷和NMDA受体而抑制神经元的高兴奋性。

（1）三环类抗抑郁药（tricyclic antidepressants,TCAs）：主要是通过抑制去甲肾上腺素和5-HT的再摄取,使突触间这两种递质的浓度增加而发挥作用,临床上主要用于治疗慢性疼痛,以及由于慢性疼痛而继发抑郁的患者。用药后通常需要2～3周才能发挥镇痛作用,使无法忍受的疼痛减轻到可忍受的范围。随用药剂量增加及用药时间的延长,其镇痛作用也逐渐增强,因此在应用这类药物时常需要较长时间达到镇痛作用。三环类抗抑郁药对偏头痛、糖尿病周围神经病变、带状疱疹后神经痛（疱疹后神经痛）、关节炎疼痛及中风后疼痛有明显的疗效。

常用于镇痛的三环类抗抑郁药有：① 阿米替林（amitriptyline）,与其他同类药物相比,其具有较强的镇痛作用,开始剂量25mg/次,2次/d,口服,一周后达到维持剂量25～100mg/d。② 丙咪嗪（imipramine）,有中度镇痛作用,开始剂量25～50mg/次,2次/d,以后逐渐增加至一日总量100～250mg。极量不超过300mg/d。③ 多塞平（doxepin）,口服常用量为开始25mg/次,2～3次/d,以后逐渐增加至一日总量100～250mg。剂量不超过300mg/d。

三环类抗抑郁药的不良反应是抗胆碱能反应,如便秘和口干,以及心血管反应、锥体外系综合征（震颤/抽搐、运动障碍）、体重增加和性功能障碍等。

（2）5-HT再摄取抑制剂（selective serotonin reupake inhibitors,SSRIs）：SSRIs主要通过阻断5-HT的突触前再摄取,而作用于中枢神经系统,此类药物没有独立的镇痛作用,是临床用于抑郁治疗的一线药物,也可用于经前期紧张综合征、慢性疲劳综合征及慢性疼痛治疗。由于镇静作用较轻,适用于已接受镇静药物治疗的疼痛患者。减轻神经性疼痛方面,作用没有TCAs有效,但副作用较少。

常用于镇痛抗抑郁的5-HT再摄取抑制剂为：① 氟西汀（fluoxetine）,可增强晚期癌症患者镇痛药物的镇痛效果,缓解患者的焦虑、抑郁状态,且不良反应少。20～40mg/d。② 帕罗西汀（paroxetine）,可增强骨科慢性疼痛性疾病伴发抑郁治疗的效果,一般口服剂量为20mg/d,极量50mg/d。③ 舍曲林（sertraline）,50mg/次,1次/d,治疗剂量范围为50～200mg/d。

此类药物不良反应相对较少,常见的有头痛、镇静、细颤、耳鸣、锥体外系综合征,心血管毒性反应少见。胃肠道反应包括恶心、呕吐、腹胀和腹泻。

3. 局麻药和抗心律失常药

(1) 静脉注射利多卡因能治疗糖尿病神经性疼痛。使疼痛减轻的用量是 5mg/kg,单次注射后其作用可以维持 3~21d。对非带状疱疹后神经痛患者的持续性疼痛和异常性疼痛也有效,后者效果更显著。

(2) 口服美西律(mexiletine),美西律结构同利多卡因相似,也属于抗心律失常药物。目前用来治疗多种神经病理性疼痛、糖尿病神经病变,给予小剂量美西律 450~750mg/d,结果产生中等程度的镇痛作用。美西律的缺点是心脏的禁忌证,可加重心律不齐、药物之间的相互作用、胃肠道不适、震颤。

4. 阿片类药物

阿片类药物用于治疗神经病理性疼痛,尽管存在争议,但是多项随机、双盲研究显示吗啡、多瑞吉和曲马多等治疗神经性疼痛有效。阿片类药物剂量需要个体化,长期随访,需监测疼痛缓解程度和了解生活质量改善情况。对抗癫痫等药物治疗无效的患者,仍应该考虑给予长效阿片类药物比如美沙酮、吗啡和多瑞吉等。

5. 非甾体类抗炎药(NASIDs)

NASIDs 可用于治疗炎症、疼痛和发热,作用机制是抑制前列腺素合成酶 COX 而阻断前列腺素的合成。一般 NASIDs 对骨骼肌疼痛和各种其他状况有效,比如关节炎、痛经和头痛,在各自推荐剂量下对神经病理性疼痛都有一定效果,但有些患者对特定的 NSAIDs 效果较好,可作为联合其他药物的辅助用药。

6. 局部用药

(1) 利多卡因(lidocaine)贴剂:局部 5% 利多卡因贴剂是 FDA 批准用于治疗带状疱疹后神经痛的第一个药物,效果明确无全身副作用,使用方便简单,开创了治疗神经性疼痛的新局面。目前局部利多卡因贴剂的商业产品透皮利多卡因(lidoderm)已用于临床。

(2) 可乐定(clonidine):α_2 肾上腺素能激动剂,FDA 已批准用于硬膜外给药治疗顽固性神经病理性癌痛,也可鞘内和硬膜外给药治疗术后急性疼痛。0.2mg/g 的可乐定乳霜剂有治疗神经病理性疼痛的效果。

(3) 辣椒素(capsaicin):红辣椒中最刺激性的成分,几个世纪以来一直用于疼痛治疗。随机、双盲临床研究报道,局部辣椒素可用于治疗神经性疼痛。作用机制不详,目前认为是通过抑制 P 物质的已知感受伤害的神经递质的释放及消耗的方式对传入感觉神经脱敏。一般作为辅助治疗药物。

(吴波拉)

【复习思考题】

1. 能用于疼痛治疗的药物有哪些?列举各类的代表性药物。

2. 试述癌痛的阶梯性药物治疗的内容。

3. 偏头痛药物治疗的原则和方案。

4. 神经病理性疼痛的治疗方案。

第14章

高血压的药物治疗

➡ **重点内容**

1. 抗高血压药的分类及代表药物。
2. 利尿药、β肾上腺素受体阻断药、肾素—血管紧张素系统抑制药和钙通道阻滞药等常用抗高血压药的药理作用、临床临床和不良反应。
3. 抗高血压药物的合理应用。
4. 高血压急症的治疗。

高血压是最常见的心血管疾病。世界各国人群高血压的患病率高达10％～20％,并可引起心、脑、肾等器官的严重并发症。正常人血压应低于140/90mmHg,高于此标准即为高血压。高血压患者中,绝大多数原因未明,称为原发性高血压;继发性高血压仅占约10％。高血压的诊断标准见表14-1。

表 14-1　高血压的诊断标准

类　别	收缩压(mmHg)	舒张压(mmHg)
正常血压	＜120	＜80
高血压前期	120～139	80～89
1 级高血压	140～159	90～99
2 级高血压	160～179	100～109
3 级高血压	≥180	≥110
单纯收缩期高血压	≥140	＜90

临床研究表明,患者血压≥140/90mmHg 时往往有并发高血压性心血管病的危险,需及时治疗。这种危险性随着收缩压和舒张压的升高而逐渐增加。虽然临床上多把舒张压升高定为高血压,但收缩压进行性升高引起的心血管疾病与舒张压升高相似。单纯收缩期高血压(收

缩压≥140mmHg,舒张压<90mmHg)多见于 60 岁以上老年人。

严重高血压患者(收缩压≥210mmHg,舒张压≥120mmHg)可产生动脉内皮损伤和显著的内膜细胞增生,引起内膜增厚而导致动脉闭塞为特征的暴发性动脉病变,最终引起小动脉栓塞和危及生命的急进性高血压,也可并发肾功能衰竭、高血压脑病、充血性心力衰竭及肺水肿等。血压水平相同时,靶器官受损者的预后较靶器官未受损者差。

流行病学及临床研究资料表明,血压水平越高发生心血管事件越多,同时高血压伴有糖尿病、高血脂及吸烟者或高血压患者合并有冠心病、脑血管疾病及肾功能不全等相关疾病,则 10 年内发生心血管事件的危险性大大增加。因此,将高血压进行危险度分层可作为治疗及预后判断的依据。影响高血压危险度分层的因素有:① 高血压水平:分为 1、2、3 级;② 心血管疾病的危险因素:年龄(男性>55 岁,女性>65 岁)、吸烟、高脂血症(总胆固醇>5.72mmol/L)、糖尿病及早发心血管疾病家族史(发病年龄女性<65 岁,男性<55 岁);③ 靶器官损害及合并临床疾病。高血压的危险度分层见表 14-2。10 年随访发生一种主要心血管事件的危险性,低度危险组<15%,中度危险组约 15%~20%,高度危险组 20%~30%,极高危险组≥30%。

表 14-2　高血压的危险度分层

危险因素和病史	血　　压(mmHg)		
	1 级	2 级	3 级
无其他危险因素	低危	中危	高危
1~2 个危险因素	中危	中危	极高危
≥3 个危险因素或靶器官损害或糖尿病	高危	高危	极高危
合并临床疾病	极高危	极高危	极高危

14.1　高血压的病理生理及药物作用环节

高血压的病理生理变化涉及与血压调节有关的不同部位和不同环节,调整下述病理因素,既是抗高血压药物的作用基础,也是研制新型抗高血压药物的作用靶点。

14.1.1　高血压的病理生理

1. 中枢及交感神经功能失调

大脑皮层、皮层下中枢及脑干等多个部位对血压有调节作用,这些部位功能紊乱,可引起外周交感神经兴奋性增加,外周血管平滑肌收缩、心输出量增加,最后使血压增高。原发性高血压患者约 40%循环中儿茶酚胺水平增高。因此,作用于上述不同环节的药物均可产生相应的抗高血压作用。

2. 肾素—血管紧张素系统活性增高

肾素—血管紧张素系统(rennin-angiotensin system,RAS)在血压调节和高血压发病中起重要作用。肝脏产生的血管紧张素原在肾素(蛋白水解酶)的作用下转变为血管紧张素Ⅰ,后者在血管紧张素转化酶(angiotensin converting enzyme,ACE)作用下转变为血管紧张素Ⅱ,

血管紧张素Ⅱ作用于血管紧张素Ⅱ受体（AT₁）受体，产生广泛的心血管作用：① 收缩小动脉平滑肌，增加外周阻力；② 提高交感神经兴奋性；③ 刺激肾上腺皮质分泌醛固酮，导致水钠潴留；④ 促进细胞肥大和肾血管效应等。除循环中的 RAS 外，目前发现组织内的 RAS 通过局部作用可导致血管平滑肌增生、心肌细胞肥厚，从而引起血管壁厚，血管阻力增加，左心室肥厚等改变，在高血压发病中有重要意义。作用于 RAS 的药物有血管紧张素转化酶抑制药（angiotensin converting enzyme inhibitor，ACEI）、AT₁ 受体阻断药和肾素抑制药，其中 ACEI 还可减慢缓激肽降解，升高缓激肽水平，继而促进一氧化氮（NO）和前列腺素生成，产生舒血管效应（图 14-1）。

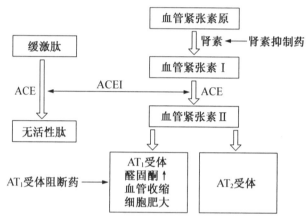

图 14-1　肾素—血管紧张素系统及药物作用部位

3. 血管结构和功能异常

（1）高血压伴发的血管重建包括小动脉平滑肌增生或硬化，口径变小，动脉壁顺应性下降等，既是高血压所致的病理变化，又是高血压维持和加剧的结构基础。凡能舒张小动脉平滑肌、抑制其增生、减轻血管硬化的药物可以降低血压或减少高血压并发症。

（2）血管平滑肌收缩性增强是血管收缩、血压增高的主要因素，钙通道阻滞药、钾通道开放药和其他血管平滑肌扩张药可减弱血管平滑肌收缩，具有降压作用。

（3）血管内皮释放的 NO 是内源性血管舒张的因素，而血管内皮释放的内皮素是内源性血管收缩因素。血管内皮功能异常可导致血管收缩，血压增高。含硝基的药物硝酸甘油和硝普钠等可释放 NO，进而激活鸟苷酸环化酶，增加血管平滑肌细胞内 cGMP，进一步激活依赖于 cGMP 的蛋白激酶，使肌球蛋白轻链去磷酸化而使血管平滑肌扩张，可用于急性高血压症状的控制。

4. 其他

如水钠潴留、血液黏滞度增高、胰岛素抵抗等因素也参与某些高血压或高血压症状的发生。影响这些环节的药物都有一定的抗高血压的应用价值。

14.1.2　抗高血压药物的分类

根据药物的作用部位和机制不同，可将抗高血压药物分为下列几类：

1. 利尿药

（1）噻嗪类和相关药物：氢氯噻嗪、氯噻酮。

（2）袢利尿药：呋塞米、布美他尼、依他尼酸。

（3）保钾利尿药：氨苯蝶啶、螺内酯。

2. 交感神经阻滞药

（1）β肾上腺素受体阻断药：普萘洛尔、阿替洛尔。

（2）α肾上腺素受体阻断药：哌唑嗪、特拉唑嗪、多沙唑嗪。

（3）α、β肾上腺素受体阻断药：拉贝洛尔、卡维地洛。

（4）作用于中枢的药物：可乐定、甲基多巴。

（5）去甲肾上腺素能神经末梢阻断药：胍乙啶、利舍平。

3. 钙通道阻滞药

硝苯地平、尼群地平、氨氯地平。

4. 肾素—血管紧张素系统抑制药

（1）ACEI：卡托普利、依那普利、苯那普利、福辛普利。

（2）AT_1受体阻断药：氯沙坦、坎替沙坦、伊贝沙坦、缬沙坦。

（3）肾素抑制药：雷米克林。

5. 血管扩张药

（1）动脉扩张药：肼屈嗪、米诺地尔。

（2）动静脉扩张药：硝普钠。

14.2　常用抗高血压药物

14.2.1　利尿药

利尿药单用即有降压作用，并可增强其他降压药的作用。利尿药包括噻嗪类、保钾利尿药和袢利尿药，临床治疗高血压以噻嗪类利尿药为主，其中以氢氯噻嗪（hydrochlorothiazide）最为常用。

氢氯噻嗪

【体内过程】

氢氯噻嗪（hydrochlorothiazide）口服生物利用度为 60%～90%，服用后 1h 产生降压效应，血药浓度 1～3h 达高峰，作用维持时间 12h。药物以原形从肾脏排出。

【药理作用及作用机制】

降压作用温和、持久，长期用药无明显耐受性。大多数患者一般用药 2～4 周可达到最大疗效。利尿药降低血压的确切机制尚不十分明确。用药初期，利尿药可减少细胞外液容量及心输出量。长期给药后虽然血容量和心输出量逐渐恢复至给药前水平，但外周血管阻力和血压仍持续降低，该作用并非直接作用，因为利尿药在体外对血管平滑肌无作用，在肾切除的患者及动物使用利尿药也不能发挥降压作用。目前认为，利尿药长期降压作用可能因平滑肌细胞内 Na^+ 浓度降低，通过 Na^+-Ca^{2+} 交换机制，使细胞内 Ca^{2+} 减少，从而降低血管平滑肌细胞对缩血管物质的敏感性。

【临床应用】

药物可单用或与其他抗高血压药联合应用治疗各类高血压。单用特别适用于轻、中度高血压,对老年人高血压、单纯收缩期高血压和高血压合并心功能不全者降压效果较好。药物可降低高血压患者心、脑血管并发症如脑卒中和心力衰竭的发病率和死亡率,提高生活质量。

【不良反应】

长期大量使用可引起电解质、糖、脂质代谢改变。应注意补钾或与保钾利尿药合用。对合并有氮质血症或尿毒症的患者可选用袢利尿药呋塞米。

【禁忌证】

糖尿病、痛风和肾功能低下患者禁用本品。

【用法与用量】

临床试验表明,许多患者使用小至 12.5mg 的氢氯噻嗪即有降压作用,超过 25mg 降压作用并不一定增强,但不良反应发生率增加,因此建议单用氯噻嗪降压时的剂量不宜超过25mg,若 25mg 仍不能有效地控制血压,则应合用或换用其他类型抗高血压药。

14.2.2 肾上腺素受体阻断药

1. β 肾上腺素受体阻断药

β 受体阻断药可通过多种机制降低血压,临床广泛用于各种高血压的治疗。不同的 β 受体阻断药在脂溶性、对 β_1 受体选择性、内在拟交感活性及膜稳定性等方面均有差异,上述差异影响了它们的药物代谢动力学和不良反应。主要药物有普萘洛尔(propranolol)、吲哚洛尔(pindolol)、美托洛尔(metoprolol)和阿替洛尔(atenolol)等。

普萘洛尔

普萘洛尔(propranolol,心得安)是 β 受体阻断药的代表药物,为非选择性 β 受体阻断药。普萘洛尔对 β_1 和 β_2 受体具有相同的亲和力,无内在拟交感活性。

【体内过程】

普萘洛尔为高度亲脂性化合物,口服吸收完全,肝脏首过效应显著,生物利用度约为25%,且个体差异较大。实际 $t_{1/2}$ 约为 4h,但降压作用持续时间较长,可 1～2 次/d。

【药理作用及作用机制】

药物降压作用机制与下列因素有关:① 阻断心脏 β_1 受体,降低心输出量。② 阻断肾小球旁器 β_1 受体,抑制肾素分泌,从而抑制 RAS 活性。③ 阻断中枢 β 受体,使外周交感神经系统活性下降。④ 阻断外周去甲肾上腺素能神经末梢突触前膜 β_2 受体,抑制正反馈调节作用,减少去甲肾上腺素释放。⑤ 增加前列环素的合成。

【临床应用】

普萘洛尔临床用于治疗各种程度的原发性高血压,与其他抗高血压药合用效果更明显。对伴有心输出量及肾素活性偏高的患者或伴有心绞痛、心律失常的高血压患者疗效较好。

【不良反应】

药物临床剂量个体差异大。长期用药者不可骤然停药,以避免停药综合征。药物可升高血浆甘油三酯水平,其机制尚不明确。高血压患者长期应用普萘洛尔等 β 受体阻断药骤然停药,可使血压和心率反跳性增高,因此长期应用 β 受体阻断药停药时必须逐渐减量(减药过程 10～14d)。

【禁忌证】

普萘洛尔禁用于哮喘、病态窦房结综合征及房室传导阻滞患者。

阿替洛尔

阿替洛尔(atenolol)降压机制与普萘洛尔相同,但对心脏的 β_1 受体有较大的选择性,而对血管及支气管的 β_2 受体影响较小,但较大剂量时对 β_2 受体也有作用。药物无内在拟交感活性,无膜稳定作用。口服用于治疗各型高血压,降压作用持续时间较长,每日服用一次。

2. $\alpha\beta$ 肾上腺素受体阻断药

拉贝洛尔(labetalol,柳胺苄心定)阻断 β_1 和 β_2 受体的作用强度相似,对 α_1 受体作用较弱,对 α_2 受体则无作用。本品适用于各型的高血压,合用利尿药可增强其降压效果。大剂量可致直立性低血压,少数患者用药后可引起疲乏、眩晕和上腹部不适等症状。

卡维地洛(carvedilol)是兼有 α_1 受体阻断作用的 β 受体阻断药。口服首过消除显著,生物利用度 22%,药效维持可达 24h。可用于高血压和心力衰竭的治疗。不良反应与普萘洛尔相似,但不影响血脂代谢。

14.2.3　钙通道阻滞药

钙通道阻滞药是重要的高血压治疗药物,从化学结构上可将其分为二氢吡啶类和非二氢吡啶类。各类钙通道阻断药对心脏和血管的选择性不同,二氢吡啶类对血管平滑肌作用较强。

硝苯地平

【体内过程】

硝苯地平(nifedipine,心痛定)降压作用快而强。口服吸收且完全,10min 起效,30～40min 达最大效应,作用持续 3h。生物利用度 65%,$t_{1/2}$ 为 2.5h。药物主要在肝脏代谢,少量以原形从肾脏排出。

【药理作用】

硝苯地平作用于细胞膜 L-型钙通道,通过抑制钙离子从细胞外进入细胞内,使细胞内钙离子浓度降低,小动脉扩张,总外周血管阻力下降而降低血压。由于周围血管扩张,可引起交感神经活性反射性增强而加快心率。

【临床应用】

临床用于治疗轻、中、重度高血压,尤以低肾素性高血压疗效较好;亦适用于合并有心绞痛或肾脏疾病、糖尿病、哮喘、高脂血症及恶性高血压患者。可单用或与利尿药、β 受体阻断药和 ACEI 合用。目前多推荐使用缓释片剂,以减轻迅速降压造成的反射性交感活性增加。

【不良反应】

主要不良反应为血管过度扩张的症状,常见有头痛、眩晕、颜面潮红、心悸和水肿(系毛细血管扩张而非水钠潴留所致)等。

尼群地平

尼群地平(nitrendipine)作用与硝苯地平相似,但降压作用起效较慢而持久,适用于各型高血压,与利尿药、β受体阻断药或 ACEI 合用可增加降压效应。不良反应有头痛、眩晕、心悸和皮疹等。肝功能不良者宜慎用或减量。药物可增加地高辛血药浓度。

氨氯地平

氨氯地平(amlodipine)作用与硝苯地平相似,但对血管选择性更高。药物生物利用度高,血药浓度的峰谷波动小;$t_{1/2}$ 长达 35～40h,每日用药 1 次;降压作用平缓。不良反应较轻,有心悸、头痛、面红、水肿等,少见有皮疹、呼吸困难、肌肉痉挛等。

拉西地平

拉西地平(lacidipine)和氨氯地平被称为第三代钙通道阻断药。拉西地平血管选择性强,不易引起反射性心动过速和心输出量增加,用于轻、中度高血压。降压作用起效慢、持续时间长,每日口服 1 次。药物具有抗动脉粥样硬化作用。不良反应有心悸、头痛、面红、水肿等。

14.2.4 肾素—血管紧张素系统抑制药

1. 血管紧张素转换酶抑制药

不同的 ACEI 有共同的药学作用,目前已成为临床上治疗高血压的重要药物。常用药物有卡托普利(captopril)、依那普利(enalapril)、福辛普利(fosinopril)和赖诺普利(lisinopril)等。

(1) 基本药理作用

1) 抑制 ACE,减少血管紧张素 Ⅱ 的生成及由其产生的收缩血管,增加外周阻力,促进心血管肥大增生等作用;同时,减弱血管紧张素 Ⅱ 促进醛固酮释放的作用,减少水钠潴留。

2) 抑制缓激肽降解,缓激肽能促进 NO 与前列环素(PGI_2)生成,使血管平滑肌松弛、血压降低。

3) 保护血管内皮细胞,能逆转高血压、心力衰竭、动脉硬化与高血脂引起的内皮细胞功能损伤,恢复内皮细胞依赖性的血管舒张作用。多种 ACEI 在动物实验表现有抗动脉粥样硬化作用,同时降低血浆脂质过氧化,提示与抗氧化作用有关。

(2) 临床应用:ACEI 适用于各型高血压的治疗,对高肾素型高血压患者效果好。轻中度高血压患者单用 ACEI 常可控制血压,加用利尿药可增效。ACEI 对心、肾、脑等器官有保护作用,且能减轻心肌肥厚,阻止或逆转心血管病理性重构,并增加胰岛素抵抗患者的胰岛素敏感性,对伴有心衰或糖尿病、肾病的高血压患者疗效好,可延缓病情发展,改善生活质量。

(3) 主要不良反应

1) 首剂低血压:以卡托普利为例,约 3.3% 的患者首次服用 5mg 后平均动脉压降低 30% 以上。

2) 咳嗽与支气管痉挛:无痰干咳是 ACEI 较常见的不良反应,是被迫停药的主要原因。偶有支气管痉挛性呼吸困难,可不伴有咳嗽。吸入色甘酸二钠可以缓解。咳嗽与支气管痉挛的原因可能是 ACEI 使缓激肽和(或)前列腺素、P 物质在肺内蓄积的结果。依那普利与赖诺普利咳嗽的发生率比卡托普利高,而福辛普利则较低。

3) 高血钾:由于 ACEI 能减少血管紧张素 Ⅱ 生成,使依赖血管紧张素 Ⅱ 的醛固酮释放减少,因此使血钾升高,在肾功能障碍的患者与同时服用保钾利尿药的患者更多见。不同的 ACEI 对血钾的影响大同小异。

　　4）其他：有低血糖、肾功能损伤和血管神经性水肿等。含有—SH 基团的卡托普利可产生味觉障碍、皮疹和白细胞缺乏等以及其他含—SH 的药物（如青霉胺）相似的反应。妊娠和哺乳妇女忌用。

卡托普利

　　卡托普利（captopril，巯甲丙脯酸，甲巯丙脯酸，开博通）是第一个用于临床口服有效的含巯基 ACEI。具有直接抑制 ACE 的作用。体外抑制 ACE 的 IC_{50} 为 $23\sim35nmol/L$。降压效果与患者的 RAS 活动状态有关。因含有—SH 基团，有自由基清除作用，对与自由基有关的心血管损伤如心肌缺血再灌注损伤有防治作用。

【体内过程】

　　口服易吸收，生物利用度为 75%，食物能影响其吸收，因此宜在进餐前 1h 服用。降压作用起效快，给药后 $1\sim2h$ 作用达高峰，持续时间约 $6\sim8h$。血浆蛋白结合率约为 30%。在体内分布较广，但分布至中枢神经系统及哺乳妇女乳汁中的浓度较低。$t_{1/2}$ 为 2h，在体内消除较快，其巯基在体内易被氧化而成为二硫化合物。约 $40\%\sim50\%$ 的药物以原形从肾脏排出。

【临床应用】

　　适用于各型高血压，为抗高血压治疗的基础药物之一。约 $60\%\sim70\%$ 患者单用本品能使血压控制在理想水平，与利尿药和 β 受体阻断药合用对中、重度高血压疗效较好。本品尤其适用于合并糖尿病、左室肥厚、心力衰竭和急性心肌梗死的高血压患者。

【不良反应】

　　可有咳嗽、低血压等不良反应。因药物含—SH 基团，可有青霉胺样反应，如皮疹、嗜酸粒细胞增高、味觉异常或丧失，并可有中性粒细胞减少，多发生于用药时间较长、剂量较大或肾功能障碍者，应定期检查血象。

【禁忌证】

　　卡托普利禁用于双侧肾动脉狭窄患者。

依那普利

　　依那普利（enalapril）口服后在肝酯酶作用下生成二羧酸活性代谢物依那普利酸，对 ACE 抑制作用较卡托普利强 10 倍。药物口服后作用起效缓慢，$4\sim6h$ 作用达高峰，但在体内分布较广，作用维持时间较长，可达 24h 以上，因此可每日给药 1 次。

　　降压时外周血管阻力降低，心率和心输出量则无明显改变，肾血管阻力也降低，肾血流量增加，对肾小球滤过率无明显影响。长期应用时，能逆转左室肥厚和改善大动脉的顺应性。

　　临床用于治疗高血压及慢性心功能不全。主要不良反应为干咳、低血压、血管神经性水肿、高血钾、急性肾功能衰竭等。因其化学结构不含巯基，白细胞减少、蛋白尿、味觉障碍等均少见。禁忌证同卡托普利。

　　2. AT_1 受体阻断药

　　血管紧张素 Ⅱ 受体分为 AT_1 和 AT_2 受体两个亚型。目前发现的血管紧张素 Ⅱ 受体阻断药主要为 AT_1 受体阻断药，可阻断由 AT_1 受体介导的作用，具有良好的降压作用。

　　与 ACEI 比较，AT_1 受体阻断药在抗高血压时不抑制 ACE，因而不产生缓激肽等引起的咳嗽；不能耐受 ACEI 的咳嗽患者，可改用 AT_1 受体阻断药。血管紧张素 Ⅱ 也可通过糜蛋白酶旁路产生,故 ACEI 不能完全阻滞血管紧张素 II 的产生,而 AT_1 受体阻断药阻断血管紧张素 II 与 AT_1 受体结合,因此作用比 ACEI 更完全。但它缺乏 ACEI 的缓激肽-NO 途径的心血管保护作用,也无增敏胰岛素和降低血浆纤维蛋白原的作用。

氯 沙 坦

【体内过程】

氯沙坦(losartan)口服易吸收,首过消除明显,生物利用度为 33%,血药浓度达峰时间 0.25～2h。药物主要在肝脏代谢,大部分随胆汁排出,仅少量药物原形随尿排泄。

【药理作用及作用机制】

药物对 AT_1 受体有选择性阻断作用,对 AT_1 受体的亲和力比对 AT_2 受体的亲和力高约 20000～30000 倍。EXP 3174 是氯沙坦的活性代谢物,其阻断 AT_1 受体作用比氯沙坦强 10～40 倍。在肾性高血压大鼠或清醒自发性高血压大鼠,灌胃给药或静脉注射氯沙坦均有降压作用。氯沙坦对肾脏血流动力学的影响与 ACEI 相似,能拮抗血管紧张素 II 对肾脏入球小动脉与出球小动脉的收缩作用。在肾素活性增高的大鼠,氯沙坦增加肾血流量与肾小球滤过率,并减少近曲小管对水与 NaCl 的重吸收。氯沙坦对高血压、糖尿病合并肾功能不全患者也有保护作用。氯沙坦对肾脏还有促进尿酸的排泄作用。氯沙坦长期降压作用还与降低左室心肌肥厚和血管壁增厚及改善血管的反应性有关。临床试验证明,氯沙坦能降低心血管疾病的病死率。

【临床应用】

氯沙坦临床可用于轻、中度高血压治疗。

【不良反应】

少数患者用药后可出现眩晕。氯沙坦对血中脂质及葡萄糖含量均无影响,也不引起直立性低血压。药物应避免与钾盐或保钾利尿药合用。低血压及严重肾功能不全、肝病患者慎用。孕妇、哺乳妇女及肾动脉狭窄者禁用。

坎替沙坦

坎替沙坦(candesartan)对 AT_1 受体的作用具有强效、长效、谷峰比值高(>80%)等特点。它对 AT_1 受体的亲和力比氯沙坦强 50～80 倍。口服生物利用度为 42%,血浆蛋白结合率为 99.5%。坎替沙坦经肾及胆汁排出体外。可用于高血压的治疗。长期治疗能逆转左室肥厚,对肾脏也有保护作用。药物不良反应较少。禁忌证同其他 AT_1 受体阻断药。

14.3 其他经典抗高血压药物

14.3.1 中枢性降压药

中枢性降压药有可乐定、甲基多巴、莫索尼定和利美尼定等。以往认为,可乐定的降压作用主要通过作用于孤束核 α_1 肾上腺素受体,近年发现其降压作用还与咪唑啉受体有关。而莫索尼定等主要作用于咪唑啉受体,甲基多巴则作用于孤束核 α_2 受体。

可 乐 定

【体内过程】

可乐定(clonidine)口服易吸收,口服后 30min 起效,2～4h 作用达高峰。口服生物利用度为 71%～82%,蛋白结合率为 20%。药物脂溶性高,能透过血脑屏障。$t_{1/2}$ 为 6～13h,药物约50%以原形从尿中排出。

【药理作用及作用机制】

药物抑制交感神经活性,降压时伴有心率减慢及心输出量减少。药物具有中枢镇静作用,并可抑制胃肠分泌及运动,对肾血流量和肾小球滤过率无明显影响。降压机制:延髓孤束核突触后膜的 α_2 受体和延髓腹外侧区嘴部的咪唑啉受体(I$_1$ 受体)激动可能与其降压作用有关;药物还可激动外周去甲肾上腺素能神经末梢突触前膜的 α_2 受体,通过负反馈作用,减少去甲肾上腺素的释放,也是其降压机制之一。大剂量的可乐定可兴奋外周血管平滑肌上的 α_1 受体,引起血管收缩,使降压作用减弱。

【临床应用】

临床适于治疗中度高血压,降压作用中等偏强。药物不影响肾血流量和肾小球滤过率,但能抑制胃肠道分泌和运动,故适用于肾性高血压或兼有消化性溃疡的高血压患者。可乐定与利尿药合用有协同作用,可用于重度高血压。口服也用于预防偏头痛或作为治疗吗啡类镇痛药成瘾者的戒毒药。其溶液剂点眼用于治疗开角型青光眼。

【不良反应及药物相互作用】

常见的不良反应是口干和便秘。其他有嗜睡、抑郁、眩晕、血管性水肿和心动过缓等。可乐定不宜用于高空作业或驾驶机动车辆的人员。突然停药可出现短时的交感神经亢进现象,表现为心悸、出汗、血压突然升高等。出现停药反应时可恢复应用可乐定或用 α 受体阻断药酚妥拉明治疗。可乐定能加强其他中枢神经系统抑制药的作用,合用时应慎重,三环类化合物如丙咪嗪等药物在中枢可与可乐定发生竞争性拮抗,取消可乐定的降压作用,不宜合用。

莫索尼定

莫索尼定(moxonidine)为第二代中枢降压药。口服生物利用度 88%,降压作用可维持24h,60%药物以原形经肾脏排泄。作用与可乐定相似,其特点是对咪唑啉 I$_1$ 受体亲和力比对 α_2 受体强约 600 倍。莫索尼定的主要不良反应有口干、嗜睡、头晕等,无体位性低血压和停药反跳现象。

14.3.2　血管平滑肌扩张药

本类药物直接扩张血管平滑肌,不良反应较多,一般不宜单用,常与利尿药、β 受体阻断药或其他降压药合用,以提高疗效,减少不良反应。

肼 屈 嗪

肼屈嗪(hydralazine,肼苯哒嗪)可直接扩张小动脉平滑肌,使血压下降。对舒张压的作用大于收缩压。对肾、脑血流量影响较小,但可反射性兴奋交感神经,引起心率加快,心输出量和心肌耗氧量增加,还可引起水、钠潴留。本药扩张血管的机制可能是干预血管平滑肌细胞的

Ca^{2+}内流或胞内储存 Ca^{2+} 的释放。

肼屈嗪适用于中度高血压的治疗。与利尿药、β受体阻断药合用可增强疗效,减少不良反应。

常见不良反应有恶心、呕吐、头痛、头晕、乏力、心悸和外周神经炎等。也能引起代偿性水钠潴留。偶有药热和皮疹等过敏反应。长期用药能引起全身性红斑狼疮样综合征。

硝 普 钠

硝普钠(sodium nitroprusside)口服不吸收,需静脉滴注给药,约 30s 起效,2min 达最大效应,停药后 3min 作用消失。

药物可直接松弛小动脉和静脉平滑肌,属硝基扩张血管药,在血管平滑肌内代谢产生一氧化氮(NO)。NO 可激活鸟苷酸环化酶,促进 cGMP 的形成,从而产生血管扩张作用。本品属于非选择性血管扩张药,很少影响局部血流分布。一般不降低冠脉血流、肾血流及肾小球滤过率。

药物适用于高血压危象的治疗和手术麻醉时的控制性低血压。也可用于高血压合并心衰或嗜铬细胞瘤发作引起的血压升高。

硝普钠静滴时可出现恶心、呕吐、精神不安、肌肉痉挛、头痛、皮疹、出汗、发热等。大剂量或连续使用(特别在肝肾功能损害的患者),可引起血浆氰化物或硫氰化物浓度升高而中毒,可致甲状腺功能减退。用药时须严密监测血浆氰化物浓度。

米 诺 地 尔

米诺地尔(minoxidil,长压定)为钾通道开放剂。钾离子外流增多,细胞膜超极化,膜兴奋性降低,Ca^{2+} 内流减少,血管平滑肌舒张,血压下降。米诺地尔主要扩张小动脉平滑肌,增加皮肤、骨骼肌、胃肠道和心脏的血流量。在降压时常伴有反射性心动过速和心输出量增加。药物可用于其他抗高血压药疗效不佳的严重顽固性高血压。不良反应较严重,主要有水钠潴留、心血管反应和多毛症。

14.3.3　$α_1$受体阻断药

用于抗高血压治疗的 α 受体阻断药主要为具有 $α_1$ 受体阻断作用而不影响 $α_2$ 受体的药物。$α_1$ 受体阻断药最大的优点是对代谢没有明显的不良影响,并对血脂代谢有良好作用。可用于各种程度的高血压治疗,对轻、中度高血压有明确疗效,与利尿药及 β 受体阻断药合用可增强其降压作用。本类药物有哌唑嗪(prazosin)、特拉唑嗪(terazosin)、多沙唑嗪(doxazosin)等。

哌 唑 嗪

哌唑嗪(prazosin)药物口服易吸收,生物利用度 $60\%\sim70\%$。服药后 $1\sim3h$ 血药浓度达高峰,药物血浆蛋白结合率高。大部分经肝脏代谢,经胆汁排出,小部分以原形经肾脏排出体外。$t_{1/2}$ 为 $2\sim3h$。

药物舒张小动脉和静脉,降压作用中等偏强。降压时,外周血管阻力降低,心输出量不变或略升,对肾血流量无明显影响。哌唑嗪能选择性阻断外周 $α_1$ 受体,竞争性抑制交感神经递质对血管平滑肌的作用,使血管扩张,血压下降。它对突触前膜 $α_2$ 受体几无作用,故在血压下降同时不增加交感神经递质释放,不增加心率和肾素活性。

哌唑嗪适用于中度高血压及并发肾功能障碍者。如与利尿药合用效果更明显。一般不良反应为眩晕、乏力、口干、鼻塞等。部分患者首次用药后可出现体位性低血压、心悸、眩晕等,称为首剂现象,一般服用数次后这种首剂现象即可消失;若首剂减半量,并于睡前服用可避免。

14.3.4　神经节阻断药

神经节阻断药对交感和副交感神经节均有阻断作用,它对效应器的具体效应则视两类神经对该器官的支配以何者占优势而定。由于交感神经对血管的支配占优势,用神经节阻断药后,使血管特别是小动脉扩张,总外周阻力下降,加上静脉扩张,回心血量和心排出量减少,血压显著下降;又因肠道、眼、膀胱等平滑肌和腺体以副交感神经占优势,因此用药后常出现便秘、扩瞳、口干、尿潴留等。

本类药物曾广泛用于高血压的治疗,但由于不良反应较多,降压作用过强过快,现仅用于一些特殊情况,如高血压危象、主动脉夹层动脉瘤、外科手术中的控制性低血压等。本类药物有樟磺咪芬(trimetaphan,米噻芬)和六甲溴铵(hexamethonium bromide)等。

14.3.5　去甲肾上腺素能神经末梢阻滞药

去甲肾上腺素能神经末梢阻滞药主要通过影响儿茶酚胺的贮存及释放产生降压作用。如利舍平(reserpine)及胍乙啶(guanethidine)。利舍平作用较弱,不良反应多,目前已不单独应用。胍乙啶较易引起肾、脑血流量减少及水、钠潴留。主要用于重症高血压。

14.4　抗高血压药的合理应用

高血压药物治疗的目标不仅是降低血压,更重要的是确实有效的降压治疗可保护靶器官的形态和功能,降低心脑血管并发症的发生和病死率。由于抗高血压药物种类繁多,高血压的病理生理情况也有很大个体差异,因此药物的合理应用非常重要。

1. 根据病情选药

抗高血压治疗指南推荐对大多数 1 级高血压且非药物治疗无效的患者,可首选利尿药。其他常用的药物还有 ACEI、AT_1 受体阻断药、β 肾上腺素能受体阻断药和钙通道阻滞药。无并发症的 2 级高血压可在利尿药的基础上加用一个其他类的抗高血压药。单纯收缩期高血压(收缩压≥140mmHg,舒张压<90mmHg)选用利尿药和钙通道阻滞药较好。此外,对于高血压危险度分层低危及中危患者认真改善生活方式或配合药物治疗可减少高血压的发展;对高危和极高危患者进行针对性强的合理治疗则可有效降低心血管事件的发生及死亡。

2. 根据合并症选药

① 高血压合并偏头痛时宜选用 β 肾上腺素能受体阻断药;② 高血压合并心力衰竭者,宜用利尿药、ACEI、哌唑嗪;③ 高血压合并心绞痛者,宜用钙通道阻滞药、β 肾上腺素能受体阻断药;④ 高血压合并肾功能不全者,宜用 ACEI、钙通道阻滞药;⑤ 高血压合并消化性溃疡者,宜用可乐定,不用利舍平;⑥ 高血压伴有窦性心动过速者,宜用 β 肾上腺素能受体阻断药;⑦ 高血压伴有精神抑郁者,不宜用利舍平或甲基多巴;⑧ 高血压合并支气管哮喘者,不宜用 β 肾上腺素能受体阻断药;⑨ 高血压合并糖尿病或痛风者,不宜用噻嗪类利尿药。

3. 平稳降压

基础和临床研究表明,血压不稳定是导致器官损伤的重要原因。人体血压在 24h 内存在自发性波动,这种自发性波动被称为血压波动性(blood pressure variability,BPV)。在血压水平相同的高血压患者中,BPV 高者,靶器官损伤严重。去除大鼠的动脉压力感受器的传入神经,造成动物的血压极不稳定(虽然此时 24h 平均血压水平与正常动物相当),这些动物有严重的器官损伤。因此应注意尽可能减少人为因素造成的血压不稳定。使用短效的降压药常使血压波动增大,而真正 24h 有效的长效制剂比较好,要求药物的"谷峰比值"在 50% 以上。

4. 个体化治疗

高血压治疗应强调个体化原则,主要根据患者的年龄、性别、种族、病情程度、并发症及合并其他疾病等情况制订治疗方案。在选药个体化的同时,要注意药物剂量个体化,由于药物代谢酶受遗传因素影响,不同的患者所需剂量也不同。总之,应根据"最好疗效,最小不良反应"的原则,为每一患者选用适宜的药物和剂量。

5. 抗高血压药物的联合应用

当一种抗高血压药物无效时,抗高血压药物的联合应用常常是有益的。研究表明,血压控制良好的患者中有 2/3 是联合用药。联合用药时要注意各药的作用特点,不宜将同类药物联合应用。在目前常用抗高血压药物如噻嗪类利尿药、β 肾上腺素能受体阻断药、二氢吡啶类钙通道阻滞药和 ACEI 中,任何两类药物的联用都是可行的。其中又以 β 受体阻断药加二氢吡啶类钙通道阻滞药和 ACEI 加钙通道阻滞药的联用效果较好。不同作用机制的药物联合应用多数能起协同作用。这样可使两种药物的用量减少,不良反应减轻。而且,某些药物的联用可以相互抵消副作用。

6. 高血压急症的治疗

高血压急症是指短期内患者血压急剧升高,可能严重危及生命。及时正确处理高血压急症十分重要,如能在短时间内缓解病情,就可能遏制进行性或不可逆性的靶器官损害,降低致残率和死亡率。高血压急症应进入监护病房,持续监测血压。药物治疗应选择快速强有力的降压药静脉给药以迅速降低血压。

一旦血压达到合理范围,则用口服药物,以取得长期、平稳的治疗效果。最常用药物是硝普钠,其作用强、快而短暂,其他药物包括硝酸甘油、拉贝洛尔和硝苯地平等。但高血压急症治疗的最初几小时或几天血压下降的幅度应不超过 25%,维持舒张压在 100~110mmHg 水平;如果患者能够耐受,并且临床情况稳定,在以后的 1~2 周使血压逐步降低,达到正常水平。

(张丽慧)

【复习思考题】

1. 抗高血压药分为几类?列举各类的代表药。
2. 试述氢氯噻嗪、普萘洛尔、硝苯地平、卡托普利、氯沙坦的药理作用、临床临床和不良反应。
3. 噻嗪类、保钾利尿药和袢利尿药抗高血压的适应证各是什么?
4. 试述抗高血压药物的合理应用原则。
5. 试述高血压急症的治疗原则。

第 15 章

缺血性心脏病
与动脉粥样硬化的药物治疗

➡ **重点内容**

1. 抗心绞痛药的作用机制及分类。
2. 硝酸酯类、β肾上腺素受体阻断药和钙通道阻滞药抗心绞痛药的药理作用、临床应用及不良反应。
3. 抗心绞痛药物的联合应用。
4. 常用调血脂药他汀类、胆汁酸螯合剂、苯氧芳酸类及烟酸的作用特点。
5. 抗血栓药治疗缺血性心脏病的作用特点。

15.1 抗心绞痛治疗

　　心绞痛(angina pectoris)是冠状动脉粥样硬化性心脏病的常见症状,是由冠状动脉供血不足引起的心肌急剧、暂时性缺血与缺氧的临床综合征。根据 WHO"缺血性心脏病的命名及诊断标准",临床上将心绞痛分为以下三种类型:① 劳累性心绞痛:主要由劳累、情绪激动或其他增加心肌耗氧量的因素所诱发。休息或舌下含用硝酸甘油后迅速消失。包括稳定型、初发型和恶化型心绞痛。② 自发性心绞痛:心绞痛的发生与心肌氧需求无明显关系,与冠状动脉血流贮备量减少有关。疼痛程度较重,时间较长,不易为含用硝酸甘油所缓解。包括卧位型、变异型、中间综合征和梗死后心绞痛。③ 混合性心绞痛:其特点是患者既在心肌需氧量增加时发生心绞痛,亦可在心肌需氧量无明显增加时发生心绞痛。为冠状动脉狭窄使冠状动脉血流贮备量减少,而这一血流贮备量的减少又不固定,经常波动性地发生进一步减少所致。临床常将初发型、恶化型和自发性心绞痛称为不稳定型心绞痛。

15.1.1　心绞痛的病理生理

心绞痛的主要病理生理基础是心肌氧供需的平衡失调，心肌对氧的需求急剧增高及冠状动脉供血不足。

1. 供氧减少

心脏的血液供应来源于冠状动脉，其分支起始部分行走于心脏表面的心外膜下，称为输送血管，具有调节冠脉血流量的作用。当冠状动脉继续分支为小动脉和微动脉时则垂直穿过心肌到心内膜下形成血管网，因此，心内膜下血流易受心肌收缩压迫的影响，当心室内压增加，特别是左室舒张末压增加时，供血减少。正常情况下，冠脉循环有很大的储备力，血流量可随机体的生理情况而有明显变化。冠状动脉粥样硬化导致冠状动脉狭窄或当冠脉发生痉挛时，冠脉血流减少，一旦心脏负荷突然加重，心肌耗氧量增加时易引发心绞痛。

2. 耗氧增加

心肌耗氧量的变化与心绞痛的发生和发展有着密切的关系。正常情况下，心脏所需能量几乎完全由其本身的有氧代谢来供给，因此可用耗氧量作为衡量心脏代谢率的指标。整体条件下，心肌耗氧量的决定因素如下：

（1）心室壁张力（wall tension）：与心肌耗氧量成正比。心室壁张力与心室内压力及心室容积成正比。当收缩期动脉血压增高、心室容积增大时，均可通过心室壁张力的增加引起心肌耗氧量的增多。

（2）心肌收缩力（myocardial contractility）：与心肌耗氧量成正比。当心肌收缩力增加或收缩速度加快时，均可使心肌的机械作功增加而使心肌耗氧量增多。

（3）心率（heart rate）：与心肌耗氧量成正比。当心肌处于射血期时，心室壁张力最大。如心脏的射血期（即每搏射血时间×心率）延长，可通过增加心室壁的张力而使心肌耗氧量增多。

此外，心脏的基础代谢水平、动作电位生成等因素也能影响心肌的耗氧量。

15.1.2　常用抗心绞痛药物

用于治疗心绞痛的药物有硝酸酯类，β受体阻断药和钙通道阻滞药，这些药物主要通过扩张血管增加心肌供氧或减弱心脏做功降低心肌耗氧，从而改善心肌氧的供需平衡。

1. 硝酸酯类

本类药物包括硝酸甘油、硝酸异山梨酯、单硝酸异山梨酯和戊四硝酯等，均有硝酸多元酯结构，脂溶性高，分子中的—O—NO_2是发挥疗效的关键结构。

硝酸甘油

硝酸甘油（nitroglycerin）是硝酸酯类的代表药，用于治疗心绞痛已有百余年的历史，由于其具有起效快、疗效肯定、使用方便、经济等优点，至今仍是防治心绞痛最常用的药物。

【体内过程】

由于肝脏首过效应显著，生物利用度仅为8%，不宜口服用药。药物脂溶性高，舌下含服易通过口腔黏膜吸收，含服后1～2min即可起效，血药浓度很快达峰值，疗效持续20～30min，$t_{1/2}$为2～4min。硝酸甘油也可经皮吸收，2%硝酸甘油软膏或贴膜剂睡前涂抹在前臂皮肤或贴在胸部皮肤，可使药物逐渐吸收并维持有效浓度较长时间。硝酸甘油在肝内经谷胱甘肽—有机硝酸酯还原酶降解,生成二硝酸代谢物和一硝酸代谢物,然后与葡萄糖醛酸结合由肾脏排出。

【药理作用】

硝酸甘油的基本作用是松弛平滑肌,尤其对血管平滑肌的作用最显著。

(1)扩张血管,降低心肌耗氧,增加缺血区供血供氧

1)降低心肌耗氧量:硝酸甘油可明显扩张静脉血管,特别是较大的静脉血管,从而减少回心血量,降低心脏前负荷,使心腔容积缩小,心室内压力减小,心室壁张力降低,射血时间缩短,心肌耗氧量减少。硝酸甘油也可显著扩张动脉血管,尤其是较大的动脉血管。动脉血管舒张降低了心脏的射血阻力,从而降低左室内压和心室壁张力,降低心肌耗氧量。

2)增加缺血区血液灌注:① 冠状动脉从心外膜垂直穿过心室壁成网状分布心内膜下,内膜下血流易受心室壁肌张力及室内压力的影响。心绞痛发作时心室壁张力和心室内压增高,使心内膜下区域缺血更为严重。硝酸甘油扩张静脉血管,减少回心血量,降低心室内压;扩张动脉血管,降低心室壁张力,从而有利于血液从心外膜流向心内膜缺血区。② 药物选择性扩张较大的心外膜血管、输送血管及侧支血管,尤其在冠状动脉痉挛时更为明显,而对阻力血管的舒张作用较弱。当冠状动脉因粥样硬化或痉挛而发生狭窄时,缺血区的阻力血管已因缺氧和代谢产物堆积已处于舒张状态。因此,非缺血区阻力比缺血区大,用药后可促进血液从输送血管经侧支血管流向缺血区,改善缺血区的血液供应。

(2)保护缺血的心肌细胞:硝酸甘油释放 NO,促进内源性的 PGI_2、降钙素基因相关肽等物质生成与释放,对心肌细胞具有直接保护作用。硝酸甘油不仅保护心肌,减轻缺血损伤,缩小心肌梗死范围,还可增强缺血心肌的膜稳定性,改善房室传导,消除折返,提高室颤阈,减少心肌缺血并发症。

【作用机制】

硝酸甘油作为一氧化氮(NO)供体,在平滑肌细胞内经谷胱甘肽转移酶催化释放出 NO。NO 通过激活鸟苷酸环化酶(guanylyl cyclase,GC),增加细胞内第二信使 cGMP 含量,进而激活 cGMP 依赖性蛋白激酶(cGMP dependent protein kinase,PKG),使肌球蛋白轻链去磷酸化而松弛血管平滑肌(图 15-1)。硝酸甘油通过与内源性血管内皮舒张因子(endothelium derived relaxing factor,EDRF,即 NO)相同的作用机制,松弛平滑肌而又不依赖于血管内皮细

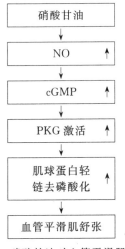

图 15-1　硝酸甘油对血管平滑肌的作用

胞。因此在内皮有病变的血管仍可发挥作用。此外,硝酸甘油通过产生 NO 而抑制血小板黏附和聚集,也有利于心绞痛的治疗。

【临床应用】

(1) 心绞痛:硝酸甘油是缓解心绞痛的最常用药物,可用于各型心绞痛的预防和治疗。药物反复连续使用要限制用量,以免血压过度降低引起心、脑等重要器官灌注压过低而加重缺血。

(2) 心力衰竭:由于硝酸甘油降低心脏前后负荷,因此也可用于心力衰竭的治疗。

(3) 心肌梗死:对急性心肌梗死者能降低心肌耗氧量,增加缺血区供血,还可抑制血小板聚集和黏附,从而缩小梗死范围。

【不良反应】

主要不良反应继发于其血管舒张效应,如面颈部血管扩张引起皮肤潮红,脑血管扩张引起搏动性头痛,眼内血管扩张升高眼内压等,大剂量可出现直立性低血压及晕厥,还可引起高铁血红蛋白血症。

硝酸甘油长期大剂量应用常可导致耐受现象,因此,应避免大剂量给药和连续给药。不同硝酸酯类药物之间有交叉耐受性,停药 1～2 周后耐受性可消失。耐受性的产生可能与硝酸甘油使细胞内—SH 消耗,使硝酸甘油转化为 NO 发生障碍(血管耐受)或其他非血管机制有关。

硝酸异山梨酯和单硝酸异山梨酯

硝酸异山梨酯(isosorbide dinitrate,消心痛)作用及机制与硝酸甘油相似,但作用较弱,起效较慢,作用维持时间较长。本品经肝代谢生成异山梨醇-2-单硝酸酯和异山梨醇-5-单硝酸酯,仍具有扩张血管及抗心绞痛作用。此外,本品剂量范围个体差异较大,剂量大时易致头痛及低血压等作用,缓释剂可减少不良反应。主要口服用于心绞痛的预防和心肌梗死后心衰的长期治疗,单硝酸异山梨酯(isosorbide mononitrate)的作用及应用与硝酸异山梨酯相似。

2. β肾上腺素受体阻断药

β肾上腺素受体阻断药是继硝酸酯类药物之后又一类治疗缺血性心脏病的药物,可减少心绞痛的发作次数,减少心肌耗氧量,改善缺血区代谢,缩小心肌梗死范围,现已作为一线防治心绞痛的药物。临床可用于心绞痛治疗的 β 受体阻断药有普萘洛尔(propranolol)、阿普洛尔(alprenolol)、吲哚洛尔(pindolol)、美托洛尔(metoprolol)、阿替洛尔(atenolol)、醋丁洛尔(aecbutolol)等。

【药理作用及作用机制】

(1) 降低心肌耗氧量:心绞痛发作时,交感神经活性增高,心肌局部和血中儿茶酚胺含量显著增加,使心肌收缩力增强、心率加快,血管收缩,左心室后负荷增加,从而使心肌耗氧量增加。同时因心率加快,心室舒张时间相对缩短,使冠脉血流量减少,因而加重心肌缺氧。β受体阻断药通过阻断 β_1 受体使心肌收缩力减弱、心率减慢,可明显减少心肌耗氧量。虽然药物抑制心肌收缩力可增加心室容积,同时因收缩力减弱心室射血时间延长,导致心肌耗氧增加,但其综合效应仍是减少心肌耗氧量。临床观察表明,普萘洛尔对心率减慢、舒张期延长和收缩力减弱明显的患者疗效好。如用心房起搏方法加快心率,普萘洛尔就失去抗心绞痛作用。

(2) 增加心肌缺血区供血:本类药物能降低心肌耗氧量,扩张冠脉血管,促使血液流向已代偿性扩张的缺血区,从而增加缺血区血流量;其次,由于减慢心率,心舒张期相对延长,有利于血液从心外膜血管流向易缺血的心内膜区;此外,也可增加缺血区侧支循环,增加缺血区血液灌注量。

（3）改善心肌代谢:药物因阻断 β 受体,可抑制脂肪分解酶活性,减少心肌游离脂肪酸含量;改善心肌缺血区对葡萄糖的摄取和利用,改善糖代谢,减少耗氧;促进氧合血红蛋白结合氧的解离而增加组织供氧。

【临床应用】

（1）心绞痛:β 受体阻断药是治疗心绞痛的有效药物,但对不同类型的心绞痛具有不同的疗效。

对于硝酸酯类不敏感或疗效差的稳定型心绞痛患者,疗效肯定。β 受体阻断药可减少心绞痛发作的次数和程度,提高运动耐量,改善生活质量。由于其具有减慢心率和降低血压的作用,特别适用于伴有心率快和高血压的心绞痛患者。与硝酸酯类药物合用可减少硝酸酯类药物的用量,从而减缓硝酸酯类耐受性的产生。

不稳定型心绞痛的发病机制是冠脉器质性狭窄和痉挛,应用 β 受体阻断药可减少心肌耗氧量,改善冠脉血流量,增加缺血心肌供血,在无禁忌证时效果较好,联合用药可提高疗效。

变异型心绞痛不宜应用 β 受体阻断药,因 β 受体阻断后使 α 受体作用占优势,易致冠脉痉挛,从而加重心肌缺血症状。

（2）心肌梗死:无内在拟交感活性的 β 受体阻断药可降低心肌梗死患者的死亡率,应早期给药。药物能缩小梗死范围,但因抑制心肌收缩力,应慎用。

【不良反应】

（1）心脏不良反应:主要为心脏功能抑制,心率减慢,窦房结功能不全者可致心动过缓,房室传导阻滞,心功能不全者可加重心脏抑制,低血压者可使其症状加重。具有内在拟交感活性的药物,对心功能影响较小,但过量也会导致心功能的严重抑制。心动过缓、低血压、严重心功能不全者禁用。

（2）可诱发和加重哮喘:特别是非选择性的 β 受体阻断药更为严重,选择性的 $β_1$ 受体阻断药以及具有内在拟交感活性的药物相对安全,但较大剂量时仍有诱发哮喘的可能。哮喘或慢性阻塞性肺疾病患者禁用。

（3）停药反应:长期应用 β 受体阻断药由于受体向上调节,如果突然停药,可出现反跳现象,使心动过速、心绞痛加重,甚至出现室性心律失常、心肌梗死或猝死。故长期应用 β 受体阻断药,应逐渐减量停药。

【药物相互作用】

本类药物与维拉帕米合用,可加重对心脏的抑制作用及降压作用;与地高辛合用,可使心率明显减慢,而致心动过缓;西咪替丁使 β 受体阻断药在肝内代谢减少,半衰期延长;本类药物抑制胰高血糖素升高血糖的作用,可使胰岛素的降低血糖作用增强及延长,合用时可掩盖低血糖的症状,必须引起注意。

3. 钙通道阻滞药

【药理作用及作用机制】

钙通道阻滞药阻滞钙通道,抑制钙内流。

（1）降低心肌耗氧量:钙通道阻滞药使心肌收缩力减弱,心率减慢,血管平滑肌松弛,心脏负荷减轻,从而降低心肌耗氧。

(2)扩张冠状血管:药物对冠状动脉中较大的输送血管、侧支循环及小阻力血管均有扩张作用,特别是对痉挛状态的血管有显著的改善作用,从而可增加冠脉流量和侧支循环,改善缺血区供血和供氧。

(3)保护缺血心肌细胞:心肌缺血时,细胞膜对 Ca^{2+} 的通透性增加,外 Ca^{2+} 内流增加,使细胞内 Ca^{2+} 积聚,特别是线粒体内 Ca^{2+} 超负荷,从而失去氧化磷酸化的能力,促使细胞死亡。药物通过抑制 Ca^{2+} 内流,减轻细胞内 Ca^{2+} 超载而保护缺血心肌细胞,对急性心肌梗死者,能缩小梗死范围。

(4)抑制血小板聚集:研究表明,不稳定型心绞痛与血小板黏附和聚集、冠状动脉血流减少有关。大多数急性心肌梗死也是由动脉粥样硬化斑块破裂,局部形成血栓突然阻塞冠状动脉所致。钙通道阻滞药阻滞 Ca^{2+} 内流,降低血小板内 Ca^{2+} 浓度,抑制血小板黏附与聚集。

【临床应用】

(1)心绞痛:钙通道阻滞药是临床治疗心绞痛的主要药物,可单独应用,也可和硝酸酯类或 β 肾上腺素受体阻断药合用。钙通道阻滞药与 β 肾上腺素受体阻断药比较,有以下优点:① 钙通道阻滞药有强大的扩张冠状血管作用,用于冠状动脉痉挛所致的变异型心绞痛者最为有效。② 钙通道阻滞药抑制心肌作用较弱,硝苯地平还具有较强的扩张外周血管、降低外周阻力作用,且血压下降后反射性的加强心肌收缩力可部分抵销对心肌的抑制作用,因而较少诱发心力衰竭。③ 钙通道阻滞药能扩张外周血管,故可用于伴有外周血管痉挛性疾病的心绞痛者。④ 钙通道阻滞药有松弛支气管平滑肌作用,故对伴有哮喘和阻塞性肺疾病患者更为适用。

(2)心肌梗死:对心电图显示无 Q 波又不宜用 β 受体阻断药的初发心肌梗死患者,地尔硫草和维拉帕米可降低再次心肌梗死及心肌梗死后难治性心绞痛的发生率。除此之外,宜选用 β 受体阻断药。

常用的钙通道阻滞药有:

硝苯地平(nifedipine)扩张冠脉血管作用强,可解除冠脉痉挛,对变异型心绞痛的效果好;因其降压作用很强,可反射性地加快心率,增加心肌耗氧量,故其对稳定型心绞痛疗效不及普萘洛尔,两者合用可提高疗效,减少不良反应;硝苯地平对房室传导无影响,因而对伴有房室传导阻滞的患者较安全;硝苯地平对心肌的抑制作用较弱,而扩张血管作用较强,血压的降低可反射性地引起心肌收缩力加强,故较少诱发心力衰竭。但应注意其扩张外周血管的作用较强,在血压较低时,可使低血压进一步恶化。且本药可能因反射性心动过速而增加心肌梗死的发生。

维拉帕米(verapamil)扩张冠脉血管作用较弱,对变异型心绞痛不单独使用本药;对稳定型心绞痛有效;此外,本品具有明显的抗心律失常作用,因此特别适用于伴有心律失常的心绞痛患者。药物扩张外周血管作用弱于硝苯地平,较少引起低血压;与 β 受体阻断药合用可明显抑制心肌收缩力和传导速度,应慎用;维拉帕米可提高地高辛的血药浓度,故洋地黄化患者合用维拉帕米时易中毒,应慎用。

地尔硫草(diltiazem)作用强度介于硝苯地平和维拉帕米之间,能选择性扩张冠脉,对外周血管作用较弱;具有减慢心率和抑制传导作用及非特异性拮抗交感作用。可用于变异型、稳定型和不稳定型心绞痛治疗。应用时较少引起低血压,因可抑制心肌收缩力,对心力衰竭患者应慎用。

15.1.3　心绞痛药物治疗策略

1. 抗心绞痛药物选择

抗心绞痛药物治疗的有效性取决于心绞痛的类型和严重程度。

对于稳定型心绞痛急性发作的控制药物主要仍是硝酸甘油舌下含服。也可使用硝酸异山梨酯舌下含服或口服。变异型心绞痛急性发作时首选钙通道阻滞药如硝苯地平。

在稳定型心绞痛，硝酸酯类、钙通道阻滞药和 β 受体阻断药可推迟心绞痛发作。慢性稳定型心绞痛的维持治疗可选长效硝酸酯类、钙通道阻滞药和 β 受体阻断药，最佳选药须根据患者对药物的反应性而定。对高血压患者，选用一种缓释或长效钙通道阻滞药或 β 受体阻断药可发挥疗效；血压正常的患者，长效硝酸酯类可能合适。β 受体阻断药和钙通道阻滞药合并（如普萘洛尔和硝苯地平）比单用其中的任何一种药物更有效。一些患者可能需要硝酸酯类、β 受体阻滞药和钙通道阻滞药三种药物合并。对有持续高血压、窦性心动过缓、房室结功能障碍者，可选缓释硝苯地平或长效二氢吡啶类。

变异型心绞痛宜选用钙通道阻滞药或硝酸酯类加钙通道阻滞药，不宜使用 β 受体阻断药，β 受体阻断药可能使变异型心绞痛加剧、恶化。硝酸酯合并钙通道阻滞药可使约 70% 的患者完全消除心绞痛的发作，另 20% 的患者发作频率可被减少，防止冠脉痉挛（不论有无动脉粥样硬化性冠脉病变）是这些药物治疗的药理学基础。

2. 联合用药

不同种类抗心绞痛药物的作用机制不同，联合用药时可减少用量、增强疗效和降低不良反应。但是，也应注意临床上联合用药较少完全达到预期目标，并可能伴有严重不良反应。

（1）硝酸酯类和 β 受体阻断药联合用药：联合应用硝酸酯类和 β 受体阻断药治疗典型的劳累型心绞痛非常有效。β 受体阻断药可阻断硝酸酯类引起的反射性心动过速和心肌收缩力增强；硝酸酯类通过扩大静脉容积而减弱 β 受体阻断药引起的左心室舒张末期容积增加；此外，硝酸酯类还可减弱因阻断 β 受体而引起的冠状血管阻力增高。但是，应注意的是硝酸酯类和 β 受体阻断剂合用时，剂量应减小，以防止体位性低血压。

（2）钙通道阻滞药和 β 受体阻断药联合用药：如心绞痛不能因一种 β 受体阻断药控制，加钙通道阻滞药有时能缓解心绞痛，特别是有冠脉痉挛时。其中，硝苯地平和 β 受体阻断药合用较为安全，两者协同降低心肌耗氧量，β 受体阻断药可阻断钙通道阻滞药引起的反射性心动过速，钙通道阻滞药可对抗 β 受体阻断药的收缩血管作用。临床证明对心绞痛伴有高血压患者有效。

（3）钙通道阻滞药和硝酸酯类联合用药：硝酸酯类和钙通道阻滞药合用解除严重的劳累型和血管痉挛性心绞痛的效果超过单用任何一种药物。因为硝酸酯类主要降低心脏前负荷，而钙通道阻滞药主要降低心脏后负荷，在降低耗氧量的净效应上两药的作用相加。但是，应注意两药联用可产生显著的血管舒张和血压下降。尤其在伴有心衰、病窦综合征或房室结传导障碍的劳累型心绞痛，提倡联合应用硝酸酯类和硝苯地平，但可见过度的心动过速。

（4）钙通道阻滞药、β 受体阻断药和硝酸酯类联合应用：在给予两种抗心绞痛药未能控制的劳累型心绞痛，同时采用上述三种类型的药物可使病情得到改善。三药联用时，二氢吡啶类和硝酸酯类可扩张心外膜冠状血管，二氢吡啶类降低心脏后负荷，硝酸酯类降低心脏前负荷，β 受体阻断药则可减慢心率和减弱心肌收缩力。

15.2　高脂血症防治

血脂是血浆中所有脂类的总称,包括胆固醇(cholesterol,Ch)、甘油三酯(triglyceride,TG)、磷脂(phospholipid,PL)和游离脂肪酸(free fatty acid,FFA)等。胆固醇又分为胆固醇酯(cholesterol ester,CE)和游离胆固醇(free cholesterol,FC),两者相加为总胆固醇(total cholesterol,TC)。它们均不溶于水,须和不同的载脂蛋白(apoprotein,apo)结合形成血浆脂蛋白,并进行转运和代谢。

血浆脂蛋白可分为乳糜微粒(chylomicron,CM)、极低密度脂蛋白(very low density lipoprotein,VLDL)、中间密度脂蛋白(intermediate density lipoprotein,IDL)、低密度脂蛋白(low density lipoprotein,LDL)和高密度脂蛋白(high density lipoprotein,HDL)。在血浆中各种脂蛋白维持基本恒定的浓度,并保持相互间的平衡。血脂或脂蛋白升高达一定程度即为高脂血症。高脂血症根据病因分为原发性(遗传性)和继发性两类,前者发病原因尚不清楚,后者多由其他疾病引起,如糖尿病、肾病变和甲状腺功能低下等。

高脂血症分为 6 型(表 15-1)。

表 15-1　高脂血症类型

| 类型 | 血脂 | | 脂蛋白 | | | |
	TC	TG	CM	LDL	VLDL	IDL
I	一或↑	↑↑	↑			
IIa	↑↑			↑		
IIb	↑↑	↑		↑	↑	
III	↑↑	↑				↑
IV	一或↑	↑↑			↑	
V	↑	↑↑	↑		↑	

15.2.1　他汀类

1976 年以来,人们从真菌培养液中分离得到羟甲基戊二酰辅酶 A(3-hydroxy-3-methylglutaryl CoA,HMG-CoA)还原酶抑制剂——他汀类(statins)药物。目前临床常用的药物有洛伐他汀(1ovastatin)、辛伐他汀(simvastatin)、普伐他汀(pravastatin)、氟伐他汀(f1uvastatin)、阿伐他汀(atorvastatin)和西立伐他汀(cerivastatin)等。

【体内过程】

洛伐他汀和辛伐他汀是无活性的内酯环前药,吸收后经肝脏代谢为具有药理活性药物。所有的他汀类药物均有较高的首过效应,大多数药物经肝脏代谢,随胆汁由肠道排出。

【药理作用及作用机制】

(1)调血脂作用:他汀类药物有剂量依赖性的调血脂作用,用药后 2 周出现明显疗效,4～6周作用达高峰。在治疗剂量下,降低 LDL-C 作用最强,TC 次之,降低 TG 作用较弱,而HDL-C 则稍升高。HMG-CoA 还原酶是肝细胞合成胆固醇过程中的限速酶,催化HMG-CoA 生成甲羟戊酸,进一步生成胆固醇。他汀类药物结构与 HMG-CoA 的化学结构相似,对 HMG-CoA 还原酶亲和力高,通过对该酶产生竞争性抑制作用,降低胆固醇合成。由于肝细胞胆固醇合成减少,阻碍了 VLDL 的合成和释放;还通过负反馈调节使肝细胞表面LDL 受体数量和活性增加,血浆 LDL 降低。他汀类是一种新型降胆固醇药。各种他汀类药物与 HMG－CoA 还原酶的亲和力不同,调血脂作用亦有差异。

（2）非调血脂作用：他汀类药物还具有下列作用：① 提高血管内皮对扩血管物质的反应性,调节血管内皮功能；② 抑制血管平滑肌细胞的增殖和迁移,促进其凋亡；③ 抑制单核细胞黏附、降低单核—巨噬细胞分泌功能和血浆 C 反应蛋白,减轻动脉粥样硬化形成过程的炎症反应；④ 抑制血小板聚集和提高纤溶活性等。

【临床应用】

主要用于治疗以胆固醇升高为主的高脂蛋白血症,即杂合子家族性或非家族性Ⅱa、Ⅱb、Ⅲ型高脂蛋白血症。血管成形术后再狭窄的发生与动脉粥样硬化病变有类似性,他汀类对再狭窄有一定预防效应。

【不良反应】

短期（4～6 月）或长期（2～5 年）的临床试验证实,常见的不良反应为胃肠道反应、皮疹、头痛等。可见转氨酶升高以及横纹肌溶解症等。在用药期间应定期监测肝功能。活动性肝病、严重肝功能异常或对本药过敏者禁用,不宜用于孕妇或哺乳期妇女。

【药物相互作用】

他汀类与胆汁酸螯合剂如考来烯胺或考来替泊合用可以增强降低血浆 TC 和 LDL－C 的效力；但后者可降低本药生物利用度,应间隔一定时间服用。洛伐他汀与香豆素类抗凝药物同时使用,部分患者凝血酶原时间延长。因此,治疗期间必须调整抗凝药剂量和定期监测凝血酶原时间。洛伐他汀与吉非贝齐或烟酸联合应用可以明显降低混合型高脂血症患者的血浆 TG 水平,但有增高肌病（横纹肌溶解）发生率的危险性,分别增高约 5% 和 2%。单独应用本药者肌病发生率约为 0.1%。因此,需要同时应用以上药物时,必须慎重考虑利弊和危险性。

15.2.2　胆汁酸螯合剂

胆汁酸螯合剂为碱性阴离子交换树脂,不溶于水。常用的药物有：考来烯胺（cholestyramine,消胆胺）和考来替泊（colestipol,降胆宁）。

【药理作用及临床应用】

胆固醇体内代谢的主要去路是在肝脏转化成胆汁酸经肠道排泄,但其中约 95% 被吸收形成肝肠循环,以满足机体消化脂类食物的需要。胆汁酸螯合剂作为阴离子交换树脂,主要机制是本身不被肠道吸收,在肠道内通过离子交换,与胆汁酸牢固结合成为不被吸收的胆汁酸螯合物,因而阻断了体内胆汁酸的肝肠循环,促进胆汁酸从肠道排出,加速肝内 TC 下降。肝细胞通过反馈调节机制,增加细胞膜 LDL 受体,从而加速血浆 LDL 分解代谢,进一步使血浆总胆固醇和 LDL 水平降低。胆汁酸螯合剂主要用于治疗以 TC 和 LDL－C 升高为主的家族性高胆固醇血症和原发性高胆固醇血症（Ⅱa 型高脂血症）。

【不良反应】

不良反应较多,常见有胃肠道不适、便秘等。树脂含异味而引起消化道不良反应,影响脂溶性维生素如 A、D、K 和镁、铁、锌以及叶酸的吸收,干扰脂肪的吸收,可引起脂肪泻、骨质疏松,增加出血的倾向,因而需要补充维生素和叶酸。

【药物相互作用】

树脂影响多种药物的吸收,特别是酸性药物,例如华法林、地高辛、叶酸、青霉素 G、氢化可的松、对乙酰氨基酚、噻嗪类、普萘洛尔、保泰松、万古霉素和巴比妥类等。因此,其他药物应该在服用树脂类药物 1h 前或 3～4h 后服用。考来烯胺与普罗布考联合应用有协同降低血浆 TC 和 LDL-C 水平的作用,以及减轻便秘和腹泻等不良反应;药物与他汀类合用可治疗严重高胆固醇血症,与烟酸类药物联合应用,可提高治疗混合性高脂血症的疗效。

15.2.3　苯氧芳酸类

常用的苯氧芳酸类药物有非诺贝特(fenofibrate)、苯扎贝特(bezafibrate)、吉非贝齐(gemfibrozil)等。

非诺贝特

非诺贝特(Fenofibrate,力平脂)是第二代苯氧芳酸类药物。普通型非诺贝特口服吸收后在肠道或肝脏水解成活性代谢产物即非诺贝特酸起效,随餐服用可增加吸收,口服吸收率约 75%,服药 4h 后血药浓度达峰值。$t_{1/2}$ 为 22h,血浆蛋白结合率高达 99%,在肝脏中与葡萄糖醛酸结合,70% 随尿液排出。

非诺贝特抑制乙酰辅酶 A 羧化酶,有降低血浆 TG、VLDL 作用。临床应用于 TG 增高为主的高脂血症。常见不良反应为胃肠不适,也可出现皮肤瘙痒、荨麻疹和红斑。约 3.2% 患者出现丙氨酸氨基转移酶(ALT)一过性增高。

非诺贝特与华法林合用时,华法林的剂量宜减少 1/3,且应根据凝血酶原时间调整剂量,这一过程应坚持到停用非诺贝特 8d 后。非诺贝特不宜与哌克昔林合用,因可能导致急性肝脏毒性。与口服降糖药合用也需慎重。非诺贝特与环孢素合用可能会引起肾脏毒性。

15.2.4　烟酸类

烟　酸

烟酸(nicotinic acid)口服吸收率 100%,30～60min 后血药浓度达峰值,$t_{1/2}$ 为 20～45min。在治疗剂量时药物主要以原形从尿排出。

烟酸属 B 族维生素之一,但大剂量烟酸具有的调血脂作用与其维生素作用无关。研究表明烟酸能抑制脂肪酶,使血浆 FFA 水平降低,减少肝脏合成 TG 和 VLDL,在降低血浆 TG 和 VLDL 的同时亦降低 LDL;apo A 是 HDL 的主要载脂蛋白,烟酸可通过降低 apo A 代谢而使其浓度增加;抑制 TXA_2 合成,增加 PGI_2 合成,对抗血小板聚集并产生扩血管作用。

烟酸为广谱调血脂药。常见皮肤潮红和瘙痒,药物刺激胃黏膜,可加重消化性溃疡。偶有肝功能异常,血尿酸增高和糖耐量降低等。痛风和溃疡病、糖尿病者及肝功能不全者禁用。

15.3　抗栓治疗

用于治疗缺血性心脏病的抗血栓药包括:① 抗血小板药:血小板代谢酶抑制药阿司匹林(aspirin)、利多格雷(ridogrel)、氯吡格雷(clopidogrel)、双嘧达莫(dipyridamole,潘生丁);血小板活化抑制剂噻氯匹定(ticlopidine);血小板 GPⅡb/Ⅲa 受体阻断药阿昔单抗(abciximab)。② 纤维蛋白溶解药链激酶(streptokinase,SK)、尿激酶(urokinase,UK)和组织纤维蛋白溶酶激活剂(tissue-type plasminogen activator，t-PA)。③ 抗凝血药肝素(heparin)、低分子肝素(low molecular weight heparin，LMWH)、水蛭素(hirudin)。

阿司匹林(aspirin)可降低心肌梗死发生率和不稳定型心绞痛患者死亡率，并且小剂量阿司匹林还可减少慢性稳定型心绞痛患者心肌梗死的发生率。在阿司匹林治疗的基础上加用氯吡格雷(clopidogrel)可减少急性冠脉综合征患者死亡率。已证明，经皮冠脉手术和伴有急性冠脉综合征患者的治疗中静脉给予血小板 GPⅡb/Ⅲa 受体阻断药阿昔单抗(abciximab)可有效预防并发症。

纤维蛋白溶解药链激酶(streptokinase，SK)和尿激酶(urokinase，UK)主要用于急性心肌梗死。

肝素(heparin)和低分子肝素(low molecular weight heparin，LMWH)用于急性心肌梗死和不稳定型心绞痛。凝血酶抑制药如水蛭素(hirudin)可直接结合凝血酶，抑制凝血酶所有的蛋白水解作用，临床用于防治冠脉成形术后再狭窄、不稳定型心绞痛、急性心肌梗死溶栓后的辅助治疗。

(张丽慧)

【复习思考题】

1. 试述硝酸甘油抗心绞痛药理作用、作用机制及临床应用。
2. 试述 β 肾上腺素受体阻断药和钙通道阻滞药抗心绞痛的临床应用特点。
3. 分析不同种类抗心绞痛药物合用治疗心绞痛的优点及机制，并指出合用时的注意事项。
4. 试述常用调血脂药的作用特点。
5. 用于治疗缺血性心脏病的抗血栓药物有哪些？分别有什么作用特点？
6. 临床治疗心肌梗死的药物有哪些？各有何特点？

第 16 章

心力衰竭的药物治疗

> **重点内容**
>
> 1. 强心苷的药理作用、临床应用、常见不良反应及心脏毒性的防治。
> 2. 充血性心力衰竭利尿药的选用原则。
> 3. ACEI 治疗充血性心力衰竭的作用机制及临床应用特点。
> 4. 血管扩张药治疗充血性心力衰竭的作用机制及选用原则。
> 5. β 受体阻断药治疗充血性心力衰竭的药理依据及应用注意。
> 6. 各类心力衰竭的治疗。

充血性心力衰竭(congestive heart failure, CHF)又称慢性心功能不全,是指多病因引起的心脏泵血功能降低,以至在安静或一般轻微活动情况下,心脏排出血量绝对或相对减少,不能满足全身组织器官代谢需要的一种病理生理状态及临床综合征。临床上以组织血液灌流不足及体循环和(或)肺循环淤血为主要特征。随着人口老龄化问题的增加和心血管系统疾病发病率的不断增高,充血性心力衰竭的发病率和病死率亦在逐渐增多。

心力衰竭的分类:① 根据发病过程分为急性心力衰竭和慢性心力衰竭;② 根据临床表现分为左心衰竭、右心衰竭和全心衰竭;③ 根据发病机制分为收缩性心力衰竭和舒张性心力衰竭。

16.1 心力衰竭的病理生理

16.1.1 心肌结构与功能变化

充血性心力衰竭时,心脏结构发生明显变化:① 充血性心力衰竭,心肌缺血缺氧,心肌细胞能量生成障碍,心肌过度牵张,心肌细胞内 Ca^{2+} 超载等病理生理改变引发细胞凋亡。② 心力衰竭发病过程中,心肌长期处于超负荷状态,在神经体液因素影响下,出现心肌细胞肥大、细胞外基质堆积、心肌组织纤维化等形态学改变(重构)。

心力衰竭时心肌收缩力减弱,心率加快,前后负荷及心肌耗氧量增加。心脏收缩功能障碍表现为心输出量减少,组织器官灌流不足;舒张功能障碍主要是心室充盈异常,心室舒张受限和不协调,心室顺应性降低,心室舒张末期压增高,体循环和肺循环淤血。

16.1.2　神经内分泌变化

心力衰竭时全身及局部神经—体液调节发生一系列变化,这些改变在心力衰竭早期对维持动脉血压,保证心、脑等脏器正常灌注压有适应和代偿意义,但到后期适应不良或代偿失效时反而会使病情恶化。

(1) 交感神经系统激活:充血性心力衰竭时最早且最常见的变化是交感神经系统的激活。心力衰竭时心肌收缩力减弱、心输出量下降,交感神经系统活性反射性增高。上述变化在心力衰竭早期可起到一定的代偿作用,但长期的交感神经系统激活可使心脏后负荷及耗氧量增加,促进心肌肥厚,诱发心律失常甚至猝死。

(2) 肾素—血管紧张素系统(RAS)激活:充血性心力衰竭时,RAS被激活,在早期有一定的代偿作用;但长期的RAS激活使全身小动脉强烈收缩,醛固酮释放而致水钠潴留,增加心脏负荷而加重充血性心力衰竭。RAS激活还有促进生长因子产生、促原癌基因表达及增加细胞外基质合成等作用,引起心肌肥厚和心室重构。

(3) 其他神经内分泌改变:① 心力衰竭时,血液及心肌组织中内皮素(endothelin,ET)含量增加,ET可通过G蛋白激活PLC使IP_3、DAG增加,细胞内Ca^{2+}增加,产生强烈收缩血管作用和正性肌力作用。ET还有明显的促生长作用而引起心室重构。② 心力衰竭患者血中精氨酸加压素含量增加。精氨酸加压素通过特异受体与G蛋白耦联,激活PLC,使血管平滑肌细胞内Ca^{2+}增加而收缩血管,增加心脏负荷。③ 心衰时心房利钠肽(atrial natriuretic peptide,ANP)和脑利钠肽(brain natriuretic peptide,BNP)分泌增多,两者具有舒血管、减少水钠潴留等作用,因而可改善心力衰竭的病理变化。

16.1.3　心肌 β 受体信号转导的变化

心力衰竭时,心肌 $β_1$受体及其信号转导发生变化,表现为 $β_1$受体下调;$β_1$受体与兴奋性 Gs 蛋白脱耦联,Gs 蛋白数量减少,活性降低;心肌 G 蛋白耦联受体激酶活性增加,这种 G 蛋白耦联受体激酶引起的脱耦联程度较大,因此,使$β_1$受体与 G 蛋白脱耦联减敏现象加重。

16.2　治疗心力衰竭药物的分类

根据药物的作用及作用机制,治疗心力衰竭药物可分为:

(1) 强心苷类:地高辛、洋地黄毒苷、毛花苷丙和毒毛花苷 K 等。

(2) 肾素—血管紧张素系统抑制药。

1) 血管紧张素转化酶抑制药:卡托普利等。

2) AT_1拮抗药:氯沙坦等。

3) 醛固酮拮抗药:螺内酯。

（3）利尿药：氢氯噻嗪、呋塞米等。

（4）血管扩张药：肼屈嗪、哌唑嗪、硝普钠等。

（5）β受体阻断药：美托洛尔、卡维地洛等。

（6）非强心苷类正性肌力药：多巴酚丁胺、米力农等。

16.3 治疗心力衰竭的常用药物

16.3.1 强心苷类

强心苷（cardiac glycosides）是一类具有强心作用的苷类化合物。常用药物有地高辛（digoxin），洋地黄毒苷（digitoxin）、毛花苷丙（cedilanide）和毒毛花苷 K（strophanthin K）。临床上用于治疗心力衰竭及某些心律失常。

【体内过程】

强心苷类药物化学结构相似，作用性质相同，但由于侧链不同，导致它们药物代谢动力学上的差异。洋地黄毒苷脂溶性高、吸收好、大多经肝代谢后经肾排出，也有相当一部分经胆道排出而形成肝肠循环，$t_{1/2}$ 长达 5～7d，故作用维持时间较长，属长效强心苷。中效类的地高辛口服生物利用度个体差异大，不同厂家、不同批号的相同制剂也可有较大差异，临床应用时应注意调整剂量。地高辛大部分以原形经肾脏排出，$t_{1/2}$ 33～36h，肾功能不良者应适当减量。毛花苷丙及毒毛花苷 K 口服吸收甚少，需静脉用药，绝大部分以原形经肾脏排出，显效快，作用维持时间短，属短效类。

【药理作用及作用机制】

（1）正性肌力作用：强心苷对心脏具有高度的选择性，能显著加强衰竭心脏的收缩力，增加心输出量，从而解除心衰的症状，即正性肌力作用（positive intropic action）。强心苷的正性肌力作用有以下特点：① 加快心肌纤维缩短速度，使心肌收缩敏捷，因此舒张期相对延长；② 加强衰竭心肌收缩力的同时，并不增加心肌耗氧量，甚至使心肌耗氧量有所降低；③ 增加衰竭患者心输出量。充血性心力衰竭患者心脏收缩及舒张末期容积都增大，压力上升，心输出量减少，用地高辛后舒张期压力与容积都下降，心输出量增加。

正性肌力作用的机制：强心苷可与心肌细胞膜上的强心苷受体 Na^+-K^+-ATP 酶结合并抑制其活性，进而使心肌细胞内 Ca^{2+} 增加。治疗量强心苷抑制 Na^+-K^+-ATP 酶活性约 20%，结果是细胞内 Na^+ 增多，而 K^+ 减少。当细胞内 Na^+ 增多后，又通过 Na^+-Ca^{2+} 交换机制使 Na^+ 内流减少，Ca^{2+} 外流减少或使 Na^+ 外流增加，Ca^{2+} 内流增加，最终导致细胞内 Na^+ 减少，Ca^{2+} 增加，肌浆网摄取 Ca^{2+} 也增加，储存 Ca^{2+} 增多。另有研究证实，细胞内 Ca^{2+} 增加时，还可增强钙离子流，使动作电位相内流的 Ca^{2+} 增多，此 Ca^{2+} 又能促使肌浆网释放出 Ca^{2+}，即"以钙释钙"的过程。这样，在强心苷作用下，心肌细胞内可利用的 Ca^{2+} 增加，心肌的收缩加强。

强心苷的正性肌力作用与 Na^+-K^+-ATP 酶抑制作用间显示了一定的相关性。但当 Na^+-K^+-ATP 酶活性抑制大于 30% 时，可能出现毒性反应，当 Na^+-K^+-ATP 酶的抑制作用达到或超过 60%～80% 时，可产生明显的毒性反应。其特点是心肌细胞内的 Ca^{2+} 超载。另外,心肌细胞内明显低 K^+,使心肌细胞的自律性增高,产生各种心律失常。

(2) 减慢心率作用:治疗量的强心苷对正常心率影响小,但对心率加快及伴有房颤的充血性心力衰竭者则可显著减慢心率,称为负性频率作用(negative chronotropic action)。心力衰竭时由于反射性交感神经活性增强,使心率加快。应用强心苷使心输出量增加,敏化颈动脉窦、主动脉弓感受器,提高迷走神经兴奋性,从而使心率减慢。强心苷减慢心率的另一个机制是增加心肌对迷走神经的敏感性,故强心苷过量所引起的心动过缓和传导阻滞可用阿托品对抗。

(3) 对心肌电生理特性和心电图的影响:强心苷对心肌电生理特性的影响比较复杂,其表现随着药物剂量、心力衰竭病因、病变部位不同而异。强心苷增强心肌收缩力,可反射性兴奋迷走神经,促进 K^+ 外流,降低窦房结自律性、减少房室结 Ca^{2+} 内流而减慢房室传导。强心苷缩短心房的有效不应期。此外,强心苷抑制 Na^+-K^+-ATP 酶,浦肯野纤维细胞失钾,最大舒张电位减少(负值减小)而接近阈电位,使自律性提高;K^+ 外流减少而使 ERP 缩短,故强心苷中毒时出现室性心动过速或室颤(表 16-1)。

治疗量强心苷对心肌电生理的影响反映在心电图上,表现为 T 波幅度变小,甚至倒置;S-T 段降低呈鱼钩状,这与动作电位 2 相缩短有关;P-R 间期延长,反应传导速度减慢;Q-T 间期缩短,说明浦肯野纤维和心室肌动作电位时程缩短;P-P 间期延长,反映心率减慢。中毒剂量可出现各种类型的心律失常。

表 16-1　强心苷对心肌的电生理作用

	窦房结	心房	房室结	浦肯野纤维
自律性	↓	—	—	↑
传导性	—	—	↓	—
有效不应期	—	↓	—	↓

(4) 对神经和内分泌系统的作用:治疗量强心苷对中枢神经系统无明显影响。中毒剂量的强心苷可兴奋延髓催吐化学感受区而引起呕吐;还可兴奋交感神经中枢,明显增加交感神经冲动发放,而引起快速型心律失常。强心苷的减慢心率和抑制房室传导作用也与其兴奋脑干副交感神经中枢有关。此外,强心苷能促进心房利钠肽的分泌,恢复心房利钠肽受体的敏感性,从而可对抗 RAS 而产生利尿作用。

(5) 对血管和肾脏的作用:强心苷能直接收缩血管平滑肌,使外周阻力上升,这一作用与交感神经系统及心排血量的变化无关。但充血性心力衰竭患者用药后,因交感神经活性降低的作用超过直接收缩血管的效应,因此血管阻力下降、心排血量及组织灌流增加、动脉压不变或略升。

强心苷对充血性心力衰竭患者有明显的利尿作用,主要是心功能改善后增加了肾血流量和肾小球的滤过功能。此外,强心苷可直接抑制肾小管 Na^+-K^+-ATP 酶,减少肾小管对 Na^+ 的重吸收,促进钠和水排出,发挥利尿作用。

【临床应用】

强心苷主要用于充血性心力衰竭和某些心律失常。

(1) 治疗充血性心力衰竭:强心苷对多种原因所致的充血性心力衰竭都有一定的疗效,但病情不同,其疗效有一定的差异:对伴有心房纤颤的心力衰竭疗效最佳;对瓣膜病、风湿性心脏病(高度二尖瓣狭窄的病例除外)、冠状动脉粥样硬化性心脏病和高血压性心脏病所导致的心力衰竭疗效较好;对肺源性心脏病、活动性心肌炎(如风湿活动期)或严重心肌损伤引起的心力衰竭疗效较差,且容易发生中毒。对有机械性阻塞和有能量代谢障碍的心力衰竭疗效差。

（2）治疗某些心律失常

1）心房颤动：心房颤动的主要危害是心房过多的冲动下传至心室，引起心室率过快，导致严重循环障碍。强心苷主要是通过兴奋迷走神经或对房室结的直接作用减慢房室传导、增加房室结中隐匿性传导、减慢心室率、增加心排血量，从而改善循环障碍，但对多数患者并不能终止心房颤动。

2）心房扑动：由于心房扑动的冲动较强而规则，更易于传入心室，所以心室率快而难于控制。强心苷是治疗心房扑动最常用的药物，强心苷可不均一地缩短心房的有效不应期，使扑动变为颤动，强心苷在心房颤动时更易增加房室结隐匿性传导而减慢心室率，同时有部分病例在转变为心房颤动后停用强心苷可恢复窦性节律。这是因为停用强心苷后，相当于取消了缩短心房不应期的作用，也就是使心房的有效不应期延长，从而使折返冲动落于不应期而终止折返激动，恢复窦性节律。

3）阵发性室上性心动过速：强心苷可增强迷走神经功能，降低心房的兴奋性而终止阵发性室上性心动过速的发作。

【不良反应及防治】

强心苷治疗安全范围小，一般治疗量已接近中毒剂量的 60%，而且生物利用度及对强心苷敏感性的个体差异较大，故易发生不同程度的毒性反应，特别是当低血钾、高血钙、低血镁、心肌缺氧、酸碱平衡失调、发热、心肌病理状态、高龄及合并用药等因素存在时更易发生。

（1）毒性反应：

1）胃肠道反应：是最常见的早期中毒症状。主要表现为厌食、恶心、呕吐及腹泻等。剧烈呕吐可导致失钾而加重强心苷中毒，所以应注意补钾或考虑停药。

2）中枢神经系统反应：主要表现有眩晕、头痛、失眠、疲倦和谵妄等症状及视觉障碍，如黄视、绿视症及视物模糊等。视觉异常通常是强心苷中毒的先兆，可作为停药的指征。

3）心脏反应：是强心苷最严重、最危险的不良反应，约有 50% 的病例发生各种类型心律失常。① 快速型心律失常：强心苷中毒最多见和最早见的室性早搏，约占心脏毒性发生率的 $1/3$，也可发生二联律、三联律及心动过速，甚至发生室颤。强心苷引起快速性心律失常的机制除因 Na^+-K^+-ATP 酶被高度抑制外，也与强心苷引起的迟后除极有关。据此，近来有人主张应用钙通道阻滞药治疗由强心苷中毒所引起的快速性心律失常。② 房室传导阻滞：强心苷引起的房室传导阻滞除与提高迷走神经兴奋性有关外，还与高度抑制 Na^+-K^+-ATP 酶有关。因为细胞失钾，静息膜电位变小（负值减少），使 0 相除极速率降低，故发生传导阻滞。③ 窦性心动过缓：强心苷可因抑制窦房结，降低其自律性而发生窦性心动过缓，有时可使心率降至 60 次/min 以下。一般应作为停药的指征之一。

（2）强心苷中毒的防治：强心苷中毒时首先应明确中毒先兆，及时停药。测定强心苷血药浓度有助于预防中毒的发生。强心苷中毒的治疗措施有：

1）补钾：氯化钾是治疗由强心苷中毒所致的快速性心律失常的有效药物。钾离子能与强心苷竞争心肌细胞膜上的 Na^+-K^+-ATP 酶，减少强心苷与酶的结合，从而减轻或阻止毒性的发生和发展。钾与心肌的结合比强心苷与心肌的结合疏松，强心苷中毒后补钾只能阻止强心苷继续与心肌细胞的结合，而不能将已与心肌细胞结合的强心苷置换出来，故防止低血钾比治疗补钾更重要。补钾时不可过量，同时还要注意患者的肾功能情况，以防止高血钾的发生，对并发传导阻滞的强心苷中毒不能补钾盐，否则可致心脏停搏。

2）快速性心律失常的治疗：对心律失常严重者还应使用苯妥英钠。苯妥英钠不仅有抗心律失常作用，还能与强心苷竞争 Na^+-K^+-ATP 酶，恢复该酶的活性。利多卡因可用于治疗强心苷中毒所引起的室性心动过速和心室颤动。

3）缓慢型心律失常的治疗：对强心苷中毒所引起的心动过缓和房室传导阻滞等缓慢型心律失常，可用 M 受体阻断药阿托品治疗。

4）地高辛抗体：目前国外应用地高辛抗体治疗严重危及生命的地高辛中毒已获得成功。地高辛抗体的 Fab 片断对强心苷有高度选择性和强大亲和力，能使强心苷自 Na^+-K^+-ATP 酶的结合中解离出来，对严重中毒有明显效果。

【药物相互作用】

排钾利尿药可致低血钾而加重强心苷的毒性。呋塞米还能促进心肌细胞 K^+ 外流，所以强心苷与排钾利尿药合用时，应根据患者的肾功能状况适量补钾。奎尼丁能使地高辛的血药浓度增加一倍，两药合用时，应减少地高辛用量的 30%～50%，否则易发生中毒，尤其是心脏毒性。其他抗心律失常药胺碘酮、钙通道阻滞药、普罗帕酮等也能提高地高辛血药浓度。地高辛与维拉帕米合用时，可使地高辛的血药浓度升高 70%，引起缓慢型心律失常，因为维拉帕米能抑制地高辛经肾小管分泌，减少消除，故两药合用时，宜减少地高辛用量的 50%。苯妥英钠因能增加地高辛的清除而降低地高辛血药浓度。拟肾上腺素药可提高心肌自律性，使心肌对强心苷的敏感性增高，而导致强心苷中毒。

16.3.2　肾素—血管紧张素系统抑制药

血管紧张素转化酶抑制药（ACEI）和血管紧张素 II 受体（AT_1）阻断药用于心力衰竭的治疗是抗心衰药物治疗最重要的进展之一。

1. 血管紧张素转化酶抑制药

临床常用于治疗心力衰竭的 ACEI 有卡托普利（captopril）、依那普利（enalapril）、西拉普利（cilazapril）、贝那普利（benazapril）及福辛普利（fosinopril）等，它们的作用基本相似。

【药理作用及作用机制】

（1）对神经体液调节的影响

1）抑制 ACE：① 减少血液及组织中血管紧张素 II 含量，从而减弱了血管紧张素 II 的收缩血管等作用，同时，使醛固酮释放减少，减轻水钠潴留；② 抑制缓激肽的降解，使血中缓激肽含量增加，后者可促进 NO 和 PGI_2 生成，发挥扩张血管和降低负荷的作用。

2）抑制交感神经活性：血管紧张素 II 通过作用于交感神经突触前膜血管紧张素受体（AT_1 受体）促进去甲肾上腺素释放，并可促进交感神经节的神经传递功能；血管紧张素 II 尚可作用于中枢神经系统的 AT_1 受体，促进中枢交感神经的冲动传递，进一步加重心肌负荷及心肌损伤。ACEI 可通过其抗交感作用进一步改善心功能。

（2）对血流动力学的影响：ACEI 通过对上述神经体液调节作用，对血流动力学产生明显影响。ACEI 能降低全身血管阻力，使心输出量增加；扩张冠状动脉，改善心功能；降低肾血管阻力，改善肾功能和肾小球滤过率。

（3）抑制心肌肥厚及重构：充血性心力衰竭的发病早期就开始出现心肌肥厚和重构。血管紧张素 II 是促进心肌细胞增生的主要因素。血管紧张素 II 可收缩血管、增加心脏后负荷，并可直接刺激心肌导致心肌肥大、心肌及血管胶原含量增加、心肌间质成纤维细胞和血管壁细胞增生,发生心肌重构。重构的心肌纤维化、心室壁僵硬、顺应性降低,心肌舒张功能严重受损。严重的纤维化及肥厚的心肌缺血缺氧与坏死,最终导致心肌收缩功能下降。RAS 中醛固酮亦具有显著的促进心肌纤维化的作用。ACEI 可减少血管紧张素 Ⅱ 及醛固酮的形成,因此能防止和逆转心肌肥厚及重构,改善心功能。

【临床应用】

ACEI 既能消除或缓解充血性心力衰竭症状、提高运动耐力、改进生活质量,又能防止和逆转心肌肥厚,降低病死率。故现已广泛用于临床,常与利尿药、地高辛合用,作为治疗充血性心力衰竭的基础药物。

2. AT₁受体阻断药

常用的有氯沙坦(losartan)和厄贝沙坦(irbesartan)等。本类药物可直接阻断血管紧张素 Ⅱ 与其受体的结合,发挥拮抗作用。它们对 ACE 途径产生的血管紧张素 Ⅱ 及对非 ACE 途径如糜蛋白酶途径产生的血管紧张素 Ⅱ 都有拮抗作用;因能拮抗血管紧张素 Ⅱ 的促生长作用,则也能预防及逆转心血管的重构。

药物对充血性心力衰竭的作用与 ACEI 相似,不良反应较少,不易引起咳嗽、血管神经性水肿等。这可能与沙坦类药物不影响缓激肽代谢有关。与 ACEI 合用可增强疗效。

3. 抗醛固酮药

醛固酮拮抗药螺内酯(spironolacton)可降低充血性心力衰竭的发病率与死亡率,显示了良好的应用前景。充血性心力衰竭时血中醛固酮的浓度可明显增高达 20 倍以上,大量的醛固酮除了保钠排钾外,尚有明显的促生长作用,特别是促进成纤维细胞的增殖,刺激蛋白质与胶原蛋白的合成,引起心房、心室和大血管的重构,加速心衰恶化。此外,它还可阻止心肌摄取 NE,使 NE 游离浓度增加而诱发冠状动脉痉挛和心律失常,增加心衰时室性心律失常和猝死的可能性。

临床研究证明,在常规治疗的基础上,加用螺内酯可明显降低充血性心力衰竭病死率,防止左室肥厚时心肌间质纤维化,改善血流动力学和临床症状。心力衰竭时单用螺内酯仅发挥较弱的作用,但与 ACEI 合用则可同时降低血管紧张素 Ⅱ 及醛固酮水平,既能进一步减少患者的病死率,又能降低室性心律失常的发生率,效果更佳。

16.3.3　利尿药

【药理作用】

体内的水钠潴留可加重充血性心力衰竭,两者形成恶性循环。利尿药促进水钠排泄,减少血容量,降低心脏负荷,消除或缓解静脉淤血及其所引发的肺水肿和外周水肿,在心衰的治疗中起着重要的作用。对充血性心力衰竭伴有水肿或有明显淤血者尤为适用。

【临床应用】

利尿药的选择取决于心力衰竭的病情。对轻度充血性心力衰竭,单独应用噻嗪类利尿药效果良好;中度心力衰竭可口服袢利尿药或与噻嗪类和保钾利尿药合用;对于严重心力衰竭、慢性心力衰竭急性发作、急性肺水肿或全身浮肿者,宜静脉注射呋塞米(furosemide)。保钾利尿药作用较弱,多与其他利尿药如袢利尿药等合用,能有效拮抗 RAS 激活所致的醛固酮水平的升高,增强利尿效果及防止失钾,还可抑制胶原增生和防止纤维化。

【不良反应】

大剂量利尿药可减少有效循环血量,进而降低心输出量,故可加重心力衰竭。大剂量利尿药尚可因减少血容量而导致反射性交感神经兴奋,减少肾血流量,加重组织器官灌流不足,加重肝肾功能障碍,导致心力衰竭恶化。利尿药引起的电解质平衡紊乱,尤其是排钾利尿药引起的低钾血症是心力衰竭时诱发心律失常的常见原因之一,必要时应补钾或合用保钾利尿药。长期大量应用利尿剂还可致糖代谢紊乱、高脂血症。因此目前首推使用利尿药的方法为小剂量给药,同时合用小剂量地高辛、ACEI 及 β 受体阻断药。

16.3.4　血管扩张药

近年来应用血管扩张药物治疗充血性心力衰竭已取得一些进展,扩血管药治疗心力衰竭的主要机制为:

(1) 扩张静脉,使静脉回心血量减少,降低心脏前负荷,进而降低肺楔压、左心室舒张末压等,缓解肺淤血症状。

(2) 扩张小动脉,降低外周阻力,降低心脏后负荷,增加心排出量,增加动脉供血,缓解组织缺血症状,并可弥补或抵消因小动脉扩张而可能发生的血压下降和冠状动脉供血不足等不利影响。

常用药物有 ACEI、钙通道阻滞药、α_1 受体阻断药、有机硝酸盐和直接扩张血管药等。

哌唑嗪(prazosin)是选择性的 α_1 受体阻断药,能扩张动、静脉,降低心脏前、后负荷,增加心输出量。

硝酸甘油(nitroglycerin)的主要作用是扩张静脉,使静脉容量增加、右房压力降低,减轻淤血及呼吸困难,另外还能选择性地舒张心外膜的冠状血管,在缺血性心肌病时增加冠脉血流而提高其心室的收缩和舒张功能,解除心衰症状,提高患者的运动耐力。但这类药物应用时易产生耐受性。

肼屈嗪(hydralazine)能扩张小动脉,降低后负荷,增加心输出量,也较明显增加肾血流量。因能反射性激活交感神经及 RAS,故长期单独应用疗效难以持续。主要用于肾功能不全或对 ACEI 不能耐受的充血性心力衰竭者。

硝普钠(nitroprusside sodium)能扩张小静脉和小动脉,降低前、后负荷。作用快,静脉给药后 2～5min 见效,故可快速控制危急的充血性心力衰竭。适用于需迅速降低血压和肺楔压的急性肺水肿、高血压危象等危重病例。仅用于静脉滴注给药。

16.3.5　β受体阻断药

【药理作用】

自 1975 年 Wagstein 最先报道 β 受体阻断药对充血性心力衰竭和左室功能不全具有治疗作用以来,改变了以往对 β 受体阻断药具有心脏抑制作用,将其列为充血性心力衰竭禁忌药的认识。临床试验证明,β 受体阻断药卡维地洛(carvedilol)和美托洛尔(metoprolol)等可以改善充血性心力衰竭的症状,提高射血分数,改善患者的生活质量,降低死亡率。β 受体阻断药治疗心力衰竭的作用基础是:① 在充血性心力衰竭患者,交感神经系统活性增高,药物可阻断心脏 β 受体,拮抗交感神经对心脏的作用;同时在心力衰竭进程中,交感神经系统激活使心肌细胞 β 受体下调,β 受体对正性肌力药物的反应性下降。β 受体阻断药可上调心肌 β 受体,改善 β 受体对儿茶酚胺的敏感性。② β 受体阻断药抑制肾素分泌,降低 RAS 活性,减轻心脏前后负荷。③ 本类药物通过减慢心率,延长心室充盈时间,改善心肌供氧等。④ β 受体阻断药具有明显的抗心肌缺血及抗心律失常作用,后者也是其降低心力衰竭病死率和猝死的重要机制。⑤ 卡维地洛兼有阻断 α_1 受体、抗氧化等作用。

【应用注意】

β受体阻断药治疗心力衰竭时,应注意下列情况:

(1)应正确选择适应证,药物对扩张性心肌病心力衰竭的疗效较好。

(2)β受体阻断药应用从小剂量开始,逐渐增至患者既能够耐受又不加重病情的剂量。心功能改善与治疗时间成正相关。

(3)β受体阻断药应合并应用其他抗心力衰竭药,如利尿药、ACEI和地高辛,并以上述药物作为基础治疗措施。

(4)对严重心动过缓、严重左室功能减退、明显房室传导阻滞、低血压及支气管哮喘者慎用或禁用。

(5)β受体阻断药在心力衰竭的治疗中,还缺乏足够的经验,尚需进一步探索。

16.3.6　非强心苷类正性肌力药

由于该类药物可能增加心衰患者的病死率,故不宜作为常规治疗用药。

1. β受体激动药

多巴胺(dopamine)小剂量激动 D_1、D_2 受体,扩张肾、肠系膜及冠状血管,增加肾血流量和肾小球滤过率,促进排钠;稍大剂量激动 β 受体,并促使 NE 释放,抑制其摄取,故能增加外周血管阻力、加强心肌收缩性、增加心输出量;大剂量激动 α 受体,使血管收缩,心脏后负荷增高。故多巴胺多用于急性心力衰竭,常作静脉滴注给药。

多巴酚丁胺(dobutamine)主要激动心脏 β_1 受体,对 β_2 受体及 α_1 受体作用较弱,能明显增强心肌收缩性,降低血管阻力,提高衰竭心脏的心脏指数,增加心排血量。可用于对强心苷反应不佳的心功能不全患者。剂量过大时可引起血压升高、心率加快,有可能因增加心肌耗氧量而诱发心绞痛和心律失常。

2. 磷酸二酯酶抑制药

磷酸二酯酶Ⅲ(phosphodiesterase-Ⅲ,PDE-Ⅲ)抑制药通过抑制 PDE-Ⅲ 活性,减少 cAMP 灭活,使心肌细胞内 cAMP 含量增加而发挥正性肌力和血管舒张作用,使心排血量增加、心脏负荷降低、心肌氧耗量下降,缓解心衰症状,属正性肌力扩血管药。主要用于心衰时作短时间的支持疗法,尤其是对强心苷、利尿药及血管扩张药反应不佳的患者。这类药物是否能降低心衰患者的病死率和延长其寿命,目前尚有争论。

氨力农(amrinone,氨利酮)和米力农(milrinone)为双吡啶类衍生物。氨力农的不良反应较严重,常见的有恶心、呕吐,心律失常的发生率也较高,此外尚有血小板减少和肝损害。米力农为氨力农的替代品,抑酶作用较之强 20 倍,不良反应较氨力农少,但仍有室上性及室性心律失常、低血压、心绞痛样疼痛及头痛等。并有报告其能增加病死率。现仅供短期静脉给药治疗急性心力衰竭。

维司力农(vesnarinone)是一种口服有效的正性肌力药物,并兼有中等程度的扩血管作用。维司力农的作用机制是:① 选择性地抑制 PDE-Ⅲ,增加心肌细胞内 cAMP 含量而促进 Ca^{2+} 内流,使细胞内 Ca^{2+} 量增加,还可增加心肌收缩成分对 Ca^{2+} 的敏感性;② 激活 Na^+ 通道,促进 Na^+ 内流;③ 抑制 K^+ 通道,延长动作电位时程;④ 抑制 TNF-α 和干扰素-γ 等细胞因子的产生和释放。临床应用可缓解心衰患者的症状,提高生活质量。

匹莫苯(pimobendan)是苯并咪唑类衍生物。该药除抑制 PDE-Ⅲ 外,还能提高心肌收缩

成分对细胞内 Ca^{2+} 的敏感性,使心肌收缩力加强。该作用机制可在不增加 Ca^{2+} 量的前提下,就能提高心肌收缩性,避免因细胞内 Ca^{2+} 过多所引起的心律失常和细胞损伤甚至死亡,属于"钙增敏药",是开发正性肌力药物的新方向。临床试验表明匹莫苯可增加患者运动耐力,减轻心衰症状,减少发作次数,而且,该药不良反应低于双吡啶类药物。

16.4　心力衰竭的药物治疗原则

充血性心力衰竭作为各类心脏疾病的终末阶段,其病理生理过程复杂,预后十分严重,是心血管疾病的治疗难题之一。尽管心力衰竭的药物治疗近来取得很多进展,但病死率仍较高。因此,包括积极控制心血管疾病危险因素在内的预防策略仍然显得非常重要。充血性心力衰竭的临床治疗应遵循如下合理用药原则:

1. 采取综合措施,减轻心脏负荷,减少患者体力活动和精神应激是减轻衰竭心脏负荷的基本措施

严重心力衰竭者应卧床休息,待心功能改善后,适当下床活动,以逐步增强体质。高血压患者并发心力衰竭时,使用抗高血压药物有效控制血压,亦是减轻心脏负荷的有效措施。适当限制日常饮食中钠盐摄入量,是进一步减轻心脏负荷的有效措施。

2. 抗心力衰竭药物的合理应用

(1) 强心苷类药物的应用:充血性心力衰竭患者,经前述综合措施治疗,仍不能有效控制心衰临床症状时,可加用强心苷类药物。此类药物尤适用于心力衰竭伴发心房纤颤的患者。地高辛片剂为最常用制剂,其用法可根据心衰严重程度而定。轻度患者可用地高辛维持量逐日给药法;而重度心衰患者则可按地高辛速给法用药,以实现快速洋地黄化。

(2) 利尿药的应用:心力衰竭出现水肿时,应首选噻嗪类利尿药。通过利尿,增进水钠排出,以降低心室充盈压,可有效减轻肺循环和体循环淤血体征。重度心力衰竭或伴肾功能不全患者可选用袢利尿药如呋塞米等,以增强利尿效应。利尿排钠的同时,有可能导致血钾水平降低。低血钾症易诱发强心苷类药物的毒性反应,故应重视血钾水平监测,必要时可口服钾盐。噻嗪类利尿药与保钾利尿药如螺内酯合用,可加强利尿并预防低血钾症。

(3) ACEI 的应用:上述治疗尚不能有效控制心力衰竭症状时,应加用 ACEI,以期进一步降低心脏前、后负荷,消除心衰临床症状。而无症状左心功能不全患者,可首选 ACEI 治疗。应用 ACEI 的治疗能明显推迟和减少此类心力衰竭患者临床症状的发生。

3. 各类心力衰竭的治疗

(1) 左心衰竭和右心衰竭的治疗:左心衰竭指左心室代偿功能不全而发生的心力衰竭,临床较为常见,以肺瘀血和心输出量降低为特征;单纯性右心衰竭主要见于肺源性心脏病及某些先天性心脏病,以体循环瘀血为主要表现。因此,对左心衰竭和右心衰竭患者应分别根据其病因、发病机制及临床表现选择相应的抗心力衰竭药物及其他治疗措施。

(2) 舒张性心力衰竭的治疗:舒张性心力衰竭由于心室舒张不良使左室舒张末压(LVEDP)升高而致肺瘀血,多见于高血压性心脏病和冠心病。药物治疗包括:① 控制高血压,改善心肌缺血以去除诱因;② 应用钙通道阻滞药、ACEI 及 β 受体阻断等药物逆转左室肥厚,改善舒张功能;③ 肺瘀血症状严重者,可适量使用静脉扩张药或利尿药降低心脏前负荷,

但不宜过度,以免心输出量减少;④ 纠正心律失常,尽量维持窦性心律,保持房室顺序传导,保证心室舒张期充盈的容量;⑤ 无收缩功能障碍时,禁用正性肌力药物。

（3）急性心力衰竭的治疗：急性心力衰竭最常见的是急性左心衰竭所致的急性肺水肿,必须立即抢救：① 患者取坐位,双腿下垂,以减少静脉回流;② 吸氧宜通过50%乙醇以利去除肺内泡沫,并可用面罩或气管插管加压给氧。③ 吗啡是治疗急性肺水肿的有效药物,有镇静和扩张小血管作用。但应注意禁忌证,老年患者慎用或减量应用。④ 应用袢利尿药呋塞米以迅速减少循环血量,减轻心脏前负荷和肺淤血及水肿。⑤ 强心苷选用毛花苷丙,最适用于有心房颤动伴有快速心室率并已知有心室扩大伴左室收缩功能不全者。对急性心肌梗死患者24h 内不宜应用,但如伴有心房颤动可慎用。⑥用硝普钠、硝酸甘油或酚妥拉明等药物扩张血管,用药前后严密观察血压。⑦ 用氨茶碱解除支气管痉挛,并有正性肌力及扩血管和利尿作用。⑧ 其他治疗：地塞米松可扩张外周血管、解除支气管痉挛;阿托品、东莨菪碱和山莨菪碱可改善微循环;病因治疗除去诱因可防止复发。

（张丽慧）

【复习思考题】

1. 试述强心苷的药理作用、临床应用及不良反应。
2. 如何预防和治疗强心苷引起心脏毒性反应?
3. 利尿药治疗心力衰竭的选用原则。
4. 试述血管紧张素转换酶抑制剂治疗充血性心力衰竭的作用机制,有何优点,适应证如何。
5. 试述急性心力衰竭的治疗。

第 17 章

心律失常的药物治疗

重点内容

1. 抗心律失常药的作用机制及分类。
2. 常用抗心律失常药奎尼丁、利多卡因、苯妥英钠、普萘洛尔、胺碘酮和维拉帕米的药理学特点。
3. 快速型心律失常的药物选用。

　　心肌的节律性收缩和舒张活动有赖于心肌细胞膜正常的兴奋形成和传导过程,而心肌兴奋形成和传导的基础是心肌细胞的膜电位。膜电位变化异常将导致心动节律和频率的改变,发生心动过速、心动过缓或传导阻滞等,称为心律失常(arrhythmia)。心律失常时由于心肌电活动异常使心脏泵血功能发生障碍,出现严重症状。心律失常可分为缓慢型和快速型两类。缓慢型心律失常有窦性心动过缓、传导阻滞等,常用阿托品及异丙肾上腺素治疗。快速型心律失常发病机制较复杂,包括窦性心动过速、房性早搏、心房扑动、心房颤动、阵发性室上性心动过速、室性早搏、阵发性室性心动过速和心室颤动等,本章讲述的主要是治疗快速型心律失常的药物。

17.1　心律失常的电生理基础

17.1.1　正常心肌电生理特性

　　心脏功能的维持有赖于其正常的电活动。正常情况下,心脏窦房结可产生 60~100 次/min 有节律的冲动,并通过心房而快速地传导到达房室结。冲动在房室结传导时有一个延搁,然后,冲动沿着浦肯野纤维系统迅速传播到整个心室,使心室肌同步收缩,排出血液。冲动的产生和传导伴随着心肌细胞跨膜离子转运。

1. 心肌细胞动作电位与跨膜离子电流

心肌在静息状态时,膜内电位负于膜外,约为－90mV,处在极化状态。当心肌细胞兴奋时,膜电位发生改变,先后发生去极化与复极化而形成动作电位(action potential,AP)。现代分子生物学技术和电生理学已经确认了钠通道、钙通道和钾通道及其亚型。

心肌细胞动作电位(图17-1)分以下5个时相:

0相(快速去极期):是 Na^+ 快速内流所致。上升最大速度与兴奋传导速度有关。

1相(快速复极初期):由 K^+(I_{TO1},I_{TO2})短暂外流所致。

2相(缓慢复极期):由 Ca^{2+} 及少量 Na^+ 内流与 K^+ 外流所致,此期膜电位维持在较稳定水平形成平台。

3相(快速复极末期):由 K^+ 外流(I_{Kr},I_{Ks},I_{Kur},I_{K1})所致。

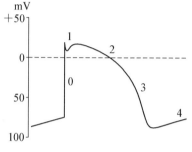

图 17-1　心肌细胞动作电位示意图

4相(静息期):在非自律细胞的膜电位维持在内负外正的极化状态;在自律细胞则由于 Na^+(快反应细胞)或 Ca^{2+}(慢反应细胞)缓慢内流,发生自发性舒张期去极。当达到阈电位时,将重新发生动作电流,引起再一次兴奋。

0～3相的时程合称为动作电位时程(action potential duration,APD)。

2. 膜反应性

膜反应性是指膜电位水平与其所激发的0相最大上升速率(maximum upstroke slope of phase 0,Vmax)之间的关系,是决定传导速度的重要因素。静息电位水平的负值越大,0相上升速率越快,振幅越大,传导速度亦越快;反之,则传导速度慢。抗心律失常药物可增高或降低膜反应性,进而影响传导速度。

3. 有效不应期

在复极过程中,只有当膜电位恢复到约－50mV～－60mV时,细胞才对刺激产生可扩布的动作电位。从去极化开始到发生可扩布的兴奋这一段时间间隔即为有效不应期(effective refractory period,ERP),其时间长短一般与APD的变化一致,但程度可有不同。抗心律失常药可以延长或相对延长ERP,使异常冲动更多地落入ERP而中断心律失常。

17.1.2　心律失常的发生机制

1. 自律性升高

窦房结、房室结和浦肯野纤维都具有自律性,自律性源于动作电位4相自动除极。当4相舒张期自动除极速率加快、阈电位水平下移或最大舒张电位水平上移时,膜电位与阈电位间的差距减少,膜自动除极到阈电位的时间缩短,使自律性增高。交感神经活性增高、低血钾、心肌细胞受到机械牵张等均可使自律性增高,引起心律失常。

非自律性心肌细胞,如心室肌细胞,在缺血缺氧条件下也会出现异常自律性,这种异常自律性向周围组织扩布会导致心律失常。

2. 后除极

某些情况下,心肌细胞在一个动作电位后产生一个提前的除极化,称为后除极(afterdepolarization),后除极的扩布即会触发异常节律,称为触发活动(triggered activity)。

后除极有两种类型：

（1）早后除极（early afterdepolarization，EAD）：是一种发生在完全复极之前的后除极，常发生在 2、3 相复极中。诱发早后除极的因素有延长 APD 的因素如药物、低血钾等。早后除极所触发的心律失常以尖端扭转型心律失常（torsades de pointes）常见。

（2）迟后除极（delayed afterdepolarization，DAD）：是细胞内钙超载时发生在动作电位完全或接近完全复极时的一种短暂的振荡性除极。诱发迟后除极的因素有强心苷中毒、心肌缺血和细胞外高钙等。

3. 折返激动

折返激动（reentrant excitation）是指冲动沿着环型通路返回到其起源部位，并可再次激动而继续向前传播的现象（图 17-2），是引发快速型心律失常的重要机制之一。产生折返激动的主要条件：

（1）心肌组织在解剖学和生理学上存在环型传导通路；

（2）单相传导阻滞；

（3）邻近心肌组织 ERP 长短不一致。

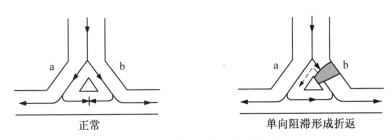

图 17-2　单向阻滞和折返形成

17.2　抗心律失常药的作用机制和分类

17.2.1　抗心律失常药的作用机制

心律失常发生的原因是自律性升高、后除极及折返激动，因此药物抗心律失常作用主要通过降低自律性、减少后除极和消除折返来实现。

1. 降低自律性

抗心律失常药物可通过降低动作电位 4 相斜率（β 肾上腺素受体阻断药）、提高动作电位的发生阈值（钠通道或钙通道阻滞药）、增加静息膜电位绝对值（腺苷和乙酰胆碱）、延长 APD（钾通道阻滞药）等方式降低自律性。

2. 减少后除极

钠通道或钙通道阻滞药（如奎尼丁或维拉帕米）可减少迟后除极，缩短 APD 的药物可减少早后除极的发生。

3. 消除折返

钙通道阻滞药和 β 肾上腺素受体阻断药可减慢房室结的传导性而消除房室结折返所致的

室上性心动过速;钠通道阻滞药和钾通道阻滞药可延长快反应细胞的 ERP,钙通道阻滞药(维拉帕米)可延长慢反应细胞的 ERP。

17.2.2　抗心律失常药分类

自 1914 年奎尼丁作为抗心律失常药物应用于临床以来,经过 90 多年的探索与实践,已有数十种抗心律失常药可供临床选用。抗心律失常药物在治疗严重心律失常,提高患者生活质量方面发挥了重要作用。根据药物对心肌电生理特性的影响,将抗心律失常药物分为四类:

Ⅰ类　钠通道阻滞药　本类药物又分为三个亚类:

Ⅰa类　以奎尼丁、普鲁卡因胺为代表。

Ⅰb类　以利多卡因、苯妥英钠为代表。

Ⅰc类　以普罗帕酮为代表。

Ⅱ类　β肾上腺素受体拮抗药,代表药物为普萘洛尔。

Ⅲ类　延长动作电位时程药(钾通道阻滞药),代表药物为胺碘酮。

Ⅳ类　钙通道阻滞药,代表药物为维拉帕米。

17.3　常用抗心律失常药物

17.3.1　Ⅰ类　钠通道阻滞药

1. Ⅰa类

适度阻滞钠通道,降低 0 相上升速率,不同程度地抑制心肌细胞膜 K^+、Ca^{2+} 通透性,延长复极过程,且以延长有效不应期更显著。本类药物有膜稳定作用,表现出一定的局部麻醉作用。

奎　尼　丁

奎尼丁(quinidine)为金鸡纳树皮所含生物碱,是奎宁的右旋体。奎宁在 18 和 19 世纪偶用于心律失常的治疗。20 世纪早期,奎尼丁开始被广泛应用。

【体内过程】

奎尼丁口服吸收良好,1～2h 血药浓度达高峰,生物利用度为 70%～80%。血浆蛋白结合率约为 80%,组织中药物浓度较血药浓度高 10～20 倍。$t_{1/2}$ 为 5～7h。药物主要经过肝脏代谢,其羟化代谢物仍有药理活性,20% 以原形经尿液排出。

【药理作用】

奎尼丁低浓度时即可阻滞 I_{Na}、I_{kr},较高浓度尚具有阻滞 I_{ks}、I_{kl}、I_{to} 及 $I_{Ca(L)}$ 的作用。此外,本药还具有明显的抗胆碱作用和外周血管 α 受体阻断作用。

(1) 降低自律性:奎尼丁阻滞钠通道,减低心房肌、心室肌和浦肯野纤维的自律性。对正常窦房结影响较小。

(2) 减慢传导:奎尼丁能降低心房肌、心室肌和浦肯野纤维的 0 相上升速率,因而减慢传导速度。但其抗胆碱作用可加快房室结传导,应用奎尼丁治疗心房颤动和心房扑动时,可出现心室率加快,故应用奎尼丁前可先用强心苷类药物,抑制房室结传导,以防止心室率过快。奎尼丁减慢传导作用尚能使单向传导阻滞转变为双向传导阻滞，消除折返激动引起的心律失常。

（3）延长有效不应期：奎尼丁抑制心房肌、心室肌和浦肯野纤维 3 相 K^+ 外流，延长 APD 和 ERP。心电图显示 Q-T 间期延长。该药的抗胆碱作用使延长 ERP 作用更明显。此外，该药还可减少 Ca^{2+} 内流，具有负性肌力作用。

【临床应用】

为广谱抗心律失常药，用于心房颤动、心房扑动、室上性和室性心动过速以及频发室上性和室性早搏的治疗。对心房颤动和心房扑动目前虽多采用电转律法，但奎尼丁在电转律后可维持窦性心率。

【不良反应】

（1）胃肠道反应：用药初期常见胃肠道反应，如恶心、呕吐、腹泻等。

（2）金鸡纳反应：长期用药可出现"金鸡纳反应（chichonic reaction）"，表现为头痛、头晕、耳鸣、腹泻、恶心、视力模糊等症状。

（3）心血管反应：奎尼丁心脏毒性较为严重，中毒浓度可致房室及室内传导阻滞。应用奎尼丁的患者 $2\% \sim 8\%$ 可出现 Q-T 间期延长和尖端扭转型心动过速。奎尼丁的 α 受体阻断作用使血管扩张、心肌收缩力减弱、血压下降。奎尼丁抗胆碱作用可增加窦性频率，加快房室传导，治疗心房扑动时能加快心室率，因此应先给予钙通道阻滞药、β 肾上腺素受体阻断药或地高辛以减慢房室传导、降低心室率。

（4）奎尼丁晕厥：奎尼丁晕厥（quinidine syncopy）的发生率约为 $1\% \sim 5\%$，发作时患者意识突然丧失，伴有惊厥，出现阵发性心动过速，甚至室颤而死。

【药物相互作用】

奎尼丁与地高辛合用时，可使后者清除率降低而增加其血药浓度；药物与双香豆素、华法林合用，可竞争与血浆蛋白的结合，使后者抗凝血作用增强；与肝药酶诱导剂苯巴比妥等合用能加速奎尼丁在肝中的代谢，使其血药浓度降低；而与肝药酶抑制剂西咪替丁等合用则应减少本药剂量。

普鲁卡因胺

普鲁卡因胺（procainamide）是局部麻醉药普鲁卡因的酰胺型化合物，自 20 世纪 50 年代起被用于心律失常的治疗。

【体内过程】

口服吸收迅速而完全，1h 血药浓度达高峰。肌内注射后 $0.5 \sim 1h$，静脉注射后仅 4min 血药浓度即达峰值。生物利用度约 80%，$t_{1/2}$ $3 \sim 4h$。本药在肝代谢为仍具活性的 N-乙酰普鲁卡因胺（NAPA），NAPA 具有显著Ⅲ类药物（钾通道阻滞药）的作用。

【药理作用及临床应用】

普鲁卡因胺对心肌的直接作用与奎尼丁相似，但无明显阻断胆碱或 α 受体作用。药物能降低自律性，减慢传导，延长大部分心脏组织的 APD 和 ERP。临床主要用于室性心律失常治疗，静脉注射或静脉滴注用于抢救危急病例，但对于急性心肌梗死所致的持续室性心律失常，普鲁卡因胺不作首选。对室上性心律失常也有效。

【不良反应】

过敏反应较常见，如出现皮疹、药热、白细胞减少、肌痛等。可见胃肠道反应，静脉给药可引起低血压，大剂量有心脏抑制作用。中枢不良反应为幻觉、精神失常等。长期应用少数患者出现红斑狼疮综合征。用药时(口服或注射)要连续观察血压和心电图变化,肾功能不全时应减量。

2. Ⅰb类

轻度阻滞钠通道,轻度降低 0 相上升速度,抑制 4 相 Na^+ 内流,降低自律性,促进 K^+ 外流,缩短动作电位复极过程,且以缩短动作电位时程更显著,相对延长有效不应期。本类药物有膜稳定和局部麻醉作用。

利多卡因

利多卡因(lidocaine)为局部麻醉药,1939 年用于治疗心律失常。

【体内过程】

药物首过消除明显,生物利用度低,只能非肠道用药。本药在血液中有约 70% 与血浆蛋白结合,体内分布广泛。利多卡因几乎全部在肝中代谢,$t_{1/2}$ 为 2h。

【药理作用】

利多卡因抑制浦肯野纤维和心室肌细胞的钠内流,促进钾外流,对 $I_{k(ATP)}$ 通道也有明显抑制作用。

(1)降低自律性:利多卡因能减少动作电位 4 相除极斜率,提高兴奋阈值,降低自律性。

(2)对传导的影响:治疗浓度对浦肯野纤维的传导速度无明显影响,但在心肌缺血时可通过抑制 0 相 Na^+ 内流而明显减慢传导。对低血钾或心肌组织牵张而部分除极的浦肯野纤维,则因促进 3 相 K^+ 外流而加速传导,有利于消除折返。高浓度的利多卡因能明显抑制 0 相上升速率而减慢传导。

(3)相对延长有效不应期:利多卡因缩短浦肯野纤维及心室肌的 APD 和 ERP,且缩短 APD 更为明显,故相对延长 ERP。

【临床应用】

利多卡因临床主要用于室性心律失常,如心脏手术、心导管术、急性心肌梗死或强心苷中毒所致的室性心动过速或心室颤动。是目前治疗室性心律失常的首选药物。

【不良反应】

主要不良反应为中枢神经系统症状,肝功能不良患者静脉注射过快,可出现头昏、嗜睡或激动不安、感觉异常等。剂量过大可引起心率减慢、房室传导阻滞和低血压。Ⅱ、Ⅲ度房室传导阻滞患者禁用。心衰、肝功能不全者长期滴注后可产生药物蓄积,儿童或老年人应适当减量。

苯妥英钠

苯妥英钠(phenytoin sodium)药理作用与利多卡因相似,抑制钠通道,降低部分除极的浦肯野纤维 4 相自发除极速率,降低其自律性。药物可与强心苷竞争 $Na^+ - K^+ - ATP$ 酶,抑制强心苷中毒所致的迟后除极。

临床主要用于治疗室性心律失常,特别对强心苷中毒引起的室性心律失常有效,亦可用于心肌梗死、心脏手术和心导管术等所引发的室性心律失常。

苯妥英钠快速静脉注射易引起低血压,高浓度可引起心动过缓。常见中枢不良反应有头昏、眩晕、震颤、共济失调等,严重者出现呼吸抑制。

低血压时慎用,窦性心动过缓及Ⅱ、Ⅲ度房室传导阻滞者禁用。孕妇用药可致胎儿畸形。

美 西 律

美西律(mexiletine,慢心律)电生理作用与利多卡因相似。本药口服吸收迅速、完全,口服后 3h 血药浓度达峰值,作用维持 8h,生物利用度为 90%,$t_{1/2}$ 约 12h。美西律主要用于室性心律失常,特别对心肌梗死后急性室性心律失常有效。

不良反应与剂量相关,可出现胃肠道不适,长期口服可出现神经症状,如震颤、共济失调、复视、精神失常等。房室传导阻滞、窦房结功能不全、心室内传导阻滞、有癫痫史、低血压或肝病者慎用。

3. Ⅰc 类

明显阻滞钠通道,抑制 4 相 Na^+ 内流,降低自律性;显著降低 0 相上升速度和幅度,对传导的抑制作用最明显。

普 罗 帕 酮

普罗帕酮(propafenone,心律平)化学结构与普萘洛尔相似。

【体内过程】

口服吸收良好,由于首过消除明显,生物利用度为 24%。服药后 0.5～1h 起效,2～3h 作用达高峰,药物主要在肝脏代谢,$t_{1/2}$ 约 3～4h。

【药理作用及临床应用】

普罗帕酮明显抑制钠内流,减慢心房、心室和浦肯野纤维的传导;延长 APD 和 ERP;提高心肌细胞阈电位,降低自律性。另有较弱的 β 肾上腺素受体阻断作用。普罗帕酮适用于室上性和室性早搏、室上性和室性心动过速、伴发心动过速和心房颤动的预激综合征。

【不良反应】

普罗帕酮消化道反应常见恶心、呕吐和味觉改变等。心血管系统不良反应主要有房室传导阻滞、充血性心衰和直立性低血压;其减慢传导作用易致折返,引发心律失常。本药一般不宜与其他抗心律失常药合用,以避免心脏抑制。心电图 QRS 延长超过 20% 以上或 Q-T 间期明显延长者宜减量或停药。肝肾功能不全时应减量。

氟 卡 尼

氟卡尼(flecainide)口服吸收良好,生物利用度达 90%,主要在肝脏代谢,成年健康人 $t_{1/2}$ 为 14h,肾功不全者 $t_{1/2}$ 超过 20h。

药物抑制钠通道作用强于 Ⅰa、Ⅰb 类药物,明显减慢心肌细胞 0 相最大上升速率并降低幅度,减慢心脏传导。药物对 I_{kr}、I_{ks} 有明显抑制作用,使心房和心室的 APD 明显延长。氟卡尼属广谱抗快速心律失常药,可用于室上性和室性心律失常。

本药致心律失常发生率较高,包括室性心动过速或心室颤动、房室传导阻滞、诱发折返性心律失常和长 Q-T 间期综合征,其致心律失常作用的主要与抑制 I_{Na} 及 I_{kr} 过强有关。其他不良反应有头晕、乏力、恶心等。

17.3.2　Ⅱ类　β 肾上腺素受体阻断药

用于抗心律失常的 β 肾上腺素受体阻断药主要有普萘洛尔(propranolol)、美托洛尔

(metoprolol)、阿替洛尔(atenolol)、纳多洛尔(nadolol)、醋丁洛尔(acebu-tolol)、噻吗洛尔(timolol)、阿普洛尔(alprenolol)和艾司洛尔(esmolol)等。该类药物的 β 受体阻断作用及阻滞钠通道和缩短复极过程的作用是其抗心律失常的基本机制,表现为减慢 4 相舒张期除极速率而降低自律性,减低动作电位 0 相上升速率而减慢传导。

普萘洛尔

【体内过程】

普萘洛尔(propranolol,心得安)口服吸收完全,肝脏首过效应强,生物利用度为 30%,口服后 2h 血药浓度达峰值,但个体差异大。血浆蛋白结合率达 93%。药物主要在肝脏代谢,$t_{1/2}$ 为 3~4h,90% 以上经肾排泄。

【药理作用】

普萘洛尔降低窦房结、心房传导系统及浦肯野纤维自律性,在运动及情绪激动时作用明显。药物减少儿茶酚胺所致的迟后除极,减慢房室结传导,延长房室结有效不应期。

【临床应用】

主要用于室上性心律失常,对于交感神经兴奋性过高、甲状腺功能亢进及嗜铬细胞瘤等引起的窦性心动过速效果良好。与强心苷合用,控制心房扑动、心房颤动及阵发性室上性心动过速时的室性频率过快效果较好。对心肌梗死患者可减少心律失常的发生,缩小心肌梗死范围,降低死亡率。普萘洛尔还可用于运动或情绪变动所引发的室性心律失常,减少肥厚型心肌病所致的心律失常。

【不良反应】

可引起窦性心动过缓和房室传导阻滞,并可能诱发心力衰竭和哮喘、低血压和记忆力减退等。长期应用后,对脂质代谢和糖代谢有不良影响,应慎用于高脂血症、糖尿病患者。突然停药可产生反跳现象,使冠心病患者发生心绞痛加重或心肌梗死。

阿替洛尔

阿替洛尔(atenolol)口服后 2~3h 达峰浓度,$t_{1/2}$ 为 7h。阿替洛尔是选择性肾上腺素受体阻断药,对心脏 $β_1$ 选择性强,抑制窦房结及房室结自律性,减慢房室结传导,对希—浦系统也有抑制作用。主要用于室上性心律失常,减慢心房颤动和心房扑动时的心室率。对室性心律失常亦有效。不良反应与普萘洛尔相似,由于选择性作用于 $β_1$ 受体,可用于糖尿病和哮喘患者,但剂量不宜过大。

艾司洛尔

艾司洛尔(esmolol)静脉注射后数秒钟起效,$t_{1/2}$ 为 9min。本药为短效 $β_1$ 肾上腺素受体拮抗药,抑制窦房结及房室结的自律性和传导性。主要用于室上性心律失常,减慢心房扑动、心房颤动时的心室率。不良反应主要有低血压、轻度抑制心肌收缩。

17.3.3 Ⅲ类 延长动作电位时程药

Ⅲ类抗心律失常药又称为钾通道阻滞药,可减低细胞膜 K^+ 电导,减少 K^+ 外流,从而延长动作电位时程和有效不应期,但对动作电位幅度和去极化速率影响很小。

胺　碘　酮

【体内过程】

胺碘酮(amiodarone,乙胺碘呋酮,胺律酮)口服吸收缓慢,生物利用度约 40%,血浆蛋白结合率 95%,药物主要在肝脏代谢,$t_{1/2}$ 14～26d。本药需连续服用 1 周左右才出现作用,给药 3 周作用达高峰,停药后作用可持续 4～6 周。静脉注射 10min 起效,并维持 1～2h。

【药理作用】

胺碘酮对心脏多种离子通道如 I_{Na}、$I_{ca(L)}$、I_k、I_{kl}、I_{to} 等均有抑制作用,降低窦房结和浦肯野纤维的自律性和传导性,明显延长 APD 和 ERP,延长 Q-T 间期和 QRS 波。此外,胺碘酮尚有非竞争性阻断 α、β 肾上腺素受体作用和扩张血管平滑肌作用,能扩张冠状动脉,增强冠脉流量,减少心肌耗氧量。

【临床应用】

本品为广谱心律失常药。治疗心房扑动、心房颤动、室上性心动过速效果好,对预激综合征引起者疗效更佳,适用于传统药物治疗无效的室上性心律失常。对室性心动过速、室性早搏亦有效。

【不良反应】

常见心血管反应有窦性心动过缓、房室传导阻滞及 Q-T 间期延长,偶见尖端扭转型室性心动过速。因胺碘酮含有碘,长期应用可见角膜褐色微粒沉着,停药后可逐渐消失。药物还可引起甲状腺功能亢进或减退及肝坏死。个别患者出现间质性肺炎或肺纤维化,长期应用必须定期检查肺功能,进行肺部 X 线检查和监测血清 T_3、T_4。

【禁忌证】

有房室传导阻滞及 Q-T 间期延长、甲状腺功能异常及对碘过敏者禁用。

索　他　洛　尔

索他洛尔(sotalol)口服吸收快,生物利用度达 90%～100%,药物以原形经肾排出,$t_{1/2}$ 为 12～15h。老年人和肾功能不全者 $t_{1/2}$ 明显延长。

索他洛尔能阻滞 I_k,延长心房、心室及浦肯野纤维的 APD 和 ERP,此外,药物可阻断 β 受体,降低自律性,减慢房室结传导。

临床用于各种严重室性心律失常,也可治疗阵发性室上性心动过速和心房颤动。可见 β 受体阻断的不良反应。少数 Q-T 间期延长者偶可出现尖端扭转性心动过速。

多　非　利　特

多非利特(dofetilide)是新近开发的特异性 I_{kr} 钾通道阻滞药。本药长期口服可有效维持心房颤动或心房扑动复律后的窦性心律。药物主要以原形经肾排泄,肾功能不良者宜减量。主要毒性反应是尖端扭转型室性心动过速。

17.3.4 Ⅳ类　钙通道阻滞药

钙通道阻滞药通过阻滞 L-型钙通道,使钙电流减小。该类药物降低窦房结、房室结细胞的自律性,减慢房室结传导速度,延长房室结细胞膜钙通道复活时间,延长其不应期。

维拉帕米

【体内过程】

维拉帕米(verapamil,异搏定,戊脉胺)口服吸收迅速而完全,2~3h 血药浓度达峰值。由于首过效应明显,生物利用率仅 10%~35%。维拉帕米在肝脏代谢,其代谢物去甲维拉帕米仍有活性,$t_{1/2}$ 为 3~7h。

【药理作用】

药物对激活态和失活态的 L-型钙通道均有抑制作用,对于 I_{kr} 钾通道亦有抑制作用。

(1)降低自律性:维拉帕米可降低窦房结自律性,降低缺血时心房、心室和浦肯野纤维的异常自律性,减少或取消后除极所引发的触发活动。

(2)减慢传导:减慢房室结传导性,此作用除可终止房室结折返,尚能防止心房扑动、心房颤动引起的心室率加快。

(3)延长有效不应期:维拉帕米延长窦房结、房室结的 ERP,大剂量延长浦肯野纤维的 APD 和 ERP。

【临床应用】

维拉帕米临床用于治疗室上性和房室结折返引起的心律失常效果好,为阵发性室上性心动过速首选药。对急性心肌梗死、心肌缺血及洋地黄中毒引起的室性早搏有效。

【不良反应】

常见不良反应有便秘、腹胀、腹泻、头痛和瘙痒等。静脉给药可引起血压降低、暂时窦性停搏。维拉帕米与 β 受体阻断药或奎尼丁合用可增加心脏毒性。

【禁忌证】

老年人和肾功能低下者慎用。Ⅱ、Ⅲ度房室传导阻滞、心功能不全及心源性休克患者禁用。

17.3.5　其他类:腺苷

腺苷(adenosine)药物静脉注射后迅速起效,$t_{1/2}$ 约 10~20s。腺苷可被体内大多数组织细胞所摄取,并被腺苷脱氨酶灭活,使用时需静脉快速注射给药,否则在药物到达心脏前即被灭活。腺苷为内源性嘌呤核苷酸,作用于 G 蛋白耦联的腺苷受体,激活心房、房室结及心室的乙酰胆碱敏感 K^+ 通道,缩短 APD,降低自律性。腺苷也抑制 $I_{ca(L)}$,可延长房室结 ERP,抑制交感神经兴奋所致的迟后除极。

临床主要用于迅速控制折返性室上性心律失常。静脉注射速度过快可致短暂心脏停搏。治疗剂量多数患者会出现胸闷、呼吸困难等。

17.4　抗心律失常药的合理应用

抗心律失常药的治疗安全范围较窄,有严重不良反应,甚至引起死亡,故心律失常的治疗应主要针对原发病,去除各种心律失常诱因是最基本的抗心律失常措施。一旦采用抗心律失常药物治疗,应先单独用药,后联合用药;既考虑缓解症状,亦考虑降低危险;以最小剂量取得满意的临床效果。

17.4.1　合理选用药物

(1)窦性心动过速:窦性心动过速通常由运动、情绪激动等引起,一般不需治疗;但也可以由某些疾病引起,如甲亢、发热等,此时应针对病因治疗,必要时选用β受体阻断药或钙通道阻滞药维拉帕米。

(2)房性早搏:若频繁发生并引起阵发性房性心动过速,可用β受体阻断药、钙通道阻滞药或使用钠通道阻滞药。

(3)心房扑动和心房颤动:减慢心室率用β受体阻断剂、维拉帕米、强心苷类;转律用奎尼丁(宜先给强心苷)、普鲁卡因酰胺、胺碘酮,转律后用奎尼丁、丙吡胺防止复发。

(4)阵发性室上性心动过速:急性发作时宜首选维拉帕米,亦可选用强心苷类、β受体阻断剂、腺苷等。慢性或预防发作可选用强心苷类、奎尼丁、普鲁卡因胺等。

(5)室性早搏:选用普鲁卡因胺、丙吡胺、美西律或其他钠通道阻滞药以及胺碘酮。心肌梗死引起的室性早搏首选利多卡因静脉滴注。强心苷中毒者选用苯妥英钠。

(6)室性心动过速:用利多卡因、丙吡胺、普鲁卡因胺、美西律、胺碘酮、奎尼丁。由强心苷中毒引起的室性心动过速首选苯妥英钠治疗。

17.4.2　注意用药禁忌

不同抗心律失常药的药理作用差异,决定它们有着各不相同的临床用药禁忌,为防止发生严重不良反应,需重视临床用药禁忌。如钙通道阻滞药、β受体阻断药延缓房室传导的作用显著,有房室传导阻滞患者禁用;奎尼丁、索他洛尔延长 APD 作用明显,则 Q-T 延长综合征患者禁用。此外,一些非心血管疾病亦可能影响抗心律失常药物的选择。如慢性类风湿关节炎患者勿用普鲁卡因胺,以减少发生红斑性狼疮的可能性;有慢性肺部疾病的患者勿用胺碘酮,以避免药物所致肺纤维改变而加重病情。

17.4.3　治疗方案个体化

抗心律失常药物的多数不良反应与药物用量过大或血药浓度偏高有关。临床患者受不同病理因素的影响,可能改变药物的体内过程,以致在治疗剂量下,亦可能发生血药浓度偏高的现象,故必须强调根据患者的具体情况,适时进行血药浓度监测,确定个体化的用药方案。

(张丽慧)

【复习思考题】

1. 试述抗快速型抗心律失常药物的分类,并写出每类的代表性药物。
2. 试述利多卡因的药理作用及临床应用特点。
3. 普萘洛尔适用于哪些心律失常?
4. 对于心房颤动如何选药?

第 18 章

休克的药物治疗

➡ **重点内容**

1. 休克的病因及药物治疗的病理生理学基础。
2. 休克的药物治疗原则。
3. 临床常用的休克治疗药物。
4. 感染中毒性休克、心源性休克及低血容量性休克的药物治疗。

18.1 概　　述

休克是指因各种原因引起的急性血液循环障碍,微循环动脉血灌流量急剧减少,从而导致血液循环系统不能向组织细胞提供代谢所需要的氧及各种营养物质所呈现的病理综合征。休克是临床各科严重疾病中常见的并发症,其主要临床表现有血压下降、心率增快、脉搏细速、全身无力、皮肤湿冷、面色苍白或发绀、静脉微陷、尿量减少、烦躁不安、反应迟钝、神志模糊、昏迷甚至死亡。对休克的有效治疗首先应正确认识其发病机制,目前随着微循环理论及分子生物学的不断发展,对休克本质的认识也在不断深化。休克的治疗已从单纯的以血管活性物质改善微循环的方法,发展到联合应用血管内皮保护剂、自由基清除剂、抗血小板药、花生四烯酸代谢物拮抗药、细胞能量合剂、细胞膜稳定药以及基因治疗等,并取得一定的疗效,降低了休克的并发症和病死率。

18.1.1 休克的病因与分类

根据引起休克的原因不同,将休克分为感染性休克、心源性休克、低血容量休克、神经源性休克和过敏性休克五类。

(1) 感染性休克(又称中毒性休克或败血症性休克):由于病原微生物及其毒素在人体引起的一种微循环障碍状态,致组织缺氧、代谢紊乱、细胞损害甚至多器官功能衰竭。

(2) 心源性休克:是指急性心肌梗死、严重心律失常、心包填塞、肺动脉栓塞等各种原因所致的心脏泵血功能障碍为特征的急性组织灌注量不足而引起的临床综合征。与其他休克一样，其共同特征是有效循环量不足，从而引起全身组织和脏器的血液灌注不良，导致组织缺氧、微循环瘀滞、脏器功能障碍和细胞代谢功能异常等一系列病理生理改变。

（3）低血容量性休克：是由于失血、创伤、烧伤及严重呕吐、腹泻等各种原因而导致血液、体液和电解质的大量丢失，使有效循环血容量不足、回心血量减少，以致心排出量明显减少，血压降低，不能维持正常机体组织血供以及氧和其他营养物质的供给。其严重程度主要取决于体液的损失量和速度。

（4）神经源性休克：由于剧烈的刺激（如疼痛、外伤等），引起强烈的神经反射性血管扩张，周围阻力锐减，有效循环量相对不足所致。

（5）过敏性休克：某些物质和药物、异体蛋白等进入已致敏的机体后，通过免疫机制在短时间内发生的一种强烈的多脏器累及征候群。

18.1.2　休克药物治疗的病理生理学基础

以往认为血管扩张是造成休克时血压下降的主要原因，后来认识到组织器官的微血管痉挛性收缩，导致微循环灌注不良及淤滞乃是休克的主要原因。近年来对休克又提出了一个新论点，即系统炎症反应综合征(systemic inflammatory reaction syndrome)，认为炎症反应在休克的病因中起重要作用。引起休克原因不同，而且其分类各异，但其基本的病理生理学过程则有某些共性。细胞功能障碍，尤其是细胞对氧的利用障碍是各型休克的共性，而细胞功能障碍又可导致各脏器功能衰竭，并激发炎症反应。休克时的细胞功能障碍的原因很多，如低血容量性休克时，细胞缺血缺氧，使 ATP 生成不足，由于能量缺乏，导致乳酸堆积，酸中毒可使线粒体的各种呼吸酶直接抑制，进而引起线粒体功能紊乱和结构改变而使细胞死亡，同时也使溶酶体膜损伤而引起大量溶酶体酶的释放，造成细胞自溶。中毒性休克时，毒素与细胞受体结合并激活调节蛋白从而促进细胞因子的产生，如肿瘤坏死因子-α(TNF-α)和白介素 1(IL-1)不仅能破坏离子跨膜转运的功能；TNF-α 还能刺激许多其他细胞因子的释放，如血小板激活因子(PAF)、白三烯(LT$_s$)及血栓素 TXA$_2$ 等，这些细胞因子在细胞损伤及各型休克的发生发展中起重要作用。休克时，由于细胞的缺氧或内毒素对线粒体呼吸功能的直接抑制，细胞色素氧化酶系统功能失调，以致进入细胞内的氧经单电子还原而形成的氧自由基增多；由于细胞缺血使蛋白水解酶活性增高，可催化黄嘌呤脱氢酶变为黄嘌呤氧化酶，从而使次黄嘌呤变成黄嘌呤和氧自由基。氧自由基能灭活蛋白质，破坏 DNA，使细胞膜发生脂质过氧化，导致细胞溶解。休克时，基因表达的改变在细胞功能紊乱中起重要作用。如黏附分子 ICAM-1 与 ICAM-2 等黏附蛋白和诱导型一氧化氮合成酶(iNOS)等的生成，都说明了基因表达的向上调节，而 NO 是休克时血管扩张和低血压的主要介质，同时还能介导心肌抑制因子的生成。热休克蛋白在休克的基因反应中特别重要，它能干扰细胞的合成并激发细胞的凋亡，这是休克时细胞死亡的重要机制。

18.1.3　休克的药物治疗原则

由于休克的病因不同，各型休克的病理生理过程复杂，所以治疗时除遵循总的原则外，必须做到个体化，并采取综合治疗措施。

1. 及早预防

（1）积极防治感染和各种容易引起感染性休克的疾病，例如败血症、细菌性痢疾、肺炎、流行性脑脊髓膜炎、腹膜炎等。

（2）急性心肌梗死时的剧痛易诱发加重心源性休克，宜用吗啡、杜冷丁等止痛，同时用镇静剂以减轻患者紧张和心脏负担，以免引起迷走神经亢进，使心率减慢或呼吸抑制。

（3）做好外伤的现场处理，如及时止血、镇痛、保温等。

（4）对失血或失液过多（如呕吐、腹泻、咯血、消化道出血、大量出汗等）的患者，应及时酌情补液或输血。

（5）在应用可能引起过敏性休克的药物（如青、链霉素等）或血清制剂（如破伤风、白喉抗毒素）前，务必做皮肤过敏试验，反应阳性者禁用；输血前应严格检查供受者血型是否相符等。

2. 积极治疗

（1）改善微循环、提高组织灌流量：各种休克均有有效循环血量绝对或相对不足，并伴有重要器官灌注不足。恢复血容量是治疗各种休克的共同目标。在补足血容量的基础上，根据休克的不同类型和不同的发展阶段以及不同的表现，合理选用血管活性药物，对于改善微循环、提高组织灌流量有重要意义。

（2）改善细胞代谢，防治细胞损害：目前认为细胞代谢障碍是各型休克的共性。基于这一新观点，主张用 ATP 以纠正休克时的细胞能量代谢障碍；用大剂量糖皮质激素以稳定溶酶体膜；用 GIK（葡萄糖—胰岛素—氯化钾）疗法，补充能源；用人工亚冬眠疗法，使患者较易度过缺氧与缺少能源的休克状态；用大剂量维生素 C 静脉注射，改善心肌代谢。另外，纠正酸中毒也是改善心肌代谢、防止细胞损害和提高抗休克药物疗效的重要措施。

（3）治疗重要器官功能衰竭：休克时如出现器官功能衰竭，则除了采取一般治疗措施外，尚应针对不同的器官衰竭采取不同的治疗措施，如出现心力衰竭时，除停止或减慢补液外，尚应强心、利尿，并适当降低前、后负荷；如出现呼吸衰竭时，则应给氧，改善呼吸功能；如发生急性肾功能衰竭时，则可考虑采用利尿、透析等措施。

18.2　临床常用的休克治疗药物

18.2.1　血管活性药

1. 扩血管药物

扩血管药物包括 α 受体阻断剂、β 受体激动剂、多巴胺受体激动剂、胆碱受体阻断剂、直接松弛血管平滑肌的药物、钙通道阻滞药、磷酸二酯酶抑制药等。

（1）α 受体阻断剂：以酚妥拉明（phentolamine）和酚苄明（phenoxybenzamine）为代表。

酚妥拉明属咪唑啉衍生物，对血管平滑肌上的 α 受体有特异性的阻断作用，由于其与 α 受体结合较为疏松而易于解离，故作用维持时间较短，口服后 30min 血药浓度达峰值，作用维持约 3～6h；肌内注射作用维持 30～45min；静脉滴注作用维持约 30min。在体内代谢迅速，以原形从尿中排出。酚妥拉明主要药理作用是舒张血管和兴奋心脏。对血管的舒张作用主要是由于本品对血管平滑肌的直接作用和大剂量时的 α 受体阻断作用，而对静脉和小静脉的 α 受体阻断作用比对小动脉作用强，因此，酚妥拉明可降低毛细血管静脉压，使前毛细血管括约肌开放，增加营养性毛细血管的血液灌注，改善微循环。对心脏的兴奋作用是由于血管扩张，血压下降,导致交感神经反射引起,部分是由于阻断肾上腺素能神经末梢突触前膜 α_2 受体,从而促进去甲肾上腺素释放,激动心脏 β_1 受体的结果。利用酚妥拉明的舒张血管和兴奋心脏作用,可改善休克状态时的内脏血液灌注,解除微循环障碍。本品适用于感染性、心源性和神经源性休克。尤其对休克症状改善不佳而左室充盈压高于 15mmHg 以上者。但给药前必须补足血容量。静脉给药有时可引起严重的心率加快、心律失常和心绞痛,因此须缓慢滴注。剂量为 5～10mg/次以葡萄糖液 500～1000mL 稀释后静滴。

酚苄明为长效 α 受体阻断药。静脉注射酚苄明后起效慢,1h 后可达最大效应,但作用强大;静脉注射后,12h 内排泄约 50%,24h 内排泄约 80%,$t_{1/2}$ 为 24h,本品的脂溶性高,可积蓄于脂肪缓慢释放,故作用时间久,可维持 3～4d。一周后尚有少量残留于体内。其药理作用与酚妥拉明基本相似,能舒张血管,降低外周阻力,特别是在交感神经活性高的情况下扩血管作用更为明显,如血容量减少或直立时,就会引起显著的血压下降,由于血压下降所引起反射作用,加上突触前膜 α 受体阻断作用,在用药过程中常有心率加快、心收缩力增强及心排出量增加。此外,酚苄明也能抑制去甲肾上腺素的摄取,这些作用对纠正休克有利。用于补足血容量后,血压仍不见回升的各种休克患者。因其局部注射刺激性强,注射剂只做静脉给药。一般用量为 0.2～1.0mg/kg,溶于 5% 葡萄糖液 200mL 静脉滴注射。也有人主张将酚苄明与小量去甲肾上腺素合用,以增加心排出量,或与糖皮质激素合用,以增强疗效。

(2)β 受体激动剂:典型代表药为异丙肾上腺素(lsoprenaline)。异丙肾上腺素是人工合成的非选择性 β-肾上腺素受体激动剂。$t_{1/2}$ 约 2h,血浆蛋白结合率为 65%。口服易在肠黏膜与硫酸基结合而失效;气雾剂吸入给药,吸收较快;舌下含药因能舒张局部血管,少量可从黏膜下的舌下静脉丛迅速吸收。对心脏 β_1 受体具有强大的激动作用,表现为正性肌力和正性心率作用,并加快房室间传导;对血管 β_2 受体的激动作用,表现为外周血管舒张。由于兴奋心脏和降低末梢血管阻力,可增加组织血流和减少出血性休克低灌注所致的损害。近年来研究证明,异丙肾上腺素有明显的抗炎和调节免疫的作用,并证明了异丙肾上腺素能抑制 TNF。的产生,而有利于休克的防治。本品尤其适用于低血压伴有心动过缓、房室传导阻滞、有长 Q-T 间期的异型心室过速和心脏骤停者;也适用于在补足血容量的情况下,中心静脉压高和心排出量低的感染性休克,一般从小剂量开始,使收缩压维持在 90mmHg,脉压在 20mmHg 以上,心率在 120 次/min 以下,尿量增加,症状改善为妥;低血容量性休克,如已补足血容量,而外周循环未见改善者,可试用异丙肾上腺素静脉滴注。剂量为 0.1～0.2mg%,滴速成人为 2～4μg/(kg·min)。如剂量过大易引起心律失常,甚至产生危险的心动过速及心室颤动。

(3)多巴胺受体激动剂:包括多巴胺(dopamine,DA)、多培沙明(dopexamine)和非诺多巴(fenoldopam)。

多巴胺是去甲肾上腺素生物合成的前体,药用的多巴胺是人工合成品。口服后易在肠和肝中被破坏而失效。一般用静脉滴注给药,作用时间短暂,$t_{1/2}$ 约 7min。本品为抗休克药中最常用的。多巴胺主要激动心脏、血管的 α、β 和 DA 受体及肾脏的 D_1 受体。其作用的最大特点为剂量依赖性,低剂量 2～5μg/(kg·min)因激动肾、肠系膜、脑和冠状血管的 D_1 受体,而扩张上述器官血管,增加血流量。当剂量增加至 6～15μg/(kg·min)时,可激动心脏 β_1 受体使心肌收缩力加强,心排出量增加。可增加收缩压和脉压差,但对舒张压无明显影响或轻微增加。如剂量超过 20μg/(kg·min),则能激动血管的 α 受体,导致血管收缩。从而使血液由四肢等处重新分布至肾、心、脑等重要器官。可用于各种休克,对感染中毒性休克,多巴胺能增加存活率;对扩容无反应或用其他拟交感胺类无效的心源性休克疗效较好;对出血性休克多巴胺也能增加肾和内脏血流量,但存活率提高不多。

多巴胺与去甲肾上腺素比较,最大的优点是能增加肾和肠系膜的血流量,对心脏 β_1 受体的激动作用较强。与异丙肾上腺素比较其优点是:在相同的增加心收缩力情况下,致心律失常和增加心肌耗氧量的作用较弱。总之,多巴胺对伴有心收缩力减弱、尿量减少而血容量已补足的休克患者疗效较好。应用时注意用量和静脉滴速,常将多巴胺 $10\sim20$mg 加入 5% 葡萄糖液 100mL 中稀释,初以 $2\sim5\mu g/(kg \cdot min)$ 滴速滴入,继按需要调节滴速,最大滴速为 0.5mg/min。如剂量过大或滴注太快可出现心动过速、心律失常和肾血管收缩引致肾功能下降等,用药时还应监测心功能和尿量。如同时合用单胺氧化酶抑制剂或三环类抗抑郁药时,多巴胺剂量应酌减。

多培沙明(dopexamine)是一种合成的多巴胺受体激动药,可激动 D_1、D_2 和 β_2 受体,使内脏血管舒张,内脏血流量增加。多培沙明还能降低白细胞在后毛细血管内的黏附从而改善微循环,有利于休克的治疗。多培沙明 $t_{1/2}$ 约为 $6\sim7$min,主要经胆汁和肾脏排出。临床上主要用于治疗感染中毒性休克。

非诺多巴(fenoldopam)是 20 世纪 80 年代在国外上市的选择性的 D_1 受体激动剂,$t_{1/2}$ 为 10min,本品主要的优点是能明显增加肾血流量,降低肾血管阻力而不影响肾小球的滤过,此作用与硝普钠对肾脏的影响相反,所以,非诺多巴可代替硝普钠试用于严重高血压或心源性休克的治疗。但尚缺乏临床经验。

(4) 胆碱受体阻断剂:以阿托品(atropine)与山莨菪碱(anisodamine)为代表。阿托品与山莨菪碱都是植物来源的生物碱类药物,阿托品是天然植物中莨菪碱的消旋体,山莨菪碱是从我国产的茄科植物唐古特莨菪中提取的生物碱。20 世纪 50 年代末,我国临床医师采用莨菪碱类药物(阿托品、山莨菪碱、东莨菪碱)治疗感染中毒性休克获得成功,使休克的病死率明显下降。以后对这类药物进行了深入研究,其中研究得最多的是山莨菪碱。并于在 1965 年我国人工合成了山莨菪碱(商品名 654-2),现在临床常用的是山莨菪碱氢溴酸盐。莨菪碱类药物属胆碱受体阻断剂,具有解除小血管痉挛,改善微循环;阻断 M 受体,维持细胞内 cAMP/cGMP的比值;兴奋呼吸中枢,解除支气管痉挛,抑制腺体分泌,保持通气良好;较大剂量时可解除迷走神经对心脏的抑制作用从而改善心功能;能降低血液的黏度,使聚集的红细胞解聚、抑制血小板聚集、减轻白细胞的黏附,从而减少微血栓形成,使微循环通畅;具有细胞的保护作用,可通过稳定细胞膜,提高细胞对缺氧、缺血以及毒素的耐受能力,减轻钙超负荷,抑制脂质过氧化,减少细胞的破坏。此外,对免疫功能有调节作用,能增强网状内皮系统的吞噬功能,有利于机体对毒素和各种有害因子的清除,以保护细胞的完整性不受破坏。但大剂量阿托品可引起烦躁不安、皮肤潮红、瞳孔扩大、视力模糊、心率加快、口干等。由于山莨菪碱在解痉方面选择性较高,对微循环有独特的影响,而副作用相对较小的优点,临床常用其取代阿托品治疗感染性休克。抗休克时将山莨菪碱 $5\sim10$mg 加于 5% 葡萄糖液 200mL 静脉滴注;或用 $10\sim20$mg/次稀释于葡萄糖溶液内作静脉推注,每 $10\sim30$min 注射一次,病情好转后逐渐延长给药间隔直至停药。但剂量过大也可出现阿托品样中毒症状。中毒解救用 1% 匹鲁卡品 $0.25\sim0.5$mL,每隔 $15\sim20$min 皮下注射一次。

(5) 直接松弛血管平滑肌的药物:包括硝普钠(sodium nitroprusside)和硝酸甘油(sodium nitroprusside)。

硝普钠是亚硝基铁氰化钠，属硝基扩张血管药。1929 年首次证明了它的扩血管作用。经过几十年的研究，已经证明了它是一个强效、快效、短效的药物，可直接松弛小动脉和静脉平滑肌，降低心脏前后负荷。其扩血管作用的主要原理是在体内释放出 NO 而起作用。本品很少影响局部血流分布，一般不降低冠脉血流、肾血流及肾小球滤过率而有利于抗休克。本品除用于治疗高血压危象外，还可用于治疗心源性休克，最近有研究认为，它也可用于治疗烧伤引起的休克。常用粉针剂，由于本品溶解后遇光易分解，必须现配现用，宜在避光容器中缓慢静脉滴注。剂量为 $5\sim10mg$ 加入 5％葡萄糖 100mL 中静脉滴注，滴速约 $20\sim100\mu g/min$，如滴注太快，易出现急性血压下降导致休克患者症状加剧，如产生恶心、呕吐、出汗、心悸等。长期用药，尤其在肾功能障碍时，易招致蓄积中毒，本品所含的亚铁离子与红细胞的巯基化合物结合形成氰化物，后者在肝内还原成为硫氰酸盐，如血中硫氰酸浓度超过 12mg％时即当停药，以免中毒。

硝酸甘油的基本作用是松弛平滑肌，对血管平滑肌的作用最显著，主要舒张容量血管，减少回心血量而降低心脏的前负荷，对阻力血管也有一定舒张作用，从而能有效地改善心功能。此外，硝酸甘油通过产生 NO 而抑制血小板聚集、黏附，这些均有利于休克的治疗。通常以 1mg 用 5％葡萄糖溶液 100mL 稀释后静脉滴注，滴速为 $7\sim8$ 滴/min。

(6) 钙通道阻滞药：以硝苯地平(nifedipine)和维拉帕米(verapamil)为代表。血管平滑肌细胞和心肌细胞的收缩有赖于细胞内游离钙，若抑制了钙离子的跨膜转运，则可使细胞内游离钙浓度下降。钙通道阻滞药通过减少细胞内钙离子含量而使血管平滑肌松弛和心肌收缩力减弱。钙通道阻滞药能降低心肌耗氧，提高心肌对缺氧的耐受力，从而能防止中毒性休克时而产生的心肌抑制因子对心脏功能的过度抑制，发挥治疗作用。实验证明，钙通道阻滞剂对缺血心肌具有保护作用。对心肌梗死和缺血性心肌病的休克患者，静脉注射硝苯地平，能降低总外周血管阻力，还可增加侧支循环而减轻心肌缺血性变化。维拉帕米对肾脏有保护作用，并对肾素、血管紧张素系统也有抑制作用。用维拉帕米时要注意对心脏的抑制。适用于对各种治疗措施无反应的不可逆性休克，交感神经功能亢进以及外周血管阻力高而休克状态持续者。维拉帕米静脉注射过量或过快可引起心动过缓、低血压、房室传导阻滞、心力衰竭、甚至心脏停搏。给药前应补足血容量。

(7) 磷酸二酯酶抑制药：主要有己酮可可碱(pentoxifylline)，属茶碱类，是二甲基黄嘌呤衍生物。$t_{1/2}$ 约为 30min，在体内迅速被水解。近年研究证明，己酮可可碱扩张血管作用机制不仅是由于抑制磷酸二酯酶，而且能使血管内皮细胞释放内皮依赖性松弛因子(EDRF)。此外，还可通过抑制 PGI_2 的失活而发挥作用；具有抑制 $TNF\alpha$、$1L-1\beta$、$lL-6$ 和 $1L-8$ 的释放；能减少细胞内氧自由基的产生，抑制中性粒细胞的激活，以减少有毒产物对组织的损害。所以，己酮可可碱对各种休克都有一定的治疗作用。

2. 缩血管药物

缩血管药物主要为肾上腺素受体激动药，包括去甲肾上腺素(noradrenaline，NA；norepinephrine，NE)、间羟胺(metaraminol)、肾上腺素(adrenaline)和去氧肾上腺素(phenylephrine)。以去甲肾上腺素和间羟胺最常用。

(1) 去甲肾上腺素：NA 口服在肠内易被碱性肠液破坏，皮下注射易发生局部组织坏死，故一般采用静脉滴注给药。NA 进入体内后大部分被神经末梢囊泡摄取而贮存；被摄取入非神经细胞内者，大多被 COMT 和 MAO 代谢成为活性很低的间甲去甲肾上腺素，其中一部分再经 MAO 催化脱氨形成 3-甲氧-4 羟扁桃酸(vanilllyl mandelicacid，VMA)，经肾脏排泄。

由于 NA 进入机体后迅速被摄取和代谢,一次剂量的作用仅持续数分钟,NA 在血液中消失极快。NA 对 α 受体具有强大激动作用,对 β_1、β_2 受体作用较弱。激动血管的 α 受体,使血管收缩,主要是使小动脉和小静脉收缩。皮肤黏膜血管收缩最明显,其次是肾脏血管。此外,内脏和肌肉血管也都呈收缩反应,而有利于血液分布于心脏和脑等生命重要器官;激动冠脉血管的 β_2 受体,使冠脉血管扩张,冠脉血流增加;激动心脏 β_1 受体而加强心收缩力并增加心排出量。在整体情况下,心率可由于血压升高而反射性减慢。NA 在临床上治疗休克的主要适应证有:① 心源性休克经补足血容量后血压仍不能回升者或外周阻力明显降低及心排出量减少者,去甲肾上腺素可使心排出量及冠脉血流量增加。② 神经源性休克早期血压骤降时,小剂量去甲肾上腺素短时间静脉滴注,使收缩压维持在 90mmHg 左右时,以保证心、脑等重要器官的血液供应。③ 感染性休克早期小动脉处于扩张状态,心脏功能低下,此时应用 NA 可使心脏兴奋,血管收缩。④ 低血容量性休克,NA 可作为扩容疗法的辅助药以维持血液循环。⑤ NA 与 α 受体阻断剂或其他扩血管药合用,以消除 NA 的 α 受体兴奋作用而保留其 β 受体兴奋作用,从而充分显示心脏兴奋作用,尤适用于伴有心功能不全的休克。

NA 的不良反应较严重,仅适用于短期内小量静脉滴注。如静脉滴注浓度过高或药液漏出血管外,可引起局部组织坏死。如静脉滴注时间过长,剂量过大时,使动脉血压增加过高,心排出量的增加反而不明显甚至下降,可扩大心肌梗死范围,并加重微循环障碍,甚至可使肾动脉收缩导致急性肾功能衰竭使休克恶化。所以在用药过程中要监测血压与尿量,要求尿量保持在 25mL/h 以上。剂量与用法:从小剂量开始,根据病情调整剂量,需要时每隔 5～10min 增加剂量,一般为 0.5%～2.0%,以 4～8μg/min 的速度缓慢静脉滴注,不宜超过 10μg/min。

(2) 间羟胺:又名阿拉明(aramine),本品不易被 MAO 破坏,故作用较持久。兼有 α 和 β 受体兴奋作用。通过兴奋心脏的 β 受体,使心肌收缩力增强,增加心排出量和冠状动脉血流量。对心率的兴奋不很显著,很少引起心律失常;通过兴奋血管的 α 受体,使小血管收缩,较持久地使血压升高。由于其作用较 NA 缓和而持久,较少引起心悸或尿量减少,也无中枢神经兴奋作用,故临床上可作为 NA 的代用品,适用于各种休克。但短期内反复应用,可使囊泡内 NA 减少,产生快速耐受性。本品可静脉滴注,也可肌内注射。抗休克时每次用 10～20mg 加入 5% 葡萄糖 100mL 中静脉滴注,滴速 20～40 滴/min。休克好转时,可用 10～20mg/次,作肌内注射。

(3) 肾上腺素:肾上腺素口服后在碱性肠液、肠黏膜及肝内易被破坏氧化失效;皮下注射因能收缩血管,故吸收缓慢,作用时间长,1h 左右;肌内注射的吸收速度远较皮下注射快,肌内注射作用维持约 10～30min。肾上腺素在体内的摄取和代谢与去甲肾上腺素相似。本品可透过胎盘,不易透过血脑屏障。肾上腺素对 β 和 α 受体都有相当强的兴奋作用,对这些受体的作用与用量有关。当静脉滴注速度每分钟低于 120ng/kg 时主要是激活 β_1 受体,使心肌收缩力加强,心率加快,并促进肾素释放。也激活 β_2 受体使支气管平滑肌舒张和肌肉血管舒张,抑制肥大细胞脱颗粒,减少过敏介质释放。如静脉滴注速度每分钟超过 120ng/kg 时则可激活 α 受体出现外周血管收缩。主要用于抢救过敏性休克,一旦发生过敏性休克,立即给 0.1% 肾上腺素,先皮下注射 0.3～0.5mL,紧接着静脉注射 0.1～0.2mL,继以 5% 葡萄糖滴注。也可用于感染中毒性休克的治疗,但仅限于常规复苏失败或多巴胺治疗无效的病例。最近的研究证明,肾上腺素能抑制 TNFα 的产生,抑制内毒素释放 IL-1β,并提高抗炎细胞因子 IL-10 的生成。这些均有利于休克的治疗。

肾上腺素主要不良反应为心悸、烦躁、头痛和血压升高等,血压剧升有发生脑溢血的危险,故老年人慎用。也能引起心律失常,甚至心室纤颤,故应严格掌握剂量。

(4) 去氧肾上腺素:又名新福林或苯肾上腺素。本品可直接和间接地激动 α_1 受体,又称 α_1 受体激动药。其作用与去甲肾上腺素相似但较弱而持久。有明显的血管收缩作用,升高血压,从而反射性兴奋迷走神经而减慢心率,对中枢神经系统无明显影响。去氧肾上腺素的作用与患者的基础情况有关,在原来血压低时,能升高血压,而对心率无明显影响,并能明显增加尿量。临床上可用于感染中毒性休克及过敏性休克,特别是休克时对液体复苏无效,伴有心动过速而需要其他升压药时,去氧肾上腺素应是一种较好的选择。

18.2.2　非强心苷类强心剂

1. 胰高血糖素

胰高血糖素(glucagons)为多肽类物质,由胰腺 α_2 细胞分泌。主要在肝、肾及血浆中迅速灭活,$t_{1/2}$ 3～6min。本品可拮抗胰岛素的作用和正性肌力的作用,正性肌力作用不被 β 受体阻断剂阻断,其主要机制是在心脏激活腺苷酸环化酶系统,而促进 ATP 转变为 cAMP,使心肌细胞内 cAMP 增加,结果使心肌细胞内的游离钙聚集所致。同时还有降低外周阻力,增加肾血流而使尿量增加。本品不易引起心律失常。可用于治疗心源性休克,尤其是可应用于对儿茶酚胺类药物反应不佳的或易引起心律失常的病例。抗休克时通常以 3～5mg 加入 5% 葡萄糖溶液 1000mL 做静脉滴注。当本品剂量超过 24mg/d 时,使华法林的抗凝作用显著增强,应避免两药合用。用药过程中要注意低血钾,以及胃肠道的不良反应。有资料显示,本品能使心肌梗死区扩大,故现已少用。

2. 多巴酚丁胺

多巴酚丁胺(dobutamine,dba)为人工合成品,口服无效,仅供静脉注射给药。多巴酚丁胺 $t_{1/2}$ 仅为 2.8min,Vd 为 0.2L/kg,CL 为 244L/h。本品主要能选择性激动心脏 β_1 受体,兴奋心脏,与异丙肾上腺素比较,本品的正性肌力作用比正性频率作用显著,很少增加心肌耗氧量,也较少引起心动过速。它对血管的 α 与 β_2 受体作用弱,大剂量则有缩血管及扩血管的双重作用,故对外周阻力的影响较少,所以,非心源性休克不考虑首先单用多巴酚丁胺,其主要适应证是治疗心源性休克。一般给药剂量为 2.5～10μg/(kg·min),可根据具体情况调整剂量,以不超过40μg/(kg·min)为宜。偶可发生心律失常,亦可引起心肌梗死患者梗死面积增加,应引起重视。最近临床的研究证明,多巴酚丁胺以 10μg/(kg·min)静脉滴注后能明显增加右侧大脑中动脉的血流量,降低大脑动静脉氧差,增加大脑氧的输送,但并不增加其耗氧量。血氧饱和度显著提高。这一点对脑功能的恢复极为有力。

3. 氨力农和米力农

氨力农(amrinone)和米力农(milrinone)两个药物都是磷酸二酯酶Ⅲ的抑制药,具有强心和扩血管的作用。磷酸二酯酶有四种亚型(Ⅰ、Ⅱ、Ⅲ、Ⅳ),心肌中磷酸二酯酶Ⅰ与Ⅱ位于胞浆,特异性低,少起作用;结合于细胞膜的只有磷酸二酯酶Ⅲ,而且活性高,是主要降解 cAMP 的亚型,氨力农和米力农抑制磷酸二酯酶Ⅲ活性,使细胞内 cAMP 的量提高,促进钙离子内流,增强心肌肌丝对钙的敏感性而达到正性肌力的作用。扩血管作用是直接舒张血管,也与平滑肌内 cAMP 浓度的增加有关。

氨力农的作用特点是具有正性肌力作用,但加快心率的作用弱,并具有较强的扩张外周血管的作用。静脉注射后心排出量增加,左室充盈压和外周阻力降低,不引起心率和血压改变。

治疗休克伴有心衰者优于强心苷,主要用于对儿茶酚胺类反应欠佳的休克。并应在补足血容量的基础上使用,以免引起血压下降。主要副作用是静脉注射或静脉滴注 48h 后可出现心律失常与血小板减少。

米力农是氨力农衍生物,其作用特点是比氨力农的作用强约 20 倍,口服后 1h 内起效,高峰时间为 1~3h,持续 4~6h,$t_{1/2}$ 为 2h,代谢后大部分以原形从尿中排出,肾功损害者应慎用。本品在改善血流动力学的同时,不增加耗氧,不降低动脉压,无氨力农的不良反应。最近国外用本品治疗感染中毒性休克,尤其是儿科,获得了良好的效果。

4. 哒嗪酮

哒嗪酮(pyridazinone)是通过提高心肌蛋白对钙的敏感性而发挥正性肌力作用,与其他正性肌力药比较,其最大的优点是不会引起钙超载,而且具有扩张外周血管、减轻心脏负荷的作用。实验研究证明,哒嗪酮能降低感染中毒性休克和出血性休克的死亡率。但本品尚处于研究阶段。

18.2.3　抗炎症介质类药物

1. 抗一氧化氮(NO)的药物

(1) 一氧化氮合酶(NOS)抑制剂:主要包括 NOS 非特异性抑制剂:硝基左旋精氨酸甲酯(N-nitro-l-arginine methylester,LNAME)、硝基左旋精氨酸(N-nitro-l-arginine,LNNA)、单甲基左旋精氨酸(n-mono-methyl-l-arginine,LNMMA);NOS 特异性抑制剂:氨基胍(aminoguanidine)、S-甲基异硫脲(S-methylisothiourea,SMT)和重组人体红细胞生成素(recombinant human erythropoietin,Rh-EPO)等诱导型的 NOS(iNOS)选择性抑制剂。

目前已知存在于体内的有三种 NOS 同工酶,不同的同工酶所起的作用不同。来源于内皮细胞的 eNOS 和来自神经细胞的 bNOS 具有调节血流、血压、血管通透性、细胞黏附和信号转导的功能。如应用一氧化氮合酶抑制剂(NOSI)抑制了 eNOS 和 bNOS,对治疗休克不但无效反而不利,甚至能使之恶化,提高病死率。而由巨噬细胞、肺、肝、脾、肠系膜等重新合成的 iNOS 能产生大量的 NO,使血管舒张,血压下降,加重休克。因此,目前比较多的人认为,可选用 NOS 特异性抑制剂即选择性抑制 iNOS 的药物治疗休克。但其用药的时间、用量以及适用于何种休克等,有待于进一步研究。

(2) NO 清除剂:本类药物能增加脑血流量,并改善脑缺血的症状,提高血压和降低颅内压;能提高组织对氧的利用率,增加氧的摄取;对肾脏有保护作用。而且,不具有 NOS 抑制剂因过度抑制 NO 的产生而带来不良影响。目前所能提供的 NO 清除剂血红蛋白溶液主要有吡醇羟己酯交叉联接的血红蛋白(pyridoxylated cross-linked hemoglobin,PLP-Hb)和二乙酰交叉联接的血红蛋白(diacetylated cross-linked hemoglobin,DCPL-Hb)。血红蛋白溶液不仅对失血性休克的治疗有意义,对感染中毒性休克的治疗也很有价植。但能增加血小板的沉积而出现一过性的血小板减少。用量过大时,可产生血管过度收缩。目前国内尚缺乏使用经验。

2. 白介素 1(IL-1)受体拮抗剂

IL-1 在内毒素性休克的发病中有重要的作用,IL-1 受体拮抗剂能阻断靶细胞受体与相应的细胞因子结合,使信息转录无法启动,有效减弱宿主对感染和炎性损害的反应。经动物实验表明,通过注射外源性 IL-1 受体拮抗剂(IL-ra),能抑制 IL-1 的活性,防止休克的发生和降低死亡率。

3. 抗肿瘤坏死因子(TNF)抗体

这类药物中正在研究和试验的有 TNF 单克隆抗体(TNF-αMab)。研究发现,采用鼠抗 TNF 单克隆抗体治疗感染性休克时,患者血清 TNF 水平增高者死亡率可降低 10%,但血清 TNF 水平正常者治疗无效。最近完成的大规模Ⅲ期临床试验却无明显疗效。

4. 自由基清除药和抗氧化药

这类药物主要有 N-乙酰半胱氨酸(N-acetylcysteine,NAC)和 N-2-硫基丙酰甘氨酸 (N-2-mercaptopropionyl glycine),前者主要作用是改善器官血流,维持血压,抑制血小板和白细胞聚集,减少 TNF 的产生。有研究认为 NAC 能有效地改善感染中毒性休克。后者在应用于失血性休克的大鼠时,能有效地减少所需要的补液量,也能降低全身和肠系膜血浆中的 TNF 和 IL-6 的释放。所以认为本品能减少出血性休克的不良结果。

5. 糖皮质激素

糖皮质激素的作用极其复杂,尤其是对其抗休克作用及其疗效的认识,一直有较多的争论。认为糖皮质激素有利于抗休克的主要机制是,大剂量皮质激素能稳定溶酶体膜,减少休克时心肌抑制因子的释放,使心脏兴奋,能降低血管对某些缩血管物质的敏感性,解除血管痉挛,从而改善休克状况。认为糖皮质激素不利于抗休克,甚至是有害的主要原因是继发性感染,不仅不能改善休克患者存活的情况,大剂量使用还能增加死亡率。现在认为,糖皮质激素在某些情况下,如小儿脑膜炎球菌性脑膜炎或伤寒时,可能有治疗作用,或是败血症发展为急性呼吸窘迫综合征(ARDS)时,用糖皮质激素以防止纤维增生。不适于一般的感染中毒性休克。

除上述抗介质类药物可治疗休克外,目前有待于进一步研究和证明的有前列腺素拮抗剂、缓激肽拮抗剂、PAF 拮抗剂、TXA_2 拮抗剂、白三烯受体拮抗剂、抗黏附分子药等。

18.2.4　改善能量代谢的药物

1. 三磷酸腺苷—氯化镁(adenosine triphosphate-magnesium chloride,ATp-MgCl$_2$)

ATp-MgCl$_2$ 能增加组织 ATP 含量,为细胞提供能量,改善缺血,恢复受损线粒体的功能;能防止血管对内皮依赖性舒张因子的损害,维持内皮细胞功能,改善各重要器官的微循环,这对防治休克时的多脏器功能衰竭很有意义。所以,ATP-MgCl$_2$ 能有效地用于治疗失血性、感染中毒性休克。多以静脉缓慢滴注方法给药。本品有明显的扩血管作用,滴入时应监测血压,一旦出现血压下降立即停药。

2. 极化液(GIK 溶液)

极化液能增加细胞内 ATP,改善线粒体功能,清除氧自由基。由于极化液可使细胞内能量代谢得到显著改善,保护细胞基本生理功能,所以对出血性休克、心源性休克及感染性休克均呈现保护作用。极化液由一定比例的葡萄糖、胰岛素和氯化钾所组成,通常可每次缓慢静滴 500~1000mL。切忌静脉推注,以免造成高钾心脏停搏。

18.2.5　内啡肽受体调节剂

早在 1978 年 Holoday 和 Faden 就首次报告纳洛酮对内毒素性休克的有利作用,近年来的研究指出内啡肽在休克发病过程中亦是一个重要的诱因。休克发生时,内毒素等在脑部刺激释放 ACTH 的同时,亦促使内啡肽释出,使血液中内啡肽水平明显升高,作用于阿片 μ、κ 受体,从而抑制心血管,加剧微循环障碍和细胞缺氧状态。阿片受体拮抗剂纳洛酮具有对抗内啡肽作用,能明显地改善休克时的细胞代谢,预防代谢性酸中毒,调节电解质紊乱,改善细胞缺氧状态;能稳定溶酶体膜,降低血液循环中心肌抑制因子的浓度;对内毒素性休克,它能改善白细胞和血小板计数,同时增加存活率。纳洛酮对各种原因的休克都有效,但主要用于感染性休克。也可试用于对其他治疗措施无效的心源性、创伤性、出血性、过敏性休克等。纳洛酮 $t_{1/2}$ 为1.5h,Vd 为 3L/kg,CL 为 104L/h。静脉注射时宜参考其药代动力学参数和血药浓度及所维持的血压水平选用适当的剂量。

18.3 临床常见休克的药物治疗

18.3.1 感染中毒性休克的药物治疗

首先是抗感染治疗,抗感染治疗包括有效抗生素的应用和(或)局部感染灶的处理,尽早确立病原学诊断并选用有效的抗菌药物是治疗感染性休克的重要环节。除积极控制感染外,应针对休克的病理生理给予补充血容量,纠正酸中毒,调整血管收缩功能,消除血细胞聚集以防止微循环淤滞,以及维护重要脏器的功能等。

1. 补充血容量

有效循环血量的不足是感染性休克的主要矛盾。故扩容治疗是抗休克的基本手段。扩容所用液体应包括晶体和胶体。

(1)胶体液:① 低分子右旋糖酐:具有改善血流、疏通微循环和渗透性利尿作用。静注后 2～3h 其作用达高峰,4h 后渐消失,故滴速宜较快。每日用量为 10％右旋糖酐 500～1500mL,一般为 1000mL。② 血浆、白蛋白和全血:适用于肝硬化和慢性肾炎伴低蛋白血症、急性胰腺炎等病例。③ 羟乙基淀粉(706 代血浆):能提高胶体渗透压,增加血容量,副作用小,无抗原性,很少引起过敏反应。

(2)晶体液:碳酸氢钠林格液和乳酸钠林格液等平衡液所含各种离子浓度较生理盐水更接近血浆中的水平,可提高功能性细胞外液容量,并可部分纠正酸中毒。

2. 纠正代谢性酸中毒

纠正酸中毒可增强心肌收缩力,恢复血管对血管活性药物的反应性并防止 DIC 的发生。纠正酸中毒的根本措施在于改善组织的低灌注状态。缓冲碱主要起治标作用。且血容量不足缓冲碱难以发挥其效能。首选缓冲碱为 5％碳酸氢钠。

3. 改善微循环

在扩容的基础上适当应用扩血管药物,可改善组织灌注。根据情况可分别选择 β 受体激动剂异丙肾上腺素;α 受体阻断药酚妥拉明、酚苄明;抗胆碱药阿托品或山莨菪碱等。当血压骤降,血容量一时未能补足,可短期内应用小剂量缩血管药如去甲肾上腺素和间羟胺,以提高血压,加强心肌收缩力,保证心脑血供。如与 α 受体阻滞剂或其他扩血管药物联合应用以消除 α 受体激动引起的升压作用而保留其 β_1 受体兴奋作用,并可对抗 α 受体阻滞剂的降压作用,尤适用于伴有心功能不全的休克病例。

4. 维护重要脏器的功能

(1)心脏功能的维护:可预防性运用毒毛旋花苷或毛花苷 C。当出现心功能不全征象时,应严格控制静脉输液量和滴速。除给予快速强心药外,可给扩血管药,但必须与去甲肾上腺素或多巴胺合用以防止血压骤降。大剂量肾上腺皮质激素有增加心搏血量和降低外周血管阻力,提高冠状动脉血流量的作用,可早期短程应用。同时给氧,纠正电解质和酸碱平衡紊乱,并给能量合剂以纠正细胞代谢失衡状态。

(2) 呼吸功能的维护:休克患者均应给氧,经鼻导管(4~6L/min)或面罩间歇加压输入。吸入氧浓度以 40% 左右为宜。同时必须保持呼吸道通畅。为减轻肺间质水肿可给 25% 白蛋白;如血容量不低可给大剂量速尿。己酮可可碱对急性肺损伤有较好的保护作用,早期应用可减少中性粒细胞在肺内积聚、抑制肺毛细血管的渗出、防止肺水肿形成。

(3) 肾功能的维护:经抗休克治疗后血压稳定心功能良好,但出现少尿、无尿、氮质血症者,可行快速静滴甘露醇 100~300mL,或静注速尿 40mg,如排尿仍无明显增加,提示可能已发生了急性肾功能不全,应给予相应处理。

(4) 脑水肿的防治:给予血管解痉剂、抗胆碱类药物、渗透性脱水剂(甘露醇)、速尿、头部降温与大剂量肾上腺皮质激素(地塞米松 10~20mg)静注以及高能合剂,以纠正脑缺血、缺氧,防止脑水肿和脑疝的发生。

在抗休克的同时除积极维护上述重要脏器的功能外,还应积极防治 DIC,临床上一旦确诊 DIC,即用肝素以每 4~6h 静注或静滴 1.0mg/kg(一般为 50mg,相当于 6250μg),使凝血时间控制在正常的两倍以内。DIC 控制后方可停药。

5. 抗内毒素治疗和抗炎症介质治疗

细菌内毒素即脂多糖是革兰阴性菌致病的主要物质,是感染性休克的主要启动子,内毒素的完全清除有利于休克的治疗,所以针对内毒素的治疗是目前最活跃的研究领域。近几年研究了一系列特异性抗内毒素的药物,如脂质 A 生物合成抑制剂、抗内毒素抗体和疫苗、杀菌性/穿透性增强蛋白、重建高密度脂蛋白、内毒素(脂多糖)拮抗剂、抗 CD$_{14}$ 抗体和脂多糖信号转导抑制剂等。近期资料显示,杀菌性/穿透性增强蛋白对细菌内毒素的活性成分有高度亲和力,能有效中和内毒素,临床使用初步结果显示杀菌性/穿透性增强蛋白治疗有效,但有待进一步的临床实验来证实。这一类药物与抗炎性介质的药物不同,其最大的优点就是不损害机体的防御机制。

目前已知炎症反应在休克的病因中起重要作用,所以,抗炎性介质治疗休克也日益受到重视,近年来临床上试用了可溶性细胞因子受体-IgG 嵌合体、前列腺素拮抗剂、缓激肽拮抗剂、PAF 拮抗剂、抗 TNF 抗体等治疗,临床效果不满意。

18.3.2　心源性休克的药物治疗

一般常见的心源性休克多由急性心肌梗死所引起,所以对心源性休克除一般抗休克措施外还应侧重恢复冠脉血流和心脏功能。

1. 补充血容量

休克时血容量不是绝对减少就是相对减少,所以补充血容量极为必要。应根据中心静脉压监测结果来决定输液量。中心静脉压正常为 4~12cmH$_2$O,如低于 5cmH$_2$O,提示有低血容量存在;当低于 10cmH$_2$O 即可输液。输液的内容宜根据具体情况选用全血、血浆、人体白蛋白、低分子右旋糖酐或葡萄糖液,一般应用低分子右旋糖酐。

2. 维持血压

如血压急剧下降,应立即开始静脉滴注间羟胺以 10~20mg 稀释于 100mL 葡萄糖液内,亦可同时加入多巴胺 20～30mg,使收缩压维持在 90～100mmHg,保持重要器官的血流灌注。当初次测量中心静脉压其读数即超过 12cmH$_2$O 或在补充血容量过程中有明显升高而患者仍处于休克状态时,临床应根据患者皮肤、四肢的血液循环和心功能情况的观察经验,确定休克的情形,考虑选用合适的血管活性药物。

3. 纠正心律失常

心肌梗死常伴有心律失常,而心动过速或心动过缓等心律失常又能使休克加重,所以要应用适当的抗心律失常药物。如室性心动过速可静注利多卡因;心动过缓和房室传导阻滞可静注阿托品;如出现阵发性心动过速或伴有房颤宜选用强心苷。

4. 改善心脏功能

应用正性肌力药物,减轻心脏负荷以保护受损的心肌;应用如 ATp-MgCL$_2$ 极化液等改善心脏代谢的药物。但在应用正性肌力药物强心苷时注意,在急性心肌梗死 24h 内应避免使用,以免引起心肌梗死范围扩大和诱发心律失常。

5. 纠正酸碱平衡失调和电解质紊乱

主要是纠正代谢性酸中毒和高钾血症或低钾血症。休克较重或用升压药不能很快见效者,可立即静脉滴注 5% 碳酸氢钠 100～200mL,以后根据化验结果作相应处理。注意测定血钾、钠、钙和氯化物,按情况予以补充或限制。高血钾时除限制钾盐摄入外,可静脉滴注 5% 碳酸氢钠和葡萄糖加胰岛素。

6. 胰高血糖素和肾上腺皮质激素的应用

胰高血糖素对心源性休克有一定的疗效,静脉注射试用剂量 3～5mg,等待 2～3min,如无反应,必要时可重复注射,继而用 3～5mg 加入 5% 葡萄糖液 1000mL 中静脉滴注,连用 24～48h。本品能使心肌梗死区扩大,现已少用。肾上腺皮质激素的应用目前尚有较多的争论,早期大剂量短时间应用是有必要,其有益的作用主要是与细胞膜的作用有关。

心源性休克经内科治疗疗效不佳时,可采用主动脉内气囊反搏术和体外加压反搏术等,以便使患者血流动力学稳定,为进一步实施外科手术作准备。

18.3.3 低血容量性休克的药物治疗

包括治疗原发病和纠正休克两个方面。原发病的有效治疗是休克抢救成功的基础。对于出血性休克,主要根据出血原因予以处理。纠正低血容量性休克的基本措施是扩容;组织氧供的维持则是休克抢救成功的重要保证。故单用抗休克药是无效的。血管活性药中最常作为扩容辅助治疗的是去甲肾上腺素和多巴胺,多巴胺能增加肾血流和心脏收缩力的作用,故常以多巴胺取代去甲肾上腺素。另外,对出血性休克的患者,为了恢复携氧和血凝系统的功能有必要应用血液制品,因为无论是晶体物质还是胶体物质都无上述功能。

(王奇志 胡爱萍)

【复习思考题】

1. 血管活性药分哪几类,各类药物的代表药是什么?
2. 休克病理生理学的新观点是什么,目前着重在研究和开发哪方面的抗休克药?

第 19 章

支气管哮喘的药物治疗

➡ **重点内容**

1. 支气管哮喘的定义、临床表现。
2. 支气管哮喘的发病机制。
3. 支气管哮喘的治疗目的和常用药物。
4. β_2-受体激动药、茶碱类、糖皮质激素、胆碱能受体阻断药、过敏介质阻释药等五大类常用药物的药理学特点。
5. 支气管哮喘药物治疗的原则。

支气管哮喘（bronchial asthma，简称哮喘），是一种世界范围内最常见的慢性呼吸道疾病，全球约有 1.6 亿患者，每年死于哮喘的人有 18 万。我国哮喘患病率约为 1%，儿童可达 3%，据测算全国约有 1500 万人。本病可累及不同年龄组的人群，许多患者的病程长达十几年到几十年，支气管哮喘已经成为患者家庭和全社会一个沉重的负担。仅美国一年用于该病的医药费就达到 40 亿美元。

近年来，全球支气管哮喘的发病率和病死率呈上升趋势，这一现象已引起世界卫生组织（WHO）和各国政府的重视。1995 年由 WHO 和美国国立卫生院心、肺、血液研究所组织各国专家共同制订了《哮喘防治的全球创议》（简称 GINA）。我国医务工作者在中华医学会呼吸系病学会哮喘组的倡议下，参考 GINA，根据我国国情，制订了《支气管哮喘防治指南》，后依据最新进展，屡次修订，最新的是 2008 版。

19.1 概　　述

支气管哮喘是由多种细胞包括气道的炎性细胞和结构细胞（如嗜酸粒细胞、肥大细胞、T 淋巴细胞、中性粒细胞、平滑肌细胞、气道上皮细胞等）和细胞组分（cellular elements）参与的气道慢性炎症性疾病。这种慢性炎症导致气道高反应性,通常出现广泛多变的可逆性气流受限,并引起反复发作性的喘息、气急、胸闷或咳嗽等症状,常在夜间和(或)清晨发作、加剧。

若长期反复发作可使气道平滑肌增生、气道基底膜增厚、气道黏膜上皮下纤维化增殖、腺体增生、胶原沉积等,导致气道重塑。气道重塑是诱发气道高反应性和哮喘慢性化的主要原因。

19.1.1 临床表现

典型的支气管哮喘表现为:反复发作喘息、日轻夜重(下半夜和凌晨易发)。急性发作时,两肺闻及弥漫性哮鸣音,以呼气期为主。非典型的支气管哮喘表现为:发作性胸闷或顽固性咳嗽。后者称"咳嗽变异性哮喘",以顽固性咳嗽为唯一的临床表现,无喘息症状,临床上易误诊为"支气管炎"。

支气管哮喘分期分为急性发作期(acute exacerbation)和临床缓解期(clinical remission)。前者是指气喘、咳嗽、胸闷等症状突然发生,或原有症状急剧加重,常有呼吸困难,以呼气流量降低为其特征,常因接触变应原、刺激物或呼吸道感染诱发。其程度轻重不一,病情加重,可在数小时或数天内出现,偶尔可在数分钟内即危及生命,需给予及时有效的紧急治疗。后者是指喘息症状和体征基本消失达 4 周以上,肺通气功能基本恢复到发前水平,但部分患者的小气道功能仍然低于正常,气道内仍存在一定程度的变态反应性炎症。

19.1.2 发病机制

支气管哮喘的发病机制十分复杂,迄今仍未完全明了。多年来的研究提出了气道炎症学说、神经受体失衡学说、免疫与变态反应学说、微血管渗漏学说、迷走神经紧张学说等众多的学说,其中已被广泛接受的是气道炎症学说。该学说认为:哮喘是一种涉及多种炎性细胞及炎症介质相互作用的一种慢性气道炎症疾病。气道炎症是各型哮喘的共同病理学特征,也是气道高反应性的病理基础。气道炎症表现为:气道上皮损伤及脱落,以嗜酸性细胞浸润为主的多种炎性细胞浸润,气道微血管扩张,通透性增高和渗出物增多,气道腔内炎症介质(如组胺、白三烯、血小板活化因子、前列腺素和多种趋化因子等)增多。肥大细胞和嗜碱性粒细胞是气道炎症反应的始动细胞,以嗜酸性细胞为主的多种炎性细胞介导了气道炎症过程。但气道炎症学说并不能完全解释各种类型哮喘的发病机制,因此哮喘更可能是由多种机制引起的一种共同反应。

19.2 支气管哮喘治疗的常用药物

19.2.1 β_2-肾上腺素受体激动药

β_2-肾上腺素受体激动药(简称 β_2-受体激动药)是临床应用较广、种类最多的支气管解痉药,尤其是吸入剂型的 β_2-受体激动药可以有效地缓解哮喘的急性症状,已经成为支气管哮喘急性期治疗的首选药物之一。

最早用于临床治疗哮喘的 β-肾上腺素受体激动药麻黄碱、肾上腺素、异丙肾上腺素由于对 β_2-肾上腺素受体选择性较差,具有较强的心血管副作用,目前已被选择性强、疗效好、副作用少的选择性 β_2 受体激动药取代。

【药理作用机制】

（1）松弛气道平滑肌：它选择性激动气道内的 β_2 受体,激活腺苷环化酶而增加平滑肌细胞内 cAMP 浓度,激活细胞内钙离子泵将胞内钙离子排出细胞外,细胞内钙离子浓度降低,从而发挥对气道平滑肌强大的舒张作用。

（2）稳定肥大细胞膜：它激活肥大细胞膜表面的 β_2-受体,抑制肥大细胞释放组胺和白三烯等炎性介质。

（3）另外还能刺激气道内交感神经突触上的 β_2-受体,抑制气道内胆碱能神经介质的传递;增加气道的黏液纤毛清除能力及促进气道的排痰作用等。

【不良反应】

这类药虽然临床上较为安全,但剂量过大或应用不当仍可产生不良反应。

（1）心血管副作用：仍有可能兴奋心脏 β_1 受体,引起心律失常或心肌缺血。伴有心血管疾病的哮喘患者或与氨茶碱合用时容易发生。沙丁胺醇的心血管副作用较显著,其余依次是异丙喘宁、氯丙那林、非诺特罗和特布他林。

（2）加重气道炎症：现代研究初步证实长期规律使用中短效 β_2-受体激动药治疗慢性哮喘可使支气管对各种刺激反应性增高,发作加重。因此使用 β_2-受体激动药的同时应配合其他抗炎治疗。

（3）β_2-受体激动药的低调节（downregulation）：长期使用 β_2-受体激动药可使气道的 β_2 受体对 β_2-受体激动药的反应性降低,亦称为 β_2-受体快速免疫或 β_2-受体激动药低敏感现象。此现象导致药物扩张支气管的作用减弱及作用持续时间缩短,而出现耐受性。一般停药一周后可恢复正常。

（4）支气管痉挛：有报道通过口服、吸入、静脉注射 β_2-受体激动药均可偶发支气管痉挛,机理不明。

（5）骨骼肌震颤：骨骼肌上的 β 受体激动所致,停药可消失。

（6）其他：静脉应用 β_2-受体激动药可致血糖升高、低血钾。还可产生中枢神经兴奋和消化道不良反应。动物实验显示沙丁胺醇有致畸作用。

【常用制剂】

根据 β_2-受体激动药作用持续时间来分,可分为短效（作用维持 4～6h）和长效（维持 12～24h）。按起效快慢来分,分为速效（2～15min 起效）和慢效（30min 起效）,见表 19-1。

表 19-1　β_2-受体激动剂的分类

起效时间	作用维持时间	
	短　效	长　效
速　效	沙丁胺醇吸入剂	福莫特罗吸入剂
	特布他林吸入剂	
	非诺特罗吸入剂	
慢　效	沙丁胺醇口服剂	沙美特罗吸入剂
	特布他林口服剂	

（1）短效 β_2-受体激动药：短效 β_2-受体激动药有吸入制剂、口服制剂、注射制剂和贴剂。常用的有沙丁胺醇（salbutamol，舒喘灵）、克仑特罗（clenbuterol）和特布他林（terbutaline）。

吸入制剂：可供吸入的短效 β_2-受体激动剂包括气雾剂、干粉剂和溶液等。这类药物松弛气道平滑肌作用强，通常在数分钟内起效，疗效可维持数小时，是缓解轻至中度急性哮喘症状的首选药物。

口服制剂：使用虽较方便，但心悸、骨骼肌震颤等不良反应比吸入给药明显。控、缓释剂型的平喘作用维持时间可达 $8\sim12h$；特布他林的前体药班布特罗的作用可维持 24h，可减少用药次数，适用于夜间哮喘患者的预防和治疗。

注射给药：虽然平喘作用较为迅速，但因全身不良反应的发生率较高，较少使用。

（2）贴剂给药：为透皮吸收剂型。主要用于预防。

（3）长效 β_2-受体激动药：与短效类 β_2-受体激动药相比，具有以下特点：① 作用时间长；② 具有一定的抗炎作用。

目前在我国临床使用的吸入型长效 β_2-受体激动药有两种：沙美特罗和福莫特罗，前者适用于哮喘（尤其是夜间哮喘和运动诱发哮喘）的预防和治疗；后者吸入剂起效迅速，可用于哮喘急性发作时的治疗。

不推荐长期单独使用长效 β_2-受体激动药，近年来推荐与吸入糖皮质激素类药物联合使用治疗哮喘。这两者具有协同的抗炎和平喘作用，可获得相当于（或优于）应用加倍剂量吸入激素时的疗效，并可增加患者的依从性、减少较大剂量吸入激素引起的不良反应，尤其适合于中至重度持续哮喘患者的长期治疗。与短效 β_2-受体激动药相比，两者长期使用都不会引起气道反应性增高。

19.2.2　茶碱类药物

茶碱类药物用于临床已有 60 多年的历史，曾因其扩张支气管的作用明显弱于 β_2-受体激动药，对气道炎症的抑制作用不如糖皮质激素强大，临床用药剂量难以掌握而在抗哮喘治疗药物中的地位有所下降，但近年发现茶碱（theophylline）具有抑制哮喘病情发展的非支气管扩张作用（抗炎作用和免疫调节作用），以及茶碱缓、控释剂的问世，使得茶碱类药物在支气管哮喘治疗中的地位有所上升。常用的茶碱类药物有氨茶碱、茶碱缓释剂等。

【体内过程】

茶碱的水溶性差且不稳定，与乙烯二胺结合成氨茶碱（aminophylline）后，水溶性增高 20 倍。口服后吸收良好，缓释剂型的生物利用度可达 $80\%\sim89\%$。

影响茶碱代谢的因素较多，如发热性疾病、妊娠，抗结核治疗可以降低茶碱的血药浓度；而肝脏疾患、充血性心力衰竭或合用西咪替丁、喹诺酮类、大环内酯类、苯妥英钠等肝药酶抑制剂均可提高茶碱的血药浓度，增加茶碱的毒性作用，应引起临床医师的重视，并酌情调整剂量。

【药理作用及作用机制】

目前的研究认为其平喘的作用机制主要有：① 抑制磷酸二酯酶（PDE）的活性，减少环磷腺苷（cAMP）的分解，使细胞内 cAMP 浓度增高而松弛气道平滑肌；② 拮抗腺苷受体，拮抗腺苷诱发的气道收缩；③ 降低细胞内钙离子浓度；④ 低浓度茶碱具有抗炎作用和免疫调节作用；⑤ 其他作用：增强 β 受体激动药松弛气道平滑肌的作用，增强呼吸肌收缩力等。

【临床应用】

茶碱类药物主要用于维持治疗,能有效地改善慢性哮喘的症状,特别是茶碱的缓释剂型可以明显减少夜间哮喘的发作次数,减少患者对糖皮质激素的需求和依赖。在急性哮喘发作时把口服茶碱缓释剂作为辅助治疗药物。对于哮喘持续状态,可静脉滴注氨茶碱。

【不良反应】

由于茶碱的"治疗窗"窄,代谢的个体差异较大,除胃肠道反应、中枢神经兴奋症状,最严重的是心脏毒性反应,如心律失常、血压下降、甚至死亡。因此,在有条件的情况下应监测其血药浓度,及时调整浓度和滴速。

【常用制剂】

(1)氨茶碱:氨茶碱片剂用于慢性持续性哮喘和慢性间隙发作型哮喘轻度发作的治疗。注射剂用于各型哮喘中、重度急性发作的辅助治疗,还可用于喘息性支气管炎和心源性哮喘的治疗。静脉快速推注较大剂量的氨茶碱可引起心律失常,甚至心跳骤停。

(2)茶碱缓(控)释剂:与普通茶碱制剂相比,其优点是:①半衰期长;②血药浓度平稳,避免了高峰浓度产生的不良反应和低谷浓度时药物疗效的下降;③对胃肠道的刺激性小。适用于各种类型慢性哮喘和喘息型慢性支气管炎的治疗,尤其适合于夜间哮喘的防治。

19.2.3　胆碱受体拮抗剂

呼吸道内有 M_1、M_2、M_3 受体亚型。阻断 M_1 和 M_3 受体可扩张支气管、减少呼吸道腺体的分泌。阿托品对 M 受体选择性差,副作用多,不能用于哮喘的治疗。因此选择性 M 受体拮抗剂是这类药物研究方向之一。目前常用的抗胆碱药为溴化异丙托品(ipratropium),对平滑肌上的 M 受体亚型无选择性,对气道平滑肌有一定的选择作用,可单独或与其他药物合用,具有扩张支气管的作用。

19.2.4　糖皮质激素类药物

【药理作用及作用机制】

它可有效抑制多种细胞因子、黏附分子和炎症介质的合成,多环节的阻断气道变应性炎症的发生发展,具有强大的抗炎作用和免疫调节作用。还可减轻气道黏膜水肿和充血、抑制气道腺体分泌和缓解支气管痉挛,已成为治疗哮喘最有效的药物。

【给药方式】

(1)吸入给药:吸入剂型具有局部作用强、疗效理想、全身副作用小等优点,已成为哮喘治疗的首选途径。临床上常用的吸入激素有 4 种:二丙酸倍氯米松、布地奈德、丙酸氟替卡松、环索奈德。一般而言,使用干粉吸入装置比普通定量气雾剂方便,利用度高。

(2)口服给药:适用于中度哮喘发作、慢性持续哮喘应用大剂量吸入激素联合治疗无效的患者和作为静脉应用激素治疗后的序贯治疗。一般使用半衰期较短的激素(如泼尼松、泼尼松龙或甲泼尼龙等)。

(3)静脉给药:临床上用于重度慢性哮喘、中度以上急性哮喘发作、危重度哮喘伴有呼吸衰竭的治疗。无激素依赖倾向者,可在短期(3～5d)内停药。有激素依赖倾向者应延长给药时间,控制哮喘症状后改为口服给药,并逐步减少激素用量。

【不良反应】

(1) 吸入激素在口咽部局部的不良反应包括声音嘶哑、咽部不适和念珠菌感染。吸药后及时用清水含漱口咽部,选用干粉吸入剂或加用储雾器可减少上述不良反应。已上市的吸入激素中丙酸氟替卡松和布地奈德的全身不良反应较少。目前有证据表明成人哮喘患者每天吸入低至中剂量激素,不会出现明显的全身不良反应;长期高剂量吸入激素后可能出现的全身不良反应包括皮肤瘀斑、肾上腺皮质功能抑制和骨密度降低,还与白内障和青光眼的发生有关。由于吸烟可以降低激素的效果,故吸烟患者须戒烟,并给予较高剂量的吸入激素。

(2) 长期全身应用激素类药物可引起的不良反应参考相关章节。需要注意的是,长期甚至短期全身使用激素可引起患者致命的疱疹病毒感染,应引起重视。全身使用激素对于严重的急性哮喘是必要的,因为它可以预防哮喘的恶化,减少因哮喘而急诊或住院的次数、预防早期复发、降低病死率。

【常用代表药】

(1) 二丙酸倍氯米松(beclometasone dipropionate,信可松,安得新,博立松):二丙酸倍氯米松是地塞米松的衍生物,其局部抗炎作用强度是地塞米松的数倍。是目前使用最广泛,疗效较可靠的强效吸入糖皮质激素,也是哮喘治疗的首选药物之一。

(2) 丁地去炎松(budesonide,inflammide,fulmicort,布地奈德,英福美,普米克):丁地去炎松气道抗炎作用约为二丙酸倍氯米松的两倍,作用强度仅次于丙酸氟替卡松。

(3) 丙酸氟替卡松(fluticasone propionate,辅舒酮):丙酸氟替卡松是目前局部抗炎活性最强、全身副作用最少的吸入性糖皮质激素制剂。口服生物利用度几乎接近于零。适用于哮喘急性发作期和缓解期的治疗。

国际上推荐的每天吸入激素剂量,见表 19-2。我国哮喘患者所需吸入激素剂量要根据患者病情,比表 19-2 中推荐的剂量要小一些。

表 19-2   常用吸入型糖皮质激素的每天剂量与互换关系

药 物	低剂量(μg)	中剂量(μg)	高剂量(μg)
二丙酸倍氯米松	200～500	500～1000	>1000～2000
布地奈德	200～400	400～800	>800～1600
丙酸氟替卡松	100～250	250～500	>500～1000
环索奈德	80～160	160～320	>320～1280

19.2.5 色甘酸钠(sodium cromoglycate,咽泰,intal)

【药理作用及作用机制】

(1) 稳定肥大细胞膜:① 通过调控肥大细胞内的结合蛋白与钙调节蛋白阻断钙离子内流,避免酶系统的激活,防止介质释放;② 抑制肥大细胞内磷酸二酯酶的活性,使细胞内 cAMP 浓度增加后抑制钙离子内流;③ 稳定细胞内颗粒和溶酶体膜。

(2) 抗炎效应:可能是通过抑制嗜酸性粒细胞、巨噬细胞、中性粒细胞、血小板的活性发挥抗炎效应的。这是色甘酸钠具有的比稳定肥大细胞膜更重要的药理作用,机制不明。

(3) 抑制迷走神经传导,降低气道内感受器的兴奋性。这一机制可能与色甘酸钠预防运动性哮喘的发作有关。

（4）抑制黏附分子的表达。

【临床应用】

主要用于预防各型哮喘发作，或配合其他药物治疗各型慢性哮喘。

19.3　支气管哮喘药物治疗的原则

19.3.1　治疗目的

治疗目的：控制症状，减少发作，提高生活质量，而不是根治。具体来说：① 控制哮喘症状并予以维持；② 防止哮喘病情的恶化；③ 尽可能使患者的肺功能维持在正常水平；④ 保持患者正常的活动能力（包括运动能力）；⑤ 避免平喘药物引起的不良反应；⑥ 防止形成不可逆气道阻塞；⑦ 避免哮喘引起的死亡。

19.3.2　平喘药物分为控制药物和缓解药物

除了教育、环境控制等措施外，药物治疗是非常必要的。目前用于支气管哮喘治疗的药物主要有 β_2-受体激动药、茶碱类、糖皮质激素、胆碱能受体阻断药、过敏介质阻释药等五大类。

（1）控制药物：是指需要长期每天使用的药物。这些药物主要通过抗炎作用使哮喘维持临床控制，其中包括吸入和全身用的糖皮质激素、白三烯调节剂、长效 β_2-受体激动剂（须与吸入激素联合应用）、缓释茶碱、色苷酸钠、抗 IgE 抗体及其他有助于减少全身激素剂量的药物等。

（2）缓解药物：是指按需使用的药物。这些药物通过迅速解除支气管痉挛从而缓解哮喘症状，其中包括速效吸入 β_2-受体激动剂、全身用激素、吸入性抗胆碱能药物、短效茶碱及短效口服 β_2-受体激动剂等。

19.3.3　支气管哮喘的药物治疗方案

支气管哮喘分为急性发作期和缓解期，这两个阶段的治疗原则是不同的。急性发作期的治疗以缓解支气管痉挛、改善气道通气障碍为主要目的。缓解期即哮喘慢性期治疗以抗炎为重点，通过控制气道炎症预防和减少哮喘的急性发作。通常将慢性哮喘分为轻度、中度和重度三种方案。哮喘的治疗是一个动态调整的过程，治疗方案要根据患者的病情进行合理的调整，争取用最小的治疗控制症状，改善患者的生活质量。

1. 急性发作期药物治疗的方案

（1）轻度哮喘的治疗

1）按需吸入 β_2 受体激动药，效果不佳时口服 β_2 受体激动药控释片。

2）口服小剂量控释茶碱。

3）每日定时吸入糖皮质激素（$200\sim600\mu g$）。

4）夜间哮喘可吸入长效 β_2 受体激动药或加用抗胆碱药。

（2）中度哮喘的治疗

1）规律吸入 β_2 受体激动药，或口服长效 β_2 受体激动药，必要时使用持续雾化吸入。

2）口服控释茶碱或静脉点滴氨茶碱。

3）加用抗胆碱药物吸入。

4）每日定时吸入大剂量糖皮质激素（＞600mg/d）。

5）必要时口服糖皮质激素。

（3）重度及危重哮喘的治疗

1）持续雾化吸入 β_2 受体激动药，加用抗胆碱药物吸入或静脉点滴沙丁胺醇。

2）静脉点滴氨茶碱。

3）静脉用糖皮质激素，病情控制后改为口服，乃至吸入用药。

4）注意维持水电解质平衡。

5）纠正酸碱失衡。

6）氧疗和纠正二氧化碳蓄积，有指征时进行机械辅助通气。

7）发生下呼吸道感染时选用适合、有效的抗菌药。

2. 支气管哮喘缓解期的药物治疗

一般地，哮喘经过急性期治疗症状得到控制，但哮喘的慢性炎症病理改变仍然存在，因此，必须制订哮喘的长期治疗方案。主要目的是防止哮喘再次急性发作。根据患者病情轻重程度选择合适的治疗方案。之后还要根据病情变化及治疗反应随时进行调整。

（1）间歇发作性和轻度持续性哮喘（1级、2级）的治疗

1）按需吸入 β_2 受体激动药，或口服 β_2 受体激动剂。

2）口服小剂量控释茶碱。

3）可考虑每日定量吸入小剂量糖皮质激素（＜200μg/d）或口服抗白三烯药物。

（2）中度持续性哮喘（3级）的治疗

1）每天定量吸入糖皮质激素（200～600μg/d）。

2）按需吸入 β_2 受体激动药。

3）效果不佳时可加口服小剂量控释茶碱或（和）口服 β_2 受体激动剂的控释片。

4）夜间哮喘可吸入长效 β_2 受体激动剂或加用抗胆碱药物。

（3）严重持续性哮喘（4级）的治疗

1）吸入大剂量糖皮质激素（＞600μg/d）。

2）规律吸入 β_2 受体激动药，可加口服 β_2 受体激动剂的控释片和缓释茶碱，必要时持续雾化吸入 β_2 受体激动剂，联用抗胆碱药物。

3）部分患者需口服糖皮质激素。

4）可试用一些新的药物或疗法，如联合应用抗白三烯药等。

（温　俊）

【复习思考题】

1. 支气管哮喘治疗的常用药物主要有哪几类？

2. 茶碱类药物在哮喘治疗中有哪些有益的药理作用？可产生哪些不良反应？

3. 支气管哮喘急性发作和缓解期各可用哪些药物治疗哮喘？

第 20 章

消化性溃疡的药物治疗

 重点内容

1. 消化性溃疡的定义和发病机制。
2. 治疗消化性溃疡的常用药物及其药理学特点。
3. 防治消化性溃疡复发的原则。

20.1 概 述

消化性溃疡（peptic ulcer）是一种常见病，发病率约 $10\%\sim12\%$。98% 的消化性溃疡发生在胃和十二指肠。其发病机制未完全阐明，目前公认的致病因素是"攻击因子"（胃酸、胃蛋白酶、幽门螺杆菌等）作用增强，"防御因子"（胃黏膜保护屏障等）受损。其中幽门螺杆菌感染是导致消化性溃疡发生和复发的重要因素。

(1) 胃酸增高可以破坏胃和十二指肠黏膜，胃蛋白酶可以消化胃和十二指肠黏膜，引起胃十二指肠黏膜糜烂溃疡。

(2) 胃与十二指肠内面有一层稠厚的黏液层，黏液层厚度约为上皮细胞的 $10\sim20$ 倍，可以将胃酸、胃蛋白酶隔离开来。同时胃和十二指肠黏膜可分泌 HCO_3，使邻近的黏液层呈碱性，而中和胃酸的渗透从而保护胃和十二指肠黏膜。正常情况下，促溃疡因素和黏膜保护因素维持平衡，不会产生溃疡，而当两者平衡打乱时就产生了消化性溃疡。

(3) 幽门螺旋杆菌通过削弱胃黏膜保护屏障和刺激胃酸分泌增加引发消化性溃疡。95% 以上的十二指肠溃疡和 85% 以上的胃溃疡与幽门螺旋杆菌有关，它是胃和十二指肠溃疡的致病因子，是消化性溃疡发生和复发的重要因素。

(4) 此外还与遗传有关，约 $25\%\sim30\%$ 的消化性溃疡有家族史。消化性溃疡与不良饮食习惯和精神刺激有密切关系。

因此抗酸、保护胃黏膜和根除幽门螺杆菌是消化性溃疡药物治疗的药理学基础。

20.2　常用抗消化性溃疡的药物

临床常用于治疗消化性溃疡的药物有：

（1）抗酸药　①吸收性抗酸药：如碳酸氢钠等；②非吸收性抗酸药：如三硅酸镁等。

（2）胃酸分泌抑制药　①H_2受体拮抗药：如西米替丁等；②质子泵抑制药：如奥美拉唑等；③抗胆碱药：如哌仑西平等；④胃泌素受体拮抗药：如丙谷胺等。

（3）胃黏膜保护药　①前列腺素衍生物：如米索前列醇等；②胶体铋剂：如胶体枸橼酸铋等；③其他：如硫糖铝、替普瑞酮、麦滋林、思密达等。

（4）抗幽门螺杆菌药　如阿莫西林、四环素、甲硝唑、四环素等。

20.2.1　抗酸药

【药理作用机制】

抗酸药（antiacids）为弱碱性物质，在胃内直接中和胃酸而生效。当胃内 pH 值升至 3.5～4.0 以上时，胃蛋白酶的活力显著减弱，有利于溃疡面的愈合。有些抗酸药如氢氧化铝、三硅酸镁等还能形成胶状保护膜覆盖于溃疡面和胃黏膜起保护作用。

【不良反应】

由于碱性抗酸药单用易引起腹泻、便秘或碱血症等不良反应，临床多用其复方制剂，如胃舒平（含氢氧化铝、三硅酸镁、颠茄流浸膏等）、胃得乐（含次硝酸铋、碳酸镁、碳酸氢钠、弗朗鼠李皮等）、胃必治（含铝酸铋、甘草浸膏、碳酸镁、碳酸氢钠、弗朗鼠李皮、茴香等）。复方制剂不仅使药物的抗酸作用增强，还减少了不良反应。碱性抗酸药的疗效与服用方法密切相关。空腹使用单一成分制剂，药物迅速从胃内排出，或餐后服用由于食物的缓冲作用，疗效均较差，故单一成分抗酸药在餐后 1h，3h 各服 1 次，晚间睡前再加服 1 次以对抗夜间胃酸增高。复方制剂作用持续时间长，在餐后 1h 及晚间睡前各服 1 次即可。碱性抗酸药可抑制 H_2 受体拮抗剂的吸收，不宜与之合用。

【常用药物】

碳酸氢钠（sodium bicarbonate）抗酸作用强，起效快，作用短暂。在胃内中和胃酸时产生 CO_2，引起嗳气、腹胀，有造成穿孔的危险。口服吸收快，大量应用导致碱血症和钠潴留。

氢氧化铝（aluminum hydroxide）抗酸作用较强，起效缓慢，作用持久。在胃内中和胃酸生成 $AlCl_3$，具有很强的收敛作用，局部止血效果好。但铝离子可与磷酸盐、四环素、铁剂、泼尼松等结合影响它们的吸收，应避免同时应用。铝离子还抑制肠道平滑肌收缩引起便秘。

氢氧化镁（magnesium hydroxide）抗酸作用较强，起效较快。在胃内中和胃酸生成 $MgCl_2$，具有渗透性导泻作用，故常与氢氧化铝合用减小后者所致便秘。

铝碳酸镁（aluminum magnesium carbonate hydroxide hydrate）抗酸作用强，起效迅速，作用持久。与酸的反应率大于氢氧化铝，同时可吸附胃蛋白酶，抗溃疡作用强于氢氧化铝。

20.2.2　胃酸分泌抑制药

1. H_2 受体阻断药

H_2 受体拮抗药能特异性的阻滞胃壁细胞膜 H_2 受体，抑制基础胃酸分泌、夜间胃酸分泌，对胃泌素和 M 受体激动剂引起的胃酸分泌也有抑制作用,对应激性溃疡和上消化道出血有明显疗效。H₂ 受体阻断剂抑制胃酸分泌作用较抗胆碱药强而持久,疗效好,使用方便,价格适中,是治疗消化性溃疡的主要药物。

(1) 西咪替丁(cimetidine,甲氰咪胍)为第一代 H₂ 受体阻断药。口服吸收迅速完全,生物利用度为 58%~89%。一次服用有效血药浓度可维持 3~4h。体内分布广泛,血浆蛋白结合率 20%,可透过血脑屏障和胎盘屏障,44%~70%以原形从尿中排出。半衰期约 2h,慢性肾功能不全者明显延长,约为 4.9h。西咪替丁为肝药酶抑制剂,可增加苯二氮䓬类、华法林、苯妥英、普萘洛尔、茶碱、奎尼丁等药物的血药浓度。与四环素、酮康唑、阿司匹林同服,使上述药物吸收减少。与氢氧化铝、氧化镁、甲氧氯普胺同时服用,可使吸收减少。

西咪替丁在体内分布广泛,药理作用复杂,不良反应发生率 1%~5%,主要有:

1) 消化系统反应:较常见的为腹泻、腹胀、氨基转移酶轻度升高等,偶见严重肝损害、急性胰腺炎。突然停药可能引起慢性消化性溃疡穿孔,故完成治疗后需继续服药 3 个月。

2) 泌尿系统反应:有急性间质性肾炎、肾功能衰竭的报道。但该毒性反应如及时停药是可逆的,用药期间应注意检查肾功能。

3) 造血系统反应:少数患者出现可逆性粒细胞减少、血小板减少等,用药期间注意检查血象。

4) 中枢神经系统反应:常见头晕、头痛、嗜睡。少见不安、幻觉、抽搐等。老年、幼儿及肝肾功能不全者易发生。

5) 心血管系统反应:心动过缓、房性早搏等。

6) 对内分泌及皮肤的影响:具有抗雄激素作用,剂量较大可引起性功能减退、男性乳房发育、女性溢乳等,停药可消失。可抑制皮脂腺分泌,诱发剥脱性皮炎、皮肤干燥、皮疹等。

(2) 雷尼替丁(ranitidine)为第二代 H₂ 受体阻断药,抗酸作用较西咪替丁强 4~10 倍,具有速效和长效,副作用小而安全的特点。对肝药酶抑制作用较西咪替丁弱,治疗量不影响性激素的分泌。口服生物利用度 50%,体内分布广泛,可透过胎盘屏障,乳汁内浓度高于血药浓度。作用持续 8~12h,大部分以原形经肾排泄,半衰期 1.9~3.1h。

(3) 法莫替丁(famotidine)为第三代 H₂ 受体阻断药,其作用较西咪替丁强 40~150 倍,是雷尼替丁的 7~10 倍。本品抗酸作用持续时间长,给药 24h 后仍保持 50%的抑酸分泌效应。不良反应较少,不抑制肝药酶,不影响性激素分泌。

(4) 尼扎替丁(nizatidine)和罗沙替丁(roxatidine)均为新型 H₂ 受体阻断药,作用与雷尼替丁相似,具有口服易吸收,生物利用度高,抗酸作用持久等特点。

2. 质子泵抑制药

质子泵抑制药(proton pump inhibitor,PPI)为新的抗酸分泌药,是目前治疗消化性溃疡最好的抗酸分泌药。不仅对消化性溃疡有效,而且也是治疗酸分泌增加相关疾病的首选药。对消化性溃疡的治疗有以下优点:① 口服易吸收,起效快;② 抗酸作用强而持久,止痛效果好,溃疡愈合率高,疗程短;③ 兼有根除 Hp 的协同作用,能减少溃疡复发;④ 长期治疗,安全可靠。第一个上市的奥美拉唑和最近问世的兰索拉唑、潘多拉唑和雷贝拉唑的亲脂性强,容易穿透细胞膜,并且由于分子结构中含有吡啶环而呈弱碱性,仅对壁细胞分泌小管的酸性环境具有亲和性,发挥强有力的抑酸作用。

(1) 奥美拉唑(omeprazole,洛赛克,沃必唑,亚砜咪唑)特异性地抑制壁细胞上分泌小管

的 H^+,K^+ – ATP 酶,从而有效地抑制壁细胞泌酸的最后一个过程。由于奥美拉唑对 H^+,K^+ – ATP 酶的抑制作用是不可逆的,而酶的更新需 48～72h,故本品抑酸能力强大。它不仅能抑制胃泌素、组胺、胆碱、食物及刺激迷走神经等引起的胃酸分泌,而且能抑制不受胆碱或 H_2 受体阻断剂影响的部分基础胃酸分泌,对 H_2 受体拮抗剂不能抑制的由二丁基环腺苷酸(DCAMP)刺激引起的胃酸分泌也有强而持久的抑制作用。同时对胃蛋白酶分泌也有抑制作用,对胃黏膜血流量改变不明显。

口服后经小肠吸收,单次用药 20～40mg 的生物利用度约 20％～40％,多次用药生物利用度增至约 60％。主要分布于胃肠道,血浆蛋白结合率约 95％,主要在肝脏代谢,服用量的 77％左右以代谢物的形式经尿排泄,其余经粪便排泄,血浆消除半衰期约为 0.5～1h。可延缓经肝细胞色素 P450 系统代谢的药物在体内的消除,如安定、苯妥英、华法林、硝苯啶、环孢素、苯二氮草等。

临床用于消化性溃疡、反流性食管炎和卓—艾综合征(胃泌素瘤)。静脉注射可用于消化性溃疡急性出血。不良反应主要为恶心、胀气、腹泻、便秘、上腹痛等。皮疹、肝功能损害、溶血性贫血也偶有发生,一般是轻微和短暂的,大多不影响治疗。长期服用者应定期检查胃黏膜有无肿瘤样增生。

(2) 兰索拉唑(lansoprazole,达克普隆)是第二代质子泵抑制药,抑制胃酸分泌和抗幽门螺杆菌的作用较奥美拉唑强。口服易吸收,但在胃酸中不稳定。达峰时间为 3.6h,吸收相半衰期为 1.3h,消除相半衰期为 2.1h。体内广泛分布于以胃壁和小肠壁为中心的各组织中。主要在肝脏代谢,大多经胆汁于粪中排泄。原形药及其代谢物在体内无蓄积。

(3) 潘多拉唑和雷贝拉唑为第三代质子泵抑制药。两药抗酸分泌作用强于奥美拉唑,具有选择性强烈的抗幽门螺杆菌的作用。但潘多拉唑在 pH3.5～7 下较稳定,雷贝拉唑在体外抗 pH 作用较强。潘多拉唑虽然半衰期短,但作用持久。雷贝拉唑在临床疗效方面远优于其他抗酸药物,且对肝 CYP450 酶系统亲和力较奥美拉唑和兰索拉唑弱,大大降低了对其他药物代谢的影响。

20.2.3　抗胆碱药

抗胆碱药能对抗迷走神经兴奋引起的胃酸分泌,同时具有解痉止痛作用。传统抗胆碱药阿托品、溴化丙胺太林等抗酸分泌作用弱,副作用多,目前用于临床主要是选择性抗胆碱药哌仑西平。

1. 哌仑西平(pirenzepine,吡疡平,必舒胃)

哌仑西平是选择性胆碱能 M_1 受体阻断药,对胃酸的 pH 值影响不大,主要是使胃液包括胃蛋白酶的分泌减少,使胃最大酸分泌和最高酸分泌下降。口服吸收不完全,绝对生物利用度约 26％,达峰时间 2～3h;肌注吸收良好,20min 达峰浓度。除脑及胚胎组织外,在体内分布广泛。血浆蛋白结合率 12％,体内很少被代谢,大部分以原形经胃肠道和肾脏排泄,半衰期 11h。

临床用于胃和十二指肠溃疡的治疗,近期疗效与西咪替丁相当,合用可增强抑制胃酸分泌的效果。因对其他 M 受体亲和力较低,所以在治疗量时不良反应少。也不易透过血脑屏障,无明显的中枢抗胆碱作用。

20.2.4　胃泌素受体拮抗药

丙谷胺(proglumide)具有抗胃泌素作用,对控制胃酸和抑制胃蛋白酶的分泌效果较好,并对胃黏膜有保护和促进愈合作用。副作用不明显,偶有口干、失眠、腹胀等。

20.2.5　胃黏膜保护药

【药理作用机制】

胃黏膜屏障由胃黏膜细胞和黏液-HCO_3^-盐屏障组成,当这种屏障的完整性受到破坏就容易发生消化性溃疡。胃黏膜保护药主要通过增加黏液成分中碳酸盐,改善黏膜微循环,促进上皮细胞再生与隔离胃酸和蛋白酶的侵蚀,而达到治疗消化性溃疡的目的。

1. 枸橼酸铋钾(bismuthpotassium citrate,CBS,胶体次枸橼酸铋,铋诺,德诺)

在胃液 pH 条件下,CBS 在溃疡表面或溃疡基底肉芽组织形成一种坚固的氧化铝胶体沉淀,成为保护性薄膜,从而隔绝胃酸、酶及食物对溃疡黏膜的侵蚀作用;能刺激内源性前列腺素释放,促进溃疡组织修复和愈合;能改善胃黏膜血流与清除幽门螺杆菌;能与胃蛋白酶发生螯合作用使其失活;铋离子还能促进黏液分泌,有助于溃疡愈合。CBS 在胃中形成不溶性胶沉淀,很难被消化吸收。痕量的铋吸收后主要分布在肝、肾及其他组织中,以肾脏分布居多,主要经肾排泄。

临床用于胃及十二指肠溃疡的治疗,也用于复合溃疡、多发溃疡、吻合口溃疡和糜烂性胃炎等。对胃及十二指肠溃疡的疗效与西咪替丁相仿或稍高,对西咪替丁产生耐受性的患者,使用本品治疗仍有 80% 以上的愈合率,且治愈溃疡后的复发率明显低于 H_2 受体拮抗剂。

服药期间,口中可能带有氨味,并可使舌、粪染成黑色;也有报道出现恶心等消化道症状,但停药后即消失。血药浓度超过 $0.1\mu g/mL$ 有发生神经毒性的危险,但服用本品的患者从未发现血铋浓度超过 $0.05\mu g/mL$ 的。严重肾病患者及孕妇禁用,肝、肾功能不良者应减量或慎用。

2. 米索前列醇(misoprostol,MISO,CYTOTEC,喜克溃,米索普特)

前列腺素及其衍生物是近二十年来发现并引起人们日益重视的一类抗消化性溃疡药,本品为最早进入临床的前列腺素 E_1 的衍生物。本品具有抑制胃酸和胃蛋白酶的分泌,及细胞保护的双重作用,机制与影响腺苷酸环化酶从而降低细胞内 cAMP 的水平有关。同时可增加黏液层的厚度和重碳酸盐的分泌;增加血流量,改善黏膜微循环。

不良反应主要有稀便或腹泻,少数患者有头痛、眩晕、腹部不适等。

3. 硫糖铝(sucralfate,ulcerlmin,ulcerban,胃溃宁)

硫糖铝不溶于水,口服后约 5% 被吸收,以双糖硫酸盐形式自尿中排出,其余随粪便排出,作用持续时间约 5h。具有局部的抗溃疡作用,作用机制为:① 在酸性环境下,解离出的硫酸蔗糖复合离子聚合成不溶性带负电荷的胶体,与溃疡或炎症处带正电荷的蛋白质渗出物相结合,形成一层保护膜。② 与胃蛋白酶、胆汁酸络合,抑制它们对胃黏膜的损害;吸附表皮生长因子(EGF),使之在溃疡处浓集,有利于黏膜再生。③ 促进内源性前列腺素 E 的合成。副作用少,较常见的是便秘,偶有口干、恶心、皮疹、胃痉挛等。

服用时须饭前 1h 及睡前空腹嚼碎服用或研成粉末后服下方能发挥最大疗效。与四环素类、喹诺酮类抗生素、各种脂溶性维生素以及西咪替丁、苯妥英钠、华法令、地高辛等药物同服,可干扰它们的吸收,应间隔 2h 以上。可与多酶片中的胃蛋白酶络合,不宜与胃蛋白酶制剂合用。

4. 麦滋林-S(marzulene-S)

麦滋林-S 由 99％的谷氨酰胺和 0.3％的水溶性薁组成,前者可增加葡萄糖胺、氨基己糖、黏蛋白的生物合成和促进溃疡组织再生;后者可抑制多种致炎物质引起的炎症,增加黏膜内前列腺素 E_2 的合成和降低胃蛋白酶的活性。两者合用的优点在于主要发挥局部作用,而不是阻断 H_2 受体,因此极少发生副作用,有时出现恶心、呕吐、便秘和腹部不适,个别患者有面部潮红。

5. 替普瑞酮(teprenone,施维舒)

替普瑞酮能促进胃黏膜、黏液高分子糖蛋白的合成,提高黏液中磷脂质的浓度,并能增加局部内源性前列腺素的生成,从而提高胃黏膜的防御能力。本品不影响胃液分泌和胃运动功能,对 NSAID、盐酸、酒精引起的胃黏膜损害具有细胞保护作用。不良反应主要有便秘、腹胀、转氨酶轻度升高、胆固醇升高等,停药即可消失。

20.2.6 抗幽门螺杆菌药

确认幽门螺杆菌为消化性溃疡的重要病因主要基于两方面的证据:① 消化性溃疡患者的幽门螺杆菌检出率显著高于对照组的普通人群,在十二指肠球部溃疡的检出率约为 90％,胃溃疡约为 70％～80％;② 大量临床研究肯定,成功根除幽门螺杆菌后溃疡复发率明显下降,用常规抑酸治疗后愈合的溃疡年复发率 50％～70％,而根除幽门螺杆菌后可使溃疡复发率降至 5％以下,表明去除病因后消化性溃疡可获治愈。并非感染幽门螺杆菌的人群中都发生消化性溃疡,可能是幽门螺杆菌(不同毒力菌株)、宿主(遗传及机体状态)和环境因素相互作用才导致了溃疡的发生。

常用的抗幽门螺杆菌药分为两类:一是抗溃疡药,如含铋制剂、质子泵抑制药(PPI)等,单用抗幽门螺杆菌疗效差。二是抗菌药,如阿莫西林、克拉霉素、甲硝唑、四环素、呋喃唑酮等。两类药物常组成三联或四联抗 Hp 治疗方案。

上述各类药物均可用于胃酸增高和幽门螺杆菌感染所致的消化性溃疡。但只因服刺激胃黏膜的药物和在慢性胃炎(尤其是慢性萎缩性胃炎)基础上的胆汁反流等因素引起的胃溃疡,胃酸不仅不高反而可能偏低,幽门螺杆菌也常为阴性。此种胃溃疡服用抗酸药不妥(低酸环境有利胃癌发生),而应服黏膜保护药。故胃溃疡治疗前,最好先测胃酸浓度和有否幽门螺杆菌,再决定使用何种药物。如果是幽门螺杆菌阳性,则应先作抗幽门螺杆菌的治疗,必要时在抗幽门螺杆菌治疗结束后再给予 2～4 周抗酸分泌治疗。

20.3 消化性溃疡药物治疗原则

消化性溃疡诊治不难,但复发率很高,十二指肠溃疡 3 个月复发率为 35％～40％,1 年复发率为 50％～90％;胃溃疡 1 年复发率为 45％～85％。

目前被多数学者所公认的防治复发的有效措施有以下几个方面:

(1) 系统、全程、联合用药的原则,一丝不苟地治疗。消化性溃疡在正确的治疗下,一般 2～8 周就可愈合。治疗的疗程不得少于 4 周,最好是 6～8 周。

(2) 联合用药,就是数种药物同时服用,可以加速溃疡愈合,提高愈合质量。除了制酸、抑酸、保护胃黏膜、恢复胃动力等药联合使用外,根除幽门螺杆菌的药物更是不能少。幽门螺杆菌阳性者的溃疡复发率显著高于阴性者,如能根除 Hp,可使 Hp 阳性者的溃疡年复发率从 50%~80%降至 3%~10%。

理想的根除 Hp 联合治疗方案为:① Hp 根除率超过 90%;② 疗程 7~15d;③ 无严重副作用;④ 耐药性低;⑤ 价格适宜。三联疗法是目前公认的根除 Hp 的最佳方案,具有疗效、依从性好、副作用少、疗程短、服药方便等特点。

根除 Hp 的治疗方案大致分为:以铋制剂为基础和质子泵抑制药(PPI)为基础的两类方案。一种 PPI 或一种铋制剂加上阿莫西林(或四环素)、克拉霉素等抗菌药中的两种,组成三联疗法。

(3)疗程结束,胃镜检查确诊溃疡愈合,幽门螺杆菌根除后,还要进行维持治疗。维持治疗是预防复发的主要措施,它可使溃疡的年复发案率降至 20%~25%,显著减少并发症。维持治疗一般多用 H_2 受体阻断药或 PPI。

(4)杜绝一切可以引起溃疡复发的诱因。戒烟忌酒;保持情绪稳定;避免服用刺激胃黏膜的药物;规律生活起居,讲究饮食卫生等。

(温　俊　潘建春)

【复习思考题】

1. 常用的治疗消化性溃疡的药物有哪些?
2. 防治溃疡病复发的原则是什么?

第 21 章

糖尿病的药物治疗

> **重点内容**
>
> 1. 糖尿病的临床表现、并发症及临床分型。
> 2. 胰岛素及口服降血糖药的药理学特点。
> 3. 糖尿病的治疗原则。
> 4. 2 型糖尿病的药物治疗方案。

糖尿病(diabetes mellitus,DM)是由于遗传和环境两方面因素引起胰岛素分泌缺陷及(或)胰岛素作用缺陷,导致碳水化合物、脂肪及蛋白质代谢异常,以血浆葡萄糖水平升高为特征的代谢性疾病。随着人民生活水平的提高、生活方式的改变以及人口的老龄化,糖尿病的发病率及患病率逐年升高。1996 年按 WHO 标准对我国 11 省市 20 岁以上人口的流行病学调查结果显示,我国糖尿病患者占 20 岁以上人口总数的 3.20%,糖耐量减低(impaired glucose tolerance,IGT)患者占 4.76%。WHO 预测 2025 年全世界糖尿病患者将突破 3 亿。糖尿病是一种终身性疾病,并发症发生率很高。一旦发生并发症,不仅具有致残、致死性,而且还造成社会、家庭沉重的经济负担,因此,对提高糖尿病的认识,重视早期诊断,有效预防和治疗并发病是值得重视的问题。

21.1 概　　述

21.1.1　病因及发病机制

糖尿病的病因和发病机制至今尚未完全阐明。不同类型糖尿病的病因也不相同。总而言之,遗传因素及环境因素共同作用引起各类糖尿病的发生。

糖尿病的发病机制主要是不同病因导致胰岛 β 细胞分泌缺陷和(或)周围组织胰岛素作用

不足。胰岛素分泌缺陷可能由胰岛内 β 细胞兴奋、胰岛素合成及分泌的信号传递异常而引起，也可能是自身免疫、感染、毒物等导致胰岛 β 细胞破坏，数量减少所致。胰岛素作用不足可由于周围组织中复杂的胰岛素作用信号传递通道中的任何缺陷引起。胰岛素分泌及作用不足的后果是糖、脂肪及蛋白质等物质代谢紊乱。这些代谢紊乱是导致糖尿病及其并发症发生的病理生理基础。

21.1.2 临床表现及并发症

糖尿病的临床表现可归纳为代谢紊乱症候群和不同器官并发症及伴发病的功能障碍两方面。通常呈现以下一种或几种表现：

(1) 物质代谢紊乱症候群：患者可因血糖升高后因渗透性利尿而引起多尿、烦渴及多饮。组织糖利用障碍致脂肪及蛋白质分解增加而出现乏力、体重减轻，儿童生长发育受阻。组织能量供应不足可出现易饥及多食。所以，糖尿病的临床表现通常被形象称为"三多一少"，即多尿、多饮、多食和体重减轻。

(2) 急性并发症：可因严重物质代谢紊乱而呈现酮症酸中毒或高渗性非酮症糖尿病性昏迷。

(3) 慢性并发症：主要表现为由于慢性高血糖引起多脏器长期损害、功能减退和衰竭，可表现为糖尿病心血管病、糖尿病脑血管病、糖尿病眼病、糖尿病肾病、糖尿病足病、糖尿病骨关节病等。

21.1.3 诊断及临床分型

(1) 糖尿病的诊断标准：以下诊断标准是 1999 年 WHO 公布，同年得到中华医学会糖尿病学会的认同，并建议在我国采用的诊断标准。

糖尿病症状＋任意时间血浆葡萄糖水平≥11.1mmol/L(200mg/dL)或空腹血浆葡萄糖(FPG)水平≥7.0mmol/L(126mg/dL)或口服葡萄糖耐量试验(OGTT 试验)中，2h 血浆葡萄糖水平≥11.1mmol/L(200mg/dL)。一次血糖值达到糖尿病诊断标准者，需在另一日按三个标准之一复核。

表 21-1 糖尿病及其他高血糖的诊断标准

	血糖浓度 mmol/L(mg/dL)		
	全血		血浆
	静脉	毛细血管	静脉
糖尿病			
空腹	≥6.1(110)	≥6.1(110)	≥7.0(126)
和(或)服糖后 2h	≥10.0(180)	≥11.1(200)	≥11.1(200)
糖耐量减低(IGT)			
空腹(如检测)	<6.1(110)	<6.1(110)	<7.0(126)
及服糖后 2h	≥6.7(120) ～<10.1(180)	≥7.8(140) ～<11.1(200)	≥7.8(140) ～<11.1(200)

续　表

	血糖浓度 mmol/L(mg/dL)		
	全血		血浆
	静脉	毛细血管	静脉
空腹血糖受损(IFG)			
空腹	≥5.6(100) ~<6.1(110)	≥5.6(100) ~<6.1(110)	≥6.1(110) ~<7.0(126)
及服糖后 2h(如检测)	<6.7(120)	<7.8(140)	<7.8(140)

(2) 糖尿病的临床分型：绝大多数糖尿病可以根据其病因与发病机制分为四类。

1) 1 型糖尿病：即胰岛素依赖型糖尿病(insulin-dependent diabetis mellitus, IDDM)。常见于儿童及青少年，但也可以发生于任何年龄段的一种类型的糖尿病，主要是胰岛 β 细胞破坏，导致胰岛素绝对缺乏。临床上需要接受胰岛素治疗，否则将出现酮症酸中毒而危及生命。又可分为：① 免疫介导的糖尿病；② 特发性糖尿病。

2) 2 型糖尿病：即非胰岛素依赖型糖尿病(noninsulin dependent diabetis mellitus, NIDDM)。胰岛素抵抗为主伴胰岛素相对性缺乏或胰岛素分泌受损为主伴胰岛素抵抗。

3) 其他特殊类型的糖尿病：包括：① β-细胞功能基因缺陷；② 胰岛素受体缺陷；③ 胰腺外分泌腺疾病；④ 内分泌疾病；⑤ 药物或者化学物质诱发的糖尿病；⑥ 感染；⑦ 非常见型免疫调节介导的糖尿病；⑧ 伴有糖尿病其他遗传病。

4) 妊娠期糖尿病(gestational diabetes mellitus, GDM)。

21.2　常用治疗糖尿病的药物

胰 岛 素

胰岛素(insulin, Ins)是治疗本病的特效药，但仅能替代补充分泌不足而不能根治。药用胰岛素一般多由猪、牛胰腺提得，或用 DNA 重组技术合成人胰岛素。胰岛素是由胰岛 β 细胞分泌的，由两条多肽链组成的酸性蛋白质，含 51 个氨基酸，由 A、B 两条多肽链组成，其间通过两个共价二硫链连接。

【体内过程】

胰岛素易被消化酶破坏，口服无效，必须注射给药，皮下注射吸收快，尤以前臂外侧和腹壁明显。代谢快，$t_{1/2}$ 为 9～10min，但作用可维持数小时。主要在肝、肾灭活。10% 以原形自尿液排出。为延长胰岛素的作用时间，可制成中效及长效制剂。

【药理作用及作用机制】

胰岛素能加速葡萄糖的氧化和酵解，促进葡萄糖的利用，能抑制糖原分解和糖异生，降低血糖。同时能促进脂肪合成，抑制其分解，减少游离脂肪酸和酮体生成。还能促进氨基酸转运，并促进 mRNA 合成，增加蛋白质的合成，抑制蛋白质的分解。还可能引起交感神经兴奋和骨骼肌血管扩张,在伴有相应并发疾病时应格外小心。

目前认为,胰岛素与胰岛素受体(insulin receptor, InsR)的 α 亚基结合后诱导 β-亚基的自身磷酸化,进而激活 β-亚基上的酪氨酸蛋白激酶,活化的受体激酶又通过 G 蛋白激活特定的磷脂酶 C,导致细胞内活性蛋白的连续磷酸化反应,进而产生降血糖等生物效应。

【临床应用】

(1) 1 型糖尿病:在饮食控制的基础上,给予胰岛素治疗。

(2) 2 型糖尿病:2 型糖尿病经饮食控制和口服降糖药治疗控制不良者。

(3) 有急性代谢性合并症,如酮症酸中毒、乳酸酸中毒和非酮症高渗性昏迷等。

(4) 糖尿病在应激状态时,如处于严重感染、创伤、手术、心肌梗死等情况。

【不良反应】

(1) 低血糖反应:最常见的不良反应,为胰岛素过量所致。出现饥饿感、出汗、心跳加快、焦虑、震颤等症状,严重者引起昏迷、惊厥及休克,甚至死亡。一旦出现低血糖反应,轻者进食即可;重者需迅速静脉注入 50% 葡萄糖溶液 20~40mL,继以静脉滴注 10% 葡萄糖溶液。

(2) 过敏反应:以注射局部疼痛、硬结、皮疹为主,偶有全身性过敏反应如荨麻疹、紫癜、血清病、支气管痉挛、虚脱,严重者引起休克。大多由于制剂纯度不高或制剂中杂质所致。可用高纯度制剂或人用胰岛素。

(3) 胰岛素抵抗或胰岛素耐受性:发生率为 0.1%~3.6%。糖尿病患者应用超过常用量的胰岛素而没有出现明显的低血糖反应,称为胰岛素抵抗。急性抵抗性常由于并发感染、创伤、手术、情绪激动等应激状态所致。此时,需短时间内增加胰岛素剂量达数百或数千单位。慢性抵抗性,产生的原因较为复杂,可能是体内产生了抗胰岛素受体抗体(AIRA),对此可用免疫抑制剂控制症状,能使患者对胰岛素的敏感性恢复正常;也可能是胰岛素受体数量的变化,如高胰岛素血症、老年、肥胖及尿毒症时,靶细胞膜上胰岛素受体数目减少;还可能是靶细胞膜上葡萄糖转运系统失常。此时换用其他动物胰岛素或改用高纯度胰岛素,并适当调整剂量常可有效。

(4) 皮下脂肪萎缩:注射部位皮下脂肪营养不良。应用高纯度胰岛素制剂后则少见。

【药物相互作用】

(1) 糖皮质激素、胰高血糖素、雌激素、口服避孕药、甲状腺素、肾上腺素、噻嗪类利尿剂、钙通道阻滞剂、二氮嗪、β_2-受体激动剂、H_2-受体阻滞剂、可乐宁、苯妥英钠等可升高血糖浓度,合用时应调整药物或胰岛素的剂量。

(2) 抗凝血药、水杨酸盐、磺胺类药及抗肿瘤药甲氨喋呤等可与胰岛素竞争和血浆蛋白结合,从而使血液中游离胰岛素水平增高。

(3) β 受体阻滞剂如普萘洛尔与胰岛素合用可掩盖某些低血糖症状,增加低血糖的危险,合用时应注意调整胰岛素剂量。

(4) 血管紧张素转换酶抑制剂、溴隐亭、氯贝特、酮康唑、锂、甲苯咪唑、茶碱等可通过不同方式影响而致血糖降低,合用时应适当减少胰岛素用量。

【制剂、用法与用量】

胰岛素按起效快慢、达峰时间和作用时间长短可分为速效、中效和长效三类。常用制剂及作用时间见表 21-2。

表 21-2　胰岛素制剂及其作用时间

分类	药物	给药途径	作用时间(h)			给药时间和次数
			开始	高峰	维持	
短效	正规胰岛素	皮下	1/2～1	2～3	6～8	餐前 30min,3～4 次/d
	（RI）	静脉	立即	1/2	2	急救时
	结晶锌胰岛素	皮下	1/3～1/2	2～4	6～8	餐前 30min,3～4 次/d
	（CTI）	静脉	立即	1/2	2	急救时
中效	低精蛋白锌胰岛素	皮下	2～3	8～12	18～24	早或晚餐前 30～60min
	（NPH）				1～2 次/d	
	珠蛋白锌胰岛素	皮下	1～2	8～14	18～24	早或晚餐前 30～60min
	（GZI）				1～2 次/d	
长效	精蛋白锌胰岛素	皮下	3～6	16～18	24～36	早餐前 30～60min
	（PZI）					

　　糖尿病患者的胰岛素需要量受饮食热量和成分、病情轻重、体型胖瘦、运动量、胰岛素抗体和受体的数目等因素影响,用药应个体化。胰岛素常用量约为 0.6～0.7U/(kg·d)。给药剂量可按患者尿糖多少确定剂量,一般 24h 尿中每 2～4g 糖需注射 1 个单位胰岛素。轻型糖尿患者每日需要量 20U;中型糖尿患者每日需要量约为 20～40U,每次餐前 30min 注射;重型患者用量在 40U 以上。对糖尿病性昏迷,用量在 100U 左右,与葡萄糖(50～100g)一同静脉注射。

口服降血糖药

　　目前常用的口服降血糖药有磺酰脲类、胰岛素增敏剂、双胍类、α-葡萄糖苷酶抑制药和餐时血糖调节药。

磺酰脲类

　　磺酰脲类(sulfonylurea,SU)自 20 世纪 50 年代进入临床以来,已研发出三代产品。第一代的甲苯磺丁脲(tolbutamide)和氯磺丙脲(chlorpropamide),因存在肝脏毒性和易发生低血糖,在临床少用。第二代的格列本脲(glibenclamide,又名优降糖)、格列吡嗪(glipizide,又名吡磺环己脲)、格列齐特(gliclazide,又名达美康)、格列喹酮(gliquidone)和格列波脲(glibornurid)等。第三代的格列美脲(glimepiride)。

【体内过程】

　　磺酰脲类药物在胃肠道吸收迅速而完全,与血浆蛋白结合率很高。其中多数药物在肝内氧化成羟基化合物,并迅速从尿中排出。甲苯磺丁脲作用最弱、维持时间最短,而氯磺丙脲 $t_{1/2}$ 最长,每日只需给药一次。第二、三代磺酰脲类作用较强,可维持 24h,每日只需给药 1～2 次。

【药理作用及作用机制】

　　(1)降血糖作用:本类药物对正常人和胰岛功能尚存的患者都有降血糖的作用。药物降糖效应依次为格列本脲＞格列吡嗪＞格列喹酮＞格列齐特。

　　磺酰脲类药物主要的降血糖机制是刺激胰岛 β 细胞释放胰岛素。当磺酰脲类药物与其受体相结合后,可阻滞与受体相耦联的 ATP 敏感钾通道而阻止钾外流,致使细胞膜去极化,增强电压依赖性钙通道开放,胞外钙内流。胞内游离钙浓度增加后,触发胰岛素的释放。也可能与抑制胰高血糖素的分泌,提高靶细胞对胰岛素的敏感性有关。长期服用且胰岛素已恢复至给药前水平的情况下,其降血糖作用仍然存在,这可能与增加靶细胞膜上胰岛素受体的数目及亲和力有关。

　　(2)抗利尿作用:格列本脲、氯磺丙脲能促进抗利尿激素的分泌并增强其作用,发挥抗利尿作用。

　　(3)影响凝血功能:格列齐特能使血小板黏附力减弱,刺激纤溶酶原的合成,并降低血管对血管活性胺类的敏感性。

【临床应用】

　　(1)糖尿病:用于胰岛功能尚存的 2 型糖尿病且单用饮食控制无效者。对胰岛素产生耐受的患者可减少胰岛素的用量。

　　(2)尿崩症:仅可选用氯磺丙脲。

【不良反应】

　　(1)胃肠反应:有胃肠不适、恶心、腹痛、腹泻。大剂量服药后 1～2 个月内,可引起胆汁郁积性黄疸及肝损害,因此需定期检查肝功能。

　　(2)低血糖反应:因药物过量所致,尤以氯磺丙脲为甚。老人及肝、肾功能不良者较易发生,故老年糖尿病患者不宜用氯磺丙脲。新型磺酰脲类较少引起低血糖。

　　(3)其他:有过敏反应、中枢神经系统反应和血液系统反应如粒细胞减少症等。

【药物相互作用】

　　磺酰脲类的血浆蛋白结合率较高,因此在蛋白结合上能与保泰松、水杨酸钠、吲哚美辛、青霉素、双香豆素等发生竞争,使游离药物浓度上升而引起低血糖反应。此外,氯丙嗪、糖皮质激素、噻嗪类利尿药、口服避孕药均可降低磺酰脲类药物的降血糖作用。

【用法与用量】

　　临床常用的主要为第二、三代磺酰脲类药物。

　　格列本脲:一般用量为 5～10mg/d,最大用量不超过 15mg/d。开始小剂量 2.5mg,早餐前或早餐及午餐前各一次,用药 7～14d 后,根据病情调整剂量。

　　格列吡嗪:一般剂量为 2.5～20mg/d,早餐前 30min 服用。日剂量超过 15mg,宜在早、中、晚分三次餐前服用。从 5mg 起逐渐加大剂量,直至产生理想的疗效。最大日剂量不超过 30mg。

　　格列齐特:开始用量 40～80mg,一日 1～2 次,以后根据血糖水平调整至一日 80～240mg,分 2～3 次服,待血糖控制后,每日改服维持量。老年患者酌减。

　　格列美脲:起始剂量为 1～2mg,每天一次,早餐时或第一次主餐时给药。通常维持剂量是 1～4mg,每天一次,最大维持量是 6mg/d。

胰岛素增敏剂

　　此类药物多为噻唑烷酮类化合物(thiazolidinediones,TZD),包括罗格列酮(rosiglitazone)、吡格列酮(pioglitazone)、曲格列酮(troglitazone)、环格列酮(ciglitazone)、恩格列酮(englitazone)等，能改善 β 细胞功能，显著改善胰岛素抵抗及相关代谢紊乱，对 2 型糖尿病及其心血管并发症均有明显疗效。其中，罗格列酮、吡格列酮等已获准上市。

其作用机制可能与竞争性激活过氧化物酶增殖体受体 γ(peroxisomal proliferator activated receptorγ, PPARγ)有关，PPARγ 是基因转录的一部分，被结合后可刺激某些基因的转录，控制血糖的生成、转运和利用。

主要用于治疗胰岛素抵抗和 2 型糖尿病。该类药物低血糖发生率低。副作用主要有嗜睡、肌肉和骨骼痛、头痛、消化道症状等。

罗格列酮起始用量为一日 4mg，单次服用。经 12 周治疗后，如需要，本品可加量至一日 8mg，一日 1 次或分 2 次服用。吡格列酮 15～45mg/d，单次服用。

双胍类

临床应用的有甲福明(metformin，二甲双胍)、苯乙福明(phenformine，苯乙双胍)。甲福明 $t_{1/2}$ 约 1.5h，在体内不与蛋白结合，大部原形从尿中排出。苯乙福明 $t_{1/2}$ 约 3h，约 1/3 以原形从尿排出，作用维持 4～6h。双胍类对糖尿病患者有降血糖作用，对正常人却无作用。它的降血糖作用是促进糖酵解并抑制肝糖异生，抑制胰高血糖素的释放及其他拮抗胰岛素的物质等。主要用于轻症糖尿病患者，尤其适用于肥胖者、单用饮食控制无效者。本类药有乳酸性酸血症、酮血症等严重不良反应，宜严格控制其应用。其他不良反应尚有食欲下降、恶心、腹部不适、腹泻及低血糖等。

二甲双胍开始一次 250mg，一日 2～3 次，餐前或餐中即刻服用，以后根据疗效逐渐加量，一般每日量 1000～1500mg，最多每日不超过 2000mg。

α-葡萄糖苷酶抑制药

α-葡萄糖苷酶抑制剂是一类新型口服降血糖药，有阿卡波糖(acarbose)、米格列醇(migitol)、伏格列波糖(voglibose，保格糖)、乙格列酯(emigitate)等。其中阿卡波糖(acarbose)已用于临床，其降血糖的机制是：在小肠上皮刷状缘与碳水化合物竞争水解碳水化合物的酶，从而减慢水解及产生葡萄糖的速度并延缓葡萄糖的吸收。血糖峰值降低。单独应用或与其他降糖药合用，可降低患者的餐后血糖。主要副作用为胃肠道反应。服药期间应增加碳水化合物的比例，并限制单糖的摄入量，以提高药物的疗效。

阿卡波糖每次 50～100mg，每日 3 次，用餐前即刻整片吞服或与前几口食物一起咀嚼服用。

餐时血糖调节药

瑞格列奈(repaglinide)为一种新的非磺酰脲类口服降血糖药。其作用机制可能是通过与胰岛 β 细胞膜上的特异性受体结合，促进 K^+ 通道关闭，抑制 K^+ 外流，使细胞膜去极化，使细胞外 Ca^{2+} 进入胞内，促进储存的胰岛素分泌。口服吸收迅速，15min 起效，1h 内达峰值浓度，半衰期约 1h，主要通过肝脏代谢成无降糖作用的代谢物由胆汁排出。由于半衰期短，故三餐前给药使整个进餐期间都有降低血糖的作用，可较好地控制餐后高血糖的出现。该药主要适用于 2 型糖尿病患者，老年糖尿病患者也可服用，且适用于糖尿病肾病者。

瑞格列奈起始剂量为 0.5mg，一日三次，进餐时服用。以后如需要可每周或每两周作调整，最大单次剂量为 4mg，最大日剂量不应超过 16mg。

21.3　糖尿病的治疗原则

在现有条件下糖尿病基本上是不能根治的，但确是可防可治的。糖尿病的治疗原则是综合治疗，不单是药物治疗，而是包括饮食疗法、运动疗法、药物疗法、糖尿病教育和血糖监测的综合治疗。饮食疗法和运动疗法是糖尿病治疗的基础，1 型糖尿病在饮食控制的运动疗法的基础上经确诊立即用胰岛素治疗并终身替代。宜小剂量的胰岛素治疗以维持残存的 β 细胞功能。2 型糖尿病患者经过 8～12 周的正规饮食治疗和运动锻炼，仍然不能达到满意的血糖控制，应开始药物治疗。可采取口服降糖药，也可使用胰岛素，还可联合使用。其治疗目的是使血糖在全部时间内维持在正常范围，控制代谢紊乱，防止发生严重的急性并发症，预防或延缓慢性并发症的发生，以减少病痛、致残以及早逝，延长寿命。

21.4　糖尿病的药物治疗方案

21.4.1　1 型糖尿病治疗方案

1 型糖尿病胰岛素分泌绝对不足，一经诊断必须用胰岛素替代治疗。正常人胰岛素的生理性分泌可分为基础胰岛素分泌和餐时胰岛素分泌。胰岛素剂量因人而异，应根据血糖逐步调整。低热量饮食和积极的体育运动同样是治疗组成部分。

1. 胰岛素制剂的选择

短效胰岛素多用于急需胰岛素治疗的病情，如糖尿病酮症酸中毒、非酮症性高渗性昏迷以及糖尿病兼各种应激情况。中效及长效胰岛素则多用于急性病情稳定后与短效类合用或单用以减少胰岛素注射次数并维持稳定的血糖水平。目前，常采用中效或长效胰岛素制剂提供基础胰岛素，采用短效或速效胰岛素来提供餐时胰岛素。

2. 胰岛素剂量及调节

剂量必须个体化，差异非常悬殊。如无其他疾病，1 型糖尿病患者胰岛素需要量为 0.5～1.0U/(kg·d)。开始时都应该用速效胰岛素（RI 或 CZI），按照每日尿糖排出总量调整剂量，每 3～4d 调整 1 次，每 2g 糖增加 RI1U，调整目标为空腹血糖＜140mg%，餐前尿糖（－）。为了防止餐后高血糖，一般每餐前 15～45min 皮下注射，如果患者胰岛功能很差，不能维持基础性胰岛素分泌，则应加用长效胰岛素或晚 10～12 时再增加一次胰岛素注射。以保持黎明时血糖维持在正常范围。

21.4.2　2 型糖尿病的治疗方案

1. 非药物治疗

低热量饮食和积极的体育运动构成治疗的一个部分。

2. 药物治疗

上述治疗失败后,开始加用口服降糖药(OHA)。

(1)肥胖患者:首先采用非胰岛素促分泌剂类降糖药物治疗,有代谢综合征或伴有心血管疾病危险因素者首选双胍类药物或格列酮类,餐后高血糖的患者也可选用 α-糖苷酶抑制剂。两种作用机制不同的药物间可联合用药。如血糖控制仍不理想可加用或换用胰岛素促分泌剂。如在使用胰岛素促分泌剂的情况下血糖仍控制不满意,可在口服药基础上开始联合使用胰岛素或换用胰岛素。

(2)非肥胖患者:首先采用胰岛素促分泌剂类降糖药物或 α-糖苷酶抑制剂。如血糖控制仍不满意可加用非胰岛素促分泌剂,有代谢综合征或伴有心血管疾病危险因素者首选双胍类药物或格列酮类,α-糖苷酶抑制剂适用于餐后高血糖的患者。在上述口服降糖药联合治疗的情况下血糖仍控制不满意,可在口服药的基础上开始联合使用胰岛素或换用胰岛素。

(3)2型糖尿病的胰岛素治疗有以下两种方案。联合治疗:继续口服降糖药治疗,在睡前注射 1 次中效胰岛素,剂量 0.2U/kg,也可根据空腹血糖调整胰岛素的用量,如胰岛素用量超过 30U 才能有效控制血糖,可考虑停用口服降糖药,改用胰岛素治疗。胰岛素治疗:参考 1 型糖尿病胰岛素治疗。当血糖控制后,部分患者可改为口服降糖药治疗。

(王 萍)

【复习思考题】

1. 胰岛素、磺酰脲类药物和双胍类降糖药分别通过什么方式降低血糖?
2. 口服降血糖药可分为几类?请列举每类的代表药物。

第 22 章

甲状腺功能亢进症 的药物治疗

➡ **本章要点**

1. 甲状功能亢进的临床表现。
2. 硫脲类药物的分类、药理作用、临床应用及主要不良反应。
3. 碘和碘化物、放射性碘及 β 受体阻断药的药理学特点。
4. 甲亢的药物治疗方案。

　　甲状腺功能亢进症(hyperthyroidism),简称甲亢,是多种原因引起甲状腺功能过强、甲状腺激素合成和分泌过多、释放入血所引起氧化过程加快、代谢率增高的一组常见内分泌疾病。临床上以基础代谢率增高、神经兴奋性增强、相应脏器与组织功能加强为特征,可伴有甲状腺肿大。其中 Graves 病(弥漫性甲状腺肿伴甲状腺功能亢进症,又称突眼性甲状腺肿)最常见,占所有甲亢的 85%左右。甲亢主要是在遗传基础上因精神刺激等应激因素作用而诱发自身免疫反应所致。可发生于任何年龄,但以青年女性最多见。

22.1　甲亢的发病机理与临床表现

22.1.1　病因和发病机制

　　Graves 病主要是在遗传基础上因感染、精神刺激等应激因素作用诱发自身免疫反应所致。Graves 病的甲亢和甲状腺肿大是由于抗甲状腺刺激性抗体作用于甲状腺的结果,这种刺激性抗体有类似促甲状腺激素刺激激素(thyrotropic stimulating hormone,TSH)的作用,是一种针对甲状腺细胞 TSH 受体的抗体,通过腺苷酸环化酶机制的作用,最终导致甲状腺功能亢进症。Graves病的免疫异常表现,反映在甲状腺和眼球后组织有淋巴细胞和浆细胞浸润;甲状腺组织有IgG、IgM、IgA沉着;周围血循环中淋巴细胞绝对值和百分比增高,常伴有淋巴结、胸腺和脾脏淋巴组织增生;患者或其家属发生其他自身免疫性病者较多见;以及皮质固醇和免疫抑制剂可缓解Graves病的甲亢和眼征。眼征的病因仍不清楚,可能与免疫机制有一定关联。

22.1.2　临床症状

Graves病最多见于20～40岁。起病一般缓慢,少数可在精神刺激或感染等诱因作用下,呈急性起病。老年患者与小儿患者多呈不典型表现。常见的症状和体征是代谢增高综合征、甲状腺肿和眼征。① 临床症状:在机体代谢方面为代谢增高综合征,如怕热多汗、低热、倦怠乏力、体重减轻;胃肠系统为食欲亢进,大便增多,消化不良;神经系统为神经兴奋性增高,如易激动、烦躁易怒、多动、多言、神经过敏、失眠、猜疑等症状;心血管系统为心率增快、心房颤动、收缩压增高、脉压加大;神经肌肉系统表现为肌无力、肌萎缩、骨质疏松和骨痛等症状。② 体征:主要表现为甲状腺肿大。甲状腺肿为弥漫性对称性,质软,久病者较韧,无压痛。甲状腺上下极可以触及震颤,常可听到血管杂音。③ 眼征:一类为单纯性突眼,表现为凝视、瞬眼滞后,上眼睑后缩,轻度巩膜充血,病因与交感神经兴奋性增高有关;另一类为浸润性突眼,也称为Graves眼病。病因与眶周组织的自身免疫炎症反应有关。常随着甲亢治疗成功而缓解。

22.2　常用治疗甲亢的药物及药理学特点

目前常用的抗甲状腺药(antithyroid drugs)有硫脲类、碘和碘化物、放射性碘和β受体阻断药等四类。

硫　脲　类

硫脲类可分为两类:① 硫氧嘧啶类,包括甲硫氧嘧啶(methylthiouracil,MTU)和丙硫氧嘧啶(propylthiouracil,PTU);② 咪唑类,包括甲巯咪唑(thiamazole,他巴唑)和卡比马唑(carbimazole,甲亢平)。

【体内过程】

硫氧嘧啶类药物口服后吸收迅速,2h血药浓度达峰值,生物利用度约为80%。血浆蛋白结合率约为75%,在体内分布较广,甲状腺浓度较高,易进入乳汁和通过胎盘。主要在肝内代谢。$t_{1/2}$为2h。甲巯咪唑的血浆$t_{1/2}$约为5～7h,但在甲状腺组织中药物浓度可维持16～24h,其疗效与甲状腺内药物浓度有关,而后者的高低又与每日给药量成正相关。每日给药一次(30mg)与每日给药三次(每次10mg)一样,都可发挥较好的疗效。卡比马唑为甲巯咪唑的衍化物,在体内转化成甲巯咪唑才发挥作用,故起效时间较慢,作用维持时间久。硫脲类药物因能通过胎盘和进入乳汁,妊娠期妇女和哺乳期妇女慎用或不用。

【药理作用及作用机制】

(1)抑制甲状腺激素的合成:硫脲类抑制甲状腺过氧化物酶所介导的酪氨酸的碘化及耦

联,而药物则作为过氧化物酶的底物而被碘化,使氧化碘不能结合到甲状腺球蛋白上,从而抑制甲状腺激素的生物合成。硫脲类药物不能直接对抗甲状腺激素,也不影响其释放,所以对已合成的甲状腺激素无效,须待体内激素被消耗后才能起效。一般用药 2～3 周甲亢症状开始减轻,1～3 个月基础代谢率才恢复正常。

(2) 抑制外周组织的 T_4 转化为 T_3:丙硫氧嘧啶能抑制外周组织的 T_4 转化为 T_3,能迅速控制血清中生物活性较强的 T_3 水平,故在重症甲亢、甲亢危象时该药可列为首选。

(3) 免疫抑制作用:硫脲类能减少血循环中甲状腺刺激性免疫球蛋白(thyroid stimulating immunoglobulin,TSI),轻度抑制免疫球蛋白的生成,因此对自体免疫机制异常的甲亢患者有一定的病因治疗作用。

【临床应用】

(1) 内科药物治疗:适用于轻症和不宜手术或放射性[131]I 治疗者,如儿童、青少年及术后复发及年老体弱的中重度患者等。开始治疗时给予大剂量,当甲状腺大小恢复正常,基础代谢率接近正常时,药量即可递减,直至维持量,疗程 1～2 年。

(2) 甲亢术前准备:为减少甲状腺次全切除手术患者在麻醉和手术后的合并症,防止术后发生甲状腺危象。在手术前应先服用硫脲类药物,使甲状腺大小恢复正常,甲状腺功能恢复或接近正常,并于术前两周加服碘剂,减少甲状腺肿胀和充血,使腺体变韧,便于手术及减少出血。

(3) 甲状腺危象的治疗:甲状腺危象是由于感染、手术、外伤、精神因素等诱因,使甲状腺激素突然大量释放入血,使患者出现高热、虚脱、心力衰竭、肺水肿、水和电解质紊乱等,有时可危及生命。此时除对症治疗外,主要应用大剂量碘剂,而大剂量硫脲类可作为辅助治疗,以阻断甲状腺激素的合成。

【不良反应】

(1) 消化道反应:表现为厌食、腹痛、呕吐和腹泻等。

(2) 过敏反应:最常见,皮肤瘙痒、药疹等,多数情况下不需停药也可消失。

(3) 粒细胞缺乏症:最严重不良反应,多发生在治疗后的 2～3 个月内,应定期检查血象。要注意与甲亢本身所引起的白细胞总数偏低相区别,若发生咽痛、发热、感染等反应,立即停药则可恢复。

(4) 甲状腺肿及甲状腺功能减退:长期用药可使血中甲状腺激素水平呈显著下降,反馈性增加 TSH 分泌而引起腺体代偿性增生、肿大和充血,甲状腺功能减退,应及时停药,给予治疗。

【禁忌证】

甲状腺癌、结节性甲状腺肿合并甲亢、孕妇和哺乳期妇女禁用。

【药物相互作用】

磺胺类、对氨基水杨酸、保泰松、巴比妥类、酚妥拉明、妥拉唑林、维生素 B_{12}、磺酰脲类等都有抑制甲状腺功能和致甲状腺肿大的作用,故合用本品需注意。碘的摄入可使甲亢病情加重,使抗甲状腺药需要量增加或用药时间延长,故在服用本品前应避免服用碘剂。

【用法与用量】

丙硫氧嘧啶或甲硫氧嘧啶治疗剂量为 300～600mg/d,分 3～4 次服。待症状缓解,基础代谢率正常后改用维持量 50～100mg/d。甲巯咪唑或卡比马唑治疗量为 30mg/d,维持量为 5～10mg/d。

碘及碘化物

碘和碘化物(iodine and iodide)是治疗甲状腺病最古老的药物,目前常用碘化钾或碘化钠和复方碘溶液[liguor iodine Co,又称卢戈液(Lugors solution),含碘5%,碘化钾10%]。

【药理作用及作用机制】

不同剂量的碘化物对甲状腺功能产生不同的作用。

小剂量的碘用于防治单纯性甲状腺肿,可在食盐中按$1/10^4 \sim 1/10^5$的比例加入碘化钾或碘化钠可有效地防止发病。

大剂量碘产生抗甲状腺作用,主要是抑制甲状腺素的释放,可能是抑制了甲状腺素球蛋白水解所需的谷胱苷肽还原酶,使T_3、T_4不能和甲状腺球蛋白解离所致。此外,大剂量碘还可通过抑制过氧化酶而阻断酪氨酸碘化,从而抑制甲状腺激素的合成。大剂量碘的抗甲状腺作用快而强,用药$1 \sim 2d$起效,$10 \sim 15d$作用最强;此时,若继续用药,碘的摄取反受抑制,胞内碘离子浓度下降,失去抑制激素合成的效应,甲亢的症状又可复发。这就是碘化物不能单独用于甲亢内科治疗的原因。

【临床应用】

大剂量碘可用于:① 甲亢的术前准备,一般在术前两周给予复方碘溶液,使甲状腺组织退化,血管减少,腺体缩小变韧,利于手术进行及减少出血;② 甲状腺危象的治疗,可用碘化物加到10%葡萄糖溶液中静脉滴注,也可采用复方碘溶液,可迅速改善症状,并在两周内逐渐停服,需同时配合服用硫脲类药物。

【不良反应】

(1) 急性过敏反应:可于用药后立即或几小时后发生,表现为血管神经性水肿、上呼吸道水肿及严重喉头水肿。一般停药可消退,加服食盐可促进碘排泄。必要时可用抗过敏药。

(2) 慢性碘中毒:表现为口腔及咽喉烧灼感,唾液分泌增多,眼刺激症状等。

(3) 诱发甲状腺功能紊乱:长期服用碘化物可诱发甲亢。碘还可进入乳汁并通过胎盘引起新生儿甲状腺功能异常,故孕妇及哺乳期妇女应慎用。

【用法与用量】

碘化钾:早期地方性甲状腺肿患者给予$1 \sim 10mg/d$,疗程约$3 \sim 6$个月。

复方碘溶液:甲亢术前用药:术前$10 \sim 14d$开始口服,每日3次,每次$3 \sim 5$滴(约$0.1 \sim 0.3mL$),应涂于食物中服用。甲状腺功能亢进症危象:首次服$2 \sim 4mL$,以后每$4h$ $1 \sim 2mL$。治疗地方性甲状腺肿,一日$0.1 \sim 0.5mL$,2周为一疗程。

放射性碘

临床应用的放射性碘(radioiodine)是^{131}I,其$t_{1/2}$为$8d$。^{131}I治疗甲亢已有60多年的历史,现已是美国和西方国家治疗成人甲亢的首选疗法。此法安全简便,费用低廉,效益高,总有效率达95%,临床治愈率85%以上,复发率小于1%。

【药理作用】

利用甲状腺高度摄碘能力,^{131}I口服后可被甲状腺摄取,并可产生β射线(占99%),因其穿透范围为$0.4 \sim 2mm$,因此其辐射作用只限于甲状腺内,破坏甲状腺实质,特别是对它敏感的增生细胞,而很少波及周围组织。^{131}I还产生γ射线(占1%),可在体外测得,故可用作甲状腺摄碘功能的测定。

【临床应用】

(1) 甲亢的治疗：^{131}I 适用于手术后复发或不宜手术及硫脲类无效或过敏者，^{131}I 能使腺泡上皮破坏、萎缩，减少分泌。一般用药后 1 个月见效，3～4 个月后甲状腺功能恢复正常。

(2) 甲状腺功能检查口服：^{131}I 后分别于 1、3 及 24h 测定甲状腺放射性，计算摄碘率。甲亢时 3h 摄碘率超过 30%～50%，24h 超过 45%～50%，摄碘高峰时间前移。反之，摄碘率低，摄碘高峰时间后延。

【不良反应】

常见的不良反应为甲状腺功能低下，故应严格掌握剂量和密切观察有无不良反应，一旦发生甲状腺功能低下可补充甲状腺激素。儿童甲状腺组织处于生长期，对辐射效应较敏感；卵巢中碘的浓度也很高，因此我国药典规定，20 岁以下患者、妊娠或哺乳的妇女及肾功能不佳者不宜使用。此外，甲状腺危象、重症浸润性突眼症及甲状腺不能摄碘者禁用。

β受体阻断药

普萘洛尔(propranolol)等也是甲亢及甲状腺危象时有价值的辅助治疗药，用于不宜用抗甲状腺药和不宜手术及^{131}I 治疗的甲亢患者。主要通过其阻断 β 受体的作用而改善甲亢的症状。此外还能抑制外周 T_4 脱碘成为 T_3，因 T_3 是主要的外周激素，故这一作用有助于控制甲亢。

β受体阻断药不干扰硫脲类药物对甲状腺的作用，且作用迅速，对甲亢所致的心率加快、心收缩力增强等交感神经活动增强的表现很有效。但单用时其控制症状的作用有限。若与硫脲类药物合用则疗效迅速而显著。

普萘洛尔治疗甲亢的用药剂量为 30～60mg/d，3 次/d。

22.3　甲亢的治疗原则

治疗的主要措施有：① 内科治疗：包括抗甲状腺药物治疗，以硫脲类药物为主，β 受体阻滞剂普萘洛尔等为辅的对症治疗；以及适当休息、给予足够的营养和热量、避免精神刺激和过度劳累的生活治疗。② 同位素治疗：用放射性^{131}I 破坏甲状腺组织。③ 手术治疗：手术切除部分甲状腺组织。本病治疗目的在于控制甲亢症状，使血清中甲状腺激素水平降到正常，促进免疫功能的正常化。

22.4　甲亢的治疗方案

22.4.1　甲亢的药物治疗方案

药物治疗适用于病情轻、甲状腺轻中度肿大的甲亢患者。年龄在 20 岁以下、妊娠甲亢、年老体弱或合并严重心、肝、肾疾病不能耐受手术者均可采用药物治疗。常用的药物为硫脲类药物。治疗的初始阶段，剂量应按病情的轻重决定，甲基或丙基硫氧嘧啶为 150～450mg/d，他巴唑或甲亢平为 10～45mg/d,分 2～3 次口服,至症状缓解;基础代谢率降至＋20％以下或 T_3、T_4 恢复正常可减量,每次甲基硫氧嘧啶减 50～100mg,他巴唑或甲亢平减 5～10mg,每日 2～3 次;症状完全消除,可用最小的剂量继续治疗,甲基或丙基硫氧嘧啶为 50～100mg/d,他巴唑或甲亢平为 5～10mg/d,至少维持 1.5 年,甚至可延长至 2 年或 2 年以上,而剂量还可更小。起始剂量、减量速度、维持剂量和疗程均有个体差异,按病情轻重决定剂量。

在减药期开始时,可适当加服小剂量甲状腺制剂,如甲状腺片 20～40mg,一日一次,以稳定下丘脑—垂体—甲状腺轴的关系,避免甲状腺肿和突眼加重。

抗甲状腺药物作用缓慢,不能迅速控制甲亢的多种症状,在治疗初期,可联合应用 β-阻滞剂心得安,10～20mg,2～3 次,以改善心悸、心动过速、多汗、震颤及精神紧张等症状。

治疗 1～2 年后,如小剂量抗甲状腺药物能维持疗效,甲状腺缩小,血管音消失,突眼减轻,血清 T_3、T_4 正常,甲状腺吸 ^{131}I 率能被甲状腺激素抑制,可试行停药,继续观察。

22.4.2　Graves 眼病的治疗

比较安全的治疗方案是用抗甲状腺药物控制甲亢辅以必要的其他治疗措施。控制甲亢是基础性治疗,因为甲亢或甲减可以促进 Graves 眼病进展。轻度 Graves 眼病以局部治疗和控制甲亢为主。中度和重度 Graves 眼病在上述治疗基础上强化治疗。早期可用强的松 10～40mg,每日 3 次,症状好转后改用维持量,每日 5～20mg,最后停用。还可试用其他免疫抑制剂,如环孢素 A、环磷酰胺、苯丁酸氮芥等。吸烟可加重本病,应当戒烟。

22.4.3　甲状腺危象的治疗

应重于预防,若一旦发生,应紧急处理。注意保证足够热量及液体补充,每日补充液体 3000～6000mL。高热者积极降温,必要时进行人工冬眠。有心力衰竭者使用洋地黄及利尿剂。首先选择丙基硫氧嘧啶首剂 600mg 口服或经胃管注入,应用上述药物后,再加用复方碘溶液,首剂 30～60 滴,以后每 6～8h,5～10 滴,用以降低血循环中甲状腺激素的浓度;必要时可用氢化可的松或地塞米松拮抗应激,地塞米松 2～5mg,每 6～8h 静脉滴注 1 次,或氢化可的松 50～100mg,每 6～8h 静脉滴注 1 次。无心力衰竭者可使用普萘洛尔 20～40mg,每 6h1 次,有心脏泵衰竭者禁用。在上述常规治疗效果不满意时,可选用腹膜透析、血液透析或血浆置换等措施迅速降低血浆甲状腺激素浓度。

（王　　萍）

【复习思考题】

　　1. 结合甲亢的药物治疗,谈谈硫脲类的药理作用及作用机制。
　　2. 简述甲亢的药物治疗方案。

第 23 章

抗炎药与免疫调节药
的临床应用

➡ **本章要点**

1. 非甾体抗炎药的共同的药理作用、作用机制和不良反应。
2. 各类非甾体抗炎药的药理学特点。
3. 甾体抗炎药的抗炎、抗免疫、抗休克作用机理,临床应用及不良反应。
4. 影响免疫功能的药物的药理学特点。

　　抗炎免疫药是指对炎症反应具有抑制作用,对免疫反应具有抑制或增强和调节作用的一类药物,主要用于炎症免疫性疾病的治疗。按药物性质将该类药分为非甾体抗炎药(nonsteroidal antiinflammatory drugs,NSAIDs)、甾体抗炎药(steroidal antiinflammatory drugs,SAIDs)和免疫调节药(immunomodulating drugs)三类。临床上治疗慢性炎症性疾病单独应用抗炎药或免疫调节药疗效均不理想,长期应用还可能加重疾病。所以严格掌握药物的适应证和禁忌证,合理用药对此类药物有重要意义。

23.1　非甾体抗炎药

　　非甾体抗炎药是一类通过抑制体内环氧酶(cycloxygenase,COX)活性而抑制前列腺素(prostaglandin,PG)的生物合成,产生解热、镇痛、抗炎、抗风湿作用的药物。根据化学结构的不同,可将药物分为水杨酸类、丙酸类、苯乙酸类、吲哚乙酸类、吡唑酮类、烯醇酸类、烷酮类等。根据非甾体抗炎药对 COX 的选择性不同进行分类,可将药物分为 COX 非特异性抑制剂和COX-2 选择性抑制剂。按照其半衰期长短可分为长效药物(如吡罗昔康、萘丁美酮等)和短效药物(如布洛芬、双氯芬酸钠等)。本类药物具有相似的药理作用、作用机制和不良反应。代表药物是阿司匹林。

23.1.1　非甾体抗炎药的作用机制和药理作用

非甾体抗炎药的共同作用机制是抑制体内环氧酶，从而抑制前列腺素的生物合成，产生一系列的药理效应。各种组织的细胞膜磷脂在磷脂酶 A_2 的催化下释放出花生四烯酸（arachidonic acid，AA），游离的 AA 经环氧酶（cyclooxygenase，COX）催化生成各种 PGs，如 PGI_2、TXA_2、PGD_2、PGE_2 和 $PGF_{2\alpha}$，这些物质参与多种生理和病理过程；通过脂氧酶（lipoxygenase，LOX）作用生成白三烯类（leukotrienes，LTs）、脂氧素（lipoxin）和羟基环氧素（hepoxilin，HX）。

COX 有两种同工酶：COX-1 和 COX-2。COX-1 是结构酶，是正常细胞的组成蛋白，存在于血管、胃、肾等组织细胞中，与维持细胞的生理功能有关，如维持肾血流量，调节外周血管阻力及血小板聚集等功能，特别是在正常胃组织中 COX-1 的表达，构成重要的胃黏膜保护机制。COX-2 是诱导酶，在损伤性刺激、细胞因子和有丝分裂原的诱导下表达增加，生成的 PGs 参与炎症反应。可扩张血管，增加血管通透性致组织水肿，与其他炎症介质产生协同作用。因此，认为 COX-2 主要与炎症介质的生成等病理反应有关。

非甾体抗炎药虽然种类繁多，但总体来说都具有以下几种药理作用。

（1）抗炎作用：非甾体抗炎药绝大多数具有抗炎作用，能有效控制风湿性和类风湿关节炎的症状，但不能根除病因，也不能防止疾病的进展。PGs 在炎症反应中占重要作用。炎症反应发生时，COX-2 活性增加，局部产生大量的 PGs，可导致血管扩张和组织水肿，与其他致炎物质如缓激肽、组胺、白三烯等有协同作用，使炎症进一步加重。非甾体抗炎药可抑制炎症部位 COX-2，使 PGs 合成减少，炎症减轻。此类药物除抑制 PGs 合成外，还可通过抑制致炎物质缓激肽的合成，以及稳定溶酶体膜、抑制溶酶体酶的释放而产生抗炎和抗风湿作用。

（2）镇痛作用：该类药物仅有中等程度的镇痛作用，对组织损伤或炎症引起的疼痛有效，主要用于慢性钝痛，如关节痛、肌肉痛、头痛、痛经和癌症骨转移疼痛等。组织损伤或炎症时，释放缓激肽和 PGs 等致炎致痛物质，缓激肽作用于痛觉感受器引起疼痛，而 PGs 则可使痛觉感受器对致痛物质的敏感性提高，对炎性疼痛起到了放大作用，而 PG（E_1、E_2 及 $F_{2\alpha}$）本身也有致痛作用。非甾体抗炎药抑制外周病变部位的 COX，使 PGs 合成减少，缓解疼痛。但对创伤因子直接刺激感觉神经末梢引起的急性锐痛无效。

非甾体抗炎药镇痛作用部位主要在外周，近来研究发现它们也可通过脊髓和其他皮质下中枢发挥镇痛作用。

（3）解热作用：下丘脑体温调节中枢通过调节体温调定点，控制产热和散热过程，使体温维持于相对恒定的水平。在感染、组织损伤、炎症等病理因素的刺激下，中性粒细胞或其他细胞产生内热原：IL-1、IL-6、TNF 等细胞因子，而细胞因子的释放使 PGs 合成与释放增加，体温调定点升高，产热增加，散热减少，从而导致发热。非甾体抗炎药通过阻断下丘脑 PGs 合成使体温调节中枢的体温调定点恢复正常，而产生解热作用。

（4）抗肿瘤作用：目前研究发现，COX-2 抑制剂与抗恶性肿瘤药联合用药可用于恶性肿瘤的治疗。在大多数癌症患者体内都存在 COX-2 的过度表达。因肿瘤的血管生成是肿瘤生长浸润的关键，而 COX-2 具有上调肿瘤血管生成的作用，故可促进肿瘤生长。此外，COX-2 抑制剂可下调肝细胞癌内生性多药抵抗基因（mdrl）的表达，故可降低机体对化疗药物的抵抗作用。非甾体抗炎药抗肿瘤作用还需大量研究和临床资料进一步证实。

23.1.2　非甾体抗炎药的不良反应及防治措施

1．非甾体抗炎药的不良反应

非甾体抗炎药进入临床已有 100 多年，被广泛应用于风湿性疾病、炎性疾病、疼痛的治疗，也可用于心血管疾病及肿瘤的预防。全球每天约有 3 千万人使用非甾体抗炎药，在国内非甾体抗炎药的销量位居第二。但是，在使用非甾体抗炎药的人群中，约有 20％～25％ 出现不同程度的不良反应，在所有有关药物不良反应的报道中，非甾体抗炎药占 25％。

（1）消化道反应：是非甾体抗炎药最常见的不良反应，主要表现为胃肠道黏膜损伤，胃、十二指肠溃疡、出血甚至穿孔，也可引起上腹疼痛、恶心、呕吐和结肠炎等。PGs 能抑制胃酸，分泌胃黏液，对保护胃肠黏膜有重要的作用。由于非甾体抗炎药抑制了 COX-1 使 PGs 合成减少，使胃黏膜失去了保护而造成了胃肠道的损害。在接受非甾体抗炎药治疗的患者中，经内窥镜证实的胃溃疡发生率为 20％～25％。

（2）肾损害：非甾体抗炎药引起的肾损害可表现为急性肾功能衰竭、间质性肾炎、肾病综合征、肾乳头坏死、水钠潴留、高血钾等。由于非甾体抗炎药抑制了肾脏 PGs 的合成，使肾血流量减少，从而造成肾损害。布洛芬、萘普生可致肾病综合征，酮洛芬可致膜性肾病，吲哚美辛可致肾衰和水肿。引起肾损害的危险因素有：大剂量长期使用非甾体抗炎药或复方非甾体抗炎药，年老伴心、肾、肝等并发症、使用利尿剂者。

（3）肝损害：非甾体抗炎药所致的肝损害轻度的表现为转氨酶升高，严重的表现为肝细胞变性坏死。几乎所有的非甾体抗炎药都可导致肝损害。如长期大剂量使用对乙酰氨基酚可致严重肝脏损害，尤以肝坏死多见，作为使用最多的非处方药之一，应引起注意。大剂量使用保泰松可致肝损害，产生黄疸、肝炎；特异质患者使用水杨酸类可致肝损害。

（4）心血管反应：COX-2 抑制剂是新型的非甾体抗炎药药物，几乎没有胃肠道不良反应。但是，随着广泛应用发现 COX-2 抑制剂可产生心血管事件，即某些患者在使用 COX-2 抑制剂后发生高血压、冠心病和心肌梗死，选择性 COX-2 抑制剂具有潜在的心血管风险。因此，美国FDA 要求一些产品撤回而停止使用，另外一些产品则被要求在使用说明书上特别标明该药具有产生心血管反应的黑框警示。

（5）血液系统反应：非甾体抗炎药可抑制血小板聚集，使出血时间延长。绝大多数非甾体抗炎药对血小板的影响是可逆的，阿司匹林除外。非甾体抗炎药还可致再生障碍性贫血及粒细胞减少。

（6）变态反应：以皮疹、荨麻疹、瘙痒及光敏、剥脱性皮炎多见。舒林酸、萘普生、甲氯芬那及吡罗昔康等均可致变态反应。

（7）其他不良反应：非甾体抗炎药也可出现中枢神经系统症状，如头痛、头晕、耳鸣、耳聋、视神经炎和味觉异常等。

2．防治措施

（1）正确诊断，严格掌握非甾体抗炎药的适应证，防止滥用。尽量避免不必要的大剂量长期应用，小剂量能解决问题的绝不用大剂量，同时应避免重复用药。

（2）加用胃黏膜保护剂以减少非甾体抗炎药对胃肠道的损害。为了减轻胃肠道的直接刺激作用，可以嘱患者餐后服药。另外，可加服人工合成的前列腺素 E_1 衍生物米索前列醇，可明显降低胃肠病变发生率。

（3）发现非甾体抗炎药致消化性溃疡或出血、肾损害等时应立即停药，同时对已经出现的不良反应积极治疗。长期应用非甾体抗炎药患者应定期检查血常规及大便潜血。定期检查肾功能，一旦肌酐清除率下降，应立即停药。

（4）选用不良反应小的品种和剂型。布洛芬对上消化道的相对危险性比其他非甾体抗炎药低 50%，而吡罗昔康则比其他非甾体抗炎药大 50%，因此在某些情况下可用前者代替后者；对乙酰氨基酚对骨关节炎与低剂量的布洛芬同样有效，因此可用其代替布洛芬；肠溶阿司匹林或肠溶萘普生对胃肠道的损伤比常规制剂小，而药效相似，故可选用其肠溶制剂。

（5）老年人慎用。必须详细了解老年人的病史及用药史，以便制订合理的用药方案。一般应从小剂量开始，避免用药过频，以免因使用非甾体抗炎药而出汗过多、体温骤降而致虚脱甚至休克，同时应注意对胃黏膜的保护。

（6）对既往有溃疡病、高血压、心功能不全、脱水、严重感染及败血症、高血钾、高血钠或应用利尿剂、糖皮质激素、氨基糖苷类抗感染药等患者，应慎用或避免使用非甾体抗炎药药物。

23.1.3 常用的非甾体抗炎药

1. 水杨酸类

阿司匹林

【体内过程】

阿司匹林（aspirin，乙酰水杨酸）口服后迅速在胃和小肠上部吸收。1～2h 达血药浓度高峰。在体内迅速被酯酶水解为水杨酸。水杨酸与血浆蛋白结合率高，可达 80%～90%，水杨酸盐分布至全身组织，也可进入关节腔及脑脊液，并可通过胎盘。大部分在肝内被氧化，与甘氨酸和葡萄糖醛酸结合后，从肾排出。乙酰水杨酸血浆 $t_{1/2}$ 短，约 15min。肝对水杨酸的代谢能力有限。口服小剂量乙酰水杨酸（1g 以下）时，按一级动力学进行代谢，水杨酸血浆 $t_{1/2}$ 约 2～3h；当乙酰水杨酸剂量 $\geqslant$ 1g 时，按零级动力学进行代谢，水杨酸血浆 $t_{1/2}$ 延长为 15～30h。阿司匹林为弱酸性药物，当胃、小肠和尿液的 pH 值发生变化时，将影响阿司匹林的吸收与排泄。当阿司匹林用药剂量过大时，服用碳酸氢钠可促进其排泄，降低其血药浓度。

【药理作用及临床应用】

（1）解热镇痛及抗炎抗风湿作用：有较强的解热、镇痛作用，用于头痛和肌肉骨骼痛效果好，也常用于牙痛、肌肉痛、神经痛、月经痛及高热患者等；抗炎抗风湿作用也较强，急性风湿热患者大剂量给予阿司匹林后 24～48h 内退热，关节红、肿及剧痛缓解，血沉下降。由于控制急性风湿热的疗效迅速而确实，故也可用于鉴别诊断。对类风湿关节炎也可迅速镇痛，消退关节炎症，减轻关节损伤。

（2）影响血栓形成：阿司匹林抑制 COX 活性，减少血小板中血栓素（TXA_2）的生成，产生抗血小板聚集及抗血栓形成的作用。但在高浓度时，阿司匹林也能抑制血管壁中 COX 的活性，减少了前列环素（prostacyclin，PGI_2）合成。PGI_2 是 TXA_2 的生理对抗剂，它的合成减少可能促进血栓形成。因为血小板中 COX 对阿司匹林的敏感性远较血管中 COX 为高，因此建议采用小剂量（每日口服 75mg）用于防止血栓形成。用于治疗冠心病及进展性心肌梗死。对一过性脑缺血发作者，服用小剂量乙酰水杨酸（30～50mg），可防止脑血栓形成。

【不良反应】

(1) 胃肠道反应：最为常见。表现为上腹不适、恶心、呕吐,主要与直接刺激胃黏膜和延脑催吐化学感受区有关。抗风湿治疗时,大剂量口服可引起胃溃疡及不易察觉的胃出血,加重溃疡病。内源性 PG 对胃黏膜有保护作用,阿司匹林所致胃肠道黏膜损伤可能与抑制 PGs 合成有关。饭后服药,同服抗酸药如碳酸钙,服用肠溶片或合用 PGE_2 的衍生物米索前列醇可减轻或避免以上反应。

(2) 血液系统反应：小剂量阿司匹林就可抑制血小板聚集,延长出血时间。大剂量服用还能抑制凝血酶原的形成,引起血小板减少症。可用维生素 K 预防。

(3) 水杨酸反应：阿司匹林剂量过大(5g/d)时,可出现头痛、头晕、恶心、呕吐、耳鸣、视听减退,严重者出现高热、酸碱平衡失调,甚至精神错乱,上述症状总称为水杨酸反应,是水杨酸类慢性中毒的表现。严重中毒者应立即停药,加服或静脉滴注碳酸氢钠,碱化尿液加速药物排泄。

(4) 过敏反应：少数患者可出现过敏反应,表现为荨麻疹、血管神经性水肿,严重的出现过敏性休克。某些哮喘患者服阿司匹林可诱发哮喘,称为"阿司匹林哮喘",与抑制 PG 生物合成有关。因 PG 合成受阻,而由花生四烯酸代谢生成的白三烯以及其他脂氧酶增多,诱发哮喘。慢性荨麻疹、鼻息肉及哮喘患者禁用。

(5) 瑞夷(Reye)综合征：据报道,儿童感染病毒性疾病如水痘、流感、流行性腮腺炎时服用阿司匹林,偶可致瑞夷综合征,表现为严重肝功能不良合并脑病,但可致死。儿童病毒感染时应慎用,可用对乙酰氨基酚代替。

【禁忌证】

活动性溃疡病、其他原因引起的消化道出血、血友病、血小板减少症、对阿司匹林过敏者、哮喘。

【药物相互作用】

阿司匹林与其他药物合用时,竞争血浆蛋白使其他药物的游离血药浓度提高。与双香豆素合用时,提高双香豆素血药浓度,易致出血。与甲磺丁脲合用,增强其降血糖作用,易致低血糖。与肾上腺皮质激素合用,易诱发溃疡。与甲氨蝶呤、呋塞米、丙戊酸等药物合用时,由于竞争经肾小管的分泌系统,使药物排泄减慢,易蓄积中毒。

【用法与用量】

(1) 解热、镇痛：口服一次 0.3~0.6g,3 次/d。

(2) 抗炎抗风湿：一日 3~6g,分 4 次口服。

(3) 防治血栓应用小剂量,每日 75~300mg,1 次/d。

2. 芳基丙酸类

布洛芬(ibuprofen,异丁苯丙酸)是第一个丙酸类的非甾体抗炎药,同类药物还有萘普生(naproxen)、酮洛芬(ketoprofen)、非诺洛芬(fenoprofen)和氟比洛芬(flurbiprofen)等。

布　洛　芬

口服吸收迅速,1~2h 血浆浓度达峰值,血浆 $t_{1/2}$ 2h,99% 与血浆蛋白结合,分布容积 0.15L/kg,可缓慢进入滑膜腔,并在此保持高浓度。主要经肝代谢,90% 以代谢物从尿排泄。布洛芬是非选择性 COX 抑制剂,有较强的抗炎、解热及镇痛作用,主要用于治疗风湿性及类风湿关节炎、强直性关节炎、滑液囊炎等。也可用于一般解热镇痛,疗效与阿司匹林相当,但对胃肠刺激较轻,易耐受。

不良反应有恶心、上腹不适等胃肠反应,长期服用者可致胃出血;少数患者出现过敏、血小板减少、视力模糊及中毒性弱视,出现视力障碍者应立即停药。

抗炎抗风湿,一次 0.4～0.6g,3 次/d,口服;镇痛,一次 0.2～0.4g,每 4～6h 一次,3 次/d。用药最大剂量为每天 2.4g。

萘普生

萘普生口服吸收迅速而完全。氢氧化铝或氧化镁可减少吸收,碳酸氢钠促进吸收。约 99% 以上与血浆蛋白结合,$t_{1/2}$ 为 14h。主要经肝脏代谢,原形及代谢产物自尿中排出。

具有解热、镇痛和抗炎作用,还可抑制血小板聚集。主要用于风湿性和类风湿关节炎、骨关节炎、强直性脊椎炎和各种类型风湿性肌腱炎。对各种疾病引起的疼痛和发热也有良好缓解作用。其显著特点是毒性低,胃肠道和神经系统的不良反应明显少于阿司匹林和吲哚美辛,但仍多于布洛芬。对阿司匹林过敏者禁用。妊娠期、哺乳期及心肌炎患者禁用。

口服,抗风湿,一次 0.25～0.5g,早晚各一次;镇痛,首次 0.5g,以后必要时每 6～8h 一次,一次 0.25g。

3. 芳基乙酸类

双氯芬酸

双氯芬酸(diclofenac,扶他林)为邻氨苯甲酸的衍生物。口服吸收迅速,有明显的首过效应,服药后 1～2h 血药浓度达峰值,$t_{1/2}$ 为 1～2h。药物可在关节滑液中集聚,经肝代谢后与葡萄糖醛酸或硫酸结合排出体外。长期用药无蓄积作用。

双氯芬酸是一种强效抗炎镇痛药,其作用比阿司匹林、吲哚美辛和氟芬那酸强。主要用于类风湿关节炎、黏连性脊椎炎、非炎性关节痛、关节炎、非关节性风湿病、非关节性炎症引起的疼痛,各种神经痛,癌症疼痛,创伤后疼痛及各种炎症所致的发热等。特点为药效强,用药剂量小,不良反应少。

服药早期有轻度胃肠刺激症状,轻度眩晕或头痛。大剂量或长期使用,可使极少数患者出现溶血性贫血、骨髓抑制和暂时性肝肾功能异常。连续用药一般不应超过 1 周。

双氯芬酸剂量:25～50mg/次,3 次/d,口服。

4. 吲哚乙酸类

吲哚美辛

【体内过程】

吲哚美辛(indomethacin,消炎痛)口服吸收迅速而完全,生物利用度为 98%,3h 达血药浓度峰值,血浆 $t_{1/2}$ 为 2h。吸收后 90% 与血浆蛋白结合。在肝去甲基代谢,代谢物从尿、胆汁、粪便排泄,10%～20% 以原形从尿中排出。有明显的肠肝循环。

【药理作用及临床应用】

吲哚美辛是最强的 PG 合成酶抑制药之一。有显著的抗炎及解热作用,对炎性疼痛有明显的镇痛效果。其抗炎及镇痛作用强于阿司匹林,但不良反应较多,故仅用于其他药物不能耐受或疗效不显著的病例。对急性风湿性及类风湿关节炎,约 2/3 患者症状可得到明显改善。对骨关节炎、强直性脊柱炎、癌性发热及其他不易控制的发热也有效。

【不良反应】

治疗量吲哚美辛不良反应发生率 35%~50%。大多数反应与剂量过大有关。

1. 胃肠反应　表现为食欲减退、恶心、腹痛;上消化道溃疡,偶可穿孔、出血;腹泻。

2. 中枢神经系统反应　出现头痛、头晕及失眠等,严重者可有精神行为障碍或抽搐等。

3. 造血系统反应　可引起粒细胞减少、血小板减少、再生障碍性贫血等。

4. 过敏反应 常见为皮疹,严重者诱发哮喘,甚至休克。"阿司匹林哮喘"者禁用本药。

【用法及用量】

1. 抗风湿,初始剂量 1 次 25~50mg,2~3 次/d,1 日最大量不应超过 150mg。

2. 镇痛,1 次 25mg,3 次/d。

3. 退热,1 次 6.25~12.5mg,不超过 3 次/d。

舒 林 酸

舒林酸(sulindac)是具有亚砜结构的前体药,是乙酸类的衍生物。舒林酸活性代谢产物的 $t_{1/2}$ 长达 18h。有解热、镇痛和抗炎作用。适应证与吲哚美辛相似,药效比吲哚美辛弱,但强于阿司匹林。口服药物后,胃肠道黏膜并未接触高活性的代谢产物,因此胃肠道不良反应相对较轻。不良反应发生率约为 25%,较吲哚美辛少而轻,肾毒性低于其他非甾体抗炎药。

舒林酸口服,1 次 150~200mg,2 次/d。

5. 烯醇酸类

吡罗昔康

吡罗昔康(piroxicam,炎痛喜康)口服易吸收,3~5h 血药浓度达峰值,$t_{1/2}$ 为 30~86h。血浆蛋白结合率高达 90% 以上。经肝脏代谢,66% 自肾脏排泄,33% 自粪便排泄。长效抗风湿病药,具有很强的解热、镇痛、抗炎和抗痛风作用。主要用于风湿性和类风湿关节炎,对急性痛风、腰肌劳损、肩周炎、原发性痛经有一定疗效,其疗效与阿司匹林、吲哚美辛及萘普生相似,而不良反应较少,耐受性良好。其主要优点是半衰期长,用药剂量小,每天给药 1 次(20mg)即可。但每日剂量超过 20mg 时,引起消化道溃疡和出血的风险高于其他非甾体抗炎药。低剂量时,胃肠道反应发生率为 20%,其他偶见头晕、耳鸣、皮疹、粒细胞减少等。

6. 烷酮类

萘丁美酮

萘丁美酮(nabumetone)为非酸性非甾体抗炎药,在肝脏被迅速代谢为 6 -甲氧基- 2 -萘乙酸(6-MNA)而起解热、镇痛、抗炎作用。主要活性 6-MNA 的血浆蛋白结合率约为 99%,在体内分布广泛,主要分布在肝、肺、心和肠道,易于扩散在滑膜组织、滑液、纤维囊组织和各种炎性渗出物中,也可进入乳汁和胎盘。$t_{1/2}$ 为 24h。6-MNA 经肝脏转化为非活性产物,80% 从尿中排泄。主要用于治疗类风湿关节炎、骨关节炎。萘丁美酮是一种非酸性前体药物,在吸收过程中对胃黏膜无明显的影响,因此胃肠黏膜溃疡和出血的发生率较低。

萘丁美酮的常用量为 1 次 1.0g,1 次/d。1 日最大量为 2g,分 2 次服。

7. 选择性 COX-2 抑制剂

塞来昔布是全球第一个 COX-2 抑制剂,这类药物在缓解疼痛的同时,可以避免以往的非甾体抗炎药带来的严重的胃肠道副作用。2001 年,辉瑞公司推出其第二个 COX-2 抑制剂伐地考昔(valdecoxib),应用于骨关节炎和类风湿关节炎。数据显示,自 COX-2 抑制剂应用以来,因治疗关节炎导致的胃肠道副作用而住院的患者明显减少。但高度选择性 COX-2 抑制剂罗非昔布(valdecoxib)因严重心血管不良反应于 2004 年 10 月被全球召回,美国 FDA 近期又要求伐地昔布从市场撤出。因此,对同类药物帕瑞昔布(parecoxib)、依托昔布(etoricoxib)及鲁米昔布(lumiracoxib)等的作用机制及心血管的不良反应应予以高度重视和深入研究。

塞来昔布

【体内过程】

塞来昔布(celecoxib,西乐葆),空腹给药吸收良好,约 2~3h 达峰浓度,血浆蛋白结合率约为 97%。塞来昔布在组织中广泛分布,可通过血—脑脊液屏障。$t_{1/2}$ 为 11h,主要经肝脏 CYP2C9 代谢,1% 的药物以原形从尿中排出。

【药理作用】

塞来昔布是新一代高度选择性 COX-2 的抑制剂,塞来昔布对 COX-2 的抑制作用比对 COX-1 的抑制强 375 倍,因此不干扰胃、肠、血小板和肾等组织中与 COX-1 相关的正常生理过程。塞来昔布通过抑制 COX-2 阻止炎性前列腺素类物质的产生,达到抗炎、镇痛及退热作用。

【临床应用】

塞来昔布临床用于治疗风湿性关节炎或骨关节炎,也可用于术后疼痛及减轻拔牙后疼痛。与大多数非甾体抗炎药相比,治疗效果相同,引起消化性溃疡病例极少。

【不良反应】

(1) 胃肠道:常见上腹疼痛、恶心和消化不良。但发生率较其他非选择性非甾体抗炎药低。

(2) 有肾损害和转氨酶升高的报告。

(3) 导致心血管疾病的危险性　临床研究显示,与服用安慰剂的患者相比,服用塞来昔布的患者发生心肌梗死和心脏休克的危险性增加。

对有血栓形成倾向的患者仍需慎用,磺胺类过敏的患者禁用。

【药物相互作用】

氟康唑、氟伐他汀和扎鲁司特是 CYP2C9 的抑制药,合用时可增加塞来昔布的浓度。此外,塞来昔布也能抑制 CYP2D6,提高 β-受体阻断药、抗精神病药和抗抑郁药的浓度。

【用法与用量】

骨关节炎:治疗剂量为 200mg,1 次/d,口服。

类风湿关节炎:治疗剂量为 100mg 或 200mg,2 次/d。

尼美舒利

尼美舒利(nimesulide)是新一代非甾体抗炎药。它通过高度选择性抑制 COX-2 的活性,抑制并清除自由基,抑制蛋白水解酶,抑制组胺释放而达到抗炎效果。对 COX-1 不产生作用,故不影响胃内保护性前列腺素的合成,大大减少了消化道溃疡和出血副作用,对阿司匹林敏感的支气管哮喘患者亦安全。常用于骨关节炎、类风湿关节炎、手术与急性创伤的疼痛和炎症及痛经的治疗。

尼美舒利用药剂量为 100mg/d,2 次/d,饭后服用。

23.1.4　选择性 COX-2 抑制剂临床评价

一项为期 3 年的罗非昔布临床试验结果表明,治疗 18 个月后,罗非昔布组患者发生心血管事件的相对风险比安慰剂组有所增加。因此,2004 年 9 月 30 日默克制药公司宣布从全球市场撤回选择性 COX-2 抑制剂罗非昔布(万络)。

随着选择性 COX-2 抑制剂在临床应用时间的延长以及一些临床试验结果的公布,选择性 COX-2 抑制剂胃肠道的安全性得到了广泛的验证,但其所引起的其他不良反应也越来越引起人们关注,如罗非昔布可能导致血栓事件的增加,COX-2 选择性抑制剂对肾功能的影响与传统的非甾体抗炎药相似,此外,选择性 COX-2 抑制剂还可能引发严重的皮肤不良反应等。

起初人们认为所有的非甾体抗炎药都不同程度地抑制 COX-1 和 COX-2,治疗效果是由于对 COX-2 的抑制,而其常见的胃肠道不良反应及肾脏毒性是 COX-1 被抑制的表现。随着 COX 理论研究的不断深入,人们发现 COX-2 除在诱导下作为病理性酶引起炎症、疼痛、发热和异常调节外,还参与组织修复,维持生殖系统、脑、肾、心、肺等器官的生理功能以及肾发育,对慢性炎症还有抗炎作用;而 COX-1 作为生理性酶除具有保护胃黏膜、激活血小板及维持肾功能的作用外,还参与巨噬细胞分化。因此,两种同工酶具有更广泛的生理和病理生理作用。

在肾皮质致密斑表达并参与肾素释放的是 COX-2,而不是 COX-1。COX-2 通过参与调控肾素—血管紧张素的释放,影响肾小球滤过率及电解质平衡。给犬静脉注射特异性 COX-2 抑制剂可引起明显的剂量依赖的尿量和尿钠排泄减少,肾血流及肾小球滤过率下降。

在血管平滑肌和血小板中都有 COX-1 的表达,COX-1 介导血栓素 A_2 的产生促使血管收缩和血小板聚集,COX-2 可以促进前列环素的合成,前列环素具有舒张血管及对抗血小板聚集的作用。正常情况下,COX-1 依赖的血栓素和 COX-2 介导的前列环素在体内达到平衡。大多数非选择性的非甾体抗炎药(不包括小剂量阿司匹林)能同时抑制 COX-1 和 COX-2,保持致栓和抗栓两种作用的平衡,而选择性 COX-2 抑制剂可能通过干扰前列环素的合成,使抗栓作用降低,平衡破坏,发生血栓的可能性也增加。此外,COX-2 在梗死心肌的肌细胞、血管内皮细胞和扩张性心肌病纤维化的心肌细胞中表达均增加。因此,内皮细胞诱导的 COX-2 增加,可能是一种防护血管损伤的补偿机制,对心脏可能有保护作用。

选择性 COX-2 抑制剂应用时应注意:

(1) 选择性 COX-2 抑制剂不推荐常规用于类风湿关节炎和骨关节炎。

(2) 选择性 COX-2 抑制剂对骨关节炎或类风湿关节炎患者的疗效与传统非甾体抗炎药相似。

(3) 对同时患有心血管疾病的患者,常规治疗不应优先选用选择性 COX-2 抑制剂,这些患者多使用小剂量阿司匹林进行治疗,从而增加胃肠道不良事件发生的风险,使选择性 COX-2 抑制剂的治疗优势降低。

(4) 选择性 COX-2 抑制剂仅用于可能出现严重胃肠道不良反应的高危患者。高危患者包括:65 岁以上的患者;有消化道出血病史的患者;同时使用其他可能增加上消化道不良反应药物的患者。

选择性 COX-2 抑制剂在降低胃肠道风险的同时,非肠道不良反应如血栓事件、肾脏毒性等可能增加,非选择性的非甾体抗炎药如阿司匹林或萘普生等药物胃肠道风险较高,但具有一定的心血管保护作用,因此,临床医生应根据患者的具体情况综合考虑药物的风险/效益来选择药物。

23.2　甾体抗炎药

糖皮质激素具有强大的抗炎作用和免疫抑制作用,其基本结构为甾体母核,可用于炎症免疫性疾病的治疗,是临床应用最广的免疫抑制药之一。

糖皮质激素

糖皮质激素类药物(glucocorticosteroids,GCs)主要包括可的松(cortisone)、氢化可的松(hydrocortisone)、泼尼松(prednisone,强的松)、泼尼松龙(prednisolone,强的松龙)、曲安西龙(triamcinolone,去炎松)、地塞米松(dexamethasone,DMX,氟美松)和倍他米松(betamethasone)等。

【体内过程】

口服、注射均可吸收。口服可的松或氢化可的松后吸收迅速而完全,1～2h 血药浓度达峰值,作用维持 8～12h。大多数循环的氢化可的松(大于 90%)是与血浆蛋白结合,其中 80%与皮质激素转运蛋白(transcortin, corticosteroid binding globulin,CBG)结合,另有 10%与白蛋白结合。泼尼松和地塞米松与 CBG 结合率较低(约 70%)。低蛋白血症时糖皮质激素在血浆中的贮存减少,类风湿关节炎可伴有低蛋白血症,因此大剂量时游离型明显增加;应予注意肝病和肾病患者,由于 CBG 含量减少,应用糖皮质激素后可使血中游离增多。肝、肾功能不全或用量过大,均可使糖皮质激素血浆半衰期延长。甲状腺功能亢进时,肝灭活糖皮质激素加速,使半衰期缩短。可的松和泼尼松须在体内分别转化成氢化可的松和泼尼松龙方生效,故严重肝功能不全患者不宜应用该类前体药物。糖皮质激素主要在肝中代谢失效,大部分与葡糖醛酸或硫酸结合后由肾排出。常用糖皮质激素类药物的比较见表 23-1。

表 23-1　常用糖皮质激素类药物的比较

类别	药物	对受体的亲和力	水盐代谢（比值）	糖代谢（比值）	抗炎作用（比值）	等效剂量（mg）	半衰期（min）	一次口服常用量（mg）
短效	氢化可的松	1	1.0	1.0	1.0	20	90	10～20
	可的松	0.01	0.8	0.8	0.8	25	90	12.5～25
中效	泼尼松	0.05	0.6	3.5	3.5	5	>200	2.5～10
	泼尼松龙	2.2	0.6	4.0	4.0	5	>200	2.5～10
	甲泼尼龙	11.9	0.5	5.0	5.0	4	>200	2.0～8
	曲安西龙	1.9	0	5.0	5.0	4	>200	2.0～8
	（去炎松）							
长效	地塞米松	7.1	0	30	30	0.75	>300	0.75～1.5
	倍他米松	5.4	0	30～35	25～35	0.6	>300	0.6～1.2
外用	氟氢可的松	3.5	75	12	12	4	>200	
	氟轻松	1		17	40	4	>200	

【药理作用及作用机制】

（1）对代谢的影响

1）糖代谢：糖皮质激素能增加肝糖原、肌糖原含量并升高血糖，其机制为：促进糖原异生；减慢葡萄糖分解为 CO_2 的氧化过程；减少机体组织对葡萄糖的利用。

2）蛋白质代谢：促进胸腺、肌肉、骨等的蛋白质分解，抑制蛋白质的合成，久用可致生长减慢、肌肉消瘦、皮肤变薄、骨质疏松、淋巴组织萎缩和伤口愈合延缓等。

3）脂肪代谢：促进脂肪分解，抑制其合成。久用能增加血胆固醇含量，并激活四肢皮下的脂酶，使四肢脂肪减少，还使脂肪重新分布于面部、胸、背及臀部，形成满月脸和向心性肥胖。

4）核酸代谢：糖皮质激素对各种代谢的影响主要是通过影响敏感组织中的核酸代谢来实现的。实验发现，氢化可的松可诱导合成某种特殊 mRNA，表达一种抑制细胞膜转运功能的蛋白质，从而抑制细胞对葡萄糖、氨基酸等能源物质的摄取，以至细胞合成代谢受到抑制。但是皮质激素又能促进肝细胞中其他多种 RNA 及某些酶蛋白的合成，进而影响多种物质代谢。

5）水和电解质代谢：有较弱的盐皮质激素的作用，能潴钠排钾。增加肾小球滤过率和拮抗抗利尿素，故可利尿。过多时还可引起低血钙，长期应用可致骨质脱钙。

（2）抗炎作用：糖皮质激素有强大的抗炎作用，对各种原因所引起的炎症以及在炎症的不同阶段都有强大的抗炎作用。它提高了机体对有害刺激的耐受性，同时减轻了炎症反应，早期可减轻渗出、水肿、毛细血管扩张、白细胞浸润及吞噬反应，后期延缓了肉芽组织和瘢痕的形成。但炎症反应是机体的一种防御功能，炎症后期的反应更是组织修复的重要过程。因此，糖皮质激素在抑制炎症、减轻症状的同时，也降低机体的防御功能，可致感染扩散、阻碍创口愈合。

糖皮质激素抗炎的基本作用机制是影响了基因转录。糖皮质激素可透过细胞膜进入胞质，与胞质内的糖皮质激素受体（glucocorticoid receptor，GR）结合，GR 存在 GRα 和 GRβ 两种亚型，GRα 活化后产生经典的激素效应。未活化的 GRα 与热休克蛋白 90（heat shock protein 90，HSP90）等结合成一种大的复合体，这种复合体与激素结合后，构型发生变化，HSP90 等成分与糖皮质激素受体分离，则被活化的糖皮质激素—糖皮质激素受体复合物迅速进入核内，进而与靶的基因的启动子（promoter）序列的糖皮质激素反应成分（glucocorticoid response element，GRE）或负性糖皮质激素反应成分（negative glucocorticoid respones element，nGRE）相结合，相应地引起转录增加或减少，继而通过 mRNA 影响介质蛋白合成，进而发挥抗炎作用。

1）抑制细胞因子和黏附分子介导的炎症：糖皮质激素抑制引起慢性炎症的细胞因子如肿瘤坏死因子 α（TNFα）、白介素 1（IL-1）、白介素 3（IL-3）、白介素 4（IL-4）、白介素 5（IL-5）、白介素 6（IL-6）及白介素 8（IL-8）等的转录及与炎症相关的黏附分子的表达。

2）增加脂皮素 1（lipocortin-1）的合成及释放：糖皮质激素诱导脂皮素生成可抑制磷脂酶 A_2（PLA_2），使脂质介质白三烯（LT）、前列腺素（PG）及血小板活化因子（PAF）的生成减少，产生抗炎作用。

3）糖皮质激素抑制—氧化氮合酶（NO synthase，NOS）和 COX-2 的表达而发挥抗炎作用，因为各种细胞因子均可诱导 NOS，使 NO 生成增多而增加炎性部位的血浆渗出，水肿形成及组织损伤，加重炎症症状。

4）促进炎症细胞凋亡。

（3）免疫抑制作用：糖皮质激素对免疫过程的多个环节都有抑制作用。一般常用治疗剂量时首先抑制细胞免疫，更大剂量才能抑制体液免疫。随动物种属不同抑制作用有很大差异。小鼠、大鼠、家兔等较敏感，能使胸腺缩小，脾脏淋巴结减少，血中淋巴细胞溶解；而豚鼠、猴和人的敏感性则较差。其作用机制主要有：① 抑制巨噬细胞对抗原的吞噬和处理；② 干扰淋巴组织分裂和增殖，阻断致敏 T 淋巴细胞所诱发的单核细胞和巨噬细胞的聚集；③ 能抑制敏感动物的抗体反应；④ 可阻碍一种或多种补体成分附着于细胞表面；⑤ 可抑制一些炎症因子的生成，如抑制巨噬细胞和淋巴细胞生成 IL-1、IL-2 和 γ-干扰素（γ-IFN）。

（4）抗毒作用：提高机体对内毒素的耐受力，但不能保护机体免受细菌外毒素的损害。这与它稳定溶酶体膜、减少内源性致热原的释放和降低下丘脑体温调节中枢对致热原的敏感性等因素有关。

（5）抗休克作用：常用于各种类型的严重休克，特别是感染中毒性休克的治疗。大剂量糖皮质激素抗休克作用机制可能是：① 抑制某些炎性因子的产生，减轻全身炎症反应综合征及组织损伤，使微循环血流动力学恢复正常，改善休克状态；② 稳定溶酶体膜，减少心肌抑制因子（myocar-dial depressant factor，MDF）的形成；③ 扩张痉挛收缩的血管和兴奋心脏，加强心脏收缩力；④ 提高机体对细菌内毒素的耐受力。

（6）对血液和造血系统的作用：糖皮质激素能刺激骨髓造血功能，使红细胞和血红蛋白含量增加；大剂量可使血小板增多并提高纤维蛋白原浓度，缩短凝血时间；促使中性粒细胞数增多，但降低其游走、吞噬、消化及糖酵解等功能，因而减弱对炎症区的浸润与吞噬活动。对淋巴组织也有明显影响，在肾上腺皮质功能减退者，淋巴组织增生，淋巴细胞增多；而在肾上腺皮质功能亢进者，淋巴组织萎缩，血中淋巴细胞减少。

（7）其他作用：有良好的退热作用，可用于严重的中毒性感染。能提高中枢神经系统的兴奋性，出现欣快、激动、失眠等，偶可诱发精神失常。大剂量对儿童能致惊厥。长期大量应用本类药物时可出现骨质疏松，特别是脊椎骨，故可有腰背痛，甚至发生压缩性骨折、鱼骨样畸形。

【临床应用】

（1）严重感染或炎症

1）严重急性感染：主要用于中毒性感染或同时伴有休克者，如中毒性菌痢、暴发型流行性脑膜炎及败血症等，在应用有效抗菌药物治疗感染的同时，可用糖皮质激素作辅助治疗。因其能增加机体对有害刺激的耐受性，减轻中毒反应，有利于争取时间，进行抢救。常选用氢化可的松作静脉滴注，首次剂量 0.2～0.3g，1 日量可达 1g 以上，疗程一般不超过 3d。也可用相当剂量的地塞米松。疗程不超过 3～5d 者，可不经减量而停药。

目前缺乏有效抗病毒药物，因此病毒性感染一般不用激素，以免因用后机体防御能力减低而使感染扩散病情加剧。对于急性暴发型肝炎及急性肝炎后持续黄疸，有肝内胆汁淤积、高转氨酶或高蛋白血症的病例，可以应用。

对于多种结核病的急性期，特别是渗出为主的结核病，如结核性脑膜炎、胸膜炎、心包炎、腹膜炎，在早期应用抗结核药物的同时辅以短程糖皮质激素，可迅速退热，减轻炎症渗出，使积液消退，减少愈合过程中发生的纤维增生及黏连。但剂量宜小，一般为常规剂量的 1/2～2/3。目前认为，在有效抗结核药物的作用下，糖皮质激素的治疗并不引起结核病灶的恶化。

　　2)抗炎治疗及防止某些炎症的后遗症:如果炎症发生在人体重要器官如结核性脑膜炎、脑炎、心包炎或由于炎症损害或恢复时产生黏连和疤痕,将引起严重功能障碍,如风湿性心瓣膜炎、损伤性关节炎、睾丸炎以及烧伤后疤痕挛缩等,早期应用糖皮质激素可减少炎性渗出,减轻愈合过程中纤维组织过度增生及黏连,防止后遗症的发生。对眼科疾病如虹膜炎、角膜炎、视网膜炎和视神经炎等非特异性眼炎,应用后也可迅速消炎止痛、防止角膜混浊和疤痕黏连的发生。有角膜溃疡者禁用。

　　(2)自身免疫性疾病、过敏性疾病和器官移植排斥反应

　　1)自身免疫性疾病

　　① 风湿热:一般使用大剂量水杨酸类即可奏效。当风湿热累及心脏而出现心脏炎症时,用 GCS 能迅速控制心脏炎症的发展。

　　② 类风湿关节炎:糖皮质激素一般不作为首选药或单独使用,仅在其他药无效时才采用。泼尼松早晨一次服用 10mg 的低剂量。长期服用可采用隔日清晨服一次的疗法,如病变仅为一、两个关节,可采用直接注入关节腔的局部疗法,但只有短期疗效,一般仅可维持数周,且需反复用药,多采用混悬液以保证长效。

　　③ 全身性红斑狼疮:对于轻症患者,如出现发热、关节炎、轻度浆膜炎等症状时,应首选阿司匹林,无效时可加用泼尼松。对于重症病例,如出现肾病综合征、溶血性贫血、血小板减少症、急性脉管炎、中枢神经受累或胸、腹膜有大量渗出液等症状时,应首选 GCS。一般可用泼尼松 40~100mg/d,对中枢神经系统受累的患者,则宜用氢化可的松,每 12h1 次,静脉滴注或肌内注射,每次 250~500mg。有的病例甚至需长期用药,才能控制症状,疗程可达 6~12 个月,症状控制后,亦可采用每日 1 次或隔日 1 次的给药法。

　　④ 多发性肌炎或皮肌炎:糖皮质激素为首选药,通常用泼尼松,开始剂量为每日 1g/kg,分次服,直到炎症控制后,逐渐改为维持用药,并将每日总量于清晨 1 次服用,或 2 日总量隔日 1 次于清晨服。

　　2)过敏性疾病:糖皮质激素适用于下述疾病的严重病例或经其他药物治疗无效者:① 支气管哮喘;② 药物性皮炎,开始剂量大,以后逐渐减少。重者如剥脱性皮炎,开始可用氢化可的松静脉滴注,300~400mg/d,病情好转后逐渐减量,并以口服代替。一般药疹可用泼尼松,20~40mg/d,好转后逐渐减量至停药。

　　3)器官移植排斥反应:对异体器官移植手术后所产生的免疫性排斥反应,也可使用糖皮质激素预防。术前 1~2d 开始口服泼尼松,每日 100mg,术后第一周改为每日 60mg,以后逐渐减量。若已发生排斥反应,治疗时可采用大剂量氢化可的松静脉滴注,排斥反应控制后再逐步减少剂量至最小维持量,并改为口服。若与环孢霉素 A 等免疫抑制剂合用,疗效更好,并可减少两药的剂量。

　　(3)抗休克治疗:糖皮质激素可用于治疗各种类型的休克。糖皮质激素用于治疗休克,必须及早、大量、短时间内应用,静脉推注较静脉滴注收效更好。因激素能提高纤维蛋白原浓度,对休克已发生高凝血状态,使用激素反而有害。

　　1)感染性休克:早期应用大剂量糖皮质激素抢救治疗,24h 内至少应给予相当于 1~2g 氢化可的松的量或更多,用药 24~48h,最多不超过 72h,待微循环改善、脱离休克状态时停用。尽可能在抗菌药物之后使用,停药则在撤去抗菌药物之前。

　　2)过敏性休克:主要用肾上腺素抢救治疗,但病情较重或发展较快者,可同时静脉推注

地塞米松 5～10mg 或静脉滴注氢化可的松 200～400mg（稀释于 5％～10％葡萄糖液 100～200mL 中），以后视病情决定用量，好转后逐渐减少用量。

3）心源性休克：由心肌炎引起的完全性房室传导阻滞，可用泼尼松，每次 10～20mg，每日 1 次，必要时以氢化可的松 100～200mg 或地塞米松 10～20mg 加于 5％～10％葡萄糖液中静脉滴注，待传导阻滞减轻后，再逐步减至停药。

（4）血液病：多用于治疗儿童急性淋巴细胞性白血病，目前采取与抗肿瘤药物联合的多药并用方案。此外，还可用于再生障碍性贫血、粒细胞减少症、血小板减少症和过敏性紫癜等的治疗。停药后易复发。

（5）局部应用：对湿疹、肛门瘙痒、接触性皮炎、牛皮癣等都有疗效，多采用氢化可的松、氢化泼尼松或氟轻松等软膏、霜剂或洗剂局部用药。对天疱疮及剥脱性皮炎等严重病例仍需全身用药。

（6）替代疗法：用于急、慢性肾上腺皮质功能减退症（包括肾上腺危象）、脑垂体前叶功能减退及肾上腺次全切除术后作替代疗法。

【不良反应】

（1）长期大量应用引起的不良反应

1）医源性肾上腺皮质功能亢进综合征：因过量激素引起物质代谢和水盐代谢紊乱所致，表现为满月脸、水牛背、向心性肥胖、皮肤变薄、痤疮、多毛、浮肿、低血钾、高血压、糖尿等。停药后可自行消退，必要时采取降压药、降糖药治疗，并采用低盐、低糖高蛋白饮食及加用氯化钾等措施。

2）诱发或加重感染：长期应用常可诱发感染或使体内潜在病灶扩散，特别是原有疾病已使抵抗力降低如白血病、再生障碍性贫血、肾病综合征等患者更易发生。还可使原来静止的结核病灶扩散、恶化，故结核病患者应并用抗结核药。

3）消化系统并发症：使胃酸、胃蛋白酶分泌增加，抑制胃黏液分泌，降低胃肠黏膜的抵抗力，故可诱发或加剧胃、十二指肠溃疡，甚至造成消化道出血或穿孔。对少数患者可诱发胰腺炎或脂肪肝。

4）心血管系统并发症：长期应用由于钠、水潴留和血脂升高可引起高血压和动脉粥样硬化。

5）肌肉、骨骼并发症：表现为骨质疏松、肌肉萎缩、伤口愈合迟缓等。与激素促进蛋白质分解、抑制其合成及增加钙、磷排泄有关。骨质疏松多见于儿童、老人和绝经妇女，严重者可有自发性骨折。因抑制生长素分泌和造成负氮平衡，还可影响生长发育。对孕妇偶可引起畸胎。防治方法包括补充蛋白质、维生素 D 和钙盐。

6）神经系统并发症：大剂量可引起行为改变、自杀倾向和精神失常。有精神病或癫痫病史者禁用或慎用。

（2）停药反应

1）医源性肾上腺皮质功能不全：长期应用尤其是连日给药的患者，减量过快或突然停药时，由于皮质激素的反馈性抑制脑垂体前叶对 ACTH 的分泌，可引起肾上腺皮质萎缩和功能不全。肾上腺皮质功能恢复的时间与剂量、用药期限和个体差异有关。停用激素后垂体分泌 ACTH 的功能需经 3～5 个月才恢复；肾上腺皮质对 ACTH 起反应功能的恢复约需 6～9 个月，因此不可骤然停药。停药后也有少数患者遇到严重应激情况如感染、创伤、手术时可发生肾上腺危象,需及时投予足量的激素。这种皮质功能不全需半年甚至 1～2 年才能恢复。

2) 反跳现象　因患者对激素产生了依赖性或病情尚未完全控制,突然停药或减量过快而致原病复发或恶化。常需加大剂量再行治疗,待症状缓解后再逐渐减量、停药。

【禁忌证】

严重精神病和癫痫、活动性消化性溃疡病、新近胃肠吻合术、骨折、创伤修复期、角膜溃疡、肾上腺皮质功能亢进症、严重高血压、糖尿病、孕妇、抗菌药不能控制的感染如水痘、霉菌感染等都是皮质激素的禁忌证。一般说,病情危重的适应证,虽有禁忌证存在,仍不得不用,待危急情况过去后,尽早停药或减量。

【药物相互作用】

(1) 糖皮质激素可使血糖升高,减弱口服降血糖药或胰岛素的作用。

(2) 苯巴比妥、苯妥英钠、利福平等肝药酶诱导剂可加快糖皮质激素代谢,合用时需适当增加剂量。

(3) 糖皮质激素与强心苷、利尿剂或两性霉素 B 合用时,均能促使排钾,故合用时应注意补钾。

(4) 糖皮质激素可使水杨酸盐的消除加快,降低其疗效,此外两药合用更易致消化性溃疡。

(5) 糖皮质激素可使口服抗凝血药效果降低,两药合用时抗凝血药的剂量应适当增加。

【用法及疗程】

宜根据患者、病情、药物的作用和不良反应特点确定制剂、剂量、用药方法及疗程。

(1) 大剂量突击疗法:用于严重中毒性感染及各种休克。氢化可的松首次剂量可静脉滴注 200～300mg,1 日量可超过 1g,以后逐渐减量,疗程 3～5d。大剂量应用时宜并用氢氧化铝凝胶等以防止急性消化道出血。

(2) 一般剂量长期疗法:用于结缔组织病、肾病综合征等。一般开始时用泼尼松口服 10～20mg 或相应剂量的其他皮质激素制剂,每日 3 次,产生临床疗效后,逐渐减量,每 2～5d 减量 1 次,每次按 20％左右递减,直到达最小维持量,持续数月。

糖皮质激素的分泌具有昼夜节律性,每日上午 8～10 时为分泌高峰,随后逐渐下降,午夜 12 时为低潮,这是由 ACTH 昼夜节律所引起。临床用药可根据这种节律进行,以减小对肾上腺皮质功能的影响。目前维持量用法有两种:① 每日晨给药法:即每晨 7～8 时 1 次给药,用可的松、氢化可的松等;② 隔晨给药法:即每隔 1 日,早晨 7～8 时给药 1 次。此法当用中效的强的松、强的松龙,而不用长效的糖皮质激素,以免引起对下丘脑—垂体—肾上腺轴的抑制。长时间使用糖皮质激素治疗过程中,遇下列情况之一者,应撤去或停用糖皮质激素:① 维持量已减至正常基础需要量,如强的松每日 5～7.5mg,经过长期观察,病情已稳定不再活动者;② 因治疗效果差,不宜再用糖皮质激素,应改药者;③ 因严重副作用或并发症,难以继续用药者。

(3) 小剂量替代疗法:用于垂体前叶功能减退、阿狄森病及肾上腺皮质次全切除术后。一般维持量,可的松每日 12.5～25mg,或氢化可的松每日 10～20mg。

23.3　影响免疫功能的药物

23.3.1　免疫抑制剂

免疫抑制剂(immunosuppressor)是指对机体的免疫反应具有抑制作用的药物。能抑制与免疫反应有关细胞(T 细胞和 B 细胞等巨噬细胞)的增殖和功能,能降低抗体免疫反应的制剂。临床上主要用于器官移植的排斥反应和自身免疫性疾病。

常用的免疫抑制剂可分为五类:① 糖皮质激素类,如可的松和强的松;② 抑制 IL-2 的生成及活性的药物,如环孢素和他克莫司等;③ 抗代谢物,如硫唑嘌呤和 6 -巯基嘌呤等;④ 多克隆和单克隆抗淋巴细胞抗体,如抗淋巴细胞球蛋白和 OKT$_3$ 等;⑤ 烷化剂类,如环磷酰胺等。

环　孢　素

环孢素(cyclosporin),又称为环孢素 A,是从霉菌的代谢产物中提得的环状十一肽化合物。现已能人工合成。

【体内过程】

环孢素可口服和注射给药。口服吸收不规则、不完全,个体差异大,生物利用度仅 20%～50%。口服 3.5h 血浆浓度达峰值。在血中 50% 被红细胞摄取,30% 与血红蛋白结合,血浆中游离药物浓度仅 5%。本品由肝脏代谢,经胆道排泄至粪便中排出,仅 6% 经肾脏排泄。血浆 $t_{1/2}$ 约 16h。

【药理作用及作用机制】

环孢素为 T 淋巴细胞调节剂,能特异性地抑制辅助 T 淋巴细胞的活性,但并不抑制 T 淋巴细胞,反而促进其增殖。辅助性 T 淋巴细胞被活化后可生成增殖因子白细胞介素 2(interleukin 2,IL-2),环孢素可抑制 IL-2 生成。环孢素还能抑制淋巴细胞生成干扰素。环孢素对网状内皮系统吞噬细胞作用不明显,对 B 淋巴细胞抑制作用弱。环孢素仅抑制 T 淋巴细胞介导的细胞免疫而不致显著影响机体的一般防御能力。环孢素和环孢素结合蛋白结合,抑制钙调磷酸酶活性,抑制 T$_H$淋巴细胞的活化及相关基因表达。

【临床应用】

环孢素在临床上主要用于防止器官移植时排异反应,如肾、肝、心、骨髓等器官或组织移植所发生的排斥反应,常与肾上腺皮质激素等免疫抑制剂联合应用,以提高疗效。也可用于自身免疫性疾病,如类风湿关节炎、难治性狼疮肾炎、重型再生障碍性贫血及银屑病等。环孢素对急性炎症无效。

【不良反应】

(1)肾毒性:为最常见的不良反应。主要表现为少尿,可出现血清肌酐、尿素氮增高、肾小球滤过率减低等肾功能损害。所引起的肾损害一般是可逆的,减量即减轻,必要时停药。通过监测血药浓度和调整剂量,可减少肾损害的发生。

(2)肝毒性:表现为高胆红素血症和血清转氨酶升高,多与剂量大有关。

(3)继发感染:多为病毒感染。

（4）继发肿瘤：以淋巴瘤和皮肤瘤多见。

（5）其他：还有食欲减退、高血压、多毛症、牙龈增生、震颤和过敏反应等。

【用法与用量】

口服常用量：开始剂量按体重每日 $12\sim15mg/kg$，$1\sim2$ 周后逐渐减量，一般每周减少开始用药量的 5%，维持量约为每日 $5\sim10mg/kg$。对作移植术的患者，在移植前 $4\sim12h$ 给药。

他克莫司

他克莫司（tacrolimus，FK506）是从土壤真菌中提取的一种大环内酯类抗生素，抑制 IL-2 基因转录，具有强大的免疫抑制作用，其药物强度是环孢素的 $10\sim100$ 倍，预防各种器官移植所出现的排斥反应，效果优于环孢素。也可用于类风湿关节炎、肾病综合征等自身免疫性疾病的治疗。他克莫司不良反应与环孢素相似，肾毒性、神经毒性发生率更高。他克莫司以 $2\sim3mg/d$ 的剂量单独治疗活动的类风湿关节炎似乎安全、有效，但通常剂量更大改善更大。

环磷酰胺

环磷酰胺（cyclophosphamide，CTX）是一种烷化剂，近年来研究表明具有免疫抑制作用，可用于多种自身免疫性疾病的治疗。其免疫抑制作用强而持久，抗炎作用较弱。

口服易吸收，服后 1h 达血药浓度峰值。经肝 CYP 代谢为活性代谢产物，后者经去毒后代谢成无活性代谢物，从尿排出。

环磷酰胺杀伤增殖期淋巴细胞，也影响某些静止细胞，使循环中淋巴细胞数目减少。B 淋巴细胞对环磷酰胺较 T 淋巴细胞更敏感。亦可明显抑制天然杀伤细胞的功能。还能抑制对新抗原有抗体反应及皮肤迟缓变态反应。

临床常用于防止排斥反应与移植物抗宿主反应和糖皮质激素不能长期缓解的多种自身免疫性疾病，如系统性红斑狼疮、坏死性血管炎、皮肌炎及多发性肌炎、硬皮病，都有很强的指征。与其他抗肿瘤药物合用治疗恶性肿瘤。尚可用于流行性出血热的治疗。

环磷酰胺的主要不良反应是骨髓抑制，可引起白细胞和血小板减少，均与剂量相关，停药后可以恢复；其他不良反应为胃肠道反应、出血性膀胱炎及脱发等。

环磷酰胺常用量：1 次 50mg，1 日 $3\sim4$ 次。

抗代谢药

硫唑嘌呤（azathioprine，Aza）、6 - 巯嘌呤（6-mercaptopurine，6-MP）和甲氨蝶呤（methotrexate，MTX）是常用的抗代谢药。硫唑嘌呤的毒性较小，故较常用。它们主要抑制 DNA、RNA 和蛋白质合成。本类药物对 T 淋巴细胞的抑制较明显，并可抑制 B 淋巴细胞，故能抑制细胞免疫和体液免疫反应，但不抑制巨噬细胞的吞噬功能。用于肾移植的排异反应和自身免疫性疾病如类风湿关节炎和全身性红斑狼疮等。主要的不良反应为骨髓抑制，其他还包括胃肠道反应、口腔食道溃疡、皮疹及肝损害等。

来氟米特

来氟米特（leflunomide）属于异噁唑类免疫抑制药。口服吸收后，在肠道和肝脏内迅速转化为活性代谢产物 A_{771726}，A_{771726} 通过抑制二氢乳清酸脱氢酶（DHODH）的活性，阻断嘧啶的从头合成途径,影响 DNA 和 RNA 的合成,使活化的淋巴细胞处于 G_1/S 交界处或 S 期休眠。临床主要用于治疗类风湿关节炎、抗移植排斥反应及其他自身免疫性疾病。不良反应少,主要有腹泻、可逆性转氨酶升高、脱发、皮疹。来氟米特开始治疗的最初 3 天给予负荷剂量每日 50mg,之后给予维持剂量每日 20mg。在使用本药治疗期间可继续使用非甾体抗炎药或低剂量皮质类固醇激素。

23.3.2 免疫增强剂

免疫增强剂(immunopotentiator)是指能增强机体免疫力的一类免疫治疗药物。临床上常用于治疗免疫缺陷病、慢性感染性疾病,也用于肿瘤的辅助治疗。

干 扰 素

干扰素(interferon,IFN)是一类可诱导的分泌糖蛋白,可分为 IFNα、IFNβ、IFNγ 三类。α 干扰素和 β 干扰素又统称为 I 型干扰素,可由病毒感染或应用多核苷酸后产生。γ 干扰素亦称为 II 型干扰素,由特异性抗原刺激 T 淋巴细胞产生。干扰素也可通过大肠杆菌、酵母菌基因工程重组(recombinant)而得,这些干扰素常冠以"γ",如 γIFNα-2b,它们的纯度均较高。

【体内过程】

干扰素口服不吸收,肌内或皮下注射,α 干扰素吸收率在 80％以上,β 干扰素和 γ 干扰素吸收率较低,注射后 4～8h 达血药浓度高峰。$t_{1/2}$ 约为 4～12h。肾脏代谢为干扰素主要代谢途径,也可经胆汁分泌与肝脏代谢。

【药理作用及作用机制】

干扰素具有抗病毒、抑制细胞增殖、调节免疫及抗肿瘤作用。其主要机制为:增强自然杀伤细胞、Tc 淋巴细胞的细胞毒杀伤作用;使吞噬细胞的活力增强;诱导外周血液中单核细胞的寡腺苷酸合成酶的活性;增加或诱导细胞表面组织相容复合物抗原的表达。

【临床应用】

(1)治疗某些病毒性疾病,如急慢性病毒性肝炎、带状疱疹、尖锐湿疣、感冒。

(2)治疗某些肿瘤,如成骨肉瘤、多发性骨髓瘤、非何杰金氏淋巴瘤、恶性黑色素瘤、肾细胞癌、喉乳头状瘤、卵巢癌、表面膀胱癌和各种白血病等。

【不良反应】

常见的不良反应有发热、流感症状、疲乏、头晕、皮疹、肝功能降低等。大剂量可致可逆性白细胞和血小板减少等。5％患者用后产生抗 INF 抗体,原因不明。严重心、肝、肾功能不良和骨髓抑制者禁用。孕妇、哺乳妇慎用。

【用法与用量】

慢性乙型肝炎:皮下或肌肉注射,3×10^6～6×10^6 IU/d,连用四周后改为 3 次/周,连用 16 周以上。

恶性肿瘤:4×10^6～8×10^6 IU/(m^2·d),长疗程。

口含片剂,每日 200IU,连续用药半年。药片含于口内逐渐溶化,切勿咀嚼或吞下,完全熔化后含在口中 4min,以便黏膜充分吸收。

白细胞介素- 2

白细胞介素- 2(interleukin-2,IL-2)是 T 辅助细胞(T_H)产生的细胞因子,相对分子质量为

14500 的糖蛋白。现可通过基因重组技术获得。

IL－2 与反应细胞 IL-2 受体结合后,可诱导 T_H、T_C 细胞增殖,可使 T 淋巴细胞、自然杀伤细胞和淋巴因子活化的杀伤细胞活性增强,还可以促进淋巴细胞分泌抗体和干扰素,具有抗病毒、抗肿瘤和增强机体免疫功能等作用。临床用于肾癌、黑色素瘤和非何杰金淋巴瘤的治疗。尚可与抗艾滋病药物合用治疗艾滋病。不良反应较为常见。主要有发热、寒战,个别患者可出现恶心、呕吐、类感冒症状。皮下注射者局部可出现红肿、硬结、疼痛。使用较大剂量时,本品可能会引起毛细血管渗漏综合征,表现为低血压、末梢水肿、暂时性肾功能不全等。

左旋咪唑

左旋咪唑(levamisole,LMS)是一口服有效的免疫增强剂。左旋咪唑能使免疫缺陷或免疫抑制的患者恢复免疫功能,而对正常人影响很少。可能增强巨噬细胞的吞噬和趋化功能,可提高机体对细菌和病毒感染的抵抗力。临床上主要用于肿瘤化疗的辅助治疗及自身免疫性疾病,如类风湿关节炎、红斑狼疮的治疗。一般常见的不良反应为头晕、嗜睡、恶心、呕吐、腹泻和消化道出血,偶见粒细胞缺乏及肝功能异常。

左旋咪唑用药剂量:口服,每 2 周用药 3d,每次 50mg,2~3 次/d。

转移因子

转移因子(transferfactor,TF)是从健康人的淋巴细胞或淋巴组织、脾、扁桃体提取的小分子肽类物质,可将细胞免疫活性转移给受体以后提高后者的细胞免疫功能。由此获得的免疫力较持久。由于它没有抗原性,所以不存在输注免疫活性细胞的配型和相互排异问题。临床用于先天性和获得性免疫缺陷病的治疗,也试用于某些抗生素难以控制的病毒性或霉菌性细胞内感染及肿瘤辅助治疗。转移因子肌内注射,每次 2mL,相当于 108 个淋巴细胞(或 1g 扁桃体),1~2 次/周。

胸腺素

胸腺素(thymosin)为从胸腺分离的一组小分子活性多肽,现已通过基因重组技术合成。可诱导 T 细胞分化成熟,成为具有特殊功能的各亚型群 T 淋巴细胞。临床主要用于细胞免疫缺陷的疾病和某些自身免疫疾病以及晚期肿瘤。除少数过敏反应外,一般无严重不良反应。

（王　萍）

【复习思考题】

　1. 非甾体抗炎药的药理作用及不良反应有哪些?

　2. 阿司匹林的临床应用及不良反应是什么?

　3. 试述甾体抗炎药的抗炎、抗免疫、抗休克的作用机制。

　4. 甾体激素的主要不良反应有哪些?

第 24 章

抗菌药物的合理应用

> **本章要点**
>
> 1. 抗生素、抗菌谱、化疗指数、最低杀菌浓度、最低抑菌浓度、抗生素后效应和首次接触效应等基本概念。
> 2. 抗菌药物按作用机制分类及常用抗菌药物的药理学特点。
> 3. 抗菌药物应用的基本原则。
> 4. 抗菌药物耐药机制及耐药性变迁。
> 5. 常见感染性疾病的药物治疗。

自 1936 年首次应用磺胺类药物及 1940 年第一个抗生素青霉素用于临床以来,抗菌药物的应用在现代治疗中起着非常重要的作用。据估计半个世纪以来先后用于临床的抗菌药物约有 200 余种,目前住院患者中约有 30% 接受抗生素治疗。随着抗菌药物的临床应用日趋广泛,一方面有效地控制了各种感染性疾病的发生,许多严重传染病的预后改善,死亡率明显下降;但同时也带来了因抗菌药物使用不当而造成的各种毒性反应、菌群失调、细菌耐药性等诸多问题。本章主要讨论合理使用抗菌药物的基本原则及常见抗菌药物的临床应用。

24.1 概　　述

24.1.1 基本概念

1. 化疗药物、抗生素、抗菌药物

应用药物对病原体所致疾病进行预防或治疗称为化学治疗(chemotherapy),简称化疗。化疗过程中所用药物称化疗药物。病原体包括病原微生物(细菌、螺旋体、衣原体、支原体、立克次体、真菌、病毒等)、寄生虫及恶性肿瘤细胞。因此化疗药物根据所作用的病原体不同而分为抗微生物药、抗寄生虫药和抗肿瘤药。其中抗微生物药又可分为抗菌药物(antibacterial drugs)、抗真菌药(antifungal drugs)和抗病毒药(antiviral drugs)。抗菌药物是指能抑制或杀灭细菌,用于预防和治疗细菌性感染的药物,广义的细菌包括放线菌、衣原体、支原体、立克次体和螺旋体。抗生素(antibiotics)是微生物(细菌、真菌和放线菌属)的代谢产物,能杀灭或抑制其他病原微生物、肿瘤或寄生虫,包括天然抗生素,抗生素的半合成衍生物以及化学方法合成的仿制品。

2. 抗菌谱、抗菌活性、化疗指数

抗菌谱是指抗菌药抑制或杀灭病原微生物的范围。抗菌范围小的称为窄谱抗菌药,对多数细菌甚至包括衣原体、支原体等病原体有效的药物称为广谱抗菌药。

抗菌活性是指药物抑制或杀灭细菌的能力。仅能抑制细菌生长和繁殖,但不能将之杀灭的药物称为抑菌药;不仅能抑制细菌生长,而且能将之杀灭的药物称杀菌药。需要注意的是,同一种药物对不同细菌的作用可能不同。例如,青霉素对多数 G^+ 具有杀菌作用,对肠球菌却仅发挥抑菌作用;而氯霉素对绝大多数肠杆菌是抑菌药,对大多数流感嗜血杆菌却是杀菌药。

化疗指数(chemotherapeutic index)一般用动物实验的 LD_{50}/ED_{50} 或 LD_5/ED_{95} 的比值表示,是衡量化疗药物临床应用价值和安全性评价的重要参数,但不能作为唯一的依据,例如尽管青霉素的化疗指数很大,但可引起过敏性休克甚至死亡。

3. 药敏试验

抗菌活性可用体外和体内两种试验方法测定。测定抗菌药物在体外对病原微生物有无抗菌作用的方法,称为药物敏感试验,简称药敏试验。以抑制细菌生长为评定标准时,常用最低抑菌浓度(minimal inhibitory concentration,MIC)表示,即药物能够抑制培养基内细菌生长的最低浓度;以杀灭细菌为评定标准时,常用最低杀菌浓度(minimal bactericidal concentration,MBC)表示,即药物能够杀灭培养基内细菌的最低浓度。药敏结果的判断标准通常采用三级划分制,以某种药物常用量时达到的平均血药浓度和该药对细菌的 MIC 比较,平均血药浓度超过 MIC 的 5 倍以上,为高度敏感;相当于或略高于 MIC 为中度敏感;低于 MIC 为耐药。

4. 抗生素后效应和首次接触效应

将细菌暴露于浓度高于 MIC 的某种抗菌药后,再去除培养基中的抗菌药,去除抗菌药后的一定时间范围内(常以小时计)细菌繁殖不能恢复正常,这种现象称为抗生素后效应(post-antibiotic effect,PAE)。

抗菌药物在初次接触细菌时有强大的抗菌效应,而持续接触效应并不加强,必须间隔一定的时间才会再次起效,称为抗菌药物的首次接触效应(first expose effect)。氨基糖苷类的首次接触效应明显。

24.1.2 抗菌药物作用机制

1. 抑制细菌细胞壁合成

细菌细胞壁的主要成分是粘肽,β-内酰胺类、万古霉素类、磷霉素、杆菌肽、环丝氨酸等抗生素分别作用于粘肽合成的不同阶段,抑制细菌细胞壁的形成。

2. 影响细胞膜通透性

多烯类抗真菌药(两性霉素 B 等)可与真菌胞浆膜上的麦角固醇结合,形成"微孔"或"通道";多粘菌素类药物可与 G^- 菌细胞膜中的磷脂形成复合物,干扰膜的生物学功能。

3. 抑制细菌蛋白质的合成

细菌核糖体的沉降系数为 70S,由 30S 和 50S 亚基组成。氯霉素、林可霉素类和大环内酯类抗生素可作用于 50S 亚基,四环素类和氨基糖苷类抗生素可作用于 30S 亚基,选择性地抑制细菌的蛋白质合成,产生抑菌或杀菌作用。

4. 影响叶酸及核酸代谢

磺胺类抑制二氢叶酸合成酶,TMP 抑制二氢叶酸还原酶,阻断四氢叶酸的合成;喹诺酮类药物抑制 DNA 螺旋酶,阻碍细菌 DNA 复制;利福平抑制 DNA 依赖性 RNA 多聚酶的活性,阻碍 mRNA 的合成。

24.2　常用抗菌药物及药理学特点

24.2.1　β-内酰胺类抗生素(β-lactam antibiotics)

β-内酰胺类抗生素指化学结构中含有 β-内酰胺环的一类抗生素,包括青霉素类、头孢菌素类、非典型 β-内酰胺类和 β-内酰胺酶抑制药。

1. 青霉素类

(1) 天然青霉素:以青霉素 G(penicillin G)为代表。青霉素 G 为世界上第一个使用的抗生素。不耐酸,口服无效,一般肌内注射或静脉滴注。抗菌谱比较狭窄,主要包括大多数 G^+ 菌、G^- 球菌、螺旋体、放线杆菌。对肠球菌不敏感,对大多数 G^- 杆菌、真菌、原虫、立克次体、病毒等无作用。金黄色葡萄球菌、淋病奈瑟菌、肺炎球菌、脑膜炎奈瑟菌等对本药极易产生耐药性。青霉素 G 抗菌作用强,较高浓度即可杀菌,目前仍为治疗敏感的 G^+ 球菌和杆菌、G^- 球菌及螺旋体所致感染的首选药。对溶血性链球菌、肺炎链球菌感染疗效较好;草绿色链球菌引起的心内膜炎,需特大剂量静滴才能有效;脑膜炎时血脑屏障通透性增加,可用于脑膜炎奈瑟菌引起的流行性脑脊髓膜炎;也可用于放线杆菌病、钩端螺旋体病、梅毒、回归热的治疗。治疗白喉、破伤风、气性坏疽和流产后产气荚膜杆菌所致的败血症必须加用抗毒素血清。最严重的不良反应为过敏性休克,发生率约为 0.4～1.0/万,死亡率约为 0.1/万。

(2) 耐酸青霉素:以青霉素 V(penicillin V)为代表。青霉素 V 是广泛使用的口服青霉素类药物,抗菌谱同青霉素 G,抗菌活性稍弱。最大的特点为耐酸,口服吸收好。主要用于轻度敏感菌感染、恢复期的巩固治疗和防止感染复发的预防用药。

(3) 耐酶青霉素:包括甲氧西林(methicillin)、苯唑西林(oxacillin)、氯唑西林(cloxacillin)、双氯西林(dicloxacillin)、氟氯西林(flucloxacillin)。

甲氧西林为第一个应用于临床的耐酶青霉素,不耐酸,口服吸收差,抗菌活性也不强,基本上已停止使用。耐甲氧西林金黄色葡萄球菌(MRSA)的耐药机制是 PBPs 产生变异,因而对多种抗菌药物具有耐药性。

苯唑西林、氯唑西林、双氯西林和氟氯西林结构上均属于异噁唑类青霉素,对产酶金黄色葡萄球菌的抗菌活性强弱依次为双氯西林、氟氯西林、氯唑西林和苯唑西林。它们共同的特点是耐酶、耐酸,有供口服和注射的制剂,严重感染需注射给药。因抗菌作用不及青霉素 G,主要用于耐青霉素 G 的金黄色葡萄球菌感染,除与青霉素 G 有交叉过敏反应外,少数患者口服后可出现嗳气、恶心、腹胀、腹痛、口干等胃肠道反应。此类药物中国内以苯唑西林和氯唑西林最为常用的。

(4) 广谱青霉素：以氨苄西林(ampicillin)、阿莫西林(amoxicillin)为代表。本类药物的共同特点是耐酸，可口服；广谱，对 G^+ 和 G^- 都有杀菌作用，疗效与青霉素 G 相当，但对铜绿假单孢菌无效；不耐酶，对产酶金黄色葡萄球菌感染无效。

氨苄西林口服有效，胆汁浓度高，血浆 $t_{1/2}$ 为 $1\sim1.5h$。广谱，但对 G^- 杆菌作用较强，对肠球菌作用优于青霉素 G，对铜绿假单胞菌无效。临床用于治疗敏感菌所致的呼吸道感染、尿路感染和胆管感染均有良好疗效。也可与氨基糖苷类抗生素合用治疗肠球菌心内膜炎。

阿莫西林口服吸收比氨苄西林完全，$t_{1/2}$ 为 $1\sim1.3h$，胆汁浓度高。抗菌谱及抗菌活性与氨苄西林相似，但对肺炎双球菌、肠球菌、沙门菌属、幽门螺杆菌的杀菌作用比氨苄西林强。主要用于敏感菌所致的呼吸道、尿路、胆道感染以及伤寒治疗，对慢性支气管炎的疗效优于氨苄西林，也可用于消化性溃疡的治疗。

(5) 抗铜绿假单胞菌广谱青霉素：以羧苄西林(carbenicillin)、哌拉西林(piperacillin)为代表。该类药物皆为广谱抗生素，特别是对铜绿假单胞菌有强大作用。

羧苄西林为第一个用于临床的抗铜绿假单胞菌药物。$t_{1/2}$ 为 1h 左右，脑脊液的浓度低。不耐酸，只能注射给药；不耐酶，对产青霉素酶的金黄色葡萄球菌无效；广谱，对 G^+ 菌、G^- 杆菌的作用比氨苄西林稍弱，但对铜绿假单胞菌有效，对耐氨苄西林的大肠埃希菌仍有效。主要用于治疗铜绿假单胞菌感染，因抗菌活性差，已逐渐被其他药物取代。

哌拉西林，$t_{1/2}$ 为 1h，胆汁浓度较高，脑膜炎时约 30% 通过血脑屏障。抗菌谱广，对 G^+ 和 G^- 菌均有较强活性。对铜绿假单胞菌有很强的抗菌作用；肠杆菌科细菌、脆弱类杆菌和多种厌氧菌均对本品敏感；对肺炎球菌、化脓性链球菌有较高活性；对肠球菌的作用与氨苄西林相似；不耐酶，对产青霉素酶的金黄色葡萄球菌无效。主要用于治疗铜绿假单胞菌、大肠埃希菌、变形杆菌、流感嗜血杆菌、伤寒沙门菌等所致的呼吸道、泌尿道、胆道感染和败血症。该药可出现皮疹、皮肤瘙痒等反应，约 3% 的患者可发生以腹泻为主的胃肠道反应。

(6) 抗 G^- 菌青霉素：以美西林(mecillinam)、匹美西林(pivmecillinam)为代表。美西林主要作用于 G^- 杆菌，对某些肠杆菌科细菌有较强活性，对 G^+ 菌作用弱，对铜绿假单胞菌无效。匹美西林可口服给药，在体内水解为美西林而发挥作用。抗菌作用靶位是 PBP_2，若与作用于其他 PBPs 的抗菌药合用可提高疗效。

2. 头孢菌素类(cephalosporins)

头孢菌素类属于半合成抗生素。天然的头孢菌所产生的头孢菌素 C 经裂解后获得 7 -氨基头孢烷酸，以此为母核而合成头孢菌素类。目前按抗菌谱、耐药性和肾毒性的不同，将头孢菌素类分为四代。

(1) 第一代头孢菌素：包括头孢唑啉(cefazolin)、头孢拉定(cefradine)和头孢氨苄(cefalexin)等。对 G^+ 菌作用较强，对产酶金黄色葡萄球菌有效，但对 G^- 菌的作用差；可被细菌产生的 β-内酰胺酶所破坏；主要用于治疗敏感菌所致的呼吸道和尿路感染、皮肤及软组织感染；大剂量使用时可损害近曲小管细胞，而出现肾脏毒性。

(2) 第二代头孢菌素：包括头孢呋辛(cefuroxime)和头孢克洛(cefaclor)等。对 G^+ 菌作用略逊于第一代，对 G^- 菌作用比第一代强，但对铜绿假单胞菌无效；对多种 β-内酰胺酶比较稳定；可用于治疗敏感菌所致的肺炎、胆道感染、菌血症、尿路感染和其他组织器官感染等；肾脏毒性较第一代头孢菌素轻。

（3）第三代头孢菌素：包括头孢哌酮（cefoperazone）、头孢噻肟（cefotaxime）、头孢克肟（cefixime）和头孢曲松（ceftriaxone）等。对 G^+ 菌的作用不及第一、二代，对 G^- 菌包括肠杆菌类、铜绿假单胞菌及厌氧菌有较强的作用；对 β-内酰胺酶有较高的稳定性；多能分布至前列腺、眼房水和胆汁中，并可透过血脑屏障，在脑脊液中达到有效浓度；头孢曲松的 $t_{1/2}$ 可达 8h；可用于危及生命的败血症、脑膜炎、肺炎、骨髓炎及尿路严重感染的治疗，能有效控制严重的铜绿假单胞菌感染。对肾脏基本无毒，偶见二重感染。

（4）第四代头孢菌素：包括头孢匹罗（cefpirome）、头孢利定（cefelindin）等。对 G^+ 菌、G^- 菌均有高效，对 β-内酰胺酶高度稳定，可用于治疗对第三代头孢菌素耐药的细菌感染。无肾毒性，偶见二重感染。

3. 其他 β-内酰胺类

（1）碳青霉烯类：有亚胺培南（imipenem）、美罗培南（meropenem）、帕尼培南（panipenem）等。亚胺培南是第一个用于临床的碳青霉烯类，所用的制剂是与脱氢肽酶抑制药西司他丁（cilastatin）等量配比的复方注射剂，称为泰能（tienam）。西司他丁无抗菌作用，主要是抑制亚胺培南在体内被肾脱氢肽酶水解失活，消除其单用可能产生的肾脏毒性。亚胺培南具有抗菌谱广、抗菌作用强、耐酶等特点。多数葡萄球菌属和各种链球菌科细菌对本品敏感，对铜绿假单孢菌、脆弱类杆菌作用极强。对多种 β-内酰胺酶稳定且可抑制某些对 β-内酰胺酶的活性。与氨基糖苷类合用有协同作用，而与其他 β-内酰胺类合用有拮抗作用。临床主要用于对 G^+ 和 G^- 需氧菌和厌氧菌所致的各种严重感染，且为其他常用药物疗效不佳者。美罗培南对肾脱氢肽酶稳定，因此，不需要配伍脱氢肽酶抑制药。帕尼培南通常与倍他米隆（betamipron）组成复方制剂，倍他米隆无抗菌作用亦无抑制脱氢肽酶作用，但可抑制帕尼培南在肾皮质的积蓄而减轻其肾毒性。

（2）单环 β-内酰胺类（monobactams）：第一个应用于临床的药物是氨曲南（aztrenam），对 G^- 菌有强大的抗菌作用，对 G^+ 菌、厌氧菌作用弱。对肠杆菌科细菌、铜绿假单孢菌有良好抗菌作用，并具有耐酶、低毒、不易与青霉素类和头孢菌素类发生交叉过敏等特点。临床用于大肠埃希菌、沙门菌属、克雷伯菌和铜绿假单胞菌等所致的下呼吸道、尿路、软组织感染及脑膜炎、败血症的治疗。

（3）β-内酰胺酶抑制药（β-lactamase inhibitors）：包括克拉维酸（clavulanic acid，棒酸）、舒巴坦（sulbactam）和他唑巴坦（tazobactam）。此类药物本身没有或只有较弱的抗菌活性，但可抑制 β-内酰胺酶活性，与 β-内酰胺类抗生素合用或组成复方制剂使用，可增强后者的药效，但对不产酶的细菌则无效。克拉维酸与阿莫西林合用的口服制剂称为奥格门汀（augmentin），与替卡西林合用的注射剂称替门汀（timentin），舒巴坦与氨苄西林合用的注射剂为优立新（unasyn），与头孢哌酮合用的注射剂为舒普深（sulperazone），与头孢噻肟合用的注射剂为新治菌（newcefotoxin）；他唑巴坦抑酶作用强于克拉维酰和舒巴坦，与哌拉西林合用的注射剂为他巴星（tazocin）。

24.2.2 大环内酯类、林可霉素类及万古霉素类

1. 大环内酯类（macrolides）

以红霉素（erythromycin）、罗红霉素（roxithromycin）、克拉霉素（clarithromycin）和阿奇霉

素(azithromycin)为代表。

红霉素不耐酸,口服一般用其肠衣片或酯化物,常用制剂有依托红霉素、硬脂酸红霉素和琥乙红霉素。乳糖酸红霉素供静脉滴注用。红霉素在体内分布广泛,组织浓度高且维持时间长。如在肝脏、胆汁、肺组织、前列腺、中耳、扁桃体以及淋巴细胞和中性粒细胞内均有较高浓度,也可通过胎盘屏障进入胎儿,但难以透过血脑屏障。$t_{1/2}$ 为 1.6~1.7h。其抗菌谱包括 G$^+$ 细菌,流感杆菌、百日咳杆菌、布鲁斯菌等部分 G$^-$ 菌,军团菌,空肠弯曲菌,除脆弱类杆菌外的多数厌氧菌以及肺炎支原体、衣原体和脲原体属。主要用于治疗耐青霉素的金黄色葡萄球菌感染和青霉素过敏患者,也用于厌氧菌引起的口腔感染以及军团菌引起的军团病和肺炎支原体、肺炎衣原体、溶脲脲原体等非典型病原体所致的呼吸系统、泌尿生殖系统感染。主要不良反应为胃肠不适,酯化物有肝脏毒性。

罗红霉素抗菌作用与红霉素相似或略差,对军团菌作用略强于红霉素。生物利用度达72%~85%,在扁桃体、鼻窦、中耳、肺、痰、前列腺及其他泌尿生殖道浓度较高,$t_{1/2}$ 为 8~15h。胃肠道反应明显低于红霉素。

克拉霉素对胃酸稳定,吸收完全,但首过消除明显,生物利用度为 55%,在扁桃体、鼻黏膜、肺、皮肤中浓度较高。$t_{1/2}$ 为 3.5~4.9h。对 G$^+$ 菌、流感杆菌、军团菌、肺炎支原体、衣原体、溶脲脲原体及厌氧菌的作用均比红霉素强。不良反应发生率和对细胞色素 P450 影响比红霉素低。

阿奇霉素对胃酸稳定,食物可干扰其吸收,血浆浓度较低,主要集中在中性粒细胞、巨噬细胞、肺、痰、皮下组织、胆汁和前列腺等,细胞内浓度高,$t_{1/2}$ 长达 35~48h,大部分以原形自胆汁排泄。抗菌谱比红霉素广,对 G$^-$ 菌、肺炎支原体的作用明显增强。

2. 林可霉素类

包括林可霉素(lincomycin)和克林霉素(clindamycin)。抗菌谱与红霉素相似,主要作用于 G$^+$ 菌;对厌氧菌有良好抗菌活性;骨组织浓度高,对金黄色葡萄球菌引起的骨髓炎为首选药。严重的不良反应为伪膜性肠炎。克林霉素的吸收、抗菌活性、临床疗效均优于林可霉素毒性也低。

3. 万古霉素类

包括万古霉素(vancomycin)、去甲万古霉素(norvancomycin)和替考拉宁(teicoplanin)。本类药对 G$^+$ 菌产生强大杀菌作用,近年因能够杀灭 MRSA 和耐甲氧西林表皮葡萄球菌(MRSE)而得到广泛应用,主要用于严重 G$^+$ 菌感染,特别是 MRSA、MRSE 和肠球菌属所致的感染,如败血症、心内膜炎、骨髓炎、呼吸道感染等。万古霉素和去甲万古霉素的 $t_{1/2}$ 约为 6h,替考拉宁长达 47h。万古霉素和去甲万古霉素毒性较大,替考拉宁较小。不良反应包括耳毒性、肾毒性和过敏反应。快速静注万古霉素时,出现极度皮肤潮红、红斑、荨麻疹、心动过速和低血压等特征性症状,称为"红人综合征"(red man syndrome)。去甲万古霉素和替考拉宁很少出现。

24.2.3 氨基糖苷类(aminoglycosides)

常用药物有链霉素(streptomycin)、庆大霉素(gentamicin)、妥布霉素(tobramycin)、阿米卡星(amikacin)等。

1. 抗菌作用

氨基糖苷类抗生素对各种需氧革兰阴性杆菌包括铜绿假单胞菌具有强大抗菌活性;对甲氧西林敏感的金黄色葡萄球菌和表皮葡萄球菌也有较好抗菌活性;对各组链球菌作用微弱,对肠球菌和厌氧菌不敏感;链霉素、卡那霉素还对结核分枝杆菌有效。

2. 临床应用

氨基糖苷类抗生素主要用于敏感需氧 G^- 杆菌所致的全身感染。链霉素对土拉菌病和鼠疫有特效,与四环素联合用药已成为目前治疗鼠疫的最有效手段。也用于治疗多重耐药的结核病。庆大霉素是治疗各种 G^- 杆菌感染的主要抗菌药,尤其对沙雷菌属作用更强,为氨基糖苷类中的首选药。妥布霉素对肺炎杆菌、肠杆菌属、变形杆菌属的抑菌或杀菌作用分别较庆大霉素强 4 倍和 2 倍;对铜绿假单胞菌的作用是庆大霉素的 2～5 倍,且对耐庆大霉素菌株仍有效,适合治疗铜绿假单胞菌所致的各种感染,通常应与能抗铜绿假单胞菌的青霉素类或头孢菌素类药物合用。对其他 G^- 杆菌的抗菌活性不如庆大霉素。在 G^+ 菌中仅对葡萄球菌有效。阿米卡星是抗菌谱最广的氨基糖苷类抗生素,对 G^- 杆菌和金黄色葡萄球菌均有较强的抗菌活性,但作用较庆大霉素弱。其突出优点是对肠道 G^- 杆菌和铜绿假单胞菌所产生的多种氨基糖苷类灭活酶稳定,故对一些氨基糖苷类耐药菌感染仍能有效控制,常作为首选药。

3. 体内过程

口服很难吸收,主要分布于细胞外液,在肾皮质和内耳内、外淋巴液有高浓度聚积,难以透过血脑屏障,主要以原形经肾排泄,$t_{1/2}$ 约 2～3h。

4. 不良反应

(1) 耳毒性:包括前庭神经和耳蜗神经损伤。前庭神经功能损伤表现为眩晕、恶心、呕吐和共济失调等;耳蜗神经功能损伤主要表现为耳鸣、听力减退和永久性耳聋,能影响子宫内胎儿。耳毒性的发生与内耳淋巴液中药物浓度较高损伤毛细胞有关,早期为可逆的,及时发现亚临床损伤具有重要意义。

(2) 肾毒性:主要损害近曲小管上皮细胞,表现为蛋白尿、管型尿、血尿等,严重时可导致无尿、氮质血症和肾衰。肝病患者容易发生肾毒性。

(3) 神经肌肉麻痹:与给药剂量和给药途径有关,最常见于大剂量腹膜内或胸膜内应用后或静脉滴注速度过快,也偶见于肌内注射后。可引起心肌抑制、血压下降、肢体瘫痪和呼吸衰竭。合用肌松药、肾功能减退或重症肌无力患者容易发生。要注意与过敏性休克鉴别,抢救时应立即静脉注射新斯的明和钙剂,其他措施同抢救休克。

(4) 过敏反应:皮疹、发热、血管神经性水肿、口周发麻等常见。链霉素可引起过敏性休克,其发生率仅次于青霉素。

24.2.4　四环素类(tetracyclines)及氯霉素(chloramphenicols)

1. 四环素类

包括四环素(tetracycline)、土霉素(tetramycin)和多西环素(doxycycline)等。本类药物对 G^+ 菌和 G^- 菌均具有快速抑菌作用,对立克次体、支原体和衣原体也具有较强的抑制作用,还可抑制某些螺旋体和原虫。抗菌活性为多西环素＞四环素＞土霉素。主要用于立克次体、支原体、衣原体以及某些螺旋体感染。四环素和土霉素曾长期作为临床抗感染治疗的主要抗生素。近年来,由于耐药菌株日益增多,四环素类药物的不良反应成为突出问题。尤其是四环素,已不再作为治疗细菌感染的首选药。土霉素临床已很少使用,但是仍可用于治疗肠阿米巴病(阿米巴痢疾),疗效优于其他四环素类药物。多西环素为半合成的四环素类,口服吸收完全,$t_{1/2}$ 长达 14～22h,抗菌活性比四环素强 2～10 倍,是四环素类药物中的首选药。

2. 氯霉素(chloramphenicol)

氯霉素对 G^+、G^- 菌均有抑制作用,且对 G^- 菌作用较强。其中对伤寒杆菌、流感杆菌、副流感杆菌和百日咳杆菌的作用比其他抗生素强,对立克次体感染如斑疹伤寒也有效,但对 G^+ 菌的作用不及青霉素和四环素。曾广泛用于治疗各种敏感菌感染,后因对造血系统有严重不良反应,故对其临床应用现已做出严格控制。可用于有特效作用的伤寒、副伤寒和立克次体病等及敏感菌所致的严重感染。氯霉素在脑脊液中浓度较高,也常用于治疗其他药物疗效较差的脑膜炎患者。主要不良反应是抑制骨髓造血功能,也可产生胃肠道反应和二重感染。此外,新生儿与早产儿剂量过大可发生循环衰竭(灰婴综合征)。

24.2.5　人工合成抗菌药

1. 喹诺酮类(quinolones)

包括诺氟沙星(norfloxacin)、环丙沙星(cipronomeir)、氧氟沙星(onomein)、左氧氟沙星(levoflomein)、洛美沙星(lornefloxacin)、氟罗沙星(Heroxacin)、司氟沙星(sparfloxacin)、莫西沙星(rnoxiHomein)和吉米沙星(geminomein)等。

喹诺酮类为广谱杀菌药,对大多数 G^+ 菌和 G^- 菌有良好抗菌活性,尤其是对流感杆菌、肠杆菌科喹诺酮类为细菌具有强大抗菌作用,部分药物对结核分枝杆菌、军团菌、支原体及衣原体具有一定的杀灭作用。20 世纪 90 年代以后研制的药物提高了对结核分枝杆菌、军团菌、支原体及衣原体的杀灭作用,特别是提高了对厌氧菌如脆弱类杆菌、梭杆菌属、消化链球菌属和厌氧芽孢梭菌属等的抗菌活性。其抗菌作用机制主要是抑制 DNA 螺旋酶。

口服吸收良好,Fe^{2+}、Ca^{2+}、Mg^{2+} 可降低药物的生物利用度。Vd 多在 100L 左右,肺、肾、前列腺、尿液、胆汁、粪便、巨噬细胞和中性粒细胞中药物浓度均高于血浆浓度。脑脊液、骨组织中的药物浓度低于血药浓度。培氟沙星(pefloxacin)主要由肝脏代谢并通过胆汁排泄。氧氟沙星、左氧氟沙星和洛美沙星 70% 以上原形经肾脏排出。其他多数药物,以肝、肾两种途径消除。

喹诺酮类临床适应证广,可用于:① 泌尿生殖道感染,如单纯性淋病奈瑟菌性尿道炎或宫颈炎、铜绿假单胞菌性尿道炎,对敏感菌所致的急、慢性前列腺炎亦有较好的效果。② 呼吸系统感染,如青霉素高度耐药的肺炎链球菌感染、支原体肺炎、衣原体肺炎和嗜肺军团菌引起的军团病。③ 肠道感染,如志贺菌引起的急、慢性菌痢和中毒性菌痢,沙门菌引起的伤寒或副伤寒,鼠伤寒沙门菌、猪霍乱沙门菌、肠炎沙门菌引起的胃肠炎(食物中毒)以及旅行性腹泻。

常见不良反应有:① 胃肠道反应,常见胃部不适、消化不良、恶心、腹泻等症状。一般不严重,患者可耐受。② 中枢神经系统毒性,轻症者表现失眠、头昏、头痛,重症者出现精神异常、抽搐、惊厥等,常在用药剂量过大或有精神病或癫痫病史者或与茶碱、非甾体抗炎药合用时出现。③ 皮肤反应及光敏反应、皮疹、血管神经性水肿、皮肤瘙痒以及光照部位出现红斑,糜烂、脱落。④ 软骨损害,对多种幼龄动物负重关节的软骨有损伤作用,临床研究发现儿童用药后可出现关节痛和关节水肿。

表 24-1　常用喹诺酮类药物的药代动力学特点

药物 （单次剂量）	Cmax （mg/L）	生物利用度	半衰期 （h）	消除和分布
诺氟沙星 （400mg）	1.58	35%～45%	3～4	部分肝脏代谢，28%～30%胆汁和粪便排出，30%肾排泄。尿路、肠道浓度较高，血药浓度度和组织浓度低
环丙沙星 （500mg）	2.56	38%～60%	3.3～4.9	部分肝脏代谢，15%～25%胆汁和粪便排出，29%～44%肾排泄。静脉给药组织和体液浓度较高
氧氟沙星 （400mg）	5.60	89%	5～7	70%～80%肾排泄。脑脊液、胆汁浓度较高
左氧氟沙星 （200mg）	3.06	100%	5～7	80%～86%肾排泄。吞噬细胞内浓度较高
洛美沙星 （400mg）	3.47	98%	7	70%～86%肾排泄
氟罗沙星 （400mg）	6.50	100%	10	部分肝脏代谢，50%～77%肾排泄。血、尿浓度高而持久
培氟沙星 （400mg）	3.80	90%～100%	7.5～11	肝脏代谢。50%代谢物，11%原形肾排泄。脑脊液浓度高

2. 磺胺类及磺胺增效剂

磺胺类药物（sulfonamides）属广谱抑菌药，曾广泛用于临床，但现已明显减少。对大多数G^+菌和G^-菌有良好的抗菌活性，其中最敏感的是 A 群链球菌、肺炎链球菌、脑膜炎奈瑟菌、淋病奈瑟菌、鼠疫耶氏菌和诺卡菌属；其次是大肠埃希菌、志贺菌属、布鲁菌属、变形杆菌属和沙门菌属；也对沙眼衣原体、疟原虫、卡氏肺孢子虫和弓形虫滋养体有抑制作用。但是，对支原体、立克次体和螺旋体无效，甚至可促进立克次体生长。

其抗菌作用机制竞争性抑制二氢叶酸合成酶，阻止细菌二氢叶酸合成，从而发挥抑菌作用。甲氧苄啶（trimethoprim，TMP）是细菌二氢叶酸还原酶抑制剂，阻止细菌的二氢叶酸还原为四氢叶酸，与磺胺药合用有增效作用，因此被称为磺胺增效剂。

不良反应包括：① 泌尿系统损害，磺胺药尿液中结晶析出，可产生结晶尿、血尿、疼痛和尿闭等症状。应适当增加饮水量并同服等量碳酸氢钠以碱化尿液。② 过敏反应，局部用药或服用长效制剂易发生，表现为药热和皮疹。③ 血液系统反应，长期用药可能抑制骨髓造血功能，导致白细胞减少症、血小板减少症甚至再生障碍性贫血。④ 神经系统反应。⑤ 其他如胃肠道反应，肝功能损害等。新生儿、早产儿可能使血中游离胆红素增加而出现核黄疸。

目前全身应用的磺胺类药物主要为中效磺胺嘧啶（sulfadiazine，SD）和磺胺甲噁唑（sulfarnethoxazole，SMZ，新诺明），$t_{1/2}$ 为 10～12h，因与 TMP 半衰期接近，常组成复方制剂用于全身感染。

柳氮磺吡啶（sulfasalazine，SASP）口服很少吸收，大部分集中在小肠远端和结肠，本身无抗菌活性，在肠道碱性条件下和局部微生物作用下分解成磺胺吡啶和 5-氨基水杨酸盐。磺胺吡啶有微弱的抗菌活性，并发挥载体作用阻止 5 -氨基水杨酸盐在胃和十二指肠吸收。5 -氨基水杨酸具有抗炎和免疫抑制作用。SASP 口服或灌肠治疗急性或慢性溃疡性结肠炎、节段性回肠炎，且可防止复发；栓剂用于溃疡性直肠炎。可影响精子活力而致不育症。

局部应用的制剂有磺胺米隆和磺胺嘧啶银，对铜绿假单胞菌有效，可用于防治创面感染。

3. 呋喃唑酮(furazolidone，痢特灵)

属硝基呋喃类药物，口服吸收仅 5％左右，主要在肠道发挥作用；对沙门菌属、志贺菌属、大肠杆菌、霍乱弧菌、弯曲菌属等均有抗菌作用。临床上主要用于治疗肠炎、痢疾、霍乱等肠道感染性疾病。

4. 甲硝唑(metronidazole，灭滴灵)

属硝基咪唑类药物，具有抗滴虫、抗阿米巴原虫和抗厌氧菌的作用。对脆弱类杆菌尤为敏感。临床主要用于治疗厌氧菌引起的口腔、腹腔、女性生殖器、下呼吸道、骨和关节等部位的感染。对幽门螺杆菌感染的消化性溃疡以及四环素耐药的艰难梭菌所致的假膜性肠炎有特殊疗效。不良反应有胃肠不适、白细胞减少、双硫醒样反应、致畸。

24.3　抗菌药物应用的基本原则

24.3.1　基本原则

(1) 严格掌握抗菌药物应用指征，避免滥用。

(2) 根据病原菌和药敏试验结果选用抗菌药物。

(3) 根据药物的抗菌作用特点和药代动力学特点选择药物。

(4) 制订适当的给药方案，包括药物的选择、剂量、给药次数、给药途径和疗程的确定，以及必要时采取联合用药。

(5) 重视综合性治疗措施。

(6) 加强对常见感染性疾病的病原菌及其耐药性变迁的监督。

(7) 对抗菌药物的使用实行分级管理制度。

24.3.2　不同生理、病理状态下抗菌药物的应用

1. 新生儿

新生儿具有体内酶系发育不完全、血浆蛋白结合药物的能力较弱、肾小球滤过率较低、细胞外液容量大、免疫功能低下等特点。因此与成年人相比，药物在新生儿体内蛋白结合率低，分布容积大，消除慢而半衰期长。故药物用量比按体重计算者略高；给药间期比成人长；毒性较大的药物，主要经肾排泄的药物应尽量避免应用；出生 30d 期间，随着新生儿机体发育日臻完善，宜按日龄而调整剂量或给药间期。氯霉素、磺胺药、氨基糖苷类、万古霉素、多粘菌素类、四环素等应尽量避免应用，氟喹诺酮类不宜使用。

2. 儿童

尽量避免应用氨基糖苷类和万古霉素类抗生素，因有明显的耳毒性和肾毒性。临床有明确应用指征又无其他选择时，应有严密的监测和个体化方案。四环素类可导致牙齿黄染及牙

釉质发育不良,不可用于 8 岁以下小儿;喹诺酮类抗菌药对骨骼发育可能有不良影响,避免用于 18 岁以下未成年人。

3. 老年人

老年人对药物的吸收、分布和消除均有所改变。由于血浆蛋白减少,肝肾功能减退,致血药浓度偏高,半衰期延长,容易发生中毒。同时老年人由于免疫功能下降,感染机会增多,临床症状不典型,病情迁延难愈。故老年人应用抗菌药物应注意:① 选用杀菌药物;② 选用毒性低的药物如 β-内酰胺类,而且用量宜偏小,并根据肾功能情况给予调整;③ 尽量避免使用毒性大的抗菌药物,特别是肾毒性较强的氨基糖苷类、万古霉素等,必须用时应定期监测血药浓度。

4. 孕妇

孕妇接受抗菌药物治疗必须考虑对母体和胎儿两方面的影响。一般而言,孕妇由于分布容积增大和血流增速,肝肾清除加快,妊娠期间用药量应略高于常用量;妊娠期间肝脏负荷增加,容易遭受药物的损伤,如四环素类较大量静滴易引起肝脂肪变性,依托红霉素可导致丙氨酸氨基转移酶升高或胆汁淤积性黄疸;抗菌药物还可能进入胎儿体内造成胎儿毒性,因此妊娠期间宜选用毒性低,无致畸作用的药物如 β-内酰胺类、大环内酯类(红霉素酯化物除外)、磷霉素等。四环素类、磺胺类、TMP、乙胺嘧啶、甲硝唑、利福平、金刚烷胺等有致畸作用,妊娠期须禁用。

5. 哺乳期

避免选用乳汁浓度高及毒性大的药物如氨基糖苷类、喹诺酮类、四环素类、氯霉素、磺胺药等,用药期间暂停哺乳。

6. 肾功能减退

患者伴有肾功能减退时应考虑:① 药动学特征的改变,如主要以原形经肾排泄的药物容易出现蓄积,水肿致分布容积增大等;② 药物及代谢产物的毒性;③ 肾功能减退的程度以及抗菌药物对肾脏的毒性。通常应避免使用主要经肾排泄而且对肾脏有损害的两性霉素 B、万古霉素、环丝氨酸、氟胞嘧啶、氨基糖苷类和多粘菌素类等抗菌药。必须应用时,可根据肾功能减退的程度调整给药剂量或延长给药间隔时间,最好监测血药浓度。

7. 肝功能减退

患者伴有肝功能减退时应考虑:① 肝功能减退对该类药物的药动学影响;② 肝病时该类药物发生毒性反应的可能性。肝功能严重受损时,对在肝脏代谢而由肾脏排泄的 β-内酰胺类(哌拉西林,头孢哌酮等)、喹诺酮类、克林霉素、林可霉素等应减量慎用,对红霉素酯化物、氨苄西林酯化物、氯霉素、四环素类、磺胺类、利福平、异烟肼、两性霉素 B、酮康唑和咪康唑等应尽量避免使用。

24.3.3 联合用药

联合采用抗菌药物必须有明确的指征,如病因未明的严重感染、单一抗菌药物不能控制的严重感染、免疫缺陷者伴发严重感染、多种细菌引起的混合感染、较长期用药有可能产生耐药者、联合用药后毒性较强的药物用量可以减少者、可以肯定获得协同作用者等。

抗菌药物联合应用可能获得的结果分为四种:无关,相加,协同和拮抗。目前将抗菌药物分为四大类:第一类为繁殖期杀菌剂(Ⅰ),如青霉素类和头孢菌素类等;第二类为静止期杀菌剂(Ⅱ),如氨基糖苷类、喹诺酮类和多粘菌素类等;第三类为速效抑菌剂(Ⅲ),如四环素类、大环内酯类和氯霉素等;第四类为慢效抑菌剂(Ⅳ),如磺胺类等。第一类和第二类合用常可获得协同作用,乃由于细菌细胞壁的完整性被破坏后,第二类药物易于进入细胞内作用于靶位所致。第三类药物可迅速阻断细菌细胞的蛋白质合成,使细菌基本处于静止状态,因此与第一类合用时有导致后者活性减弱的可能。第三类与第二类合用可获得相加或协同作用。第三类和第四类合同常可获得相加作用。第四类与第三类不同,对第一类的抗菌活性无重要影响,合用后有时可产生相加作用。

临床比较常用的联合应用包括:① TMP 与磺胺药合用;② β-内酰胺类与氨基糖苷类合用;③ 美西林与其他 β-内酰胺类合用;④ 两性霉素 B 与氟胞嘧啶合用;⑤ β-内酰胺类与β-内酰胺酶抑制剂合用;⑥ 抗结核药物联合应用等。

24.3.4　耐药性

细菌的耐药性(resistance)分为天然耐药性与获得耐药性两种。天然耐药性是药物由于作用机制的限制而对一部分细菌不能产生抗菌作用;获得耐药性是细菌通过某种方式而获得耐药基因,从而对抗菌药物产生耐药性。使用抗菌药是形成获得耐药性的重要原因之一,也是抗菌药物临床应用中的一个严重问题。

1. 细菌耐药性机制

(1)产生灭活酶或钝化酶:如 β-内酰胺酶、氨基糖苷类钝化酶、氯霉素乙酰转移酶、红霉素酯化酶等。

(2)降低细胞壁/膜的通透性:如铜绿假单胞菌某些菌株失去其外膜上的特异通道——孔蛋白 OprD 后可导致对亚胺培南耐药;细胞膜通透性下降使四环素类、氯霉素、磺胺类和某些氨基苷类难以进入细胞内。

(3)改变靶部位:如细菌核糖体 30S 亚基变异导致对链霉素的亲和力降低而耐药;金黄色葡萄球菌 PBP 转变为 PBP$_{2a}$导致对 β-内酰胺类耐药;肠杆菌科细菌和铜绿假单胞菌 DNA 螺旋酶改变导致对喹诺酮类耐药。

(4)药物主动外排系统(active efflux system):如氯霉素、红霉素和喹诺酮类的耐药菌株中存在抗生素泵出系统。

(5)改变代谢途径:如细菌改变叶酸代谢途径而对磺胺类耐药。

2. 常见致病菌及其耐药性变迁

(1)肺炎链球菌:耐青霉素肺炎链球菌(PRP)目前较少,但呈增加趋势,且已出现高度耐药和多重耐药菌株,对大多数抗生素耐药,仅对头孢曲松(头孢三嗪)、头孢噻肟及万古霉素低度敏感。

(2)凝固酶阳性葡萄球菌:即金黄色葡萄球菌,对青霉素耐药率极高,并出现耐甲氧西林金黄色葡萄球菌(MRSA),显示多重耐药,对万古霉素仍然敏感,也已发现敏感性下降的 MRSA。

(3)凝固酶阴性葡萄球菌:如表皮葡萄球菌、溶血葡萄球菌等,在 ICU、免疫抑制患者和植入器材的患者中感染增加。对甲氧西林和苯唑西林耐药很常见,特别是表皮葡萄球菌、溶血葡萄球菌与 MRSA 一样也表现为多重耐药,且已有耐万古霉素的表皮葡萄球菌。

(4)肠球菌:感染率和耐药率均升高。对万古霉素耐药的情况也已很常见,而耐万古霉素的肠球菌(VRE)几乎耐所有的抗生素,仅有 20%～30% 的 VRE 对壁霉素敏感。

(5)产超广谱 β-内酰胺酶(ESBL)的 G⁻菌:G⁻菌产生的 ESBL,常见于肺炎克雷伯菌、产酸克雷伯菌、大肠埃希菌及其他肠杆菌科菌属。由质粒介导,可水解所有第三代头孢菌素和氨曲南,且常常携带多重耐药基因,对其他大多数抗生素(包括第四代头孢菌素)均耐药。目前可能敏感的抗生素有亚胺培南、美罗培南、头孢美唑、头孢西丁、头孢替坦、β-内酰胺类/β-内酰胺酶抑制剂及氟喹喏酮类等。

(6) 产染色体介导 I 型酶的 G⁻菌(AmpC 阳性株):如肠杆菌属(阴沟肠杆菌等)、弗劳地枸橼酸杆菌、摩根摩根菌、粘质沙雷菌等。铜绿假单胞菌亦可产生此类酶。对几乎所有β-内酰胺类抗生素(包括第三代头孢菌素和β-内酰胺类/β-内酰胺酶抑制剂)耐药,并且常常对氨基糖苷类和喹喏酮类耐药,仅对亚胺培南、美罗培南及第四代头孢菌素(头孢吡肟和头孢匹罗)敏感。

(7) 假单胞菌属:氨基糖苷类中仅阿米卡星相对敏感,环丙沙星的耐药已达 23% 以上。头孢他啶与亚胺培南目前仍是抗铜绿假单胞菌的最强药物,但耐药率已在 10% 左右。

24.3.5 分级管理

根据抗菌药物特点、临床疗效、细菌耐药、不良反应以及价格等因素,将抗菌药物分为非限制使用、限制使用与特殊使用三类进行分级管理。

① 非限制使用:经临床长期应用证明安全、有效,对细菌耐药性影响较小,价格相对较低的抗菌药物。

② 限制使用:与非限制使用抗菌药物相比较,这类药物在疗效、安全性、对细菌耐药性影响、药品价格等某方面存在局限性,不宜作为非限制药物使用。

③ 特殊使用:不良反应明显,不宜随意使用或临床需要备加保护以免细菌过快产生耐药而导致严重后果的抗菌药物;新上市的抗菌药物;其疗效或安全性任何一方面的临床资料尚较少,或并不优于现用药物者;药品价格昂贵。

一般对轻度与局部感染患者应首先选用非限制使用抗菌药物进行治疗;严重感染、免疫功能低下者合并感染或病原菌只对限制使用抗菌药物敏感时,可选用限制使用抗菌药物治疗;特殊使用抗菌药物的选用应从严控制。

24.4 常见感染性疾病的治疗

24.4.1 急性上呼吸道感染

急性上呼吸道感染是指病毒或细菌引起的鼻腔、咽或喉部急性炎症。病毒感染占 70%～80%,在健康成年人多由腺病毒或流感病毒引起,儿童则以呼吸道合胞病毒或副流感病毒为多见,常继发细菌感染;少数有细菌直接感染所致。常见的感染菌包括诱血性链球菌、流感杆菌、肺炎球菌、肺炎支原体、肺炎衣原体、葡萄球菌等,偶见其他 G⁻杆菌。一般上呼吸道感染不做病原体检查。

单纯病毒感染一般以对症处理为主,不用抗菌治疗,抗病毒药物的使用也不普遍。继发细菌性感染,体温超过 39℃时,应及时使用抗菌药物。经验治疗常应用β-内酰胺类(青霉素、阿莫西林、头孢拉定)、喹诺酮类(氧氟沙星、环丙沙星)、大环内酯类(红霉素、螺旋霉素)等口服。

24.4.2 肺炎

肺炎是由病原微生物或其他因素引起的肺实质性炎症,其中细菌性肺炎在我国成人肺炎中占 80%。常见的病原菌包括:① G⁺ 菌:肺炎链球菌、金黄色葡萄球菌、A 组溶链菌等;② G⁻ 杆菌:肺炎克雷伯菌、铜绿假单胞菌、大肠埃希菌、变形杆菌、军团杆菌、流感嗜血杆菌等;③ 厌氧菌:棒状杆菌、梭状杆菌等;④ 非典型病原体:嗜肺军团菌、肺炎支原体、肺炎衣原体等。院外感染以肺炎球菌为主,其次为流感杆菌以及肺炎支原体、肺炎衣原体、金黄色葡萄球菌等。院内感染中 G⁻ 杆菌如铜绿假单胞菌、肺炎杆菌、大肠杆菌、肠杆菌属等占相当比例,其他尚有耐青霉素及耐甲氧西林金黄色葡萄球菌、表皮葡萄球菌、肠球菌属、肺炎球菌等。

1. 肺炎球菌肺炎

首选青霉素 G,成年轻症患者 80 万 U 肌注,每日 2 次。稍重者每日 240 万~480 万 U,分次静滴。过敏者可用红霉素、克林霉素或氧氟沙星。耐药者可用第 1 代头孢菌素类,如头孢唑林、头孢拉定等。高度耐药可用万古霉素,1.0~2.0g/d,分 1~2 次静滴。

2. 葡萄球菌肺炎

主要病原菌为金黄色葡萄球菌和表皮葡萄球菌。金黄色葡萄球菌对青霉素敏感者可用大剂量青霉素 G,每日 1000 万~2000 万 U 静滴。耐药者可用耐酶青霉素或头孢菌素类,青霉素过敏者可用红霉素、克林霉素、氨基糖苷类和喹诺酮类等。MRSA 宜选用万古霉素,1.0~2.0g/d,静滴。表皮葡萄球菌肺炎宜用万古霉素。

3. 肺炎克雷伯杆菌肺炎

多采用头孢菌素类和氨基糖苷类合用,喹诺酮类也有较好疗效,耐药菌感染可用第 3 代头孢菌素、亚胺培南和氨曲南等。疗程通常为 3~4 周。

4. 其他 G⁻ 杆菌肺炎

通常经验性治疗采用氨基糖苷类联用广谱青霉素、喹诺酮类、头孢菌素类、亚胺培南、氨曲南等或头孢菌素类联用喹诺酮类。对铜绿假单胞菌肺炎,首选哌拉西林,每日 4.0~6.0g,肌注,或每日 6.0~16.0g,静滴。对流感嗜血杆菌肺炎,宜用第 2~3 代头孢菌素。

5. 军团菌肺炎

首选大环内酯类,轻症患者口服红霉素每日 1~2g,或克拉霉素每日 0.75g,或罗红霉素每日 0.3g。重症可用红霉素静滴,每日 1.0~2.0g,可联用利福平。喹诺酮类氧氟沙星、环丙沙星口服或静滴也有较好疗效。

6. 肺炎支原体肺炎

肺炎支原体肺炎是指肺炎支原体引起的急性呼吸道感染伴肺炎,大多为自限性。重者可选用选大环内酯类(红霉素、罗红霉素、克拉霉素、阿齐霉素等)或四环素类治疗,喹诺酮类也有较好疗效。红霉素口服剂量儿童为 20~40mg/(kg·d);成人 0.75~1.5g/d,分 3~4 次服用。罗红霉素儿童剂量为 2.5~5mg/d;成人 300mg/d,1 次或分 2 次口服。四环素 2.0g/d。治疗须持续 2~3 周,以免复发。

7. 衣原体肺炎

衣原体肺炎由鹦鹉热衣原体或肺炎衣原体引起,四环素或红霉素治疗有效。四环素治疗鹦鹉热衣原体肺炎,2~3g/d,分 4~6 次口服,退热后持续用药至少 7d 以上。红霉素治疗肺炎衣原体肺炎,2g/d,分 4 次口服,一疗程为 10~21d。其他有效的药物包括罗红霉、克拉霉素、阿齐霉素和氧氟沙星等。

24.4.3　脑膜炎

细菌性脑膜炎是严重的中枢神经系统感染性疾病,在儿科疾病中病死率高且常留有神经系统后遗症,应强调早诊早治的重要性。常见的致病菌包括:①新生儿:大肠杆菌、B 组溶链菌、沙门菌属、李斯德菌属;②婴幼儿:流感杆菌、脑膜炎球菌、肺炎球菌;③成人:肺炎球菌、脑膜炎球菌、金黄色葡萄球菌、肠杆菌科细菌或铜绿假单胞菌;④其他:厌氧菌、表皮葡萄球菌和结核杆菌等。

细菌性脑膜炎治疗的关键是尽快检出病原菌,并进行药敏试验,以指导选药。通常宜选用具有杀菌作用并易透过血脑屏障的药物。

1. 流脑

由脑膜炎球菌引起的化脓性脑膜炎。青霉素首选,成人剂量为 800 万～1200 万 U/(kg·d),儿童为 20 万 U/(kg·d),每 4～6h 静滴或静注。其他有效的药物包括:磺胺嘧啶、氯霉素、头孢噻肟、头孢曲松等。

2. 肺炎球菌脑膜炎

宜用大剂量青霉素,成人剂量为 1200 万～2000 万 U/(kg·d),儿童为 20 万～40 万 U/(kg·d),分次静滴,待症状好转,脑脊液接近正常后,成人剂量可改为 800 万 U/(kg·d),疗程在 2 周以上。也可选用氨苄西林或氯霉素,高度耐药者可用头孢曲松或万古霉素。

3. 流感杆菌脑膜炎

绝大部分由 B 组流感杆菌引起,7～12 个月婴儿最易发生,5 岁以后很少发病。首选氨苄西林 150～200mg/(kg·d);或氯霉素 50～75mg/(kg·d)[新生儿应减为 25mg/(kg·d)],疗程不少于 10～14d。耐药者可用头孢呋辛、拉氧头孢、头孢噻肟和头孢曲松等。

4. 金黄色葡萄球菌脑膜炎

一般见于新生儿或免疫力低下的患者,病死率较高。宜选用苯唑西林,成人 8～12g/d,儿童 150～200mg/(kg·d),分次静滴。也可用氯唑西林。青霉素过敏或耐甲氧西林菌株可用万古霉素,成人 2g/d,儿童 50mg/(kg·d),分次静滴。万古霉素不易通过血脑屏障,通常联用利福平或磷霉素,也有配合庆大霉素鞘内注射。

5. G⁻杆菌脑膜炎

病原菌多为大肠杆菌、变形杆菌、克雷伯杆菌、肺炎杆菌和铜绿假单胞菌等。由于 G^- 杆菌常对多种抗菌药物耐药,应结合细菌培养和药敏试验的结果来选用药物。一般可供选择的药物有① 氨基糖苷类:庆大霉素 5mg/(kg·d)、妥布霉素 5mg/(kg·d)、阿米卡星 20mg/(kg·d)。② 哌拉西林 12～16g/d。③ 头孢菌素类:头孢噻肟 4～8g/d,头孢他定 4～6g/d,头孢曲松 2～3g/d。以上均为成人剂量,分次静脉给药。常用的治疗方案是哌拉西林与氨基糖苷类合用或单独应用第 3 代头孢菌素类。

24.4.4　心内膜炎

原发性细菌性心内膜炎常见的致病菌为草绿色链球菌、粪肠球菌和金黄色葡萄球菌等,继发性以金黄色葡萄球菌,表皮葡萄球菌,需氧 G^- 杆菌为多见。治疗的关键是杀灭心内膜或心瓣膜赘生物中被纤维蛋白和血栓等所掩盖的病原菌,因此一般应选择较大剂量的 β-内酰胺类和氨基糖苷类等杀菌药物,疗程亦要足够长,一般需 4～6 周,以避免复发。

1. 草绿色链球菌心内膜炎

大剂量青霉素与庆大霉素联用,青霉素过敏者根据具体情况可改用红霉素、万古霉素或第 1 代头孢菌素。注意青霉素严重过敏者如过敏性休克,忌用头孢菌素类。

青霉素 1000 万～2000 万 U/d,分 4～6 次;庆大霉素 1mg/kg,q8h。

2. 肠球菌心内膜炎

肠球菌心内膜炎对青霉素 G 敏感性较差,剂量需达 2000 万～3000 万 U/d。因而一般首选氨苄西林与庆大霉素联用。过敏或耐药者可用万古霉素。

氨苄西林 12～16g/d,分 4～6 次;万古霉素 2g/d,分 2 次;去甲万古霉素 1.6g/d,分 2 次。

3. 金黄色葡萄球菌心内膜炎

金黄色葡萄球菌若非产酶株,仍对青霉素 G 敏感,可用青霉素 1000 万～2000 万 U/d 和庆大霉素合用;产酶株首选耐酶青霉素类或第 1 代头孢菌素与氨基糖苷类合用。如为耐甲氧西林菌株,应选用万古霉素联用磷霉素或利福平,必要时初 2 周与氨基糖苷类合用;也有用替考拉宁代替万古霉素。

磷霉素 16～20g/d,分 2～4 次。

4. 表皮葡萄球菌心内膜炎

多为耐药菌株,应选用万古霉素联用磷霉素或利福平,必要时初 2 周与氨基糖苷类合用。

5. G⁻杆菌心内膜炎

常见致病菌为肠杆菌科或铜绿假单孢菌,首选哌拉西林与氨基糖苷类合用,也可根据药敏选用第 3 代头孢菌素类。

哌拉西林 16g/d,分 3～4 次;头孢哌酮 4～8g/d;头孢噻肟 6～12g/d;头孢曲松 2～4g/d;头孢他啶 6g/d。

24.4.5　伤寒与伤寒带菌者

伤寒杆菌对氯霉素、复方 SMZ-TMP 和氨苄西林的耐药率日益增加,目前首选的药物为氟喹诺酮类,如氧氟沙星 300mg 每日 2 次口服或 200mg 每 8～12h 静脉滴注;环丙沙星 500mg 每日 2 次口服等。疗程为 14d。此类药物可能影响骨骼发育,患儿、孕妇、哺乳期妇女等慎用。第 3 代头孢菌素头孢噻肟、头孢曲松等对伤寒杆菌有较强的抗菌活性,毒性小,适用于患儿、孕妇、哺乳期妇女以及氯霉素耐药者。

24.4.6　败血症

败血症是指病原菌及其毒素侵入血液,并引起严重的全身性炎症反应综合征。常见的临床症状有高热、寒战、心动过速、呼吸急促、皮疹和神志改变等,严重者可引起休克、弥散性血管内凝血(DIC)和多器官功能衰竭。常见的病原菌院内感染者以葡萄球菌属、克雷伯菌属、沙雷菌属、肠杆菌属、不动杆菌属、黄杆菌属和肠球菌属等需氧菌为主;院外感染者以大肠杆菌,肺炎杆菌、沙门菌属、变形杆菌属、肺炎球菌及各型链球菌为主。败血症属全身性严重感染,起病急,病情危重,致病菌的耐药程度高,病死率可达 20%～50%。因此临床诊断一旦确立就要及时进行经验治疗,以后再根据病原学种类和药敏试验结果调整给药方案。

1. 病原菌不能确定时

通常选用广谱青霉素(哌拉西林、替卡西林)或第三代头孢菌素合用氨基糖苷类。

2. 葡萄球菌败血症

首选苯唑西林或氯唑西林,也可用头孢噻吩或头孢唑啉,其他可选用的药物还有红霉素、林可霉素、磷霉素与氨基糖苷类合用。对耐甲氧西林菌株首选去甲万古霉素或万古霉素与磷霉素联合,其他可选用的药物有替考拉宁、夫西地酸(fusidic acid)、氨基糖苷类等。

3. G⁻杆菌败血症

大肠杆菌败血症可选用哌拉西林、氨苄西林等与氨基糖苷联用;肺炎杆菌宜选用头孢菌素类如头孢唑啉、头孢呋辛、头孢噻肟等,必要时与氨基糖苷类联用;其他肠杆菌科细菌耐药率高,如阴沟杆菌、产气杆菌、枸橼酸杆菌等,往往对第3代头孢菌素类亦耐药,可选用氟喹诺酮类静脉用药,也可用第4代头孢菌素类、碳青霉烯类等,必要时联用氨基糖苷类。

(周红宇)

【复习思考题】

1. 简述抗菌药物联合应用的原则。
2. 简述头孢菌素类、氨基糖苷类抗生素和喹诺酮类药物的特点。
3. 简述呼吸道感染常见的致病菌及其耐药性变迁情况,肺炎的药物治疗。

第 25 章

抗病毒药与抗真菌药
的临床应用

➡ **本章要点**

1. 抗病毒药物的分类、药理学特点与临床应用。
2. 治疗深部真菌感染的药物的药理学特点及不良反应。
3. 治疗艾滋病药物的药理学特点及注意事项。

25.1 抗病毒药

当前病毒性传染病居传染病之首,不少病毒危害极大,我国及亚非各地乙型肝炎病毒表面抗原阳性率高达 10％～20％,艾滋病正在包括我国在内的许多国家成倍增长,病毒性感染发病率高,传播快,缺乏特异治疗药物,并不断出现新的疾病,如严重急性呼吸综合征(SARS)、高致病性禽流感等。以下将根据临床用途分别介绍常用的抗病毒药物。

25.1.1 抗流感病毒及呼吸道病毒药物

金刚烷胺和金刚乙胺

金刚烷胺(amantadine)和金刚乙胺(rimantadine)能特异性地抑制甲型流感病毒穿膜蛋白 M_2 离子通道来抑制病毒复制,对甲型流感病毒有抑制作用。金刚乙胺对甲型流感病毒的作用优于金刚烷胺,抗病毒谱也较广。金刚烷胺尚具有抗震颤麻痹作用。两药预防成人及儿童甲型流感效果达 70％～90％的保护率,可作为流感流行期间高危人群的预防用药。对轻症流感在发病后 24～48h 内服用可降低热度,减轻症状,缩短病程,有治疗效果。常见的不良反应有厌食、恶心、焦虑、失眠、注意力分散及头痛。

磷酸奥司它韦

奥司它韦(oseltamivir phosphate,Tamiflu,达菲)为神经氨酸酶抑制剂的乙酯前体药,口服吸收迅速,很快被肝脏和肠道酯酶转化成活性化合物奥司它韦羧酸。后者通过与神经氨酸酶的疏水部分结合,改变病毒复制所必需的酶活性位点结构,因而抑制了新生的流感病毒颗粒从受染细胞释出,从而阻止流感病毒的复制。本药适用于甲型和乙型流感病毒(包括各种亚型)患者的治疗和预防。用于治疗流感时,应在出现流感症状 2d(最好在 24h)内开始用药;用于预防流感时,应在与患者密切接触后或处于流行性感冒暴发的群体中 2d 内开始用药。本药耐受性良好,主要有一过性恶心和呕吐,常发生于首次用药,多数人继续服药 12d 后消失。其他不良反应还有失眠、头痛、腹泻、头晕、疲乏、鼻塞、咽痛及咳嗽。

25.1.2 抗疱疹病毒药物

阿昔洛韦和伐昔洛韦

【体内过程】

阿昔洛韦(acyclovir,ACV)口服生物利用度 10%~20%,药物能广泛分布至各组织与体液中,蛋白结合率低,主要经肾脏排泄,消除半衰期为 2.9h。

伐昔洛韦(valacyclovir,VCV)是阿昔洛韦的 L-缬氨酸醋,阿昔洛韦为其抗病毒活性成分。本药水溶性好,生物利用度为 65%,口服吸收后在肝内迅速水解成阿昔洛韦。

【药理作用及作用机制】

药物对单纯疱疹病毒(HSV)Ⅰ型和Ⅱ型作用最强,对带状疱疹病毒(VZV)的作用则较弱,对 EB 病毒有一定作用,仅高浓度时对巨细胞病毒(CMV)才具抑制作用。

药物进入被 HSV 感染的细胞后,被病毒编码的特异性胸苷激酶(TK 酶)迅速转化为 ACV-AMP,再经细胞激酶的作用变为 ACV-ADP 和 ACV-ATP,竞争 DNA 聚合酶,抑制病毒 DNA 的合成。药物还可在 DNA 聚合酶的作用下,与增长的 DNA 链结合,引起 DNA 链的延伸中断。由于本药对病毒的特殊亲和力,对正常的宿主细胞则很少引起代谢改变,细胞毒性低。

【临床应用】

适用于 HSV、VZV 感染、免疫缺陷者水痘的治疗,并可用于防止免疫损伤及免疫抑制治疗的患者如艾滋病、器官移植患者的病毒感染。

【不良反应及注意事项】

阿昔洛韦不良反应少,常见发热、头痛、皮疹等,停药后迅速消失;口服可能引起恶心、呕吐、腹泻等。偶见急性肾功能不全、血尿等。

伐昔洛韦有轻度胃肠道症状,如胃部不适、食欲减退、恶心、呕吐、腹痛、腹泻、便秘等。其他药物不良反应少见。

泛昔洛韦和贲昔洛韦

泛昔洛韦(famciclovir,FCV)为贲昔洛韦(penciclovir,PCV)前药,可以口服,进入人体后转变为贲昔洛韦。后者在细胞内迅速形成三磷酸盐,竞争性抑制疱疹病毒 DNA 多聚酶,抑制病毒 DNA 的合成,从而具有抗病毒作用。主要用于治疗无合并症的带状疱疹,可以加快伤口愈合,缩短疱疹性神经痛病程;同时也是目前最有效的治疗生殖器疱疹的药物,不良反应较小。

贲昔洛韦是泛昔洛韦的活性代谢物,口服难以吸收,多为外用,主要用于治疗成人复发性口唇单纯疱疹。

25.1.3　抗巨细胞病毒药物

更昔洛韦和缬更昔洛韦

更昔洛韦(ganciclovir,GCV)和缬更昔洛韦(valganciclovir,VGCV)的抗病毒作用与阿昔洛韦相似,但作用更强,尤其对艾滋病患者的巨细胞病毒有强大的抑制作用。更昔洛韦是美国 FDA 批准的第一个治疗 CMV 感染的药物,也是首选药,但毒性大。常见的不良反应有:骨髓抑制作用、中枢神经系统症状、皮疹、药热、肝功能异常、恶心、呕吐等。

缬更昔洛韦是更昔洛韦的前体药物。本品口服吸收后在体内被迅速水解为活性原药更昔洛韦发挥疗效,生物利用度提高,用于 CMV 视网膜炎的治疗。

膦甲酸钠

膦甲酸钠(foscarnet,PFA)可与病毒的 RNA 多聚酶的焦磷酸盐解离部位结合,抑制病毒复制。本品对水痘疱疹病毒、甲型流感、乙型肝炎、CMV、HIV 等病毒均有抑制作用;对许多耐更昔洛韦的 CMV 毒株和耐阿昔洛韦的单纯疱疹和带状病毒株仍具抑制作用。膦甲酸钠口服吸收差,须静脉给药。主要用于免疫缺陷者(如艾滋病患者)发生的 CMV 视网膜炎的治疗,以及预防器官移植及免疫功能低下患者的 CMV 感染,也可用于治疗对阿昔洛韦耐药的 HSV 或 VZV 皮肤黏膜感染。肾毒性是本品最主要的不良反应,患者可出现轻度蛋白尿、氮质血症,也可能出现急性肾小管坏死、结晶尿、间质性肾炎,禁用于严重肾功不全者。本品抑制骨髓的程度通常较更昔洛韦轻,神经系统表现为头痛、震颤、易激惹、幻觉、抽搐等,发生率约 10%;其他不良反应尚有发热、恶心、呕吐、肝功能异常等。

西多福韦

西多福韦(cidofovir,HPMPC)为胞苷酸衍生物,在体内由细胞核苷酸激酶转化为 HPMPC 二磷酸,抑制病毒 DNA 合成。对 CMV 有很强的抑制作用,对其他疱疹病毒、人乳头瘤状病毒和腺病毒等也有很强的抑制作用。本品仅适用于艾滋病患者并发的 CMV 视网膜炎。静脉给药。与膦甲酸、更昔洛韦、阿昔洛韦或齐多夫定合用有协同或相加作用。本品副作用主要为肾毒性,此外可有代谢性酸中毒、发热、头痛、食欲减退、恶心、呕吐、腹泻、皮疹、贫血、AST 和 ALT 增高等。

福米韦生

福米韦生(fomivirsen,ISIS2922)于 1998 年在美国上市,是世界上第一个被批准的反义寡核苷酸药物,CMV 复制抑制剂。在细胞内与病毒 mRNA 结合,抑制基因表达,还可抑制病毒吸附。用于治疗艾滋病患者 CMV 视网膜炎,局部治疗新确诊的或对其他疗法无效或不适用的晚期 CMV 视网膜炎,24 周内接受过西多福韦治疗的患者不应使用本品。副反应有暂时眼内压增高、可逆性眼内炎、白内障、玻璃体炎、葡萄膜及罕见视网膜脱离。

25.1.4 抗肝炎病毒药物

干 扰 素

干扰素(interferon,IFN)是机体细胞在病毒感染或其他诱生剂刺激下产生的一组分泌性糖蛋白的细胞因子,它有 α、β、γ 三种,分别由人体白细胞、纤维母细胞和致敏淋巴细胞产生。干扰素具有抗病毒、免疫调节及抗增殖等作用。目前使用的是基因工程制得的干扰素,如 γIFNα-2b(干扰能,intron-A)、γIFNα-2a(罗荛愫,roferon)等。最近将 IFNα 与聚乙二醇(Peg)复合,制备成 Peg 化干扰素(Peg-IFN),使 IFN 在循环内停留时间明显延长,以提高抗病毒的效果。

【体内过程】

干扰素口服后一般被蛋白酶分解,肌肉注射、皮下注射时,其在体内的维持时间及水平比静脉注射长而高。IFN 不能通过血脑屏障及胎盘,仅少量由尿排出。Peg-IFN 有两种,Peg-IFNα-2a 和 Peg-IFNα-2b,它们的 $t_{1/2}$ 分别长达 70～90h 和 36～40h,仅需每周注射 1 次,可达到明显疗效。

【药理作用及作用机制】

IFN 对病毒无直接灭活作用,亦不直接进入宿主细胞抑制病毒,而是通过作用于细胞表面 IFN 特异受体,通过信号传递系统,使细胞发生一系列变化,诱导抗病毒蛋白产生,通过阻止病毒进入宿主细胞、阻止其脱壳、mRNA 的合成或甲基化、阻止病毒蛋白的翻译或病毒装配和释放等作用而抑制生长繁殖。IFN 可诱导前 NK 细胞迅速转化为成熟的 NK 细胞,发挥非特异抗病毒作用。IFN 还可增强 T 细胞破坏已感染的肝细胞,但 IFN 亦可产生一些全身症状和由免疫反应引起的组织损伤。IFNα 与 IFNβ 作用于同一受体,而 IFNγ 作用于不同的受体。

【临床应用】

α 干扰素的抗病毒作用最强,当乙型肝炎病毒和丙型肝炎病毒患者病毒复制的时候,该药可发挥抗病毒作用,是国际公认的治疗慢性肝炎疗效较好的药物,推荐剂量为 IFNα5～10MIU,每周 3 次,肌肉注射,4～6 月。治疗后有 1/3 患者 HBV DNA 及 HBeAg 可持续清除,并伴有临床、生化和肝组织学改善,1/10 患者 HBsAg 消失。近年国内外报道,IFNα 治疗慢性乙肝有远期持续效应,平均随访 5～7 年,HBV 清除率可达 50%～70% 以上。HBV 基因型影响 IFN 的治疗效应,东方人及免疫抑制患者治疗反应不佳。

1991 年 FDA 批准 IFNα-2b 治疗丙肝,亦获得一定疗效。对丙型肝炎的推荐剂量为 IFNα3～5MIU,每周 3 次,6～12 月。约 20% 的患者有持续疗效,HCV RNA 在检测水平以下,血清 ALT 正常,15% 停止治疗后复发,65% 无反应。在应用 α 干扰素治疗丙型肝炎病毒患者时,有相当部分患者出现 α 干扰素抵抗现象,对 α 干扰素抵抗的丙型肝炎病毒患者,临床上进行再治疗困难很大。有人用 α 干扰素、利巴韦林(RBV)、金刚烷胺联合治疗方案能够逆转 α 干扰素的抵抗状态。目前干扰素 α-2b 和 RBV 的复合制剂已上市,商品名为 Rebetron。

临床研究显示,每周 1 次 Peg-IFNα-2a 治疗 24 周,随访 24 周时的 HBeAg 血清学转换率高于普通 IFNα。PEG－IFN＋RBV 与 IFN＋RBV 对 HCV 清除的动力学反应相差悬殊,前者效果明显优于后者。

【不良反应及注意事项】

肌肉或皮下注射干扰素可发生类似感冒症状,特别是开始用药的第 1 周,注射部位红斑、痛及硬结,全身反应有发热、不适、关节痛、恶心、呕吐、毛发脱落、过敏反应、白细胞或血小板减少等。副作用的出现与干扰素的类型及用量有关,停药后即可恢复。

拉米夫定

拉米夫定(lamivudine,3TC)是新一代核苷类抗病毒药,可明显抑制乙型肝炎病毒的 DNA 复制。本品口服吸收后,在外周单核细胞和肝细胞内,经磷酸激酶作用,形成具有抗病毒作用活性 $5'$-三磷酸拉米夫定。后者作为酶底物竞争性抑制剂,抑制病毒逆转录酶活性,而抑制病毒 DNA 合成。适用于成年慢性乙型肝炎患者的治疗,治疗时肝细胞炎症坏死症状有明显的改善,乙肝病毒 e 抗原的转阴率达 16%,并检测不出乙肝病毒 DNA,对干扰素治疗无效的患者也有效。本品耐受性良好,常见的有上腹不适、头晕、乏力、口干,罕有皮疹。

阿德福韦与阿德福韦酯

阿德福韦(adefovir)Ⅲ期临床研究证明有抗乙型肝炎病毒活性(包括拉米夫定耐药的慢性乙型肝炎病毒),但其口服生物利用度低,过敏反应严重。阿德福韦酯(adefovil dipivoxil)是阿德福韦的衍生物,生物利用度高于阿德福韦,在体内水解为阿德福韦而发挥抗病毒作用。阿德福韦酯具有广谱抗病毒活性,通过抑制 HBV 聚合酶(逆转录酶),吸收及渗入到病毒 DNA,中止 DNA 链的延长,从而抑制 HBV 的复制。临床试验证明,可作为拉米夫定耐药性慢性乙型肝炎的一线治疗药物。药物不良反应发生率低,一般较轻,常见者有乏力、头痛、腹泻、恶心、食欲不振等。在较大剂量时有一定肾毒性,用药过程中注意监测肾功能及乳酸酸中毒(伴肝脂肪变性的肝肿大)的症状与体征。

利巴韦林

利巴韦林(ribavirin,RBV,病毒唑、三唑核苷)为广谱抗病毒药,在体内可抑制多种 DNA 和 RNA 病毒核酸的合成,其抗病毒谱较广。利巴韦林抑制病毒复制有间接及直接作用机制,间接作用是通过免疫调节,激活 T 细胞介导的免疫反应,抑制病毒复制;直接作用是通过进入细胞后磷酸化为三氮唑核苷单磷酸,能竞争性地抑制多种细胞酶,阻断鸟苷单磷酸的合成,因而抑制多种 RNA、DNA 病毒的复制。利巴韦林对某一病毒的主要抑制机制还有待进一步研究。利巴韦林对急性甲型和丙型肝炎有一定疗效,与干扰素 α 联合用药治疗丙型肝炎,效果较单用干扰素 α 好。气雾吸入治疗呼吸道合胞病毒肺炎和支气管炎疗效好,气雾疗法也可用于治疗甲型或乙型流感病毒引起的感染性疾病。滴眼液可治疗 HSV 性角膜炎。较常见的药物不良反应有贫血、乏力等,停药后即消失。较少见的不良反应有疲倦、头痛、失眠以及食欲减退、恶心等,多见于应用大剂量者。动物实验有致畸胎或致突变作用,孕妇及婴儿禁用。

25.1.3　抗艾滋病毒药物

(一)核苷类逆转录酶抑制剂(NRTI)

NRTI 均为脱氧核苷的类似物,它们均需在细胞内经不同激酶逐步转化为活性三磷酸衍生物,才能发挥抑制逆转录酶作用,阻碍前病毒 DNA 合成。并由于在结构上 3' 缺乏羟基,当它们结合到前病毒 DNA 链的 3' 末端时,不能再进行 $5' \rightarrow 3'$ 磷酸二酯键的结合,终止了病毒 DNA 链的延长。通过上述作用机制,抑制 HIV 复制。

齐多夫定

齐多夫定(zidovudine，ZDV)为胸腺嘧啶核苷衍生物，是第一个用于治疗 HIV 感染的药物，是治疗 AIDS 的首选药。本品可口服或静滴，能通过血—脑脊液屏障和胎盘，在脑脊液内浓度可达血浆的 20%～60%，故对艾滋病患者的神经系统病变亦有效。齐多夫定应与其他抗 HIV 药物联合用于艾滋病的治疗。本品除了抗成人 HIV 感染外，能降低母婴传播的几率，但可导致贫血及嗜中性粒细胞减少。此外，可有恶心、呕吐、腹泻、乏力、肌肉酸痛、发热、头痛、头晕、麻木、皮疹等。

司他夫定

司他夫定(stavudine，d4T)作用类似于齐多夫定，常用于不能耐受齐多夫定或齐多夫定治疗无效的 HIV 感染患者，需与其他抗 HIV 药物联合应用。司他夫定主要不良反应为疼痛性周围神经病变，患者出现肢端(手与脚)麻木、针刺感，停药后症状可缓解。乳酸性酸中毒、肝大伴脂肪变性者，可能导致肝衰竭死亡；其他不良反应有腹痛、腹泻、恶心、呕吐、胰腺炎等。

去羟肌苷

去羟肌苷(didanosine，ddI)常作为严重 HIV 感染的首选药，特别适合不能耐受齐多夫定或齐多夫定治疗无效者。本品与其他抗 HIV 药物联合应用，用药后患者发生艾滋病相关并发症的时间延迟，存活期延长。去羟肌苷主要不良反应为易发生胰腺炎，故疗程中应监测血清淀粉酶；周围神经病变约见于 20%的病例，其中约 12%患者需减少剂量。此外，可有腹泻、肝炎、心肌炎及消化道和中枢神经反应。

拉米夫定

拉米夫定(lamivudine，3TC)具有抗肝炎病毒及抗 HIV 病毒作用。治疗 HIV 感染患者时，需与其他抗 HIV 药物联合应用。应注意治疗 HIV 感染时所用剂量较治疗慢性乙型肝炎的剂量大。

阿巴卡韦

阿巴卡韦(abacavir，ABC)可与其他抗逆转录病毒药联合用于 HIV-1 感染，患者用药后可见 CD$_4$ 计数增加，病毒 RNA 拷贝数下降。阿巴卡韦可引起严重的、致死性的过敏反应，表现为高热、皮疹、乏力、恶心、呕吐、腹泻、关节痛、咳嗽、气急等。多数发生在开始服药的 6 周内。一旦出现发热、皮疹等可疑过敏反应时应立即停药，并且今后不再应用本品。其他不良反应有消化道和中枢神经反应，偶见乳酸性酸中毒及可能合并脂肪变性。

（二）非核苷类逆转录酶抑制剂(NNRTI)

NNRTI 抑制 HIV-1 作用很强，但对 HIV-2 无抑制活性。它们的作用机制与 NRTI 不同，它们不需要磷酸化，直接与病毒 HIV-1 的逆转录酶催化活性位点的疏水区结合，使酶蛋白构象改变，导致酶失活，抑制病毒复制。NNRTI 对 HIV-2 逆转录酶及人类 DNA 多聚酶无活性。这类药物易产生耐药性，只需一个核苷酸变异，即可产生耐药，且对其他 NNRTIs 产生交叉耐药。

奈韦拉平

奈韦拉平(nevirapine,NVP)与其他抗 HIV-1 药物联合适用于治疗 HIV-1 感染,也可单独用于预防 HIV-1 母婴传播。奈韦拉平最常见的不良反应为皮疹和肝功能异常,可出现 Stevens-Johnson 综合征、中毒性表皮坏死溶解等严重皮疹及重症肝炎/肝衰竭。其他常见的不良反应有恶心、呕吐、腹泻、嗜睡、疲劳、发热、头痛、腹痛和肌痛。

依法韦仑

依法韦仑(efavirenz,EPV)与其他抗 HIV-1 药物联合适用于治疗 HIV-1 感染。依法韦仑耐受性一般良好,最常见的不良反应为皮疹、神经系统症状和消化道症状。

（三）蛋白酶抑制剂(PI)

HIV-1 蛋白酶为艾滋病毒复制的关键酶,它可将病毒 gag 及 pol 基因编码的多蛋白水解成功能蛋白及结构蛋白,促成子粒病毒的成熟。蛋白酶活性被抑制,使病毒 gag-pol 多蛋白前体不能裂解为功能蛋白,而形成无感染活性的病毒颗粒,因而抑制病毒复制。PI 与 NRTI 联合用药,治疗效果非常显著,但蛋白酶抑制剂毒副作用较大(脂肪代谢障碍,高脂血症等),患者依从性较差(因服药量大及服药次数多)。

沙奎那韦

沙奎那韦(saquinavir)是用于治疗 HIV 感染的第一个蛋白酶抑制剂。与其他抗 HIV 药物合用,用于治疗 HIV 感染,延长患者寿命,改善生活质量。沙奎那韦常见的不良反应为恶心、呕吐、腹泻、腹痛等消化道反应,长期应用可致脂肪代谢障碍。

利托那韦

利托那韦(ritonavir,RTV)与其他抗 HIV 药物合用,用于治疗 HIV 感染。用药后可减少 AIDS 相关并发症状的发生、降低病死率。利托那韦常见的不良反应为全身乏力、不适等全身症状、消化道症状、神经系统症状和皮疹等过敏表现。

茚地那韦

茚地那韦(indinavir,IDV)与其他抗逆转录酶药物联合用于 HIV 感染的治疗。本品须空腹服药,每日饮水＞2L,以预防肾结石。此外,可见恶心、呕吐、腹泻等消化道反应,头痛、失眠等神经症状及皮疹等过敏症状。本品不可与洛伐他汀、西伐他汀等同服,因可能导致横纹肌溶解症等肌病。

25.2　抗真菌药

近 20 年来,临床上广谱抗生素、化疗药物和免疫抑制剂大量应用,艾滋病的流行以及放射治疗和器官移植的广泛进行,真菌病尤其是深部真菌病发病率大幅上升。深部真菌感染主要侵犯内脏器官和深部组织,病死率高,但长期以来缺乏高效而安全的抗真菌药。

两性毒素 B

【体内过程】

两性毒素 B(amphotericin B)口服与肌注均难以吸收,血浆蛋白结合率约 $90\%\sim95\%$,不易透过血脑屏障。药物主要在肝脏代谢,消除缓慢,血浆半衰期约 24h。

【药理作用及作用机制】

两性毒素 B 为广谱抗真菌药。对本品敏感的真菌有新型隐球菌、白色念珠菌、芽生菌、组织胞浆菌属、球孢子菌属、孢子丝菌属、毛霉属和部分曲霉等。两性毒素 B 主要是与真菌胞膜中的麦角固醇结合,损伤膜的通透性,致细胞内重要物质外漏,导致真菌生长停止或死亡。

【临床应用】

本品静滴用于深部真菌感染治疗。适用于治疗深部真菌所致的败血症、心内膜炎、脑膜炎、腹腔感染、肺部感染、尿路感染和眼内炎等。在治疗真菌性脑膜炎时除静脉滴注外需合并鞘内给药,口服给药仅用于胃肠道真菌性感染。也可局部外用治疗眼科、皮肤科和妇科的真菌性感染。

【不良反应及注意事项】

静滴不良反应较多,主要有寒战、高热、头痛、恶心等,在疗程中可出现呼吸困难、血压下降、肾和肝功能损害、贫血、低血钾、心律失常、皮疹等。若事先给予解热镇痛抗炎药、抗组胺药及糖皮质激素,可减少治疗初期寒战、高热反应的发生。使用时,应注意心电图、肝肾功能及血象变化。

两性霉素 B 抗真菌谱广、抗菌活性强,是治疗深部真菌感染最有效的药物,但因毒性大而限制了其应用。近年来研制的两性霉素 B 含脂制剂,既保持了原来的高度抗菌活性,又降低了毒性。已用于临床的含脂制剂有:① 两性霉素 B 脂质复合体;② 两性霉素 B 胶质分散体;③ 两性霉素 B 脂质体。本类药物进入体内后主要被网状内皮系统吞噬,减少了在肾组织中的分布,因而其肾毒性显著减轻,临床剂量亦可因而增加。目前此类制剂限用于经两性霉素 B 常规制剂治疗无效或不能耐受常规制剂的患者。

氟胞嘧啶

氟胞嘧啶(flucytosine)对隐球菌属、念珠菌属有较高的抗菌活性,对着色真菌、少数曲霉有一定抗菌活性,对其他真菌的作用均很差。药物通过真菌细胞的渗透系统进入细胞内,转变为 5-氟尿嘧啶和 5-氟脱氧尿苷酸,抑制胸苷酸合成酶,阻断敏感真菌的核酸合成。单用本品时真菌易对之产生耐药性,故常与两性霉素 B 联合治疗敏感真菌所致的深部真菌病。不良反应为骨髓抑制,导致白细胞和血小板减少,还有恶心、呕吐、皮疹、肝大及肝功能损害等。

唑类抗真菌药

唑类(azoles)抗真菌药包括咪唑类和三唑类。咪唑类包括酮康唑(ketoconazole)、克霉唑(clotrimazole)、咪康唑(miconazole)和益康唑(econazole)等,三唑类中有氟康唑(fluconazole)、伊曲康唑(itraconazole)和伏立康唑(voriconazole)。本类药物有广谱抗真菌作用,对深部、浅部真菌病的病原菌均具抗菌活性。药物通过选择性抑制真菌的细胞 P-450 依赖性 14-α-去甲基酶,使细胞膜麦角固醇的合成受阻而发挥抗真菌作用。低浓度时抑菌,高浓度时杀菌。

酮康唑是第一个广谱口服抗真菌药,而克霉唑、益康唑、咪康唑口服吸收差,目前主要用作局部用药治疗皮肤癣菌或皮肤、黏膜念珠菌感染。三唑类抗真菌药对人体细胞色素 P450 的亲和力低,对肝药物代谢酶影响小。半衰期长,药动学特性好,抗真菌作用强、毒性低,已逐渐取代咪唑类。伊曲康唑治疗芽生菌病、组织胞浆菌病、球孢子菌病及指(趾)甲癣具良好疗效;氟康唑对隐球菌属、念珠菌属和球孢子菌属等均有作用,对多数真菌(隐球菌、粗球孢子菌和假丝酵母菌等)性脑膜炎可作为首选药。本品对皮炎芽生菌病、组织胞浆菌病和孢子丝菌病亦有效,但疗效低于伊曲康唑。伏立康唑为三唑类新药,有口服及静脉用制剂,抗真菌谱广对新型隐球菌的活性优于氟康唑和伊曲康唑,对念珠菌的活性比氟康唑强 8～130 倍,且对氟康唑耐药的菌株也有效,对临床难以治疗的烟曲霉菌感染也有较好疗效,对耐氟康唑念珠菌感染的艾滋病患者有显著疗效。

卡泊芬净

卡泊芬净(caspofungin)是棘白菌素类抗真菌药,为广谱杀菌剂。本品对念珠菌属、曲霉属具良好抗菌活性,体外抗菌实验表明,卡泊芬净对念珠菌作用较氟康唑和伊曲康唑强,对氟康唑和伊曲康唑耐药菌株,卡泊芬净也有明显抗菌效果。卡泊芬净通过非竞争性抑制 β-(1,3)-D-葡聚糖,从而破坏真菌细胞壁糖苷的合成而产生抗菌作用。本品应用于念珠菌感染、两性霉素 B 治疗无效或不能耐受两性霉素 B 的侵袭性曲霉病感染患者。最主要的不良反应为:畏寒、发热、静脉炎、腹泻、恶心、呕吐、头痛,该药还可能出现组胺反应,如出疹、面部浮肿、潮红、支气管收缩、气喘。

25.3　病毒与真菌感染性疾病的药物治疗

病毒感染性疾病的现代治疗包括药物治疗、生物治疗及免疫治疗。近年来针对病毒复制周期进入、融合、整合以及成熟过程中新靶点的研究已成为新药研究热点,已开发了不少安全有效的新型抗病毒药物,病毒疫苗的研发也进展较快。抗病毒治疗,必须选用合适的药物,制订合理的给药方案,联合使用药物治疗、生物治疗及免疫治疗,提高疗效。

25.3.1　流行性感冒的治疗

1. 一般治疗

多休息,多饮水,补充维生素 C,盐水漱口,密切观察病情变化;对高热病例可给予退热治疗。

2. 药物的选择

金刚烷胺主要用于甲型流感的防治,对乙型流感无效。发病 48h 内用药效果好。用量:成人 200mg/d,老年人 100mg/d,儿童 4～5mg/(kg·d);用法:分 2 次口服,疗程 3～4d;预防用药,成人每日口服 100mg,疗程 4～8 周,已接受疫苗者至少服用 2 周。

金刚乙胺抗流感病毒 A 的活性比金刚烷胺强 4～10 倍,主要用于甲型流感的预防和治疗。

注意事项：孕妇、新生儿、神经和精神异常者、肝肾功能严重受损者禁用，且此两种药物易发生耐药。

甲型 H1N1 流感病毒对奥司它韦、扎那米韦（zanamivir）敏感，但对金刚烷胺和金刚乙胺耐药。对于临床症状较轻且无合并症、病情趋于自限的甲型 H1N1 流感病例，无需积极应用神经氨酸酶抑制剂。对于高危病例、重症病例应及时给予神经氨酸酶抑制剂（如奥司它韦）治疗。

奥司它韦的成人用量为 75mg，2 次/d。1 岁及以上年龄的儿童患者应根据体重给药：体重不足 15kg 者，予 30mg，2 次/d；体重 15～23kg 者，予 45mg，2 次/d；体重 23～40kg 者，予 60mg，2 次/d；体重大于 40kg 者，予 75mg，2 次/d。对于吞咽胶囊有困难的儿童，可选用混悬液。

注意事项：严重肾功能不全患者应减量使用，孕妇、儿童用药尚无资料。

（三）并发症的治疗

积极治疗继发性细菌感染，抗休克及治疗呼吸衰竭等并发症。

（四）流感疫苗

流感暴发性流行时可接种流感疫苗，一般 2～4 周后机体会产生抗体。国产甲型 H1N1 流感疫苗共分 3 种类型：加佐剂灭活疫苗、加佐剂裂解疫苗、无佐剂裂解疫苗，目前已进入临床试验阶段。

25.3.2　带状疱疹的治疗

1. 治疗原则

以抗病毒、抗炎、镇痛，局部对症治疗、防止继发感染和缩短病程为原则。

2. 药物的选择

（1）局部治疗：疱疹未破时外搽芦甘石洗剂，每日 3～5 次，或阿昔洛韦、喷昔洛韦软膏外搽。若疱疹已破溃，可外搽 2% 龙胆紫溶液或 3% 的硼酸液或 0.5% 新霉素软膏等。

（2）全身治疗

抗病毒药物：阿昔洛韦和伐昔洛韦适用于带状疱疹病毒感染，尤其是有免疫缺陷的患者，200mg/次，每 4h 一次，一般疗程 7～10d。泛昔洛韦适用于急性带状疱疹，用量为 250mg，3 次/d。眼部带状疱疹可用阿昔洛韦滴眼液，为防止角膜粘连可用阿托品扩瞳。

与青霉素类、头孢菌素类、丙磺舒等药物合用时，可能导致血浆中药物浓度升高，药物排泄减慢；孕妇、儿童慎用；肾功能不全患者应根据肾功能状况调整剂量，65 岁以上老年人用药前要监测肾功能。

糖皮质激素：慎用。早期使用可抑制炎症过程和减轻脊神经节的炎症后纤维化，并可减少神经痛的发生率，最好在起病 5～7d 内应用。多用强的松 20～30mg/d，分 2～3 次口服，连用一周。

神经痛：予解热镇痛抗炎药如阿司匹林、布洛芬、吲哚美辛、扶他林等。神经营养剂用维生素 B_{12}，100μg，肌肉注射，1 次/d，连用 10d。

严重者还应注意支持疗法，防止并发细菌感染。

注意对正在用细胞毒、免疫抑制剂或抗代谢药的患者，应尽量减低剂量或停用。

（三）局部理疗

如紫外线照射、氦氖激光照射和 TDP 频谱治疗仪照射等。

25.3.3　艾滋病的治疗

自 1981 来，人类免疫缺陷病毒（HIV）感染及其引发的获得性免疫缺陷综合征（AIDS，艾滋病）已成为人类所面临的巨大灾难之一。全球已有 6000 万人感染了 HIV，其中已有 2500 万人被 AIDS 夺去了生命，并且感染率和死亡人数仍持续上升。

HIV 是一种反转录病毒，分为两型：HIV-1 和 HIV-2，其中 HIV-2 型所致临床症状较轻、病死率较低。目前，艾滋病的治疗尚无特效的病因疗法，主要的抗 HIV 药物有三类：核苷类逆转录酶抑制剂（NRTI）、非核苷类逆转录酶抑制剂（NNRTI）和蛋白酶抑制剂（PI）。

1. 治疗原则

抗感染、抗肿瘤、杀灭或抑制 HIV 病毒、增强机体免疫功能。

（1）抗感染治疗：针对各种机会性感染和合并感染用药，包括抗病毒类感染药物、抗细菌感染用药、抗真菌类药物和抗原虫类抗生素。

（2）抗 HIV 病毒治疗：可选用核苷逆转录酶抑制剂齐多夫定、司他夫定、去羟肌苷、拉米夫定、阿巴卡韦及其复方制剂，如齐多夫定＋拉米夫定（combivir）或阿巴卡韦＋齐多夫定＋拉米夫定（trizivir）。

非核苷类逆转录酶抑制剂奈韦拉平、依法韦仑、地拉韦定（delavirdine），HIV-1 极易发生变异，第一、第二代此类药物易产生耐药性，一般不单用，而是至少联合应用两种以上核苷逆转录酶抑制剂，新一代 NNRTIs，如 etravirine、rilpivirine、BILR 355 BS、GW695634、capravirine 以及部分三唑、四唑巯乙酰胺类化合物均具有高效抗耐药性的结构特点，因此 FDA 已经批准 Etravirine 进入临床。

蛋白酶抑制剂利托那韦抗 HIV 病毒，用药后可减少艾滋病并发症，降低病死率，茚地那韦与齐多夫定、去羟肌苷具协同抗病毒作用，联合用药较多见。

病毒唑作为广谱抗病毒药物，对 HIV 也有一定疗效，可选用。α-干扰素亦可作为辅助抗病毒药物选用。

（3）抗肿瘤治疗：根据不同肿瘤类型选择化疗、放疗及免疫调节疗法方案。放疗对症状缓解作用较好，可配合化疗应用。卡波济氏肉瘤是一种罕见癌症，在艾滋病（AIDS）流行初期，它成了艾滋患者的标记性疾病。由于抗逆转录病毒药物的使用，患卡波济氏肉瘤的艾滋病毒（HIV）感染者数量已急剧下降。另一种常见于艾滋病的恶性肿瘤为淋巴瘤，一般病情严重，预后不良。

（4）免疫治疗：丙种球增强感染者的非特异性免疫力，疫苗加抗病毒治疗、细胞因子加抗病毒治疗对恢复艾滋病患者的特异性免疫有一定的作用。免疫调节治疗药物有免疫增强剂，如异丙肌苷，该药可促进 γ-干扰素及白细胞介素-2 形成，增加 T_4 活性。尚有香菇多糖、干扰素等免疫调节药物，可酌情选用。另外，骨髓移植、胸腺移植及淋巴细胞注入等免疫重建疗法，在艾滋病的治疗中均有积极作用。

2. 治疗方法

高效抗逆转录病毒疗法（highly active antiretroviural therapy，HAART），俗称鸡尾酒疗法，即用蛋白酶抑制剂与一种 NNRTIs 或两种核苷逆转录酶抑制剂联合治疗艾滋病，取得了较好的效果。其结果是：大部分早期艾滋病病毒感染者治疗后血液中测不到艾滋病病毒；晚期艾滋病病毒感染者治疗后血液中病毒载量降低，部分患者的病情明显好转。目前鸡尾酒疗法仍然是治疗艾滋病最好的一种疗法，虽然不能彻底消灭人体内的病毒，但有效地控制了艾滋病病毒复制，稳定或减缓艾滋病病状。

3. 药物的选择

（1）齐多夫定：与其他抗 HIV 药物合用，起协同治疗作用，常与拉米夫定、去羟肌苷合用，但不能与司他夫定合用，两药相互作用产生了拮抗；为提高疗效，选择合适的剂量，最好进行治疗药物检测；该药也可用于切断艾滋病的母婴传播，母婴传播的发生率由 24.9% 降至 7.8%。应注意防止耐药性的产生。

（2）司他夫定：对 HIV-1 和 HIV-2 均有抗病毒活性，可与拉米夫定或去羟肌苷合用。

（3）阿巴卡韦：成年人用量为每次 300mg，每 12h1 次。>3 月龄的儿童服用方法为 8mg/kg 体重（最大不超过 300mg），每 12h1 次。可以引起足以致命的超敏反应，若用药前筛查超敏反应的基因 HLA-B5701，阴性者应用该药后一般不会发生超敏反应，则安全性大大提高。

（4）奈韦拉平：在最初 14d 奈韦拉平的剂量较小，目的是减少皮疹发生率，200mg/（次·d）。其后用法为每次 100mg，2 次/d，并同时使用至少两种以上的其他抗逆转录病毒药物。预防 HIV 母婴传播对于将分娩的孕妇，本药的推荐剂量为口服单剂量 200mg，新生儿在出生后 72h 内，按 2mg/kg 单剂量口服用药。

（5）依法韦仑：与其他的抗逆转录酶病毒药物联合使用，治疗 HIV-1 感染。本品不应同时与阿司咪唑、西沙必利、咪达唑仑、三唑仑或麦角碱衍生物合用，因为本品可抑制这些药物代谢而存在严重的或危及生命的不良反应。

（6）利托那韦：与抗逆转录病毒的核苷类药物合用治疗晚期或非进行性的艾滋病患者。口服 600mg，2 次/d，最好与食物同服。本品是肝药酶抑制剂，对 CYP3A、CYP2D6 有抑制作用，应注意与其他药物的相互作用。

25.3.4　深部真菌病的治疗

深部真菌感染的病原菌主要为念珠菌、曲霉和隐球菌，但近年来白念珠菌减少，非白念珠菌和曲霉的比例升高。用于深部真菌感染的药物主要为多烯类两性毒素 B、氟胞嘧啶、三唑类和棘白素类卡泊芬净。

1. 治疗原则

（1）联合用药：严重感染病例需选用具有协同作用的抗真菌药物，如二性霉素 B 和氟康唑合用；并发细菌、病毒感染，还需合用相应药物。

（2）长期用药：一般为 6～12 周的疗程。

（3）积极治疗原发病。

（4）提高患者免疫功能。

（5）外科手术治疗：除药物治疗外，已形成深部感染病灶者宜进行外科手术治疗。

2. 预防用药

氟康唑对念珠菌病预防性治疗，可以减少高危人群的发病率 50% 以上，如预防 ICU 患者念珠菌感染，但氟康唑对许多非白色念珠菌无抗菌活性，而且耐药性产生逐年增加，此时，卡泊

芬净或伏立康唑可选用。

对于中性粒细胞减少的患者,两性霉素 B 被公认为是预防真菌感染的一线药物。

3. 中枢神经系统真菌感染的治疗

艾滋病等免疫缺陷患者脑曲霉病发病率高,且致死率也高,故对中枢神经系统真菌感染的治疗显得尤为重要。

(1) 隐球菌脑膜炎的治疗:传统的治疗药物是鞘内注射两性霉素 B 加用氟胞嘧啶,再用氟康唑巩固治疗,但效果不很理想,预后差,死亡率较高。可用疗效更好的伏立康唑,它对新生隐球菌的作用强度是氟康唑的 64 倍。

(2) 脑曲霉病的治疗:最近有报告经两性霉素 B 及伊曲康唑、氟胞嘧啶联合抗真菌治疗 6 周后,予口服伊曲康唑维持治疗近 18 个月,对脑曲霉病有效。另外,可以选用伏立康唑和具有广谱活性的泊沙康唑(Posaconazole)、卡泊芬净等。

(3) 念珠菌性脑膜炎的治疗:多采用两性霉素 B 治疗该型脑膜炎,对无中性粒细胞减少症的患者,氟康唑的治疗效果与两性霉素 B 相同,由于氟康唑在脑脊液中浓度高,且与两性霉素联合用药能发挥协同作用,因此可两者联用。

(赵建波　胡　全)

【复习思考题】

1. 常用的抗病毒药物有哪些?有何特点?
2. 试述治疗深部真菌感染的药物、特点及不良反应。
3. 试述治疗流感病毒的主要药物。
4. 试述艾滋病的药物治疗。

第 26 章

抗肿瘤药的临床应用

▶ 本章要点

1. 抗肿瘤药物的分类及作用机制。
2. 甲氨蝶呤、氟尿嘧啶、6-巯基嘌呤、羟基脲、阿糖胞苷、氮芥、环磷酰胺、洛莫司汀、司莫司汀、白消安、顺铂、多柔比星、丝裂霉素 C、博莱霉素、放线菌素 D、长春碱、长春新碱、羟基喜树碱、紫杉醇、依托泊苷、糖皮质激素、己烯雌酚、他莫昔芬、甲基睾丸酮、氨鲁米特、左旋门冬酰胺酶、伊马替尼、吉非替尼、维 A 酸、亚砷酸等常用抗肿瘤药物的适应证和作用特点。
3. 抗肿瘤药物的毒性及处理。
4. 抗肿瘤药物联合应用的原则。

26.1 概　　述

化学治疗(chemotherapy,简称化疗)和外科手术、放射治疗是治疗恶性肿瘤的三大主要手段。化疗强调全身性治疗,目前主要用于这几种情况：① 晚期或播散性癌症的全身性治疗；② 手术和放疗的辅助治疗,防止复发转移；③ 手术前的新辅助化疗,在手术或放疗前使用化疗以减少手术范围。20 世纪 40 年代以来,随着细胞增殖动力学的研究,多环节作用的新型抗恶性肿瘤药物的发展,以及综合治疗手段的运用,化疗已从姑息性目的向根治性目标迈进。目前单用化疗至少有 10 种肿瘤可能得到治愈,大约 20 余种肿瘤得到缓解。化疗已成为当前临床上不可缺少的重要手段之一。

26.1.1　细胞增殖动力学

细胞增殖动力学主要研究细胞增殖的动态规律。细胞从上一次分裂结束到这一次分裂完成为一个细胞增殖周期。历经 4 个时相,为 DNA 合成前期(G_1 期)、DNA 合成期(S 期)、DNA

合成后期（G_2 期）和有丝分裂期（M 期）。一个细胞依次经过 G_1 期、S 期、G_2 期和 M 期而分为两个子细胞。G_1/S 期、S/G_2 期和 G_2/M 期的交界存在控制点（check point），细胞周期的运行与否，能否按序完成细胞周期生化事件，受控于精密的细胞周期调控机制。

根据肿瘤细胞生长繁殖的特点，可将其分成三种细胞群：① 无增殖能力细胞群：此类细胞不能进行增殖，通过分化，老化，最后死亡。② 增殖细胞群：处于增殖周期中的细胞，具有不断增殖的能力。此类细胞对药物比较敏感。③ 非增殖细胞群（G_0 期）：暂时停止增殖，处于静止状态，待适当机会出现再进行增殖，是肿瘤复发的根源。此类细胞对药物不太敏感。肿瘤增殖细胞群与全部肿瘤细胞群之比称生长比率（growth fraction，GF）。

依据药物作用的周期或时相特异性，大致将药物分为两大类。

（1）细胞周期非特异性药物（cell cycle nonspecific agents，CCNSA）：能杀灭处于增殖周期各时相的细胞甚至包括 G_0 期细胞的药物，如烷化剂、抗肿瘤抗生素及铂类配合物等。此类药物对恶性肿瘤细胞的作用往往较强，在机体能耐受的毒性限度内，其杀伤能力随剂量的增加而成倍增加。

（2）细胞周期特异性药物（cell cycle specific agents，CCSA）：仅对增殖周期的某些时相敏感而对 G_0 期细胞不敏感的药物，如作用于 S 期的抗代谢药物，作用于 M 期细胞的长春碱类药物。此类药物对肿瘤细胞的作用往往较弱，达到一定剂量时效应不再增加。

26.1.2　抗恶性肿瘤药的分类

抗肿瘤药物种类繁多，分类方法也不统一，现根据其化学结构、来源及作用机制的不同分为以下 9 类。

1. 抗代谢药

（1）抗叶酸药：甲氨蝶呤（amethopterin，methotrexate，MTX）。

（2）嘧啶拮抗剂：氟尿嘧啶（5-fluorouracil，5-FU）、呋氟啶（替加氟，ftorafur，tegafur，FT-207）、双呋氟尿嘧啶（tegadifur，FD-1）、去氧氟尿苷（floxiuridine，FUdR）、优福定（UFT）。

（3）嘌呤拮抗剂：6 -巯基嘌呤（6-mercatopurine，6-MP）、硫代鸟嘌呤（6-thioguanine，6-TG）。

（4）核苷酸还原酶抑制剂：羟基脲（hydrourea，HU）。

（5）DNA 多聚酶抑制剂：阿糖胞苷（cytarabie，Ara-C）。

2. 烷化剂

（1）氮芥类：盐酸氮芥（chlormethine hydrochloride，HN_2）、美法仑（melphalan，MEL）、环磷酰胺（安道生，cyclophosphamide，CTX）、异环磷酰胺（ifosfamide，IFO）。

（2）乙烯亚胺类：噻替哌（thiotepa，TEPA）。

（3）亚硝脲类：卡莫司汀（carmustine，BCNU）、洛莫司汀（lomustine，CCNU）、司莫司汀（simustine，meCCNU）、尼莫司汀（nimustine，ACNU）。

（4）甲烷磺酸酯类：白消安（马利兰，busulfan，myleran，BUS）。

3. 铂类配合物

顺铂（顺氯氨铂，cisplatin，CDDP）、卡铂（carboplatin，CBDCA）、异丙铂（iproplatin，CHIP）

4. 抗肿瘤抗生素

（1）蒽环类抗生素：柔红霉素（daunomycin，daunorubicin，DNR）、多柔比星（阿霉素 doxorubicin，ADM，DOX）、表柔比星（表阿霉素，epirubicin，EPI）、氟乙阿霉素（N-trifluoroacetyladriamycin-14-valerate，AD32）、三铁阿霉素（quelamycin）。

（2）丝裂霉素类：丝裂霉素 C（自力霉素，mitomycin C，MMC）。

（3）博莱霉素类：博莱霉素（bleomycin，BLM）、平阳霉素（pingyangmycin，PYM，BLM A$_5$）、匹来霉素（pepleomycin）、泰来霉素（tallysomycin）。

（4）放线菌素类：放线菌素 D（actinomycin D，dactinomycin，DACT）。

5. 抗肿瘤植物药

（1）长春碱类：长春碱（vincaleukoblastine，vinblastine，VLB）、长春新碱（leurocristine，vincristine，VCR）、长春地辛（vindesine，VDS）、长春瑞宾（navelbine，vinorelbine，VRB）。

（2）喜树碱类：喜树碱（camptothecin，CPT）、羟基喜树碱（hydroxy-camptothecin，HCPT）。

（3）紫杉醇类：紫杉醇（泰素，paclitaxel，taxol，TAX）。

（4）三尖杉生物碱类：三尖杉酯碱（harringtonine，HRT）、高三尖杉酯碱（homoharringtonine，HHRT）。

（5）鬼臼毒素类：鬼臼毒素（podophyllotoxin）、依托泊苷（etoposide，VP-16）、替尼泊苷（teniposide）。

（6）秋水仙碱类：秋水仙碱（秋水仙素，colchicine）、秋水仙胺（地美可辛，colchamine，demecolcine）。

6. 激素及其调节药

（1）糖皮质激素类：泼尼松（prednisone，PDN）、泼尼松龙（prednisolone，PDL）。

（2）雌激素及抗雌激素类：己烯雌酚（diethylstilbestrol）、他莫昔酚（tamoxifen，TAM）、托瑞米芬（toremifen）。

（3）孕激素类：甲地孕酮（megestrol acetate）、双甲脱氢孕酮（medroxy-progesteroe）、苯乙孕酮（algestone acetophenide）、达那唑（danasol）。

（4）雄激素及抗雄激素类：甲基睾丸酮（methyltestosterone）、丙酸睾丸酮（testosterone propionate）、氟羟甲睾酮（fluoxyrnesterone）、氟他胺（flutamide）、醋酸环丙孕酮（cyproterone Acetate）、尼鲁他胺（nilutamide）。

（5）促黄体激素受体激动剂：亮丙瑞林（leuprolide）、戈舍瑞林（goserelin）、布舍瑞林（buserelin）、高那瑞林（gonadorelin）。

（6）芳香酶抑制剂：氨鲁米特（氨基导眠能，aminoglutethimide）、福美坦（formestane）。

（7）酶类：左旋门冬酰胺酶（L-asparaginase，L-Asp）。

（8）生物制剂：干扰素（interferon，INF）、白介素－1（interleukin-1，IL-1）、白介素－2（interleukin-2，IL-2）、肿瘤坏死因子（tumor necrosis factor，TNF）、曲妥珠单抗（trastuzumab）、利妥昔单抗（rituximab）。

（9）其他：伊马替尼（imatinib，gleevec）、吉非替尼（gifitinib）、维 A 酸（维甲酸，retinoic acid）、亚砷酸（三氧化二砷，arsenious acid，As$_2$O$_3$）。

26.1.3　抗恶性肿瘤药的药理作用机制

抗肿瘤药物的作用机制包括直接细胞毒作用和非细胞毒作用。传统的肿瘤化疗药物多为直接细胞毒作用,作用于生物大分子,影响 DNA、RNA 和蛋白质的生物合成及功能,从而杀伤肿瘤细胞;非细胞毒类抗肿瘤药则不直接杀伤肿瘤细胞,而以肿瘤分子病理过程的关键基因和调控分子为靶点,近年来发展迅速。

1. 直接细胞毒作用

(1) 干扰核酸的生物合成:即抗代谢药。此类药物的化学结构和核酸代谢的必需物质如叶酸、嘌呤、嘧啶等相似,可以在不同环节干扰叶酸、核苷酸、核酸的代谢,阻止 DNA 的生物合成,从而抑制细胞的分裂和繁殖。

(2) 直接影响 DNA 结构与功能:包括烷化剂、铂类配合物、抗癌抗生素和植物药,此类药物可以直接破坏 DNA 结构,或者抑制拓扑异构酶活性,影响 DNA 复制和修复功能。

烷化剂是一类高度活泼的化合物。它们具有一个或两个烷基,分别称为单功能或双功能烷化剂,所含烷基能与细胞的 DNA、RNA 或蛋白质中亲核基团起烷化作用,常可形成交叉联结或引起脱嘌呤,使 DNA 链断裂,在下一次复制时,又可使碱基配对错码,造成 DNA 结构和功能的损害,严重时可致细胞死亡。

铂类配合物在细胞内形成带正电的水化分子,与 DNA 链上的鸟嘌呤结合,形成交叉联结,也能形成 DNA 与蛋白质的交联,从而破坏 DNA 的结构和功能,其作用机制类似于氮芥。

丝裂霉素结构中有烷化基团,作用机制与烷化剂相同;博来霉素则在细胞内形成氧自由基破坏 DNA 结构。博来霉素结构中有两个部位与作用有关:一个是双噻唑环状结构,可嵌入 DNA 中;另一个是包括伯胺、嘧啶及咪唑氮在内的复杂结构,作为配基与金属离子铜或铁络合,使氧分子转成氧自由基,从而使 DNA 单链断裂。

植物药喜树碱类和鬼臼毒素类作用的靶点是 DNA 拓扑异构酶(DNA-topoisomerase,TOPO)。真核细胞 DNA 的拓扑结构由 DNA 拓扑异构酶调节,分为 DNA 拓扑异构酶 Ⅰ (TOPO-Ⅰ) 和 DNA 拓扑异构酶 Ⅱ (TOPO-Ⅱ),这两类酶在 DNA 复制、转录及修复中发挥重要作用,主要介导 DNA 键的断裂,使转录和修复过程顺利进行。喜树碱类为 TOPO-Ⅰ 的抑制剂,可促进 TOPO-Ⅰ 介导的 DNA 键断裂,破坏 DNA 结构;依托泊苷为 TOPO-Ⅱ 的抑制剂,与 TOPO-Ⅱ 及 DNA 形成稳定复合物,影响 DNA 的修复。

(3) 干扰转录过程和阻止 RNA 合成:大多数抗癌抗生素可干扰以 DNA 为模板的转录过程,抑制 mRNA 的合成。通常药物可嵌入 DNA 碱基对之间,因此也称为 DNA 嵌入剂。

(4) 干扰蛋白质合成与功能:按照作用环节的不同可分为:① 影响氨基酸供应的酶类:左旋门冬酰胺酶;② 干扰核糖体功能,影响蛋白质合成的植物药:三尖杉酯碱;③ 抑制微管蛋白活性的植物药:长春碱类和紫杉醇类。

L-门冬酰胺酶可将血清门冬酰胺水解而使肿瘤细胞缺乏门冬酰胺供应。L-门冬酰胺是重要的氨基酸,某些肿瘤细胞不能自己合成,需从细胞外摄取,因此生长受到抑制,而正常细胞能合成门冬酰胺,受影响较少。

微管蛋白在细胞有丝分裂时聚合形成纺锤丝,牵引两个染色单体分开并移位分配到子细胞中。水仙碱类和鬼臼毒素在微管蛋白上有一个结合位点,与微管蛋白结合后抑制微管聚合;长春碱类在微管蛋白上有两个结合位点,也抑制微管聚合;紫杉醇类则促进聚合,抑制解聚。

这些药物都可影响细胞有丝分裂的进行。

2. 非细胞毒作用

(1) 调节体内激素平衡：部分肿瘤的发生与相应的激素失调有关，且细胞恶变后仍保留对原来激素的依赖关系。应用激素类药物或其调节药可改变激素平衡失调状态，以抑制某些激素依赖性肿瘤的生长。此类药物本质上属于内分泌治疗药物而非化疗药物，没有直接细胞毒作用，不会造成骨髓抑制，但使用不当可能导致内分泌失调。

(2) 抑制细胞内信号转导过程：细胞癌变的分子演变过程包括信号蛋白的变异，与配基受体结合异常以及酶的功能改变等。

酪氨酸激酶(PTK)作为细胞内重要的信号蛋白，其介导的信号转导与肿瘤发生发展直接相关，近年来成为抗肿瘤治疗的研究热点。

已知调控细胞生长分化的各种细胞生长因子所作用的受体，大多数为酪氨酸激酶型受体。各种生长因子与其细胞膜表面受体结合后激活酪氨酸激酶，使受体的酪氨酸残基自身磷酸化，提供持续分裂信号到细胞内，引起细胞增殖、分化。这种作用在正常组织中调控细胞生长、分裂、分化等重要生理过程，异常情况下则引起癌变。如：① 表皮生长因子受体(EGPR)在上皮细胞肿瘤中有高表达；② 血小板衍生的生长因子受体(PDGFR)家族，在脑肿瘤、血液系统肿瘤中常见高表达；③ 胰岛素受体家族，包括胰岛素受体、胰岛素样生长因子受体(IGF2R)和胰岛素相关受体(IRR)等在血液细胞肿瘤中常见高表达；④ 纤维细胞生长因子受体(FGFR)家族和血管内皮细胞生长因子受体(VEGFR)，在肿瘤的血管生成方面起重要作用。

酪氨酸激酶抑制剂的研发已取得重大进展，已经进入临床的药物有曲妥珠单、抗伊马和替尼吉非。替尼曲妥珠单抗与人表皮生长因子受体蛋白 2(HER2 蛋白)结合，拮抗信息通路的生长信号传递，显著下调受体的基因表达，加速受体蛋白的内化和降解；伊马替尼通过与 ATP 竞争结合于癌细胞中异常的酪氨酸激酶，抑制受体的自身磷酸化反应，从而抑制信号传导；吉非替尼抑制表皮生长因子受体的酪氨酸激酶以及有丝分裂原活化的蛋白激酶，使血管内皮生长因子、中性成纤维生长因子和 TGFα 减少，抑制血管生成。

(3) 诱导细胞分化或促进凋亡：诱导肿瘤细胞分化为正常细胞，或通过干预肿瘤细胞的基因表达，激活其凋亡程序，是目前抗肿瘤药物作用的新靶点。如维 A 酸诱导早幼粒细胞分化、亚砷酸诱导早幼粒细胞白血病细胞凋亡。

(4) 抑制血管生成：肿瘤细胞需要通过肿瘤血管获取营养和氧气，输送转移细胞到机体的其他部位，因此原发肿瘤的生长和转移依赖于新生血管的生成。如能破坏或抑制肿瘤的血管生成，可有效地阻止肿瘤的生长和转移。目前有大量药物处于临床试验阶段。

(5) 免疫治疗：免疫治疗是肿瘤生物治疗的重要途径，即通过调节机体的免疫功能而达到治疗肿瘤的目的。已用于临床的生物制剂有干扰素、白介素-1、白介素-2、肿瘤坏死因子等，作为化疗的辅助治疗。

26.1.4　肿瘤细胞的耐药性及形成机制

肿瘤细胞的耐药性可分为先天性耐药和获得性耐药。获得性耐药又根据耐药谱的不同而分为原药耐药和多药耐药(multidrug resistance，MDR)。原药耐药只对原先诱导的药物产生耐药，MDR 则是由一种抗肿瘤药物诱发后，同时对其他多种结构和作用机制不同的药物产生交叉耐药性。肿瘤耐药尤其是 MDR 是化疗失败的关键因素。目前认为，肿瘤耐药性的形成

机制与以下因素有关。

　　1. 还原型谷胱甘肽(GSH)和谷胱甘肽－S－转移酶

　　肿瘤细胞对环磷酰胺、顺铂及氮芥类药物形成耐药性与细胞内还原型谷胱甘肽和谷胱甘肽－S－转移酶水平增加有关。此类药物可通过 GSH 及其相关的酶而启动细胞内解毒机制,如通过谷胱甘肽－S－转移酶的作用将化疗药物和 GSH 结合,增加药物分子的泵出而降低毒性。

　　2. P－糖蛋白

　　P－糖蛋白(P-glycoprotein,P-gp)由多药耐药基因 mdr 编码,是一种具有主动转运功能的跨膜糖蛋白,可使亲脂性的化疗药物分子从肿瘤细胞内泵出。P-gp 上可同时存在多种药物的结合点,从而能将多种药物泵出。现已发现多药耐药性的肿瘤细胞存在 P-gp 高表达的现象。

　　3. 多药耐药相关蛋白

　　多药耐药基因相关蛋白(multifrug relanted protein,MRP)也是一种能量依赖型的具有"药泵"功能的糖蛋白。能够识别并转运与 GSH 结合的药物。已知肿瘤细胞对阿霉素、长春碱类等药物的耐药与 MRP 增高有关。

　　4. 拓扑异构酶

　　喜树碱、蒽环类抗生素和依托泊苷等药物的重要靶点。该酶的活性下降可造成肿瘤细胞耐药。

　　5. 二氢叶酸还原酶

　　抗代谢药 MTX 作用机制是抑制二氢叶酸还原酶,导致四氢叶酸缺乏。而一些对 MTX 耐药的肿瘤细胞内二氢叶酸还原酶的基因表达增加或发生突变。

　　6. O^6－烷基鸟嘌呤 DNA 烷基转移酶(GAT)

　　GAT 能修复许多烷化剂造成的 O^6－烷基化鸟嘌呤,此酶的活性增高是对亚硝基脲类耐药的主要原因。

　　7. 醛脱氢酶

　　某些肿瘤细胞对 CTX 耐药与醛脱氢酶表达增加有关,因该酶可使醛磷酰胺氧化成无毒的羧基磷酰胺。

　　8. 肺耐药蛋白

　　最初在非小细胞肺癌的耐药细胞株中发现,其高表达可能屏蔽 DNA 上的靶点,也可能介导药物在细胞核和胞浆的分布比例。与肿瘤细胞对顺铂、卡铂及其他烷化剂的耐药性有关。

26.2　常用抗恶性肿瘤药物

26.2.1　抗代谢药

1. 甲氨蝶呤(MTX)

　　甲氨蝶呤为二氢叶酸还原酶抑制药,其化学结构与叶酸相似,但与二氢叶酸还原酶的结合力比叶酸大 10^6 倍,产生强大而持久的抑制作用,使二氢叶酸(FH_2)不能变成四氢叶酸(FH_4)。四氢叶酸主要参与体内一碳基团的转移,与嘌呤、嘧啶核苷酸及某些氨基酸(甲硫氨酸、丝氨酸等)的生物合成密切相关。MTX 主要使 5,10－甲酰四氢叶酸产生不足,尿嘌呤核苷酸(dUMP)不能甲基化形成脱氧胸苷酸(dTMP);也可阻止嘌呤核苷酸及氨基酸的合成,最终干扰 DNA、RNA 和蛋白质的合成,从而使细胞分裂增殖受阻。

MTX 主要作用于 S 期细胞,由于可抑制 RNA 和蛋白质的合成,延缓 G_1-S 期,使细胞停滞于 G_1 期,有自限现象。

MTX 口服生物利用度相差较大,小剂量时吸收良好。在体内肝肾组织含量最高,胃肠道及肌肉组织中最少。可进入胸水、腹水中,如胸、腹水量较大,积聚的 MTX 在停止用药后还可持久地释放入血而引起中毒。难以通过血脑屏障,鞘内注射后可由脑脊液缓慢进入血液,如同时全身给药,易发生毒副作用。存在肝肠循环。主要以原形通过肾脏排泄,碱化尿液可加速排泄并提高药物在尿中溶解度,减少其析出。

临床上用于治疗儿童急性白血病和绒毛膜上皮癌。MTX 与强的松、长春新碱、6-巯基嘌呤合用对儿童急性白血病的缓解率可达 90%;对儿童急性淋巴细胞性白血病疗效较好,部分病例可获完全缓解;鞘内注射可用于中枢神经系统白血病的预防和缓解症状。

不良反应包括消化道反应如口腔炎、胃炎、腹泻、便血;骨髓抑制最为突出,可致白细胞、血小板减少,严重时可全血下降;长期大量用药可致肝、肾损害;妊娠早期应用可致畸胎、死胎。

为了减轻 MTX 的骨髓毒性,可先用大剂量 MTX,经过一定时间后,再肌注甲酰四氢叶酸钙作为救援剂,以保护骨髓正常细胞。大剂量 MTX 易致肾脏毒性,须经住院并能监测其血药浓度时才能谨慎使用,肾病史或有肾功能异常者禁用。

2. 氟尿嘧啶(5-FU)及其衍生物

5-FU 是尿嘧啶 5 位上的氢被氟取代的衍生物。5-FU 在细胞内转变为 5-氟尿嘧啶脱氧核苷酸(5F-dUMP),而抑制脱氧胸苷酸合成酶,阻止脱氧尿苷酸(dUMP)甲基化转变为脱氧胸苷酸,从而影响 DNA 的合成。此外,5-FU 在体内可转化为 5-氟尿嘧啶核苷,以伪代谢产物形式掺入 RNA 中干扰蛋白质的合成,故对其他各期细胞也有作用。

主要作用于 S 期细胞,延缓 G_1 期和 S 期细胞进程,使细胞停滞于 G_1 期,有自限现象。

5-FU 口服吸收不规则,需采用静脉给药。吸收后分布于全身体液,肝和肿瘤组织中浓度较高。易透过血脑屏障,静注后约 30min 出现于脑脊液中并可维持 3h,在中枢神经系统可代谢为氟枸橼酸盐,具有神经毒性。主要在肝代谢灭活,首先代谢为 5-氟二氢尿嘧啶,再进一步代谢为 α-氟-β-丙氨酸、CO_2 和尿素,分别由呼气和尿排出,$t_{1/2}$ 为 10~20min。

主要用于消化系统癌(食管癌、胃癌、肠癌、膜腺癌、肝癌)和乳腺癌的治疗。对大肠癌疗效好,5-FU 与甲酰四氢叶酸钙合用是目前较为肯定的方案,临床有效率约 21%~45%。

对骨髓和消化道毒性较大,出现血性腹泻应立即停药,可引起脱发、皮肤色素沉着,偶见肝、肾损害。

针对 5-FU 毒性大,口服吸收不规则的问题,近年来有 5-FU 的一些衍生物问世。呋氟啶是 5-FU 的前药,体外无活性,在体内转化为 5-FU 而发挥作用。呋氟啶口服吸收好,毒性较轻,化疗指数是 5-FU 的两倍。临床应用同 5-FU,对胃癌疗效较为肯定。优福定(UFT)是呋氟啶与尿嘧啶以 1:4 比例组成的复方制剂,尿嘧啶可抑制 5-FU 的灭活降解,因而相对提高了体内 5-FU 的浓度,使其抗癌作用加强,但胃肠道反应略重。双呋氟尿嘧啶和去氧氟尿苷亦为 5-FU 的前药,可口服,治疗指数较高。双呋氟尿嘧啶的血浆及组织浓度比呋氟啶高,维持时间也长,毒性比呋氟啶小。

3. 巯嘌呤(6-MP)

6-MP 是腺嘌呤 6 位上的 NH_2 被—SH 取代的衍生物。结构与次黄嘌呤相似,在体内先经过次黄嘌呤-鸟嘌呤核苷转移酶的催化变成 6-巯基嘌呤核苷酸后,阻止次黄嘌呤核苷酸转变为腺苷酸及鸟苷酸,干扰嘌呤合成。也可以转变为巯基鸟嘌呤核苷酸掺入 RNA 和 DNA 中,影响其生理功能。对 S 期细胞作用最为显著。

6-MP 口服吸收不完全,脑脊液分布少。在体内的代谢途径之一是被黄嘌呤氧化酶氧化成 6-硫代尿酸。黄嘌呤氧化酶抑制剂别嘌醇可抑制这一途径。6-MP 与别嘌醇合用可防止高尿酸血症并增强其抗肿瘤作用,但毒性亦可能加大,应减量。

6-MP 起效慢,主要用于急性淋巴细胞白血病的维持治疗,大剂量对绒毛膜上皮癌亦有较好疗效。

常见骨髓抑制和消化道黏膜损害,长期大剂量给药可能引起肝肾功能损害,少数患者可出现黄疸。可致死胎、畸胎。

4. 羟基脲(HU)

羟基脲能抑制核苷酸还原酶,阻止胞苷酸转变为脱氧胞苷酸,从而抑制 DNA 的合成。对治疗慢性粒细胞白血病有显著疗效,与白消安之间无交叉耐药性。与白消安相比,羟基脲起效快,可以更好地控制病情,毒副作用小,患者生存期长,近年来已成为治疗慢粒的首选药物。羟基脲对 S 期细胞有选择性杀伤作用,对 G_1/S 边界细胞有延缓作用,使肿瘤细胞集中于 G_1 期,故可用做同步化药物,增加化疗或放疗的敏感性。主要毒性为骨髓抑制,并有轻度消化道反应。肾功能不良者慎用。可致畸胎,故孕妇忌用。

5. 阿糖胞苷(Ara-C)

阿糖胞苷在体内经脱氧胞苷激酶催化成二或三磷酸胞苷(Ara-CDP 或 Ara-CTP),进而抑制 DNA 多聚酶的活性而影响 DNA 合成,也可掺入 DNA 中干扰其复制,使细胞死亡。

临床上主要用于成人急性非淋巴细胞性白血病的治疗,常用剂量为每天 $100mg/m^2$ 持续静滴 7d,单用的完全缓解率 10%～35%,与其他药物联合应用可提高到 50%～79%。每 3～5d 鞘内注射阿糖胞苷 $50mg/m^2$ 一次,可防治中枢白血病。大中剂量($500～2000mg/m^2$)可用于治疗难治性病例,单独应用的有效率为 30%～70%,但缓解期短而毒副反应严重,近年来常与米托蒽醌、依托泊苷、去甲氧柔红霉素等联用。小剂量阿糖胞苷有诱导白血病细胞分化的作用,临床上采用阿糖胞苷 $10～20mg/m^2$,每 12h 1 次皮下注射,15～21d 为一个疗程,适用于老年急性非淋巴细胞性白血病、由骨髓异常增生综合征转化的急性白血病、继发性急性白血病等。

阿糖胞苷有严重的骨髓抑制和胃肠道反应,静脉注射可致静脉炎,对肝功能有一定影响。

26.2.2 烷化剂

1. 氮芥(HN_2)

HN_2 是最早用于恶性肿瘤治疗的药物,主要用于淋巴瘤,包括霍奇金病、恶性淋巴瘤、淋巴肉瘤等。由于氮芥具有高效、速效的特点,尤其适用于纵隔压迫症状明显的恶性淋巴瘤患者。也可半身化疗用于头颈部肿瘤。最严重的不良反应为骨髓抑制,其他包括恶心、呕吐、脱发、耳鸣、听力丧失、眩晕、黄疸、月经失调及男性不育等。

2. 环磷酰胺(CTX)和异环磷酰胺(IFO)

CTX 为氮芥与磷酰胺基结合而成的化合物,体外无活性,在肿瘤细胞内分解出磷酰胺氮芥而发挥作用。CTX 抗瘤谱广,为目前广泛应用的烷化剂。对恶性淋巴瘤疗效显著,对多发性骨髓瘤、急性淋巴细胞白血病、肺癌、乳腺癌、卵巢癌、神经母细胞瘤和睾丸肿瘤等均有一定疗效。常见的不良反应有骨髓抑制、恶心、呕吐、脱发等。大剂量可引起出血性膀胱炎,可能与大量代谢物丙烯醛经泌尿道排泄有关,同时应用巯乙磺酸钠可预防发生。

IFO 是 CTX 的同分异构体,在常用肿瘤模型中其疗效优于 CTX 而毒性较低,IFO 的 LD_{50} 是 CTX 的 2.5 倍。抗瘤谱与 CTX 不完全相同,对软组织肉瘤、睾丸肿瘤、肺癌有肯定疗效。骨髓抑制为其剂量限制性毒性。

巯乙磺酸钠为一种合成的巯基化合物,可在肾小管中与 IFO 或 CTX 的代谢产物丙烯醛及 4 -羟基代谢物反应生成无毒的化合物,从而解除这些代谢产物的泌尿系统毒性。需注意其保护作用只限于泌尿系统,巯乙磺酸钠在一定程度上加重 IFO 的消化道反应和神经毒性。

3. 白消安

白消安属甲烷磺酸酯类,在体内通过其磺酸酯基团与 DNA 中的鸟嘌呤起烷化作用。小剂量即可明显抑制粒细胞生成,可能与药物对粒细胞膜通透性较强有关。对慢性粒细胞性白血病疗效显著,缓解率可达 85%～90%,对放疗失败的患者仍有效,但对急性粒细胞白血病或慢性粒细胞白血病的急性病变无效。

最常见的不良反应为骨髓抑制,严重者可致死,也可引起骨髓纤维化。长期或大剂量用药可致肺纤维化、高尿酸血症、脱发、闭经或睾丸萎缩等。

4. 铂类配合物

顺铂(DDP)为二价铂同两个氯原子和两个氨基结合成的金属配合物,抗瘤谱广,对睾丸癌、卵巢癌、肺癌、膀胱癌有较好疗效,是治疗睾丸肿瘤最有效的药物之一,与博莱霉素、长春碱类合用缓解率可达 80%。主要不良反应有消化道反应、骨髓抑制、周围神经炎、耳毒性,大剂量或连续用药可致严重而持久的肾毒性。DDP 毒性大,恶心、呕吐发生率高达 90%,剂量限制性毒性为肾脏毒性。

卡铂(CBDCA)为第二代铂类配合物,作用机制类似顺铂,两者有交叉耐药性。毒性比顺铂低,剂量限制性毒性为骨髓抑制。主要用于治疗小细胞肺癌、头颈部鳞癌、卵巢癌及睾丸肿瘤等。

26.2.3 抗癌抗生素

1. 博莱霉素类

博莱霉素(BLM)为含多种糖肽的复合抗生素。属细胞周期非特异性药物,但有同步化作用,可使细胞集中于 G_2 期。主要用于鳞状上皮癌(头、颈、口腔、食管、阴茎、外阴、宫颈等),也可用于淋巴瘤的联合治疗。BLM 常用剂量下几乎无骨髓抑制,对胃肠道、肝肾、中枢神经系统亦无明显毒性作用,肺毒性为最严重不良反应,可引起间质性肺炎或肺纤维化,可致死。其他有发热、过敏样反应、脱发等。

平阳霉素是 BLM 中的 A_5 成分,对食管癌、头颈部肿瘤有较好疗效,与 BLM 不同的是对乳腺癌亦有一定疗效;匹来霉素是 BLM 的衍生物,在肿瘤组织中的浓度高于 BLM,肺毒性比

BLM 轻。对头颈部肿瘤、皮肤癌、食管癌等有较好疗效，主要不良反应为发热、脱发、肺毒性等。

2. 蒽环类抗生素

柔红霉素（DNR）为最早发现的蒽环类抗生素，仅对白血病有效，心脏和骨髓毒性大。

阿霉素（ADM）为第二代蒽环类抗生素，抗瘤谱广，对白血病及多种实体肿瘤均有效，主要用于对常用抗恶性肿瘤药耐药的急性淋巴细胞白血病或粒细胞白血病、恶性淋巴肉瘤、乳腺癌、卵巢癌、小细胞肺癌、胃癌、肝癌及膀胱癌等。心脏和骨髓毒性比 DNR 为轻。最严重的毒性反应是引起心肌炎而导致心衰。

表阿霉素（EPI）是 ADM 的立体异构体，临床适应证似 ADM，毒性比 ADM 低，尤其是心脏毒性明显低于 ADM。

吡柔比星（PRA）为 ADM 的半合成衍生物。抗瘤谱同 ADM，对多种实验肿瘤的作用优于 ADM。PRA 对乳腺癌、恶性淋巴肉瘤、膀胱癌等有较好疗效。不良反应较轻，剂量限制性毒性为骨髓抑制，心脏毒性明显低于 DNR，脱发发生率低。

氟乙阿霉素为 ADM 的半合成衍生物，动物实验中对多种瘤株的作用强于 ADM，且与 ADM 之间无交叉耐药性。局部刺激小，穿透力强，局部用药可达黏膜深层，采用膀胱灌注治疗表浅性膀胱癌有效。

三铁阿霉素为 ADM 的三铁衍生物，抗肿瘤作用与 ADM 相似，但心脏毒性小，对肺癌、成骨肉瘤、胃癌、肠癌有一定疗效。

26.2.4　植物药

1. 喜树碱类

喜树碱是从我国特有的植物喜树中提取的一种生物碱。羟基喜树碱为喜树碱羟基衍生物。拓扑特肯和依林特肯为正在进行临床试验的新型喜树碱的人工合成衍生物。

喜树碱在胃肠道、胆汁、肝脏中浓度较高，停留时间长。对胃癌、大肠癌、膀胱癌等有较好疗效，对绒毛膜上皮癌、恶性葡萄胎、急性及慢性粒细胞性白血病、肝癌等有一定疗效。喜树碱的脂质体用于胃癌、肝癌的治疗。不良反应较大，主要有泌尿道刺激症状、消化道反应、骨髓抑制及脱发等。

羟基喜树碱抗瘤谱比喜树碱广，对原发性肝癌、胃癌、食管癌、直肠癌、膀胱癌等均有效；毒性反应则较小。

2. 鬼臼毒素衍生物

鬼臼毒素是从小檗科植物鬼臼中提取的木聚糖，能与微管蛋白相结合，抑制微管聚合，从而破坏纺锤丝的形成，使细胞有丝分裂停止于中期。但因不易吸收，毒性严重，无临床应用价值。依托泊苷、替尼泊苷、鬼臼苄叉苷、米托肼均为鬼臼毒素的衍生物。但依托泊苷和替尼泊苷作用的靶点是 DNA 拓扑异构酶 II，药物与酶、DNA 三者形成稳定的复合物，干扰 DNA 断裂后的重新连接反应，从而产生细胞毒作用。属细胞周期非特异性药物，主要作用于 S 期和 G_2 期细胞。依托泊苷治疗肺癌、睾丸肿瘤、急性白血病、神经母细胞瘤等有良好效果。替尼泊苷对肺癌、恶性淋巴瘤、急性白血病等有效。不良反应有骨髓抑制及消化道反应等。

3. 长春碱类

长春碱(VLB)及长春新碱为夹竹桃科长春花植物所含的生物碱。长春地辛和长春瑞宾均为长春碱的半合成衍生物。

属细胞周期特异性药物,主要作用于 M 期细胞。VLB 主要用于治疗急性白血病、恶性淋巴瘤及绒毛膜上皮癌。长春新碱对儿童急性淋巴细胞白血病疗效好、起效快,常与泼尼松合用做诱导缓解药。长春地辛主要用于治疗肺癌、恶性淋巴瘤、乳腺癌、食管癌、黑色素瘤和白血病等。长春瑞宾主要用于治疗肺癌、乳腺癌、卵巢癌和淋巴瘤等。长春碱类毒性反应主要包括骨髓抑制、神经毒性、消化道反应、脱发以及注射局部刺激等。长春新碱对外周神经系统毒性较大。

4. 紫杉醇(TAX)

TAX 是由短叶紫杉或我国红豆杉的树皮中提取的有效成分,由于具有独特的作用机制和对耐药细胞也有效,是近年来受到广泛重视的抗恶性肿瘤新药。

TAX 能促进微管聚合,同时抑制微管的解聚,从而使纺锤体失去正常功能,细胞有丝分裂停止。对卵巢癌和乳腺癌有独特的疗效,对肺癌、食管癌、大肠癌、黑色素瘤、头颈部癌、淋巴瘤、脑瘤也都有一定疗效。TAX 使细胞阻断在 M 期和 G_2 期,可作为放射增敏剂。

不良反应主要包括骨髓抑制、神经毒性、心脏毒性和过敏反应。紫杉醇的过敏反应可能与赋形剂聚氧乙基蓖麻油有关。

26.2.5 调节体内激素平衡的药物

1. 性激素类

临床上常用于恶性肿瘤治疗的雌激素是己烯雌酚,可通过抑制下丘脑及脑垂体,减少脑垂体促间质细胞刺激激素的分泌,从而使来源于睾丸间质细胞与肾上腺皮质的雄激素分泌减少,也可直接对抗雄激素促进前列腺癌组织生长发育的作用,故对前列腺癌有效。雌激素还用于治疗绝经期乳腺癌,机制未明。

雄激素类有甲基睾丸酮、丙酸睾丸酮和氟羟甲睾酮,可抑制脑垂体前叶分泌促卵泡激素,使卵巢分泌雌激素减少,并可对抗雌激素作用,雄激素对晚期乳腺癌,尤其是骨转移者疗效较佳。

孕激素类药物甲地孕酮、双甲脱氢孕酮等对子宫内膜癌、乳腺癌、肾癌有一定疗效。

2. 他莫昔芬

他莫昔芬为合成的抗雌激素药物,是雌激素受体的部分激动剂,具有雌激素样作用,但强度仅为雌二醇的1/2,也有抗雌激素的作用,从而抑制雌激素依赖性肿瘤细胞生长。主要用于乳腺癌,雌激素受体阳性患者疗效较好。

3. 氨鲁米特(AG)

氨鲁米特为镇静催眠药格鲁米特的衍生物,能特异性地抑制雄激素转化为雌激素的芳香化酶,从而阻止雄激素转变为雌激素。绝经期妇女的雌激素主要来源是雄激素,这样 AG 可以完全抑制雌激素的生成。本品还能刺激肝脏混合功能氧化酶系,促进雌激素的体内代谢,加速在血中的清除。用于绝经后晚期乳腺癌。具有抑制肾上腺皮质激素合成的作用,也可用于库欣综合征,可代替肾上腺切除术或垂体切除术,对术后无效者,仍可能有效。

4. 糖皮质激素类

临床上用于恶性肿瘤治疗的糖皮质激素主要为泼尼松和泼尼松龙等。糖皮质激素能抑制淋巴组织,使淋巴细胞溶解。主要用于急性淋巴细胞白血病、慢性淋巴细胞白血病及恶性淋巴瘤的治疗。对其他恶性肿瘤无效,而且可能因抑制机体免疫功能而助长恶性肿瘤的扩展。仅在恶性肿瘤引起发热不退、毒血症状明显时,可少量短期应用以改善症状等。

26.2.6　其　他

1. 伊马替尼

伊马替尼为酪氨酸激酶抑制剂,目前适应证包括慢性粒细胞白血病(CML)急变期、加速期或 α-干扰素治疗失败后的慢性期患者;不能手术切除或发生转移的恶性胃肠道间质肿瘤(GIST)患者。

慢性粒细胞性白血病患者髓系细胞发生 9 号和 22 号染色体易位形成 BCR-ABL 融合基因,其表达的 BCR-ABL 融合蛋白具有 TPK 活性,能促进髓系细胞恶性转化和增殖,导致 CML 的发生。伊马替尼特异性抑制 BCR-ABL 阳性细胞 TPK 的活性,使得细胞生长停滞及凋亡。

胃肠间质瘤源于小肠间质 Cajal 细胞,其原癌基因 C-Kit 突变,表达 TPK 受体活性持续增强。伊马替尼能够抑制 C-Kit 等受体的 TPK 的活性。治疗晚期转移患者有较好效果。

伊马替尼口服吸收良好,食物无影响。血浆蛋白结合率 95%,肾上腺和性腺分布浓度较高。原形药物 $t_{1/2}$ 为 18h,其活性代谢物 N-去甲基哌嗪衍生物的 $t_{1/2}$ 为 40h。一般给药后 7d 内约可排泄 81%,主要从粪便中排泄。尿中排出少,肾功能不全时蓄积不明显。

伊马替尼是 CYP3A4 的底物,又是 CYP3A4、CYP2D6、CYP2C9 和 CYP2C19 的抑制剂,可能影响其他药物的代谢。

推荐剂量为 400mg,每日 1 次,口服,通常 1 个月左右出现疗效。

正常细胞包括造血细胞不表达 BCR-ABL 融合蛋白,其增殖不受影响,因此伊马替尼的副作用轻微,包括水肿、恶心、腹泻、肌肉痉挛、头痛、呕吐、肿瘤内出血和血小板减少。

2. 吉非替尼

吉非替尼为表皮生长因子受体(EGFR)的 TPK 抑制剂,但其疗效与肿瘤细胞是否高表达 EGFR 无关。对非小细胞肺癌有较好疗效。现用于顺铂及紫杉醇治疗失败的晚期或转移患者。常见的不良反应有腹泻、皮疹、瘙痒、皮肤干燥和痤疮等。

3. 维 A 酸

全反式维 A 酸对细胞具有诱导分化作用,已成为治疗急性早幼粒细胞白血病(APL)的标准药物。

APL 细胞中的染色体异位,使维 A 酸受体(RAR。)基因发生断裂,产生了一种异常的维 A 酸受体基因,即 PML-RAR。融合蛋白。维 A 酸对此蛋白有明显调变和降解作用。

4. 亚砷酸

亚砷酸具有诱导肿瘤细胞凋亡和分化的作用,对急性早幼粒细胞白血病疗效显著,对于一线治疗无效或复发者有效;也可用于治疗多发性骨髓瘤和骨髓增生异常综合征。亚砷酸为剧毒药物,必须在医生监护下使用。常见的不良反应有心电图改变(Q-T 间期延长)、胃肠道反应(恶心、呕吐、腹痛、腹泻)、过敏等。亚砷酸将未成熟的癌性白细胞转化为正常白细胞,可引起白细胞增加伴心肺内膜炎症及水肿,称 APL 分化综合征。

26.3　抗肿瘤药物的合理应用

26.3.1　基本原则

肿瘤化疗要取得良好的疗效,必须有合理的化疗方案,包括用药的时机,药物的选择与配伍、剂量、疗程、间隔时间等。肿瘤的化疗应遵循以下原则。

1. 早期治疗

肿瘤细胞呈指数增殖,化疗药物对肿瘤细胞的杀灭遵循一定的比率而非固定数量,因此,越是在肿瘤早期给予有效的根治性治疗,治愈的希望越大。

2. 明确治疗目的

应根据不同的治疗目的制订相应的治疗方案。根治性化疗应及时采用最大限度的剂量及疗程,进行强化和巩固治疗,以期达到治愈;而姑息性化疗的主要目的是减轻患者的痛苦,提高生活质量,延长寿命,在制订治疗方案应注意避免过分化疗带给患者的痛苦。

3. 注意化疗药物毒性的监测和防护

目前抗恶性肿瘤药物对肿瘤细胞和正常细胞尚缺乏理想的选择作用,往往对正常的组织也造成一定的损害,严重者可危及生命。毒性反应成为化疗时限制剂量使用的关键因素。用药过程中应注意定期监测并采取必要的防护措施。

4. 综合治疗

治疗时应有计划地联合应用手术、化疗、放疗、生物治疗等多种手段及其他辅助措施,以提高疗效。

5. 联合用药

为了提高抗肿瘤药物的疗效,降低毒性和延缓耐药性的产生,肿瘤的化疗通常采用联合用药方案。

6. 克服耐药性

肿瘤细胞对化疗药物产生耐药性是导致化疗失败的重要因素。目前已提出采用化疗药物敏感试验及配合使用逆转药物等方法。已报道可以改善肿瘤耐药性的药物有维拉帕米、利血平、环孢素-A、肿瘤坏死因子等,但临床上取得成功的还不多。

26.3.2　抗恶性肿瘤药的毒性反应及处理

目前抗恶性肿瘤药物对肿瘤细胞和正常细胞尚缺乏理想的选择作用,往往对正常的组织也造成一定的损害,严重者可危及生命。毒性反应成为化疗时限制剂量使用的关键因素。

1. 骨髓抑制

除博莱霉素、长春新碱、强的松、L-门冬酰胺酶等少数药物外,绝大多数抗肿瘤药物可抑制骨髓造血功能,以粒细胞减少最常见,亦有引起全血抑制者。在化疗过程中,每周至少检查1次,出现粒细胞低于 3×10^9 或血小板低于 50×10^9 应暂时停药,给予抗生素以预防继发感染,严重者可用各种集落刺激因子来处理。

重组人粒细胞集落刺激因子(rhG-CSF,惠尔血,又名非格司亭 filgrastin):主要刺激粒细胞系造血，促进粒细胞增生、分化和成熟，在化疗的间歇期使用可防止白细胞减少。$75\mu g/$次，每天 1 次，皮下注射，连用 $8\sim14d$。

重组人粒细胞—巨噬细胞集落刺激因子（rhGM-CSF，生血能）：刺激粒细胞、单核细胞和 T 细胞增生，促进其分化成熟，诱导集落形成，可以提高机体抗肿瘤和抗感染能力，用于治疗肿瘤化疗引起的白细胞减少。$5\sim10\mu g/kg$，每天 1 次，皮下注射，连用 $7\sim10d$，注意不可与抗肿瘤药同时使用。

2. 消化道反应

表现为恶心、呕吐、腹痛、腹泻，严重者有血性腹泻，可致死。以恶心呕吐最为常见。顺铂、氮芥、大剂量环磷酰胺等致吐作用较为严重，发生率为 $90\%\sim100\%$。抗代谢药可引起迟发性呕吐，一般在化疗后的 $2\sim3d$ 出现。多巴胺受体阻断药甲氧氯普胺、5 - HT$_3$ 受体阻断药昂丹司琼、格拉司琼、托烷司琼，以及氯丙嗪、地塞米松、地西泮、四氢大麻酚、抗组胺药等均可用于抗肿瘤药物引起的呕吐。通常甲氧氯普胺与地塞米松合用可使 65% 化疗患者的呕吐基本控制；昂丹司琼止吐比甲氧氯普胺更有效，与地塞米松合用止吐率可提高到 90%，临床常用于预防顺铂引起的呕吐。

3. 皮肤、毛囊反应

毛囊的增殖较为活跃，容易受抗肿瘤药物的影响而引起脱发，以阿霉素、依托泊苷、环磷酰胺等较为明显。博莱霉素极易引起皮肤反应，表现为皮疹、瘙痒、色素沉着、手指和掌部过度角化等。白消安、环磷酰胺、放线菌素 D、阿霉素、氟尿嘧啶可引起色素沉着；环磷酰胺、羟基脲、甲基苄肼等可引起皮疹；放线菌素 D、阿霉素还可使已往放射区皮肤出现明显炎症、红斑及色素沉着。

4. 重要系统毒性

（1）肝脏毒性：表现为急性的坏死、炎症以及慢性的脂肪变性、纤维化和肝硬化。如阿糖胞苷可引起短暂转氨酶升高；6-MP 可致中毒性肝炎、胆汁淤积；长期使用 MTX 可引起肝纤维化、肝硬化等。应注意许多抗肿瘤药物在肝脏代谢，发生肝功能不良时，此类药物的剂量应适当调整。

（2）肾脏毒性：环磷酰胺、异环磷酰胺在体内可产生大量代谢产物丙烯醛，引起出血性膀胱炎，与巯乙磺酸钠合用可消除此不良反应。大剂量 MTX 在尿中可成为结晶析出而损伤肾小管，输液、饮水、利尿并碱化尿液可减轻对肾脏的毒性。DDP 的肾毒性是其剂量限制性毒性，主要表现为肾小管上皮细胞急性坏死、变性、间质水肿、肾小管扩张，严重时可出现肾功能衰竭。在应用 DDP 前后应大量输液水化和利尿。

（3）心脏毒性：抗肿瘤药物引起心脏毒性以蒽环类抗生素最为显著。表现为急性的心律失常和慢性的心肌病变。心律失常一般可在短期内恢复；慢性心肌病变比较严重，死亡率也高。其毒性机制可能与体内形成大量的自由基及脂质过氧化有关，维生素 C、维生素 E、辅酶 Q_{10}、ATP 等有助于清除自由基而减轻心脏毒性。近年来发现的比较有效的药物是离子螯合剂右雷佐生（右丙亚胺，daxrazoxane，ICRF-187），与阿霉素合用可减轻心脏毒性而不影响抗肿瘤作用。

（4）肺部毒性：长期大剂量使用 BLM 可致间质性肺炎和肺纤维化，少数患者可发生急性致死性肺炎。其他引起肺损害的药物还有白消安、丝裂霉素、甲氨蝶呤等。肺毒性的处理通常是停药和给糖皮质激素。

（5）神经毒性：长春新碱最易引起外周神经炎，为其剂量限制性毒性；氟尿嘧啶可引起小脑功能失调；甲氨蝶呤有脑膜刺激症状和下肢轻瘫；顺铂诱发的神经病变有癫痫、球后视神经炎和外周神经炎等,发生率高达 50%。多数在停药后可逆转。

5. 其他

包括不育、致畸、致癌等。经烷化剂治疗后获得长期生存的患者发生急性非淋巴细胞性白血病的几率高于正常人。

26.3.3 抗恶性肿瘤药的联合应用

为了提高抗肿瘤药物的疗效,降低毒性和延缓耐药性的产生,肿瘤的化疗通常采用联合用药方案。联合应用的一般原则如下:

1. 从细胞增殖动力学考虑

(1) 序贯性化疗:抗肿瘤药物根据作用特点分为周期非特异性药物和周期特异性药物。周期非特异性药物作用较强,对各时相(包括 G_0 期)都有效,在机体能够耐受的范围内,作用随剂量的增加而加强;周期特异性药物作用较为缓慢,只对某些时相有效(G_0 期无效),达一定剂量后,作用不能进一步增强。但不论周期特异性药物还是非特异性药物,在一定剂量时,都只能杀灭一定比例而非一定数量的癌细胞。因此对增长缓慢(GF 不高)的实体瘤,可先用细胞周期非特异性药物杀灭增殖期及部分 G_0 期细胞,使瘤体缩小并驱动 G_0 期细胞进入增殖周期,继而用细胞周期特异性的药物杀灭之。对增长快(GF 较高)的肿瘤如急性白血病等,宜先用细胞周期特异性药物(作用于 S 期或 M 期药物),使大量处于增殖周期的恶性肿瘤细胞被杀灭,以后再用细胞周期非特异性药物杀伤其他各时相的细胞,待 G_0 期细胞进入细胞周期时,再重复上述疗法。

(2) 同步化治疗:先用细胞周期特异性药物,将肿瘤细胞阻滞于某时相,待药物作用消失后,肿瘤细胞即同步进入下一时相,再用作用于后一时相的药物。如羟基脲可使肿瘤细胞集中于 G_1 期,而 G_1 期细胞对放疗比较敏感;长春新碱可使细胞停滞在 M 期,而 M 期细胞对博莱霉素敏感;博莱霉素亦有同步化作用,使 S 期细胞增多从而提高对抗代谢物的敏感性。

2. 从药物作用机制考虑

作用于不同生化环节的抗恶性肿瘤药物合用,可使疗效提高。如 MTX 与 5-FU 合用、Ara-C 与 6-TG 合用、烷化剂和蒽类抗生素合用等。

3. 药物毒性考虑

(1) 减少毒性的重叠:如大多数抗恶性肿瘤药物有抑制骨髓作用,而各药造成骨髓抑制的时间程度有所不同,环磷酰胺表现为近期毒性,长春新碱、甲氨蝶呤为中期毒性,丝裂霉素、环己亚硝脲表现为延期毒性,在联合用药时应尽量避免将这三类药物合用。抗肿瘤药物中糖皮质激素和博莱霉素类无明显抑制骨髓作用,将它们与其他药物合用,以提高疗效并减少骨髓的毒性发生。如治疗晚期霍奇金病有较好疗效的 MOPP 方案(氮芥＋长春新碱＋丙卡巴肼＋强的松)中,氮芥的骨髓抑制出现快恢复也快,丙卡巴肼的骨髓抑制出现较迟,长春新碱很少引起骨髓抑制,强的松则对骨髓有保护作用,因此这一方案对骨髓的抑制较轻。

(2) 降低药物的毒性:如用巯乙磺酸钠可预防环磷酰胺引起的出血性膀胱炎,用甲酰四氢叶酸钙可减轻甲氨蝶呤的骨髓毒性。

4. 从药物的抗瘤谱考虑

胃肠道癌宜用氟尿嘧啶、环磷酰胺、丝裂霉素、羟基脲等,鳞癌宜用博莱霉素、甲氨蝶呤等;肉瘤宜用环磷酰胺、顺氯氨铂、多柔比星等;骨肉瘤以多柔比星及大剂量甲氨蝶呤加救援剂甲酰四氢叶酸钙为好;脑的原发或转移瘤首选亚硝脲类,亦可用羟基脲等。

5．与非抗肿瘤药合用

有些非抗肿瘤药物可增强抗肿瘤药的作用,而毒性不一定增加。如潘生丁可抑制肿瘤细胞对核苷的摄取,从而阻断核苷酸合成的补救途径,加强抗代谢药的作用;预先给予二性霉素可增加肿瘤细胞对阿霉素的摄取;钙拮抗剂可纠正肿瘤细胞对阿霉素的抗药性等。

26.4　常见肿瘤的治疗

26.4.1　肺癌

肺癌是原发性支气管癌的简称,起源于支气管黏膜或腺体,是目前世界上最常见的男性恶性肿瘤。肺癌根据细胞分化程度和形态特点,可分为鳞癌、腺癌、大细胞癌、小细胞肺癌等不同类型。非小细胞肺癌对化疗的反应较差。小细胞肺癌对于化疗药物非常敏感,因此化疗为首选方案。经化疗的患者存活期可延长到 8～14 个月,联合化疗疗效最好的可超过 5 年。依托泊苷、替尼泊苷、阿霉素、长春新碱、顺铂、卡铂、环磷酰胺及异环磷酰胺等单药的缓解率约为 $30\%\sim50\%$。环磷酰胺＋多柔比星＋长春新碱组成的 CAV 方案缓解率高达 78.6%,顺铂＋依托泊苷组成的 PE 方案具有同样的疗效而毒性更小,也有交替应用 CAV 和 EP 方案。

(1) CAV 方案:环磷酰胺 $1000mg/m^2$,静脉滴注,第 1d;阿霉素 $40mg/m^2$,静脉注射,第 1d;长春新碱 $1mg/m^2$,静脉注射,第 1d。每 3 周重复一次,6 周期为一疗程。

(2) EP(即 DDP/VP-16 方案)方案:VP-16 $80mg/m^2$,静脉滴注,第 1～5d;DDP $20mg/m^2$ 第 1～5d 静脉滴注。每 3 周重复一次,3 周期为一疗程。

(3) ACE 方案:ADM $40mg/m^2$,静脉注射,第 1d;CTX $160mg/m^2$,静脉滴注,第 1d;VP-16 $100mg/m^2$,静脉滴注,第 1～3d。每 3 周重复一次,3 周期为一疗程。

(4) CVM 方案:CBP $300mg/m^2$,静脉滴注,第 1d;VLB $6mg/m^2$,静脉注射,第 1d;MTX $30mg/m^2$,静脉注射,第 1d。每 4 周重复一次,3 周期为一疗程。

(5) CAVE 方案:CTX $1000mg/m^2$,静脉滴注,第 1d;ADM $50mg/m^2$,静脉滴注,第 1d;VCR $1.50mg/m^2$,静脉注射,第 1d;VP-16 $60mg/m^2$,静脉滴注,第 1～5d。每 4 周重复一次,3 周期为一疗程。

化疗获得缓解后,约 $25.9\%\sim50.9\%$ 出现局部复发。由于小细胞肺癌有 3 个亚型,即纯小细胞癌型、小细胞—大细胞型和混合型,后两种因混有非小细胞肺癌,化疗只杀伤小细胞肺癌细胞,剩下的对化疗不敏感的非小细胞肺癌细胞是构成复发的原因之一。因此,在达到完全缓解后应至少坚持 2 个疗程的巩固性化疗。

生物反应调解剂为小细胞肺癌提供了一种新的治疗手段,如小剂量干扰素、转移因子、左旋咪唑、集落刺激因子在肺癌的治疗中都能增加机体对化疗、放疗的耐受性,提高疗效。

26.4.2　急性白血病

白血病是一类起源于造血干细胞的恶性血液病,白血病细胞被阻滞在发育的不同阶段,表现为某一系细胞异常增加,组织器官广泛浸润及正常造血功能受到抑制。白血病按病程及白血病细胞的成熟程度可分为急性白血病和慢性白血病。急性白血病根据细胞类型又可分为急性淋巴细胞性白血病和急性非淋巴细胞性白血病。对于白血病的化学治疗首先要求达到完全缓解,即临床症状和体征消失,血象和骨髓造血功能恢复,称为诱导缓解治疗。但此时体内仍残留有 $10^8 \sim 10^9$ 的白血病细胞,因此还需要进行缓解后的治疗,包括巩固强化治疗和维持治疗。

1. 急性淋巴细胞性白血病

有效的药物有长春新碱、甲氨蝶呤、泼尼松、6-巯嘌呤、阿糖胞苷、环磷酰胺、阿霉素、柔红霉素和门冬酰胺酶等。诱导缓解治疗最常用的方案为 VP 方案即长春新碱+泼尼松,可使儿童的完全缓解率 $80\% \sim 90\%$;但成人的完全缓解率低于 50%,因此需要在 VP 方案基础上加用 $1 \sim 2$ 种其他药物,如加用柔红霉素可使完全缓解率提高到 74%,加用阿霉素可提高到 85%,加用门冬酰胺酶可提高到 72%。巩固强化治疗建议从完全缓解后第 2 周开始,共 6 个疗程,每疗程间隔 $2 \sim 3$ 周,第 1,4 疗程用原来的诱导缓解方案,第 2,5 疗程用 VP-1675mg/m² 静脉滴注,第 1d;阿糖胞苷 $100 \sim 150$g/m² 静脉滴注,第 $1 \sim 7$d;第 $3 \sim 6$ 疗程用大剂量 MTX1 ~ 1.5g/m² 静脉滴注,第 1d 维持 24h;停药后 12h 以四氢叶酸钙 1.5mg/m² 解救,每 6h1 次,共 8 次。在此阶段还应注意防治中枢神经系统白血病,可用 MTX,$8 \sim 12$mg/m²,加地塞米松 5mg 鞘内注射。维持治疗一般需要 3 年左右,可用 MP 方案。

(1) VP 方案:长春新碱 1.4mg/m²,静脉注射,第 1,8,15,22d;泼尼松 $40 \sim 60$mg/(m²·d),分次口服,第 $1 \sim 21$d,以后逐渐减量。连续用药 4 周为一个疗程。如治疗 2 周后无效,应改用其他方案。

(2) VDLP 方案:长春新碱 1.4mg/m²,静脉注射,第 1,8,15,22d;柔红霉素 $30 \sim 45$mg/m²,静脉滴注,第 1,2,3,15,16,17d;L-门冬酰胺酶 6000U/(m²·d),静脉滴注,第 $19 \sim 28$d,泼尼松 $40 \sim 60$mg/(m²·d),口服,第 $1 \sim 14$d,第 $15 \sim 28$d 逐渐减量。

(3) MP 方案:此方案用于维持治疗。甲氨蝶呤 20mg/m² 口服,每周 1 次,6-巯嘌呤 75mg/m² 口服,每日 1 次。

2. 急性非淋巴细胞性白血病

有效的药物有长春新碱、MTX、强的松、6-MP、Ara-C、阿霉素、柔红霉素、依托泊苷和三尖杉脂碱类等。标准的诱导缓解方案为 DA 方案或 DAT 方案,完全缓解率达 80%。国内也有用 HAT 方案,完全缓解率约 70%;另据报道 HAD 方案(高三尖杉酯碱+阿糖胞苷+柔红霉素),完全缓解率约 86%。

(1) DA 方案:柔红霉素 $30 \sim 45$mg/(m²·d),静脉滴注,第 $1 \sim 3$d;阿糖胞苷 $100 \sim 200$mg/(m²·d),静脉滴注,第 $1 \sim 7$d。

(2) DAT 方案:柔红霉素 $30 \sim 45$mg/(m²·d),静脉滴注,第 $1 \sim 3$d;阿糖胞苷 $100 \sim 200$mg/(m²·d),静脉滴注,第 $1 \sim 7$d。硫鸟嘌呤 $100 \sim 200$mg/m²,口服,第 $1 \sim 7$d。

目前主张急性白血病只要条件符合都应争取在首次缓解期内进行同种异基因骨髓移植。

26.4.3 绒毛膜上皮细胞癌

恶性程度高,对化疗药物敏感,是少数能用化疗治愈的肿瘤。有效的药物包括长春新碱、MTX、阿霉素、长春碱、顺铂、放线菌素 D 和氟尿嘧啶等。常用的方案有:氟尿嘧啶+放线菌素 D;MTX+长春碱;MTX+四氢叶酸。

26.4.4 胃癌

外科手术是治疗胃癌的主要手段,也是目前唯一可能治愈胃癌的方法。化疗主要用于手术后的辅助治疗,术前化疗以提高生存率,以及手术后复发或晚期不能手术者。单药化疗有效率在 20%,联合化疗一般达 30%～50%。有效的药物有氟尿嘧啶、优福定、丝裂霉素、甲环亚硝脲、阿霉素、顺铂、阿糖胞苷、依托泊苷和表阿霉素等。氟尿嘧啶及其类似物对消化道肿瘤有较好疗效。常用的方案一般以氟尿嘧啶和丝裂霉素为基本药。

1. FAM 方案:氟尿嘧啶 600mg/m^2,静脉注射,第 1,8,29,56d;丝裂霉素 8～10mg/m^2,静脉注射,第 1d;多柔比星 30mg/m^2,静脉注射,第 1,29d。

2. EAP 方案:依托泊苷 120mg/m^2,静脉滴注,第 4～6d;多柔比星 20mg/m^2,静脉注射,第 1,7d;顺铂 40mg/m^2,静脉注射,第 2,8d。

26.4.5 大肠癌

包括结肠癌和直肠癌,是消化道常见的恶性肿瘤。通常高脂肪、高蛋白、低纤维素饮食的人群比较容易发生,但近年来在我国发病率和死亡率有上升趋势。以手术治疗为主,辅助化疗的基本药物是氟尿嘧啶及其衍生物。现临床用静脉注射泵持续灌注 48h 的方法取代静脉推注,提高了治疗指数。最常用的方案:

1. 5-FU/LV 方案:手术后 28d 开始,静注 5-FU 450mg/m^2,1 次/d,连续 5d,改 1 次/周,连续 48 周。同时手术后 28d 开始口服左旋咪唑(Levamisole)50mg,3 次/d,连续 3d,改 1 次/2周,持续 1 年。

2. 5-FU/CF 方案:醛氢叶酸(CF)20～200mg/m^2,5-FU 370～400mg/m^2,1 次/d,连续 5d,每月一疗程,可连用 6 个疗程。

(周红宇)

【复习思考题】

1. 下列药物的联合应用是否合理? 说明理由:① MTX＋CF;② 巯乙磺酸钠＋环磷酰胺;③ 博莱霉素＋平阳霉素。

2. 简述急性白血病的药物治疗。

3. 以 DNA 拓扑异构酶为靶点的抗肿瘤药有哪些? 简述其适应证和不良反应。

第 27 章

中毒及抢救

➡ **本章要点**

1. 中毒抢救的一般程序。
2. 农药及灭鼠药中毒的解救。
3. 酒精、金属和类金属、氰化物、生物毒中毒及高铁血红蛋白血症的解救。

　　化学物质(包括药物)进入机体,侵害机体的组织与器官,并能在组织与器官内发生化学或物理化学的作用,破坏了机体正常生理功能,引起机体功能性或器质性病理状态的全身性疾病称为中毒。引起中毒的化学物质称为毒物。中毒在临床上分为急性、亚急性和慢性。短时间内接触大量毒物可引起急性中毒,急性中毒症状严重,变化迅速,常危及生命,因此,须及时抢救,包括减少或中止毒物吸收、促进毒物排泄、保持患者基本生理功能稳定、采用解毒药等综合性措施。解毒药分为一般性解毒药和特异性解毒药(对抗药),前者无特异性,可阻止毒物继续吸收或促进排泄,可用于多种毒物中毒,但效能低,如导泻剂、胃黏膜保护剂等;特异性解毒药可特异性地对抗或拮抗药物或毒物的效应,选择性高,如拮抗金属的络合剂、胆碱酯酶复活药等。

27.1　概　　述

27.1.1　中毒的诊断

1. 详尽询问病史

　　包括起病情况,有无接触毒物,最近患病及用药情况,病前吃过哪些食物及食后反应如何,有无有毒动物咬刺史等。

2. 体格检查

　　重点注意神志、精神状态、呼吸、血压、心律、瞳孔等生命体征和一般临床表现。

3. 毒物鉴定

对残留食物、毒物及容器、呕吐物、排泄物、洗胃液或血液等进行毒物化学分析（包括定性和定量分析），并根据中毒原理再进行选择性的实验室检查。

27.1.2　中毒抢救的一般程序

1. 立即终止接触毒物

立即将患者撤离中毒现场，脱去污染的衣服，清洁接触部位的皮肤。由胃肠道进入的毒物应立即停止服用。如为吸入性中毒还需呼吸新鲜空气，吸氧，及时吸出呼吸道分泌物，保持呼吸道通畅。

2. 清除尚未吸收的毒物

（1）清除皮肤、眼睛及伤口处的毒物　脱去污染的衣物。对水溶性毒物用大量微温水清洗，可适当使用中和剂，然后再用清水冲洗；对不溶解水的毒物，可用适当的溶剂（如酚可用 10% 的乙醇或植物油）冲洗；溅入眼内的毒物，立即用清水彻底清洗。局部一般不使用特异拮抗药。

（2）清除胃肠道内尚未被吸收的毒物　可使用催吐、洗胃和导泻的手段使毒物及早排出。

1）催吐：清醒患者催吐可在饮温水 300～500mL 后，刺激咽后壁诱发呕吐或使用催吐剂，如皮下注射阿朴吗啡 5mg（不包括麻醉药中毒）。口服 0.2%～1% 硫酸锌液 50～200mL 或 1% 硫酸铜液 25～50mL，直到胃内容物完全吐出为止。昏迷、吞服腐蚀剂、食道静脉曲张、惊厥、主动脉瘤、严重心脏病、消化性溃疡出血的患者不可催吐；孕妇慎用。当呕吐时，患者头部应放低或转向一侧以防呕吐物吸入气管或肺。

2）洗胃：洗胃应尽早进行，一般在服毒后 6h 内有效。昏迷、惊厥、吞服腐蚀剂的患者不宜洗胃。对水溶性毒物中毒，洗胃效果较好。洗胃液应根据毒物的种类选用适当的溶液或相应的解毒物质。胃黏膜保护剂如牛奶、蛋清，在吞服腐蚀性毒物后使用，可保护胃黏膜；吸附剂如活性炭 20～30g 加水 200mL 由胃管灌入，可吸附多种毒物；应用中和剂、沉淀剂或溶剂与毒物形成不易吸收的物质。洗胃液可用清水或加适量解毒药，温度宜与室温相似或用凉水，成人灌胃量每次 0.5L，总的洗胃液量一般为 20～50L。插胃管时应该避免误入气管。

3）导泻：一般用硫酸钠或硫酸镁 15～30g 溶解于 200mL 水中内服导泻，昏迷时不用硫酸镁。毒物引起的严重腹泻者不用导泻，腐蚀性毒物中毒或极度衰竭者禁用导泻。

4）洗肠：一般用 1% 微温盐水、1% 肥皂水或清水洗肠，或将药用炭加于洗肠液中以吸附毒物加速其排出。

3. 促进已吸收毒物的排出

一氧化碳中毒时，吸氧可加速一氧化碳排出。弱酸性毒物如苯巴比妥等中毒可用呋塞米（速尿）或葡萄糖溶液静脉给药以增加尿量，并碱化尿液，加速肾脏对毒物的排泄。也可用人工透析或血液灌流法交换出毒物。

4. 支持对症治疗

注意保暖，观察患者神志、呼吸、循环情况。纠正水、电解质、酸碱平衡紊乱，积极防治脑水肿、肺水肿、休克、心律失常和器官功能衰竭等。必要时应选用适当抗生素，预防或治疗合并感染。昏迷患者在保持呼吸道通畅时，可适当使用呼吸兴奋药；反之，中枢兴奋药中毒而惊厥时，可用中枢抑制药，同时注意保护患者，避免受伤。

5. 应用特异解毒药(对抗药)

因目前特异解毒药并不多,且特异解毒药本身亦具有一定毒性,因此不可滥用。对于诊断明确,毒物类别已确定者,使用特异解毒药的同时也应注意:① 解毒药非万能药,应同时采取其他措施;② 诊断明确后应及早应用特异解毒药,越早越好;③ 剂量要适当,以免引起严重不良反应。常用的一些急性中毒的解毒药见表 27-1。

表 27-1　常用解救药

毒　物	解毒药	解毒机制
铅	依地酸钙钠、二巯丙醇	金属螯合剂
	二巯基丁二酸钠、青霉胺	
汞、砷	二巯丙醇、青霉胺	金属螯合剂
铁	去铁胺	金属螯合剂
镉	依地酸钙钠	金属螯合剂
锶	二乙烯三胺五醋酸钙钠	金属螯合剂
铜	青霉胺	金属螯合剂
有机磷	阿托品	抗胆碱药
	碘解磷定	磷酰化胆碱酯酶的复活药
有机氟	解氟灵	螯合剂
氰化物	亚硝酸钠、亚硝酸异戊酯、	氧化剂
	亚甲蓝	氧化剂
	硫代硫酸钠	供硫剂
苯类化合物	亚甲蓝、维生素 C	与苯的氧化物形成无毒物
肼类化合物	葡糖醛酸内酯	补充缺乏的维生素 B_6
蛇毒	盐酸吡哆辛	抗体
	蛇毒抗毒素	

27.2　杀虫农药及灭鼠药中毒的抢救

27.2.1　有机磷酸酯农药中毒

1. 分类

有机磷酸酯类(organophosphates)农药按毒性高低分为三类:

(1) 高毒类:包括久效磷(monocrotophos)、磷胺(phosphamidon)、氧化乐果(omethoate)、甲胺磷(methamidophos)、内吸磷(systox,E1059)、甲拌磷(phorate)、八甲磷(OMPA)、棉安磷(phosfoloan)、乙拌磷(disulfoton)、蚜灭多(vamidothion)、谷硫磷

(azinophosmethyl)、对硫磷（parathion，605）、甲基对硫磷（parathion-methyl）、三硫磷（carbophenothion）、水安硫磷（isocarbophos）和特普（TEPP）等。

（2）中毒类：包括敌敌畏（dichlorvos）、乙硫磷（echothiophate iodide）、二溴磷（bromchlophos）、二嗪农（diazinon）、毒死蜱（chlorpyrifos）、倍硫磷（fenthion）、乐果（rogor）和乙酰甲胺磷（acephate）等。

（3）低毒类：包括敌百虫（dipterex）、虫螨磷（Chlortoluron）、马拉硫磷（malathion）、双硫磷（temephos）、辛硫磷（phoxim）、灭蚜松（menazon）、杀虫畏（tetrachlorvinphose）和乙磷铝（phosethyl-Al）等。

2. 有机磷类农药中毒机制和表现

有机磷是指有机磷酸酯类化合物，为常用的农业杀虫药，是一类较强的胆碱酯酶抑制剂，其磷酸酯分子中的磷原子可与胆碱酯酶的酯解部位丝氨酸羟基中的氧原子以共价键结合，生成难以水解的磷酰化胆碱酯酶，从而使胆碱酯酶失去水解乙酰胆碱的能力，造成乙酰胆碱在体内大量积聚，引起一系列中毒症状，轻者以毒蕈碱样（M）症状为主；中度者可同时有 M 样症状和烟碱样（N）症状；严重中毒者除 M 样和 N 样症状外，还出现中枢神经系统症状。

3. 有机磷类农药中毒解救

（1）有机磷农药中毒的一般治疗：包括迅速脱离中毒环境，脱去被污染衣服，用肥皂水或 1％～5％碳酸氢钠反复清洗被污染的皮肤和头皮；用 2％碳酸氢钠（敌百虫忌用）或 1：2000～1：5000 高锰酸钾溶液（硫代有机磷忌用）反复洗胃，然后给予硫酸镁导泻。

（2）应用解毒剂：有机磷中毒发病急骤，若不及时抢救，酶活性在几小时或几分钟内就会难以逆转，因而必须尽早抢救，及时使用特异解毒药阿托品及胆碱酯酶复活药。前者对抗已积聚乙酰胆碱引起的毒蕈碱样作用，后者能使磷酰化胆碱酯酶复活。

1）胆碱酯酶复活药：常用的有碘解磷定（pralidoxime iodide，PAM，又名派姆）、氯磷定（PAM-Cl，又名氯化派姆）、双复磷（obidoxime）、双解磷（trimedoxime）。如重度有机磷中毒以氯磷定 0.5～1.5g 加 5％葡萄糖注射液 40mL 中静脉注射，1～2h 可重复。复活药对解除烟碱样作用（特别是肌肉纤维颤动）和促使昏迷患者苏醒的作用比较明显。切勿两种和三种药同时使用，不宜用量过大，注射过快过浓，不能与碱性药物并用（在碱性环境中可水解成剧毒的氰化物）。另外，胆碱酯酶复活药要尽早使用；对不同的有机磷中毒解毒效果不同，如对内吸磷、乙硫磷、特普、对氧磷等中毒效果良好，对二嗪农、谷硫磷中毒效果不明显。

2）阿托品剂量应根据病情轻重及血胆碱酯酶活性降低程度决定，直到患者出现"阿托品化"或症状明显缓解为止。若两种解毒药合用，阿托品用量应减少，以免发生阿托品中毒。阿托品首剂 5～10mg 静脉注射，每 15～20min 重复注射。

有机磷农药中毒还可选用我国创新的复方制剂苯克磷注射液和 85 号解磷注射液，该两制剂是将具有较强中枢和外周作用的抗胆碱药合用，再加上更有效的胆碱酯酶复活剂组成的复方制剂，具有起效快、控制症状全面、疗效显著等优点。

27.2.2　有机氮类农药中毒

有机氮类农药按照化学结构可分为三类：氨基甲酸酯类（carbamates）；甲脒类；其他（酰胺、脲、胍及苯胺）类等。

1. 氨基甲酸酯类

氨基甲酸酯类是毒扁豆碱类似物,常用的品种有西维因(carbary)、呋喃丹(furadantin)、丙硫克百威(berffuracarb)、乙硫甲威(ethiofencarb)、丁硫威(carbosulfan)、甜菜宁(phenmedipham)等。

氨基甲酸酯类以整个分子与胆碱酯酶结合,抑制胆碱酯酶,为可逆性抑制剂。中毒后主要表现毒蕈碱样(M)症状、烟碱样(N)症状、中枢神经系统症状和皮肤黏膜刺激症状。轻者以M样症状为主;中度者可同时有N样症状;严重中毒者除M样和N样症状外,还出现中枢神经系统症状。

中毒解救:① 一般治疗,口服中毒者,2%～3%碳酸氢钠液洗胃(碱性可促其分解失效),硫酸镁导泻。污染皮肤及眼部者及时用肥皂水、碳酸氢钠液和清水洗净以消除刺激。大量输液,使用强利尿剂等促排。给葡萄糖醛酸内酯可促进代谢物的排泄。② 特殊治疗,以阿托品、东莨菪碱等抗胆碱药为首选。使用阿托品的原则同有机磷中毒,剂量比有机磷中毒要低。东莨菪碱对中枢神经系统有抑制作用,对呼吸中枢则有兴奋作用,因而可防治呼吸功能衰竭,剂量较大时则有显著催眠作用,对烦躁不安、抽搐患者疗效较佳。解磷定等不仅无效反而使胆碱酯酶活性恢复变慢。

2. 甲脒类(formamidine)

其主要品种有杀虫脒(chlordimeform)、双甲脒(amitraz)、蝇蛉畏、去甲杀虫脒等。

中毒表现:以嗜睡、发绀、出血性膀胱炎三大征候群为主。

中毒解救:经皮肤和呼吸道中毒者,须脱离现场,用肥皂水和清水将体表冲洗干净。口服中毒者,应用1:2000高锰酸钾溶液或4%碳酸氢钠液洗胃后硫酸钠导泻,同时给氧。

解除高铁血红蛋白血症,轻度中毒者静脉注射维生素C,每天6～10g,每次1～2g,加入葡萄糖注射液中;严重中毒伴全身发绀者,立即给予美蓝(methylene blue)注射液,每次1～2mg/kg加到50%葡萄糖注射液20mL缓慢注射,4～6h后可重复使用,直至发绀消失,呼吸困难改善。亦可将3%过氧化氢注射液用50%葡萄糖注射液稀释成0.3%浓度,静脉推注,每次间隔30min以上,最多用4次,总量不得超过240mL。过氧化氢既能将高铁血红蛋白还原成血红蛋白又能供氧。硫代硫酸钠也有还原作用但效果不及前两药。

对出血性膀胱炎的处理可用酚磺乙胺(etamsylate)、卡巴克洛(carbazochrome)等。口服或注射碳酸氢钠碱化尿液。

3. 酰胺、脲、胍及苯胺类

多为除草剂,中毒时主要表现为消化系统和神经系统症状。部分品种中毒有发绀,还可出现皮肤、黏膜刺激和过敏。中毒解救:经口中毒应及时催吐,用5%碳酸氢钠液洗胃(同时加入吸附剂),50%硫酸镁导泻,强利尿药促排和其他对症支持治疗。有发绀现象可使用美蓝。含氟的苯胺类农药中毒按氟化物中毒抢救。眼睛污染用清水冲洗;皮肤污染用生理盐水或5%碳酸氢钠溶液冲洗。

27.2.3 有机硫类农药中毒

1. 二硫代氨基甲酸酯类(如代森,methiram)

中毒表现:接触粉尘或雾滴后,可出现皮肤黏膜刺激症状和食欲减退、头痛、头晕、乏力等全身中毒症状;口服除上述症状外消化系统急性胃肠炎的症状表现突出。严重时,可有心跳加快、血压下降、心肌损伤,甚至发生循环衰竭,重症者神经系统症状明显出现先兴奋后抑制现象,甚至癫痫发作和呼吸中枢麻痹。重症者晚期可有肝肾功能障碍,呼吸麻痹可致死亡。

G-6-PD缺乏者可致硫化血红蛋白症和急性溶血性贫血。

中毒解救：脱离现场，皮肤污染者用大量清水冲洗干净，亦可用2%硫代硫酸钠水溶液或4%硼酸溶液湿敷。口服中毒者：催吐、洗胃、导泻。注意补充营养，给予能量合剂及维生素、蛋白质。中毒期间禁食油脂类饮食及饮酒。

2. 沙蚕毒素类农药中毒

沙蚕毒素类农药是以异足索蚕（沙蚕）体内沙蚕毒素的化学结构为基础，人工合成的仿生农药，主要有杀虫双（单）（molosultap）、杀虫环（thiocyclam）、巴丹（cartap）、杀虫磺（bensultap）等。该类农药进入机体后经水解、氧化生成沙蚕毒素，主要阻滞神经—肌肉接点和兴奋中枢神经系统，还有轻度抑制胆碱酯酶和M样作用。中毒时出现恶心呕吐、四肢发麻、胸闷，肌无力与肌震颤并存；重症者出现休克、肺水肿、抽搐、惊厥、昏迷，致死原因多为呼吸麻痹和肺水肿。

中毒解救：除一般治疗外，出现M样症状可用阿托品。二巯丙磺钠（DMPS）和二巯丁二钠（DMS）为本类农药的特效解毒剂，能完全拮抗其神经肌肉阻滞，解除呼吸肌麻痹恢复自主呼吸，还能部分对抗其惊厥症状。如中枢症状明显，惊厥频繁可合用地西泮（diazepam）或美索巴莫（methocarbamol，又名舒筋灵）治疗。重型中毒者立即静脉注射DMPS 250mg，以后肌内注射DMPS 250mg，每6h1次，直至神志转清，临床症状消失；中、轻型者250mg每6h肌内注射1次，直到临床症状消失。

27.2.4　有机氟类农药中毒

氟乙酰胺（fluoroacetamide）是有机氟农药的典型代表。该药侵入机体后脱氨生成氟乙酸，后者与辅酶A作用生成氟乙酰辅酶A，然后与草酸乙酰作用生成氟柠檬酸，抑制乌头酸酶，阻断三羧酸循环，氟柠檬酸富集使细胞正常功能严重障碍。这种阻断代谢的生物合成，称为"致死性合成"。其毒性主要表现在神经系统，对心脏亦有明显损伤。

常用的解毒药有解氟灵（acetamide），其解毒机制可能是化学结构与氟乙酰胺相似，在体内与氟乙酰胺竞争某些酶（如酰胺酶），使氟乙酰胺不能脱氨变成氟乙酸，干扰氟柠檬酸的生成，从而阻断它对三羧酸循环的影响而起解毒作用。肌内注射给药每次2.5～5g，或0.1～0.3mg/kg，2～4次/d，连用5～7d。应及早足量给药。危重病例一次可给5～10g。还应配合其他综合措施如解痉药、给氧及能量。

27.2.5　拟除虫菊酯类农药中毒

拟除虫菊酯类杀虫药是20世纪70年代发展的杀虫药，属神经性毒物，可影响神经细胞膜的通透性，表现为神经系统障碍为主的全身中毒症状。中枢性肌肉松弛剂美芬新（mephensin）可选择性抑制脊髓的多突触中间神经元，使本类农药中毒时出现的神经兴奋症状得到抑制。国内已筛选出有解毒作用的中药制剂丹参、葛根素、白芍等，正在临床试用阶段。

27.2.6　杂环类农药中毒

1. 噻二唑类（如敌枯双）

口服急性中毒可引起口舌麻木、咽痛及食道疼痛等症。重者可导致口腔糜烂、溃疡、咽部肿痛、吞咽困难及头痛、头昏、恶心、呕吐、食欲不振、乏力等症状。敌枯双最常见的损害为接触性皮炎，发病率高，潜伏期为10min～8d。口服敌枯双也可发生皮炎。儿童可引起面部色素改变。

中毒救治:口服中毒应立即进行催吐、洗胃、大量输液促进毒物排泄等常规中毒抢救处理。烟酰胺为敌枯双中毒的特效解毒剂,50～200mg/次,静滴,1～2次/d;亦可口服给药,50～200mg/次,3次/d。轻度皮炎可局部外用烟酰胺和肤轻松软膏;有皮肤破损者则外用龙胆紫,同时口服维生素 B_6、维生素 C 等;严重中毒者除用烟酰胺对抗外,宜加用地塞米松、抗生素及其他对症处理。

2. 联吡啶类(如百草枯,paraquat、杀草快等)

百草枯经血循环至肺组织后,产生肺水肿及出血,肺泡表面形成酸性透明膜及肺泡间质纤维增生等病变,最终导致呼吸衰竭死亡。联吡啶类具较强的刺激性,皮肤接触者可发生红肿、水泡。药液污染眼睛可有迟发性结膜炎、眼睑炎,有的可导致葡萄膜炎、白内障。口服中毒者有胃肠刺激症状,数天后,消化道黏膜可出现溃疡。有些患者可有中枢神经系统弥漫性损害。

中毒救治:口服中毒应尽快催吐、洗胃(因其有腐蚀性须小心进行)、导泻。洗胃液中加入1%皂土液或3%漂白土液 200mL 作吸附剂。洗胃宜反复进行,中毒后前两天,2次/d。给予硫酸镁或硫酸钠导泻,1次/3～5h,持续 2～3d,直至尿中毒物定性试验阴性为止。中毒者不宜吸氧。严重中毒可大量输液以利尿。早期使用糖皮质激素,大量维生素 C、维生素 E 对控制病情发展有效。大剂量维生素 B_1 能对抗吡啶。眼部损伤可使用氯霉素眼药水。

27.2.7　灭鼠药中毒

1. 香豆素类(bourinbaiar)和茚满二酮(diphacinone)类

误食后即表现恶心、呕吐、食欲不振及精神不振等。以后出现皮肤、黏膜及全身出血,凝血时间延长。并可有关节疼痛、腹部疼痛、低热、舒张压偏低等。口服中毒者,应及早催吐、洗胃(禁用碳酸氢钠)和导泻。维生素 K_1 为其特效解毒剂。维生素 K_1 10～30mg 加入 5%或 10%葡萄糖注射液中静滴,1～3次/d;亦可用维生素 K_1 50mg 静注,然后改为 10～20mg 肌注,1～4次/d。严重出血时每日总量可用至 300mg。维生素 K_3、维生素 K_4 无效。其他措施包括大量使用维生素 C 以降低血管的通透性促进止血,出血严重者可输新鲜全血。

2. 硫脲类

急性中毒时,主要表现为口部灼热感、恶心、呕吐、口渴、头晕、嗜睡等。重症患者可出现呼吸困难、发绀、肺水肿等症状。

中毒解救:用 1:2000 高锰酸钾溶液洗胃,并给硫酸镁 30g 口服导泻。忌用脂肪类和碱性食物,限制饮水。半胱氨酸(100mg/kg)能降低其毒性。

3. 磷化物

磷化锌(zinc phosphide)、磷化铝(aluminium phosphide)、磷化钙(calcium phosphide)等。磷化锌中毒后潜伏期约 24h。轻度中毒以消化道症状多见,严重中毒可出现意识障碍、抽搐、呼吸困难,甚至昏迷、惊厥、肺水肿、呼吸衰竭、心肌及肝损伤。

中毒救治:口服中毒者,立即用 1%硫酸铜溶液催吐(禁用吐酒石或阿朴吗啡),然后再用0.5%硫酸铜溶液或 1:2000 高锰酸钾溶液洗胃,直至洗胃液无蒜味为止。洗胃后用 30g 硫酸钠(忌用硫酸镁)导泻。禁用油类泻剂,也不宜用蛋清、牛奶、动植物油类。呼吸困难时给氧,并给氨茶碱 0.25g,加 1%普鲁卡因 1mL 肌注。禁用胆碱酯酶复活剂。

4. 毒鼠强(tetremthylene disulfotetramine)

又名没鼠命。人类最低致死量为 5mg/kg。属剧毒杀鼠药,毒鼠强能阻断 GABA 受体,有致惊厥作用。可通过口腔和咽部黏膜迅速吸收,导致惊厥和脑干刺激作用,出现阵挛性惊厥。中毒者头痛、头晕、乏力、意识丧失及抽搐。其临床表现和脑电图类似一般癫痫大发作,严重者可因呼吸衰竭而死亡。致死量中毒者常迅速死亡。

中毒救治:较大剂量接触者即脱离现场至空气新鲜处;口服中毒者用清水洗胃;皮肤及眼污染时用清水冲洗。用大剂量地西泮、苯巴比妥或丙戊酸钠控制抽搐;在此基础上用二巯丙磺钠(sodium dimercaptopropane sulfonate, DMPS)5mg/(kg·次),肌肉或静脉注射,2~4次/d,有一定疗效。

27.3　其他毒物中毒的抢救

27.3.1　酒精中毒

含乙醇(alcohol,俗称酒精)的酒类作为一种日常饮品,一次摄入过量时可引起急性中毒,严重者可导致死亡。乙醇具有脂溶性,可迅速透过神经细胞膜,引起中枢神经系统抑制或导致代谢异常。轻者表现为头痛、欣快、兴奋,随着程度加重,可出现言语含糊不清、视力模糊、共济失调,严重者出现体温下降、瞳孔散大,甚至昏迷。纯乙醇的致死量,婴儿6~30mL,儿童25mL;成人引起中毒的乙醇量个体差异很大,一般为70~85mL,其致死量约为250~500mL。血中乙醇浓度达0.35%~0.4%时可导致死亡。

轻者无需治疗,饮入大量酒精和酒类中毒,应迅速刺激咽部催吐,用1%碳酸氢钠或0.5%药用炭混悬液洗胃,同时可内服或由胃管注入浓茶或咖啡。

兴奋躁动的患者应加以约束,以免发生外伤。严重中毒患者重点是维持生命功能,使患者自身肝脏清除乙醇,急救措施有:① 维持气道通畅,必要时气管切开行人工呼吸;② 维持循环功能,注意血压、脉搏变化;③ 保温,维持正常体温,并采用心电监护;④ 维持水、电解质、酸碱平衡,可肌内注射维生素 B_1 及烟酸各100mg以加速酒精在体内氧化。纳洛酮有助于缩短昏迷时间,用0.4mg缓慢静脉注射,必要时可重复给药一次;苯甲酸咖啡因0.5g肌内注射也有此效,也可用其他呼吸兴奋剂。另外,在加速乙醇的代谢方面,口服100mg果糖可使乙醇消除速率增加30%~60%。

27.3.2　金属或类金属解毒药

某些金属化合物进入体内后,能与细胞酶系统的巯基相结合抑制酶活性,出现一系列金属中毒症状。本类解毒药属于金属螯合剂(chelating agent),具有两个或更多的供电子基团(氮、氧、硫),能与金属或类金属离子结合成环状螯合,从而改变原来的金属特性,生成低毒或无毒的可溶性化合物随尿排出。从而可防止含巯基的酶与金属离子结合,使酶免受抑制。常用的药物有二巯丁二钠(sodium dimercaptosuccinate, DMS)、二巯丙磺钠(sodium dimercaptopropane sulfonate, DMPS)、二巯丙醇(dimercaprol,又名巴尔 BAL)、依地酸钙钠(calcium disodium edetate, EDTA Na-Ca)、D-盐酸青霉胺(D-penicillamine hydrochloride)、去铁胺(deferoxamine)等。

1. 急性铅中毒

急性铅中毒常由呼吸道或消化道进入大量铅化合物所致,表现为恶心、呕吐、腹泻、腹绞痛,严重者出现溶血性贫血、肝病、中毒性脑病、中毒性肾病。除一般治疗外,用螯合剂可迅速驱铅而改善症状。可选用二巯丁二钠、二巯丙醇(BAL)、依地酸钙钠和D-盐酸青霉胺。其中以依地酸钙钠效果最好,但对铅中毒性脑病疗效差,宜与BAL合用,加速铅自尿中排出,并减轻脑病后遗症的神经症状。

2. 急性汞中毒

汞分为有机汞和无机汞两大类,两者中毒在临床表现和治疗上均有所不同。无机汞中毒常用的螯合剂为二巯丙醇(巴尔)和D-盐酸青霉胺。前者用于症状严重患者,后者用于症状较轻的患者。推荐用药方案为:二巯丙醇肌内注射,初始剂量5mg/kg,其后2.5mg/kg,每12～24h一次。D-盐酸青霉胺可单用或在二巯丙醇之后用。治疗中毒性脑病用青霉胺的衍生物N-乙酰-消旋-青霉胺效果更好(N-acetyl-DL-penicillamine)。有机汞如甲基汞中毒不可用二巯丙醇,因动物实验表明可增加甲基汞的脑内浓度。青霉胺的用量也应较无机汞中毒大两倍。鉴于甲基汞在体内存在肝肠循环,有专家提出可使用非吸收型甲基汞结合剂巯基树脂,阻断其再吸收。临床试验表明,联合应用青霉胺和树脂可显著降低体内有机汞浓度。

3. 急性铁中毒

急性铁中毒者应用去铁胺作用良好。重症β海洋性贫血(β-thalassemia)患者,在输血同时合用去铁胺,可减轻输血所致铁负荷过度,从而解除铁负荷过度所致的心脏功能失调和肝脏损害。不宜使用二巯丙醇,因该螯合剂与铁形成的复合物对肾脏损害较大。

4. 急性砷中毒

急性砷中毒也以胃肠道症状为主,如恶心、呕吐、腹泻,严重者有惊厥、低血压休克甚至死亡。除对症治疗外,螯合剂治疗常先用二巯丙磺钠,每6h 250mg肌内注射,或二巯丙醇(肝、肾功能严重损害时慎用),每4h 3mg/kg肌内注射,直到胃肠道症状缓解,然后改用青霉胺口服4d,每日4次,最大量1g/d。

5. 急性镉中毒

急性镉中毒的表现类似于其他金属或类金属中毒。除支持治疗外,有必要使用类固醇激素。螯合剂常用依地酸钙钠,每日75mg/kg,分3～6次使用,共5d。不可应用二巯丙醇,因其可增加肾毒性。

6. 放射性重金属中毒

放射性重金属主要包括:^{239}Pu、^{137}Cs、^{144}Ce、^{90}Sr。放射线照射机体,可引起分子代谢、细胞损伤和自主神经功能紊乱。其中使水电离产生的自由基能攻击多种靶细胞,引起细胞膜结构破坏,导致酶释放、代谢紊乱以及细胞死亡。患者常表现为恶心、全身乏力、嗅觉及味觉障碍,严重者有白细胞减少。对于放射性金属所致损害,主要是对症治疗,如造血功能降低可使用造血刺激因子,近年来这方面的研究开展很广泛,粒细胞集落刺激因子和巨噬细胞集落刺激因子已应用于临床,且效果良好;中药提取物小檗胺(berbamine,又名升白胺)和茴香脑(anethole,又名升白宁)也可促进造血功能,增加末梢血白细胞。对摄入体内的放射性金属元素,可选用螯合剂加速其排出,如喷替酸钙钠(calcium trisodium pentetate,又名二乙撑三胺五乙酸三钙钠,促排灵,CaNa$_3$DTPA)1g溶于生理盐水或5%葡萄糖注射液250mL中静脉点滴。为减少体内自由基的产生,较为有效的药物为巯乙胺、半胱氨酸(cysteine)等。巯乙胺(mereaptamine,又名半胱胺cysteamine)能清除自由基,中断自由基引起的连锁反应,且提供氢供自由基修复,从而保护生物大分子,同时可以解除金属离子对体内细胞酶系统的抑制作用。因注射时可能出现呼吸抑制,故应缓慢注射,肝肾功能不全者禁用。用法为首次注射10～30min 后,静脉注射 10%盐酸盐溶液 1～2mL,必要时每隔 5～7d 重复注射,在 1 个放射疗程中注射 4～7 次,或口服其水杨酸盐,于照射前 30～60min 服 0.2～0.3g,治疗时每次服巯乙胺水杨酸盐 0.2～0.3g,每日 3 次,5～7d 为 1 个疗程。

27.3.3　氰化物中毒的解毒药

氰化物(cyanide compound)分为无机和有机氰化物,氰化物中毒主要是由于氰化物进入机体后释出 CN⁻ , CN⁻ 与体内多种酶结合,尤其是细胞色素氧化酶中 Fe^{3+} 牢固结合,从而阻断氧化还原过程中的电子传递,使组织细胞不能利用氧而引起细胞内窒息,出现缺氧、发绀,不及时治疗可迅速导致死亡。氰化物中毒的治疗在于迅速恢复细胞色素氧化酶的活性和加速氧化物转变为无毒或低毒物质。

目前氰化物中毒的解毒药是高铁血红蛋白形成剂和供硫剂。

1. 高铁血红蛋白形成剂

亚硝酸钠(sodium nitrite)、亚硝酸异戊酯(amyl nitrite)、亚甲蓝(methylthioninium chloride,methylene blue,又名美蓝)在体内很易使血红蛋白氧化为高铁血红蛋白,后者与氰离子亲和力强,且结合牢固,能与细胞色素氧化酶中高铁离子竞争性地与氰离子结合,形成氰化高铁血红蛋白,也能消除血液中游离的氰离子,从而恢复酶的活性,解除氰化物的急性中毒。亚硝酸异戊酯生成高铁血红蛋白的速度快,作用迅速而短促,生成高铁血红蛋白量少,仅应急使用。氰化物急性中毒时,亚硝酸异戊酯、亚硝酸钠或亚甲蓝可先后使用。亚甲蓝应使用高浓度,即 1%溶液 25～50mL 静脉注射,必要时可重复应用,总量可达 2～3g,并与硫代硫酸钠合用。新型高铁血红蛋白形成剂对二甲基氨基酚(4-DMAP),形成变性血红蛋白的速度较亚硝酸钠快,毒性低,不良反应少,不引起降压作用,使用方便,可供肌内注射,是较理想的氰化物解毒药。

2. 供硫剂

氰化物中毒后用高铁血红蛋白生成剂解毒后,形成的氧化高铁血红蛋白数分钟后又可逐渐释出氰离子,使中毒症状再出现。供硫剂硫代硫酸钠(sodium thiosulfate,又名大苏打)在转硫酶(硫氢酸酶)参与下,能和体内游离的或与高铁血红蛋白结合的氰离子相结合,形成无毒的硫氰酸盐由尿排出而解毒。因此在抢救氰化物中毒时,先给作用迅速的亚硝酸钠或亚甲蓝,然后缓慢静脉注射 25%～50%硫代硫酸钠溶液 50mL。口服中毒者,使用本品 5%溶液洗胃,并保留适量于胃内。

3. 钴类化合物

钴类化合物能与体内氰离子结合成无毒的氰钴酸盐从尿中排出而起到解毒作用。此类化合物的优点是无毒性反应和其他不良反应,但价格昂贵,性质不稳定。常用的如依地酸二钴(dicobalt edetate Co_2EDTA),用 1.5%的此溶液 20～40mL(300～600mg),注射速度大于1min,注射后立即给予 50%葡萄糖溶液 50mL。必要时可重复注射 1 次;此后如需再次给药,需间隔 5min。

27.3.4　高铁血红蛋白血症的解毒药

正常情况下,体内绝大部分是氧合血红蛋白。血红蛋白被毒物氧化后生成高铁血红蛋白,高铁血红蛋白含三价铁,常与羟基牢固结合,失去携氧能力,引起组织缺氧而导致发绀。苯、伯氨喹、亚硝酸盐、硝酸盐可引起高铁血红蛋白血症。治疗本症可用小剂量亚甲蓝及维生素 C。维生素 C 单用疗效较差,但与亚甲蓝同时应用可提高后者的疗效。亚甲蓝(美蓝)是氧化还原剂,低浓度时通过红细胞糖代谢旁路生成的还原型辅酶Ⅰ脱氢酶(NADPH)催化,生成还原型亚甲蓝,后者可使高铁血红蛋白还原为血红蛋白,本身被氧化成氧化型亚甲蓝,如此循环往复。由于亚甲蓝不同浓度对血红蛋白有两种相反作用,治疗应用也因而不同。低浓度时生成还原型亚甲蓝,可用于治疗苯胺胶类及亚硝酸盐(包括烂菜、酸菜、腌制品等)中毒。高浓度时大量亚甲蓝进入机体,NADPH 生成过少,不能使亚甲蓝全部转变为还原型亚甲蓝,氧化型亚甲蓝直接使血红蛋白氧化为高铁血红蛋白,用于治疗氧化物中毒。治疗高铁血红蛋白血症,用 1% 亚甲蓝溶液 5~10mL 稀释于 25% 葡萄糖注射液 20~40mL 中静脉注射,或口服本品 0.15~0.25g,每 4h1 次。忌与强碱性药物、氧化剂、还原剂及碘化物合用。宜与大剂量维生素 C (0.5~1.0g/次,每 4h 注射 1 次)和葡萄糖合用,提高亚甲蓝的还原作用。

27.3.5 苯类化合物中毒

1. 急性苯中毒

苯为有机化合物,短时间内吸入高浓度苯蒸气引起的急性中毒,常影响中枢神经系统,表现为烦躁不安和肌肉抽搐。抢救可静脉注射维生素 C 2g,同时肌内注射葡糖醛酸内酯 0.1g,每日 1~2 次,后者可与苯的氧化物形成无毒物质而达到解毒作用。同时注意对症治疗。

2. 苯类化合物中毒

苯类化合物的急性中毒主要引起血红蛋白变性和溶血性贫血。轻度中毒给以 50% 葡萄糖液 40~60mL 加维生素 C 0.5~1g 静脉注射;中度中毒给予 1% 亚甲蓝溶液 5~10mL 与 25% 葡萄糖注射液 20~40mL 合用,静脉注射;重度中毒时亚甲蓝用量要加倍。此类药物中毒时禁用非那西丁、亚硝酸盐、磺胺噻唑及 BAL,因为它们可引起高铁血红蛋白血症及硫化血红蛋白而加重缺氧。

27.3.6 肼类化合物中毒

肼类(hydrazine)化合物中毒后,可拮抗吡哆醛激酶,阻碍维生素 B₆ 转化为具有活性的磷酸吡哆醛,使谷氨酸脱羧形成 γ-氨基丁酸的过程受阻,失去对中枢神经系统的抑制作用;大部分肼与体内磷酸吡哆醛结合成腙,消耗大量维生素 B₆,并促使大量维生素 B₆ 自尿中排出。维生素 B₆(磷酸吡哆醇)可防止肼类化合物中毒的成腙反应及药理拮抗作用,制止肼类化合物引起的中毒反应。使用本品治疗急性肼类化合物中毒时,需静脉注射 1~5g,直到惊厥停止发作为止,一日总量不超过 10g。

27.3.7 生物毒素中毒

1. 毒草(muscarinic)

因毒蕈种类繁多,中毒症状表现为神经型、溶血型和肝病型。神经型表现为副交感神经兴奋,可服用阿托品对抗;出现阿托品中毒样症状时应使用地西泮。溶血型患者用糖皮质激素,出现血红蛋白尿须碱化尿液。肝病型患者使用螯合剂二巯丙醇或二巯丁二钠。

2. 河豚毒素(tetrodotoxin)

河豚毒素有箭毒样作用,出现呕吐、腹泻、舌尖发麻、四肢和呼吸麻痹。无特异解毒药,主要是促进毒物排出,应用肾上腺皮质激素,必要时进行人工呼吸。

3. 蜂毒(bee venon)

被蜂蜇伤后,局部有疼痛、瘙痒、肿胀等症状,全身还可出现低热、恶心、胸闷、心悸、血压下降和溶血。蜂毒含有多种肽类和酶类,可对中枢神经系统、血液系统和心血管系统产生损害。救治措施主要是针对过敏反应,详见上文叙述的药物过敏反应处置方法。

4. 蛇毒(venom)

蛇毒分为神经毒、心脏毒、血液毒和细胞毒。表现为呼吸肌松弛甚至麻痹、室性早搏、完全性房室传导阻滞甚至心衰、溶血、血液凝固性增加或出血。毒蛇咬伤后,由于蛇毒吸收迅速,因此应及时采用多种治疗手段;结扎伤肢,切开排毒,局部应用 2.5%～5%EDTA 及胰蛋白酶 2000～6000U 稀释后浸润注射,以及对症治疗。抗蛇毒素血清疗效肯定,应及早使用,如精制抗蝮蛇毒血清(蝮蛇抗毒素),用前应做皮试,有过敏反应者禁用。用前可先肌内注射 20mg 苯海拉明,或将地塞米松 5mg 加于 25%～50%葡萄糖液 20mL 内静脉注射,等 15min 后再注射抗血清,可防止过敏反应的发生。中医药在抢救毒蛇咬伤中有丰富的经验和实际效果,如南通蛇药片(季德胜蛇药片)、上海蛇药、群用蛇药。但各地的蛇药主要针对当地的毒蛇,宜选择当地的蛇药。

27.3.8　急性一氧化碳中毒

一氧化碳(CO)是含碳物质燃烧不充分的产物,吸入过量 CO 后主要引起组织缺氧,从轻至重,表现为头晕、头痛、恶心、呕吐、意识模糊、反射迟钝或消失、呼吸抑制,常伴脑水肿、心肌梗死、锥体外系损害。急救时,迅速将患者转移到空气清新的地方,保持呼吸道通畅,纠正缺氧(吸入纯氧或高压氧),促进脑细胞代谢(如 ATP、辅酶 A、维生素 C 等),防治脑水肿及各种并发症。

27.3.9　刺激性气体中毒

刺激性气体(irritant gas)对机体作用的共同特点是对眼和呼吸道黏膜有刺激作用,并可致全身中毒。急性毒性作用主要表现为眼结膜和上呼吸道炎症,喉头痉挛、水肿,化学性气管、支气管炎及肺炎,化学性肺水肿,皮肤损害等。积极防治肺水肿是抢救中毒的关键。首先应迅速将患者转移至空气新鲜处,脱去污染衣物,保暖,吸氧解除呼吸道痉挛,保持呼吸道通畅。污染部位先吸掉液体再用大量清水彻底冲洗,还可采用中和剂,可雾化吸入呼吸道中和剂或用地塞米松 5mg 和 0.5%异丙肾上腺素溶液 0.5mL 加生理盐水 10mL 分次雾化吸入。眼部用生理盐水冲洗或用可的松、抗生素眼药水、1%丁卡因滴眼,同时用玻璃棒分离结膜囊以防眼球粘连。全身应用糖皮质激素,维持水、电解质、酸碱平衡及对症处理。有肺水肿时及时应用脱水疗法,还可用 20%～25%乙醇溶液放入氧气湿化瓶内,以降低肺内泡沫的表面张力。

（胡国新　陈冰冰）

【复习思考题】

　1. 名词解释:中毒、毒物、一般性解毒药、特异性解毒药、金属螯合剂。

　2. 急性中毒抢救的一般程序如何?

　3. 几种常用农药中毒如何抢救?

主要参考文献

［1］孙瑞元.定量药理学.北京：人民卫生出版社,1987

［2］姚明辉.基础与临床药理学.北京：人民卫生出版社,2002

［3］叶咏年.药学综合知识与技能.北京：中国中医药出版社,2003

［4］程泽能.临床药学.北京：人民卫生出版社,2003

［5］徐叔云.临床药理学.第 3 版.北京：人民卫生出版社,2004

［6］曹泽孙.围产医学.北京：人民卫生出版社,2004

［7］蒋式时.妊娠期哺乳期用药.北京：人民卫生出版社,2004

［8］杨明明.孕妇乳母用药宜忌.南京：江苏科学技术出版社,2001

［9］徐洪泉.抗衰老药理学新论.北京：人民卫生出版社,2004

［10］杨藻震.临床用药的药效与基础.北京：科技出版社,1997

［11］李家泰.临床药理学.第 2 版.北京：人民卫生出版社,2001

［12］周宏灏.遗传药理学.北京：人民军医出版社,2003

［13］姜佐宁等.药物滥用.北京：科学出版社,1992

［14］沈渔邨.精神病学.第 3 版.北京：人民卫生出版社,1998

［15］颜文伟.临床精神药理学.长沙：湖南科学技术出版社,1998

［16］姜远英.临床药物治疗学.第 2 版.北京：人民卫生出版社,2007

［17］张象麟.药物临床信息参考.成都：四川科学技术出版社,2004

［18］Patrick D Wall.疼痛学.北京：科学出版社,2001

［19］徐建国.疼痛药物治疗学.北京：人民卫生出版社,2007

［20］中华医学会编著.临床诊疗指南——疼痛学分册.北京：人民卫生出版社,2007

［21］Hardman Joel G，et al.Goodman & Gilman's 治疗的药理学基础.第 10 版.北京：人民卫生出版社,2002

［22］Laurence L Brunton，et al.Goodman & Gilman 药理学和治疗学手册.北京：科学出版社,2007

［23］魏尔清.临床药理学教程.第 2 版.北京：科学出版社,2007

［24］陈新谦等.新编药物学.第16版.北京：人民卫生出版社,2007

［25］陆再英等.内科学.第7版.北京：人民卫生出版社,2007

［26］陈修等.心血管药理学.第3版.北京：人民卫生出版社,2002

［27］陈灏珠.实用内科学.第11版.北京：人民卫生出版社,2001

［28］罗明生等.现代临床药物大典.成都：四川科学技术出版社,2001

［29］刘新民等.实用临床治疗药典.沈阳：辽宁科学技术出版社,2003

［30］裘雪友等.药师手册.第2版.北京：人民军医出版社,2001

［31］卫生部疾病控制司中华医学会糖尿病学分会编.中国糖尿病防治指南.2004

［32］杨宝峰.药理学.第7版.北京：人民卫生出版社,2008

［33］杨藻宸.药理学和药物治疗学.第6版.北京：人民卫生出版社,2000

［34］叶任高.内科学.第6版.北京：人民卫生出版社,2003

［35］中华医学会内分泌学分会编.中国甲状腺疾病诊治指南——甲状腺功能亢进症.2007

［36］李俊.临床药理学.第4版.北京：人民卫生出版社,2008

［37］中华人民共和国卫生部.甲型H1N1流感诊疗方案.第2版.2009

［38］中华医学会呼吸病学分会.支气管哮喘防治指南.2008

［39］王吉耀.内科学.北京：人民卫生出版社,2002

［40］李家泰主编.临床药理学.第2版.北京：人民卫生出版社,1998

［41］陈志康.沙蚕毒素农药的毒理学和巯基化合物对急性中毒的特效解毒（Ⅰ）.药物流行病
学杂志,1996,5(1)：20－24

［42］李焕德,许树梧主编.急性中毒毒物检测与治疗.长沙：湖南科学技术出版社,2000

［43］徐叔云主编.现代实用临床药理学.北京：华夏出版社,1997

［44］李家泰主编.临床药理学.第2版.北京：人民卫生出版社,1998

［45］陈季强,唐法娣主编.药源性疾病.北京：人民卫生出版社,1997

［46］叶咏年主编.药学综合知识与技能.北京：中国中医药出版社,2003

［47］Van den Berghe GH. Role of intravenous insulin therapy in critically ill patients.
Endocr Pract, 2004, 10(Suppl 2)：17－20

［48］Martin LJ, North KE. Phenotypic, genetic, and genome-wide structure in the metabolic
syndrome. BMC Genet, 2003, 4(Suppl 1)：S95

［49］Pirnat E, Zaletel K. Early changes of thyroid hormone concentrations after(131)Ⅰ
therapy in Graves' patients pretreated or not with methimazole. Nuklearmedizin, 2004,
43(4)：129－34

［50］Laurence DR, Bennett P N, Brown M J. Clinical pkarmacology. 8th ed. Singapore：
Harcourt Asia, 1997

［51］Müller T, Erdmann C, Muhlack S, Bremen D, Przuntek H, Woitalla D. Inhibition of
catechol-O-methyltransferase contributes to more stable levodopa plasma levels. Mov
Disord, 2006,21(3)：332－6

［52］Ma X, Tan C, Zhu D, Gang DR, Xiao P. Huperzine A from Huperzia species—an ethnopharmacolgical review. J Ethnopharmacol, 2007,113(1): 15 - 34

[53] Ma X, Gang DR. In vitro production of huperzine A, a promising drug candidate for Alzheimer's disease. Phytochemistry, 2008,69(10): 2022 - 2028.

[54] Hauser RA, Panisset M, Abbruzzese G, Mancione L, Dronamraju N, Kakarieka A. Double-blind trial of levodopa/carbidopa/entacapone versus levodopa/carbidopa in early Parkinson's disease. Mov Disord, 2009, 24(4): 541 - 50.